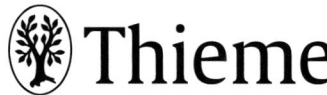

Füße in guten Händen

Spiraldynamik – programmierte
Therapie für konkrete Resultate

Christian Larsen

2., überarbeitete Auflage

203 Abbildungen
32 Tabellen

Georg Thieme Verlag
Stuttgart · New York

Dr. med. Christian Larsen
Privatklinik Bethanien
Restelbergstr. 27

8044 Zürich
www.spiraldynamik.com

Bibliografische Information der Deutschen Bibliothek

Die Deutsche Bibliothek verzeichnet diese Publikation in der Deutschen Nationalbibliographie; detaillierte bibliografische Daten sind im Internet über http://dnb.ddb.de abrufbar

1. Auflage 2003

© 2006 Georg Thieme Verlag
Rüdigerstraße 14
D- 70469 Stuttgart
Telefon: + 49/ 0711/ 8931-0
Unsere Homepage: http://www.thieme.de

Printed in Germany

Umschlaggestaltung: Thieme Verlagsgruppe
Umschlaggrafik: Claudia Larsen-Vuille, Männedorf
Zeichnungen: Viorel Constantinescu, Bukarest
Satz: Druckerei Sommer, Feuchtwangen
Gesetzt auf 3B2 Vers. 6.05d/W
Druck: Westermann Druck Zwickau GmbH, Zwickau

ISBN 3-13-135552-2   1 2 3 4 5 6
ISBN 978-3-13-135552-2

Wichtiger Hinweis: Wie jede Wissenschaft ist die Medizin ständigen Entwicklungen unterworfen. Forschung und klinische Erfahrung erweitern unsere Erkenntnisse, insbesondere was Behandlung und medikamentöse Therapie anbelangt. Soweit in diesem Werk eine Dosierung oder eine Applikation erwähnt wird, darf der Leser zwar darauf vertrauen, dass Autoren, Herausgeber und Verlag große Sorgfalt darauf verwandt haben, dass diese Angabe **dem Wissensstand bei Fertigstellung des Werkes** entspricht.

Für Angaben über Dosierungsanweisungen und Applikationsformen kann vom Verlag jedoch keine Gewähr übernommen werden. **Jeder Benutzer ist angehalten**, durch sorgfältige Prüfung der Beipackzettel der verwendeten Präparate und gegebenenfalls nach Konsultation eines Spezialisten festzustellen, ob die dort gegebene Empfehlung für Dosierungen oder die Beachtung von Kontraindikationen gegenüber der Angabe in diesem Buch abweicht. Eine solche Prüfung ist besonders wichtig bei selten verwendeten Präparaten oder solchen, die neu auf den Markt gebracht worden sind. **Jede Dosierung oder Applikation erfolgt auf eigene Gefahr des Benutzers.** Autoren und Verlag appellieren an jeden Benutzer, ihm auffallende Ungenauigkeiten dem Verlag mitzuteilen.

Spiraldynamik® ist eine international registrierte Marke.

Geschützte Warennamen (Warenzeichen) werden **nicht** besonders kenntlich gemacht. Aus dem Fehlen eines solchen Hinweises kann also nicht geschlossen werden, dass es sich um einen freien Warennamen handelt.

Das Werk, einschließlich aller seiner Teile, ist urheberrechtlich geschützt. Jede Verwertung außerhalb der engen Grenzen des Urheberrechtsgesetzes ist ohne Zustimmung des Verlages unzulässig und strafbar. Das gilt insbesondere für Vervielfältigungen, Übersetzungen, Mikroverfilmungen und die Einspeicherung und Verarbeitung in elektronischen Systemen.

Peditorial

Anstelle eines Vorworts:
Zwölf falsche Aussagen – und deren Konsequenzen

Fußprobleme und Problemfüße gehören „in gute Hände". Einverstanden. Tatsache ist: Die Füße wurden und werden während Jahrzehnten von Medizin, Chirurgie und von der Therapie vernachlässigt. Sträflich vernachlässigt. Für Rückenprobleme gibt es X Konzepte und noch mehr Rezepte. Nicht so für die Füße. Testen Sie Professionalität und Aktualität Ihres „füßiologischen" und „füßiotherapeutischen" Verständnisses anhand von zwölf Aussagen. Alle zwölf Aussagen sind falsch! Wenn Sie versucht sind, die eine oder andere Aussage als richtig einzustufen, führt kein Weg mehr an diesem Buch „Füße in guten Händen" vorbei.

1. **Die Drei-Punkte-Theorie der Fußbelastung hat bis heute ihre grundsätzliche Gültigkeit behalten.** Falsch! Die Drei-Punkte-Theorie ist hoffnungslos veraltet. Der Fuß wird auf seiner gesamten Bodenkontaktfläche belastet – alle fünf Zehen und alle fünf Grundgelenke tragen Gewicht (Hayafune N, 1999). Mehr zur Gewölbekonstruktion und dem „Trick mit der Spirale" auf Seite 5; zur „Druck- und Lastverteilung im Fuß" auf Seite 268.
2. **Handtuchraffen und Bleistiftgreifen sind gute fußgymnastische Übungen für Kinder.** Ganz falsch! Durch Handtuchraffen werden Krallenzehen angezüchtet – trainiert werden die langen Zehenbeuger statt der Mm. interossei (Larsen C, 1998). Die funktionelle Übungsvariante „Zehen raupen" steht auf Seite 161. Übrigens: Ballenstand-Training zum Längsgewölbeaufbau ist genauso falsch: Die Abbildung „Plantaraponeurose" finden Sie auf Seite 121, die funktionelle Übung „Storch" auf Seite 163.
3. **Die Menschwerdung begann evolutionsgeschichtlich mit der Entwicklung von Hand und Hirn.** Ein Irrtum der zerebrozentrischen Forschung! Die Menschwerdung begann vor 4 Millionen Jahren mit der Vermenschlichung des Fußes. Dadurch wurde der aufrechte Gang erst ermöglicht. Die Spezialisierung der Hände und die Volumenzunahme des Gehirns folgten Millionen Jahre später (Schad W, 2000). Mehr zum Thema „Evolution – am Anfang war der Fuß" auf Seite 2.
4. **Spreizfußdeformitäten können nur chirurgisch behandelt werden.** Falsch, biologische Gewebeadaptation ist keine Einbahnstraße! Statodynamische Fehlbelastung lässt sich korrigieren, sekundäre Veränderungen sind teilweise reversibel (Larsen C, 1998). Vergleiche untenstehendes Foto. Mehr zum „Paradigmawechsel" auf Seite 48.
5. **Echte orthopädische Fußprobleme sind relativ selten.** Grundfalsch! Fußprobleme kommen gleich nach den Rückenproblemen. Zwei Drittel der Kinder zeigen funktionelle oder strukturelle Deformierungen ihrer Füße (Jerosch J, 1998).

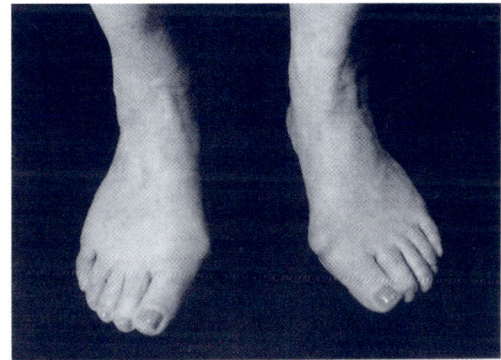

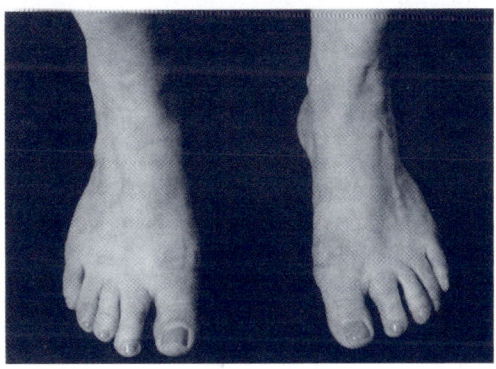

60-jährige Frau mit Hallux valgus beisets. Konservative Therapie (Spiraldynamik): Verlauf nach einem Jahr.

40 % der erwachsenen Bevölkerung leiden an Fußproblemen, 5 % der Bevölkerung erhalten Laufhilfe mit dem Skalpell (Gould N, 1980). Mehr zum Thema *„Jeder zweite Fuß ein Problem"* auf Seite 43.

6. **Rund 4 % der Überlastungsschäden beim Laufen werden mit „anatomischen Auffälligkeiten" in Verbindung gebracht –** wie z. B. Gewölbeinsuffizienz oder Beinachsenabweichungen. Auch falsch! Es sind nicht 4 % sondern 40 %. Anatomische Fehlbelastungen sind pathomechanische und therapeutische Schlüsselfaktoren (Renström PA, 1997 g). Eine kurze Zusammenstellung der *„Risikofaktoren Konstitution und Anatomie"* beim Laufen finden Sie auf Seite 267.

7. **Regelmäßiges Gehtraining ist eine etablierte Therapie bei Hautdurchblutungsstörungen der Füße.** Gefährlich falsch! Gehtraining fördert Kollateralkreisläufe bei Durchblutungsstörungen der *Muskulatur*. Bei kritischer Durchblutung der *Haut* ist das Gehtraining kontraindiziert. Die arbeitende Muskulatur stiehlt der Haut das Blut und gefährdet so den Fuß (Gibellini R, 2000). Mehr zur *„kritischen Hautdurchblutung"* auf Seite 64.

8. **Das pathomechanische Hauptproblem des Hallux valgus ist der Großzehen-Schiefstand.** Irrtum! Die Pathomechanik des Spreizfußes steht im Vordergrund – mit transversaler und sagittaler Instabilität des ersten Mittelfußknochens (Ausnahme: juveniler Hallux valgus). Mehr zur *„anteromedialen Insuffizienz"* auf Seite 170.

9. **Die Mm. interossei sind schwache Muskeln.** Falsch, die anatomische Realität wird völlig verkannt. Patienten mit Atrophie der Mm. interossei der Hand verlieren bis zu 40 % ihrer Kraft. Die kleinen Muskeln verdoppeln den Wirkungsgrad der langen Muskeln nahezu. Im Vorfuß herrschen funktionell analoge Verhältnisse. Mehr zu den *„Minimuskeln mit Maxikraft"* auf Seite 31.

10. **Cooper ist der Erfinder des Walkings – dem Trendsport aus den USA.** Falsch! Vor rund 2400 Jahren überraschte Hippokrates seine Mitbürger mit dem Ausspruch „Gehen ist die beste Medizin". Kenneth Cooper ist der Begründer von Aerobics – des aeroben Ausdauertrainings durch Joggen (Cooper KH, 1970). Mehr zum *„12-Minuten-Lauftest nach Cooper"* auf Seite 271, der Standard *„Walking-Test"* erwartet Sie auf Seite 249.

11. **Die meisten Kinder laufen in ihrer Kindheit barfuß.** Falsch, schön wär's! Ein Drittel der untersuchten Kinder ist niemals barfuß gelaufen (Noszvai-Nagy M, 1999). Erwachsene, die als Kinder viel barfuß gelaufen sind, haben nachweislich hochsignifikant weniger Fußprobleme (Sachithanandam, 1995; Rao, 1992). Die nackten Fakten zu *„jeder zweite Fuß ein Problem"* finden Sie auf Seite 43.

12. **Eine gute Stoßdämpfung der Schuhe ist beim Joggen entscheidend für die Schonung der großen Gelenke.** Ganz falsch, gar ein Jahrhundert-Irrtum! Die effiziente Stoßdämpfung im Schuh wird vom Gehirn übersteuert und führt automatisch zu einem härteren Aufsetzen der Füße (Robbins, 1997). Das menschliche Nervensystem braucht die Aufprallintensität, um zu wissen wo der Boden ist. Eine weiche Gangart ist die einzige Art, wie beim Joggen die Belastungskräfte im Hüftgelenk wirkungsvoll beeinflusst werden können (Bergmann, 1995). Mehr zum *„unperfekten Schuh"* auf Seite 2, zum *„Laufstil von Säuglingen"* und *„Barfuß-Völkern"* auf Seite 269.

Ich wünsche Ihnen gute Hände, damit die Füße Ihrer Patientinnen und Patienten wieder laufen lernen.

Christian Larsen, Zürich, 2003

Mein aufrichtiger Dank an Claudia Larsen (Fotografie), Evelyne Gavenda (Therapeutin), Theresa Hurni (Tänzerin), Viorel Constantinescu (Grafiken), Claus Puhlmann (Lektorat), Rosi Haarer-Becker (Thieme Verlag) und Werner Vogel für die Herausgabe des Spiraldynamik® Grundlagenbuchs „Die zwölf Grade der Freiheit".

Zusatzfrage: **Kinderfüße können jährlich um bis zu einer Schuhgröße wachsen.** Auch das ist falsch! Kinderfüße können jährlich um bis zu *drei* Schuhgrößen wachsen! Ein Drittel aller Kinder trägt nachweislich zu kleine oder zu große Schuhe – Fuß und Zehendeformitäten sind programmiert (Maier E, 2000). Mehr zur Wachstumsfehllenkung im Spiraldynamik® Parallelwerk: „Gesunde Füße für Ihr Kind", Trias Verlag, siehe Buchdeckel-Rückseite.

Inhalte: für Schnellsucher

1 Fußprobleme und Problemfüße ··· 1

- 1.1 Risikofaktoren: Füße leben gefährlich ··· 1
- 1.2 Konstruktionsprinzip: der Trick mit der Spirale ··· 2
- 1.3 Ursachen: Füße auf Abwegen ··· 6
- 1.4 Differenzialdiagnose: vom Leitsymptom zur Diagnose ··· 7
- 1.5 Programmierte Diagnostik: Schnellschritte in der Praxis ··· 8
- 1.6 Anamnese: Fragen richtig stellen ··· 9
- 1.7 Untersuchung: wichtige Befunde finden ··· 11
- 1.8 Prognose: rationale Wahrsagerei ··· 18
- 1.9 Standortbestimmung Spiraldynamik: Überblick auf einen Blick ··· 18
- 1.10 Fragebogen: spart Zeit, bringt Information ··· 21
- 1.11 Bedeutung: Krankheit als Weg ··· 28
- 1.12 Strategie: mit Kopf und Herz behandeln ··· 29
- 1.13 Das Prinzip: Naturgesetze zum Anwenden ··· 30
- 1.14 Die Priorität: Wichtiges zuerst! ··· 35
- 1.15 Der Parameter: Therapieerfolge in Zahlen ··· 37
- 1.16 Der Plan: Spiraldynamik-Fußplaner ··· 38
- 1.17 Patienteninformation: Brücken aus Worten und Taten ··· 40
- 1.18 Übungen: Wirkung mit Nachwirkung ··· 40
- 1.19 Prävention: Eigenverantwortung ··· 42

2 Orthopädische Fußprobleme ··· 43

- 2.1 Evidenz: jeder zweite Fuß – jeder zweite Therapeut? ··· 43
- 2.2 Pathomechanik in zehn Schritten ··· 43
- 2.3 Klinische Diagnostik: orthopädischen Fußproblemen auf der Spur ··· 47
- 2.4 Funktionelle Therapiestrategien: Behandlung nach Maß ··· 48
- 2.5 Patienteninformation: Wege zu Standfestigkeit und Leichtfüßigkeit ··· 50
- 2.6 Funktionelle Übungen, die Füßen Beine machen ··· 51
- 2.7 Funktionelle Prävention: Das Schicksal der Füße in die eigenen Hände nehmen ··· 51

3 Neurologische Problemfüße ··· 53

- 3.1 Evidenz: Sammeltopf für neurogene Vielfalt ··· 53
- 3.2 Neuroanatomie: Damit die Füße wissen, wo sie stehen ··· 53
- 3.3 Klinische Diagnostik: neurologischen Defiziten auf der Spur ··· 55
- 3.4 Funktionelle Therapiestrategien: kognitiv-funktionelle Integration ··· 56
- 3.5 Patienteninformation: Füße lernen laufen ··· 58
- 3.6 Übungsprogramm – Übungen, die Füßen Beine machen ··· 59
- 3.7 Funktionelle Prävention: Frühdiagnose und Frühtherapie ··· 59

4 Arterielle Fußprobleme ··· 61

- 4.1 Evidenz: Stenosen auf leisen Sohlen ··· 61
- 4.2 Anatomie der Gefäße: Leben bis in die Zehenspitzen ··· 61

4.3	Klinische Diagnostik: Arterien unter der diagnostischen Lupe ··· 62	4.5	Patienteninformation: Füße in Lebensgefahr ··· 66
4.4	Funktionelle Therapiestrategien: Gehtraining und Lebensstil ··· 63	4.6	Funktionelles Gefäßtraining ··· 67
		4.7	Funktionelle Prävention: Vorbeugen ist besser als warten ··· 67

5 Venöse Fußprobleme ··· 69

5.1	Evidenz: Rückstau statt Rückfluss ··· 69	5.5	Patienteninformation: Venen auf Trab ··· 76
5.2	Anatomie der Gefäße: Speichergefäße mit Kapazitätsgrenzen ··· 69	5.6	Übungen für fitte Beine ··· 78
5.3	Klinische Diagnostik: Venen im Visier ··· 73	5.7	Funktionelle Prävention: Wohlbefinden dank Venentraining ··· 78
5.4	Funktionelle Therapiestrategien: Den Venen Beine machen ··· 73		

6 Knickfüße: Fundament mit Schräglage ··· 79

6.1	Evidenz: von Kindesbeinen an ··· 79	6.5	Patienteninformation: Nicht jeder Turm steht in Pisa ··· 89
6.2	3D-Anatomie: das belastungsstabile Fundament ··· 79	6.6	Übungsprogramm: neue Wege zu einem soliden Fundament ··· 90
6.3	Programmierte Diagnostik: Winkelmaß des Achilles ··· 81	6.7	Funktionelle Prävention: Trittsicherheit Schritt für Schritt ··· 100
6.4	Funktionelle Therapiestrategien: orthograde Belastung ··· 86		

7 Senk- und Plattfüße: Gewölbekollaps in Zeitlupe ··· 101

7.1	Evidenz: Verlust der In-sich-Stabilität ··· 101	7.4	Funktionelle Therapiestrategien: nichtoperative Gewölberekonstruktion ··· 106
7.2	3D-Anatomie: selbsttragender Kuppelbau ··· 101	7.5	Patienteninformation: Zeigt her Eure Gewölbe ··· 109
7.3	Programmierte Diagnostik: Gewölbekollaps im Klartext ··· 102	7.6	Übungsprogramm: Gewölbebauer am Werk ··· 110

8 Hohlfüße: Grenzen des Gewölbehochbaus ··· 120

8.1	Evidenz: Die Standfläche auf den Punkt gebracht ··· 120	8.5	Patienteninformation: Füße wie Stelzen ··· 131
8.2	3D-Anatomie: die elastische Standfläche ··· 120	8.6	Übungsprogramm: Boden unter den Füßen ··· 132
8.3	Programmierte Diagnostik: Gewölbehochbau unter der Lupe ··· 122	8.7	Funktionelle Prävention: auf festem Boden bleiben ··· 142
8.4	Funktionelle Therapiestrategien: Füße auf den Boden zurückholen ··· 127		

9 Spreizfüße: Stoßdämpfer mit Verfallsdatum ··· 143

- 9.1 Evidenz: Füße auf den Felgen ··· 143
- 9.2 3D-Anatomie: Leichtigkeit des Aufpralls ··· 143
- 9.3 Programmierte Diagnostik: gespreizter Knochenfächer ··· 146
- 9.4 Funktionelle Therapiestrategien: Kognition – Mobilisation – Innervation – Stabilisation ··· 150
- 9.5 Patienteninformation: Stoßdämpfer mit Verfallsdatum ··· 153
- 9.6 Übungsprogramm: Stoßdämpfer mit Impulskraft ··· 155
- 9.7 Funktionelle Prävention: Stoßdämpfer auf Lebzeiten ··· 166

10 Hallux-Pathologien: Großzehe auf Abwegen ··· 167

- 10.1 Evidenz: Großzehe auf Abwegen ··· 167
- 10.2 3D-Anatomie: Daumenzehe gibt nach ··· 167
- 10.3 Programmierte Diagnostik: Großzehe auf Abwegen ··· 169
- 10.4 Funktionelle Therapiestrategien: Gerade, beweglich und stabil soll sie sein ··· 174
- 10.5 Patienteninformation: Großzehe im X-Format ··· 177
- 10.6 Übungsprogramm: Fingerspitzengefühl bis in die Zehenspitze ··· 179
- 10.7 Funktionelle Prävention: beweglich, gerade und stark ··· 188

11 Hüftgelenk: Angelpunkt der Aufrichtung ··· 189

- 11.1 Evidenz: kugelrund mit Dellen ··· 189
- 11.2 3D-Anatomie: Kugelgelenk mit Spirale ··· 189
- 11.3 Programmierte Diagnostik: 3D-Mobilität auf dem Prüfstand ··· 192
- 11.4 Funktionelle Therapiestrategien: runder Gang ··· 200
- 11.5 Patienteninformation: Kugelgelenk braucht Bewegung ··· 203
- 11.6 Übungsprogramm: Kugelgelenke in Topform ··· 204

12 Beinachsen: der Trick mit der Spirale ··· 214

- 12.1 Evidenz: Überlastung durch Fehlbelastung ··· 214
- 12.2 3D-Anatomie: Gelenk mit Spiralscharnier ··· 214
- 12.3 Programmierte Diagnostik: krumm und verdreht ··· 217
- 12.4 Funktionelle Therapiestrategien: lange Hebel gezielt nutzen ··· 227
- 12.5 Patienteninformation: beide Beine beingerade ··· 230
- 12.6 Übungsprogramm: der Trick mit der Spirale ··· 232

13 Walking: Gangschule für Füße – ewige Wanderschaft ··· 242

- 13.1 Evidenz: Füße ohne Auslauf ··· 242
- 13.2 3D-Anatomie: die Füße in Gang setzen ··· 242
- 13.3 Programmierte Diagnostik: gut zu Fuß ··· 244
- 13.4 Funktionelle Therapiestrategien: Walking … aber richtig! ··· 250
- 13.5 Patienteninformation: auf's Ganze gehen ··· 256
- 13.6 Übungsprogramm: den Füßen Beine machen ··· 258
- 13.7 Funktionelle Prävention: Bewegung ist die beste Medizin ··· 266

14   Jogging: Laufschule für Füße – auf dem Laufenden sein und bleiben ··· 267

14.1 Evidenz: wenn es schief läuft beim Laufen ··· 267
14.2 3D-Anatomie: ein Leben lang für Sie im Rennen ··· 268
14.3 Programmierte Diagnostik: gut im Rennen ··· 270
14.4 Funktionelle Therapiestrategien: Lauf los – aber richtig! ··· 273
14.5 Patienteninformation: Schritt für Schritt zum Erfolg ··· 277
14.6 Übungsprogramm: den Füßen Beine machen ··· 279
14.7 Funktionelle Prävention: Erfolg durch Bewegungsqualität ··· 286

Anhang ··· 287

Vom Leitsymptom zur Diagnose ··· 287

Kopiervorlage: Zifferblatt – Netzgrafik ··· 300
Kopiervorlage: strukturiertes Training (Gehtagebuch/Trainingsplan) ··· 301
Kopiervorlage: Übungsverzeichnis ··· 302
Kopiervorlage: Spiraldynamik® Fußplaner ··· 303

Literatur ··· 308
Sachregister ··· 316

Inhalte:
für Detailsucher

Spiraldynamik Glossar ··· *XXVII*
Verzeichnis der Abkürzungen ··· *XXVIII*

1   Fußprobleme und Problemfüße ··· *1*

1.1   Risikofaktoren: Füße leben gefährlich ··· *1*
Risikofaktor Genetik: Evolution und Veranlagung ··· *1*
Risikofaktor Versorgung: Zirkulation und Innervation ··· *1*
Risikofaktor Missbildung: meist Spontankorrektur ··· *1*
Risikofaktor Anatomie: Sand im Getriebe ··· *1*
Risikofaktor Schuhwerk: der unperfekte Schuh ··· *2*
Risikofaktor Verletzung: Teufelskreis ··· *2*

1.2   Konstruktionsprinzip: der Trick mit der Spirale ··· *2*
Evolution: Am Anfang war der Fuß! ··· *2*
Helix: universaler Baustein der Natur ··· *2*
Helix-Geometrie: Rotation, C-Bogen und S-Bogen ··· *4*
Handgewölbe: Kugelgewölbe mit Knochenfächer ··· *4*
Drei-Punkte-Theorie adé!: der Trick mit der Spirale ··· *5*

1.3   Ursachen: Füße auf Abwegen ··· *6*
Ätiologische Klassifikation: Einmaleins der Ursachen ··· *6*
Funktionelle Klassifikation: Naturprinzip in Aktion ··· *6*

1.4   Differenzialdiagnose: vom Leitsymptom zur Diagnose ··· *7*
Differenzialdiagnose: Sie finden nur, was Sie suchen ··· *7*

1.5   Programmierte Diagnostik: Schnellschritte in der Praxis ··· *8*
Erstbeurteilung ··· *8*
Klinische Fußdiagnostik: Schritt für Schritt ··· *8*

1.6   Anamnese: Fragen richtig stellen ··· *9*
Kurzanamnese: dem Grundleiden auf der Spur ··· *9*
Fußschmerz: Ort, Art und Dauer ··· *9*
VAS – visuell analog: Leidensdruck in Zahlen ··· *10*
Gehzeit: aktuelle Gehzeit und Trainingszeit ··· *10*
Leistungsprofil: vergangene Taten der Füße ··· *11*

1.7   Untersuchung: wichtige Befunde finden ··· *11*
Diagnostische Effizienz: Viel Befund in kurzer Zeit ··· *11*
Alarmzeichen: Schwellung und Verfärbung ··· *11*
Gangbild: Grobanalyse Symmetrie und Ablauf ··· *12*
Grobmotorik: Ballengang, Fersengang, Einbeinhocke ··· *12*
Oberflächensensibilität: diagnostische Feinabstimmung ··· *12*
Reflexstatus: Verletzungen der Symmetrie ··· *13*
Lasègue-Zeichen: präzise Provokation ··· *13*
Gehprobe: der Dreiminuten-Marsch ··· *14*
Lagerungsprobe nach Ratschow: der Zweiminuten-Test ··· *15*
Trendelenburg: venöse Insuffizienz ··· *15*
Vibrationssinn: Tiefensensibilität bis in die Spitzen ··· *16*
Ligamentäre Laxizität: konstitutionell ··· *17*
Verlaufsdokumentation: Diagnose abhängiger Parameter ··· *17*

1.8   Prognose: rationelle Wahrsagerei ··· *18*
Prognose: individueller Spielraum ··· *18*
Langzeitverlauf: vier Kategorien ··· *18*

1.9   Standortbestimmung Spiraldynamik: Überblick auf einen Blick ··· *18*
Problemstern: Gestalt ist kein Zufall ··· *18*
Therapeutische Schallmauer: zwölf Endpunkte ··· *18*

Analyseformen ··· 19
  Vertikale Analyse: subjektiv und
  objektiv ··· 19
  Horizontale Analyse: Erwartungsdruck und
  Eigenmotivation ··· 19
  Hemisphären-Analyse:
  unabänderlich versus beeinflussbar ··· 19
  Quadranten-Analyse: Grenzen
  verschieben ··· 19
  Zifferblatt-Netzgrafik:
  Problemlösung im Visier ··· 21
1.10 **Fragebogen:** spart Zeit, bringt
  Information ··· 21
  Fragebogen: Quiz ist vorbereitet ··· 21
  Auswertung: aus Zahlen Bilder
  machen ··· 21
  Internetversion: E-Komfort ··· 22
  Auflösung: Antworten aus therapeutischer
  Sicht ··· 22
  Fragen an Ihre Füße ··· 24
1.11 **Bedeutung:** Krankheit als Weg ··· 28
  Symptomebene: Die Seele klingt an ··· 28
  Krankheit als Metapher: praktisches
  Beispiel ··· 28
  Krankheit als Weg: Symptome mit
  Antwortcharakter ··· 28
  Bedeutung und Bearbeitung: Stichwortliste
  häufiger Entsprechungen ··· 28
1.12 **Strategie:** mit Kopf und Herz
  behandeln ··· 29
  Undenkbar schlecht: Extraktion einer
  Glühbirne ··· 29
  Fußtherapie: die richtige Strategie ··· 29
  Programmierte Therapie = Prinzip + Priorität
  + Parameter + Plan ··· 29
  1. Strategieelement: das Prinzip ··· 29
  2. Strategieelement: die Priorität ··· 29
  3. Strategieelement: der Parameter ··· 29
  4. Strategieelement: der Plan ··· 30
1.13 **Das Prinzip:** Naturgesetze zum
  Anwenden ··· 30
  1. Therapieprinzip Reorganisation: Torsion,
    Detorsion und Opposition ··· 30
  2. Therapieprinzip Ökonomie:
    Energierückgewinnung ··· 30
  3. Therapieprinzip Achsenkorrektur:
    orthograd und axial ··· 30
  4. Therapieprinzip Druckverteilung:
    therapeutische Synergisten ··· 31
  5. Therapieprinzip Zirkulation: Füße voll
    im Fluss ··· 31
  6. Therapieprinzip Krafttraining:
    Minimuskeln mit Maxikraft ··· 31

  7. Therapieprinzip Tonusregulation:
    funktionelle Entspannung ··· 31
  8. Therapieprinzip Mobilität: funktionelle
    Mobilität unter Belastung ··· 31
  9. Therapieprinzip Stabilität: funktionelle
    Stabilität unter Belastung ··· 32
  10. Therapieprinzip Perzeption: damit Sie
    wissen, wo Ihre Füße stehen ··· 32
  11. Therapieprinzip Propriozeption: damit
    Ihre Füße wissen, wo Sie stehen ··· 32
  12. Therapieprinzip Gleichgewicht:
    Winkelbalance in der Dynamik ··· 32
  13. Therapieprinzip Rhythmus:
    Synchronisation in der Dynamik ··· 32
  14. Therapieprinzip Gangschule: Raumzeit
    in der Dynamik ··· 33
  15. Therapieprinzip Autonomie: Wege zur
    Selbstbestimmung ··· 33
  16. Therapieprinzip Evolution: vom
    Problem zum persönlichen
    Wachstum ··· 33
  Konzept: Konzepte sind
  methodenneutral ··· 33
  Methode: Methodik will gekonnt
  sein ··· 35
  Therapien: lokal und global ··· 35
1.14 **Die Priorität:** Wichtiges zuerst! ··· 35
  1. Priorität: langfristiger Nutzen ··· 35
  2. Priorität: Ursachen erforschen ··· 35
  3. Priorität: Globalfunktion und
    Struktur ··· 36
  4. Priorität: Symptome behandeln ··· 36
  5. Priorität: Verhalten ändern ··· 36
  6. Priorität: Meilensteine festlegen ··· 36
  Strategiebeispiel: Priorität und
  Prinzip ··· 36
1.15 **Der Parameter:** Therapiefolge in Zahlen ··· 37
  Verordnung: Diagnose und
  Therapieziel ··· 37
  Anamnese: Patientenangaben für die
  Verlaufsdokumentation ··· 37
  Status: dokumentierte Veränderung ··· 37
1.16 **Der Plan:** Spiraldynamik-Fußplaner ··· 38
  Fußplaner: Strategie im
  Handumdrehen ··· 38
  Selbst gemacht: Fußplaner in drei
  Minuten ··· 39
  Tipp: pro Einheit ein Thema ··· 39
  Tipp: sorgfältiger Stufenplan ··· 39
  Tipp: Fußplaner Beispiele ··· 39
1.17 **Patienteninformation:** Brücken aus Worten
  und Taten ··· 40

Inhalte: für Detailsucher XIII

Kommunikation: Brückenschlag ans andere Ende ··· 40
Patientenführer: Füße in guten Händen ··· 40
Patientenratgeber: Füße lernen laufen ··· 40
1.18 Übungen: Wirkung mit Nachwirkung ··· 40
Buchstruktur: mit und ohne Übung ··· 40
Übungsstruktur: klassischer Aufbau ··· 40
Übungsintensität: situative Dosierung ··· 40
Übungssicherheit: Feedback und Muskelschutz ··· 41

Positivliste: aus Erfahrung gut ··· 41
Negativliste: Vorsicht geboten ··· 41
Funktionsübungen: Kunstwerke zu zweit ··· 42
Bewegungsqualität: Erfolgsfaktor Thrapeut ··· 42
Funktionelle Therapie: Funktion im Visier ··· 42
1.19 Prävention: Eigenverantwortung fordern und fördern ··· 42
Strategie: Die Kunst der richtigen Strategie ··· 42

2 Orthopädische Fußprobleme ··· 43

2.1 Evidenz: jeder zweite Fuß – jeder zweite Therapeut? ··· 43
Fußprobleme: Jeder zweite Fuß ein Problem ··· 43
2.2 Pathomechanik in zehn Schritten ··· 43
Pathomechanik: Füße auf schiefer Bahn ··· 43
1. Rückfuß: Ferse aus dem Lot ··· 43
2. Mittelfuß: Hypo- und Hypertorsion ··· 44
3. Vorfuß: Inversion der Opposition ··· 44
4. Großzehe: Grundgelenk hypomobil – Achse instabil ··· 45
5. Fußachsen: konvergierend – divergierend ··· 45
6. Hüftgelenk: Extensionsdefizit – Rotationsdefizit ··· 45
7. Beinachsen: Achsenabweichung – Fehlrotation ··· 45
8. Beckenbewegungen: Füße bis zum Becken ··· 46
9. Schuhe: Form ohne Funktion deformiert ··· 46
10. Einlagen: Verschlimmbesserung nach Maß ··· 47
2.3 Klinische Diagnostik: orthopädischen Fußproblemen auf der Spur ··· 47
Erstbeurteilung: wichtige Fragen in der Praxis ··· 47
Untersuchung: diagnostische Schnellschritte in der Praxis ··· 47
Klinische Funktionsdiagnostik: Schritt für Schritt ··· 47
2.4 Funktionelle Therapiestrategien: Behandlung nach Maß ··· 48

Programmierte Therapie: Priorität ··· 48
1. Priorität: Paradigmawechsel ··· 48
2. Priorität: Therapie mit Nachwirkung ··· 48
Programmierte Therapie: Prinzip ··· 48
Prinzip: aktive Belastungskorrektur ··· 48
Belastungsgewohnheit: belastende Gewohnheit ··· 48
Statische Fußprobleme: funktionelle Strategien ··· 49
Arthrosebehandlung: funktionelle Strategien ··· 49
Programmierte Therapie: Parameter ··· 49
Parameter: Verlauf in Zahlen ··· 49
Programmierte Therapie: Fußplaner ··· 50
Spiraldynamik-Fußplaner: schmerzhafter Spreizfuß ··· 50
Spiraldynamik-Fußplaner: orthopädische Beispiele ··· 50
2.5 Patienteninformation:
Wege zu Standfestigkeit und Leichtfüßigkeit ··· 50
Prognostische Kriterien ··· 50
Positive Faktoren: Die Struktur folgt der Funktion ··· 50
Negative Faktoren: Grenzen der Machbarkeit ··· 50
Psychologische Erweiterung ··· 50
Entsprechung: Standort und Entwicklung ··· 50
Anregung: zurück zu den Wurzeln ··· 50
Übungsqualität ··· 51
Übungskriterien: Patient ··· 51
Beobachtungskriterien: Therapeut ··· 51
2.6 Funktionelle Übungen, die Füßen Beine machen ··· 51

2.7 Funktionelle Prävention: Das Schicksal der Füße in die eigenen Hände nehmen ··· 51
    Präventive Biomechanik: Wohlbefinden ist käuflich ··· 51
    Medizinische Pädagogik: Ab 40 läuft der Countdown ··· 51

3 Neurologische Problemfüße ··· 53

3.1 Evidenz: Sammeltopf für neurogene Vielfalt ··· 53
    Neurogene Füße: zentral oder peripher? ··· 53

3.2 Neuroanatomie: Damit die Füße wissen, wo sie stehen ··· 53
    Neurotopografie: Dermatom und Kennmuskel ··· 53
    Spindelorgane: Regelkreise für Länge und Spannung ··· 53
    Propriozeption: am Großhirn vorbei ··· 54
    Reflextraining: Reflexe sind lernbar ··· 55

3.3 Klinische Diagnostik: neurologischen Defiziten auf der Spur ··· 55
    Erstbeurteilung: wichtige Fragen in der Praxis ··· 55
    Untersuchung: diagnostische Schnellschritte in der Praxis ··· 55

3.4 Funktionelle Therapiestrategien: kognitiv-funktionelle Integration ··· 56
    Programmierte Therapie: Priorität ··· 56
    Priorität: individuellen Spielraum nutzen ··· 56
    Programmierte Therapie: Prinzip ··· 56
    Neurogenese: Ein Jahrhundertdogma stirbt ··· 56
    Neuzeitliche Neurotherapie: Kognition >> Funktion >> Integration ··· 56
    Programmierte Therapie: Parameter ··· 56
    Spastik: wenig Übereinstimmung ··· 56
    Parameter für die Praxis ··· 57
    Programmierte Therapie: Fußplaner ··· 57
    Spiraldynamik-Fußplaner: Poliomyelitis und Spinalanästhesie ··· 57

3.5 Patienteninformation: Füße lernen laufen ··· 58
    Prognostische Kriterien ··· 58
    Positive Faktoren: Spielraum nutzen ··· 58
    Negative Faktoren: Grenzen der Machbarkeit ··· 58
    Psychologische Erweiterung ··· 58
    Entsprechung: Gefängnis und Hochspannung ··· 58
    Anregung: Spannung richtig dosieren ··· 58
    Übungsqualität ··· 58
    Übungskriterien: Patient ··· 58
    Beobachtungskriterien: Therapeut ··· 59

3.6 Übungsprogramm – Übungen, die Füßen Beine machen ··· 59

3.7 Funktionelle Prävention: Frühdiagnose und Frühtherapie ··· 59
    Sekundärprävention: Elimination des Vermeidbaren ··· 59
    Neuromedizinische Prävention: Raumzeit und Kognition ··· 59

4 Arterielle Fußprobleme ··· 61

4.1 Evidenz: Stenosen auf leisen Sohlen ··· 61
    PAVK: Peripher arterielle Verschlusskrankheit ··· 61

4.2 Anatomie der Gefäße: Leben bis in die Zehenspitzen ··· 61
    Pumpleistung Herz: faustgroßer Dauermotor ··· 61
    Anatomie der Gefäße: drei Fußarterien, zwei Bögen ··· 61

4.3 Klinische Diagnostik: Arterien unter der diagnostischen Lupe ··· 62
    Erstbeurteilung: wichtige Fragen in der Praxis ··· 62
    Untersuchung: diagnostische Schnellschritte in der Praxis ··· 62

4.4 Funktionelle Therapiestrategien: Gehtraining und Lebensstil ··· 63
    Programmierte Therapie: Priorität ··· 63
    Akuter Verschluss: Wettlauf mit der Zeit ··· 63
    Chronischer Verschluss: Arterien unter dem Messer ··· 63

Programmierte Therapie: Prinzip ··· 63
  Gefäßtraining: Gehtraining bei Claudicatio ··· 63
  Gehtraining: systematisch und systemisch ··· 63
  Kritische Hautdurchblutung: Heilen kann nur, was durchblutet wird ··· 64
  Innere Medizin: 4-Säulen-Konzept ··· 64
Programmierte Therapie: Parameter ··· 64
  Gehzeit: der individuelle Goldstandard ··· 64
  Hautdurchblutung: Farbe und Wundheilung ··· 64
  Parameter für die Praxis ··· 64
Programmierte Therapie: Fußplaner ··· 65
  Spiraldynamik-Fußplaner: PAVK II ··· 65

4.5 Patienteninformation: Füße in Lebensgefahr ··· 66
Prognostische Kriterien ··· 66
  Positive Faktoren: Früherkennung, radikale Umstellung ··· 66
  Negative Faktoren: Grenzen der Machbarkeit ··· 66
Psychologische Erweiterung ··· 66
  Entsprechung: der Lebenssaft gerät ins Stocken ··· 66
  Anregung: Lebensenergie richtig verteilen ··· 66
Übungsqualität ··· 66
  Übungskriterien: Patient ··· 66
  Beobachtungskriterien: Therapeut ··· 67

4.6 Funktionelles Gefäßtraining ··· 67
4.7 Funktionelle Prävention: Vorbeugen ist besser als warten ··· 67
  Prävention: fast zu 100 % vermeidbar ··· 67
  Prävention: Amputationen zu 50 % vermeidbar ··· 67

5 Venöse Fußprobleme ··· 69

5.1 Evidenz: Rückstau statt Rückfluss ··· 69
  Varikosis: Beine schwer wie Blei ··· 69
  Thromboembolie: risikoreiche Risikofaktoren ··· 69
5.2 Anatomie der Gefäße: Speichergefäße mit Kapazitätsgrenzen ··· 69
  Venen: Gefäße mit Speicherkapazität ··· 69
  Peripherie: Muskelpumpe im Fuß ··· 71
  Venensysteme: Anatomie des Rückflusses ··· 72
5.3 Klinische Diagnostik: Venen im Visier ··· 73
  Erstbeurteilung: wichtige Fragen in der Praxis ··· 73
  Untersuchung: diagnostische Schnellschritte in der Praxis ··· 73
5.4 Funktionelle Therapiestrategien: Den Venen Beine machen ··· 73
  Programmierte Therapie: Priorität ··· 73
    1. Priorität: Schlimmeres verhüten ··· 73
    2. Priorität: Prävention gemäß Risikoprofil ··· 73
  Programmierte Therapie: Prinzip ··· 74
    Venentraining: den Rückfluss in Schwung halten ··· 74
    Kompressionsstrümpfe: eine Therapie macht Druck ··· 74
    Manuelle Lymphdrainage: Griffe mit Pumpwirkung ··· 74
    Fehlstatik: Symptome im Tarnanzug ··· 74
  Indikation: Varizenstripping – Ja oder Nein? ··· 74
  Varizenstripping: Technik und Alternativen ··· 75
Programmierte Therapie: Parameter ··· 75
  Klinische Parameter: Zeichen der Entstauung ··· 75
  Parameter für die Praxis ··· 75
Programmierte Therapie: Fußplaner ··· 75
  Spiraldynamik-Fußplaner: bringt Venen auf Trab ··· 75

5.5 Patienteninformation: Venen auf Trab ··· 76
Prognostische Kriterien ··· 76
  Venöse Fußprobleme: akut gefährlich ··· 76
  Positive Faktoren: Beinwohl ··· 76
  Negative Faktoren: Grenzen der Machbarkeit ··· 77
Psychologische Erweiterung ··· 77
  Entsprechung: Der Rückfluss versiegt ··· 77
  Anregung: Lebensfluss fließen lassen ··· 77
Übungsqualität ··· 77
  Übungskriterien: Patient ··· 77
  Übungskriterien: Therapeut ··· 77

5.6 Übungen für fitte Beine ··· 78
5.7 Funktionelle Prävention: Wohlbefinden dank Venentraining ··· 78
  Prävention: Starten statt warten ··· 78
  Sekundärprävention: Vermeidung von Komplikationen ··· 78

XVI   Inhalte: für Detailsucher

6   Knickfüße: Fundament mit Schräglage ··· 79

6.1   Evidenz: von Kindesbeinen an ··· 79
Knickfüsse: Epidemie ohne Kennzahlen ··· 79
6.2   3D-Anatomie: das belastungsstabile Fundament ··· 79
Kalkaneus: genetische Schubkraft aus dem Mutterleib ··· 79
Talus: gebogene Keilform ··· 79
Bandsystem: Umwandlung von Druck- in Zugkraft ··· 80
6.3   Programmierte Diagnostik:
Winkelmaß des Achilles ··· 81
Knickfuß ··· 81
Funktionelle Knickfußdiagnostik: Schritt für Schritt ··· 81
Klinische Diagnostik Knickfüße ··· 82
Rückfußwinkel: Gerade ist gerade ··· 82
Unterschenkeltorsion: die verkannte Dimension ··· 83
Pronation-Supination: Flexibilität entscheidend ··· 84
Extension OSG: Extensionsgewinn bei Kniebeuge ··· 85
6.4   Funktionelle Therapiestrategien:
orthograde Belastung ··· 86
Programmierte Therapie: Priorität ··· 86
Pes valgus: Fundament aufrichten ··· 86
Pes varus: Grundleiden angehen ··· 86
Programmierte Therapie: Prinzip ··· 86
Achsenkorrektur: ohne Rotation nur Kosmetik ··· 86
Rotationsformel: 1° Supination gleich 0,5° Unterschenkeltorsion ··· 86
Knickfuß kontrakt: gezielte 3D-Mobilisierung ··· 87
Knickfußtherapie: Muskelhilfe von oben ··· 87
Programmierte Therapie: Parameter ··· 87
Klinische Parameter: begradigtes Fundament ··· 87
Programmierte Therapie: Fußplaner ··· 87
Spiraldynamik-Fußplaner: Den Beinen fällt ein Stein vom Fuß ··· 87
6.5   Patienteninformation: Nicht jeder Turm steht in Pisa ··· 89
Prognostische Kriterien ··· 89
Positive Faktoren: das gesunde Fundament ··· 89
Negative Faktoren: Grenzen der Machbarkeit ··· 89
Psychologische Erweiterung ··· 89
Entsprechung: schiefes Fundament ··· 89
Anregung: solide Basis in allen Lebenslagen ··· 89
Übungsqualität ··· 89
Übungskriterien: Patient ··· 89
Übungskriterien: Therapeutin ··· 89
6.6   Übungsprogramm: neue Wege zu einem soliden Fundament ··· 90
3D-Wahrnehmung:
Bodengefühl ··· 90
Fersen-Lot ··· 91
3D-Mobilisation:
Fersenmobil ··· 92
Fersentraktion ··· 93
3D-Stabilisation:
Flamingo ··· 94
Sumo ··· 95
Exzentrisches Training:
Turmspringer ··· 96
Propriozeptives Training:
Fersen-Proprio ··· 97
Koordinationstraining:
Hüpfen ··· 98
Nurejew ··· 99
6.7   Funktionelle Prävention: Trittsicherheit Schritt für Schritt ··· 100
Präventive Biomechanik: keine Schuhe ··· 100

7   Senk- und Plattfüße: Gewölbekollaps in Zeitlupe ··· 101

7.1   Evidenz: Verlust der In-sich-Stabilität ··· 101
Senkplattfuß: Fakten ··· 101
7.2   3D-Anatomie: selbsttragender Kuppelbau ··· 101
Keilbeine: In-sich-Stabilität ··· 101
Gewölbetorsion: der Trick mit der Spirale ··· 101
7.3   Programmierte Diagnostik:
Gewölbekollaps im Klartext ··· 102

Senkplattfuß ··· 102
  Funktionelle Senkplattfußdiagnostik: Schritt für Schritt ··· 102
  Klinische Diagnostik Senkplattfüße ··· 103
    Feiss-Linie: Grenzlinie für den Gewölbetiefbau ··· 103
    Fußabdruck: Senkplattfüßen auf der Spur ··· 103
    Ballenstand: Blickdiagnose Pseudogewölbe ··· 104
    Rückfußwinkel: gerade ist gerade ··· 104
    Pronation-Supination: Flexibilität entscheidend ··· 105

7.4 Funktionelle Therapiestrategien: nichtoperative Gewölberekonstruktion ··· 106
  Programmierte Therapie: Priorität ··· 106
    1. Priorität: Füße lernen laufen ··· 106
    2. Priorität: Steter Tropfen höhlt den Fuß ··· 106
    3D-Torsion: Gewölbegriff für platte Füße ··· 106
  Programmierte Therapie: Parameter ··· 107
    Klinische Parameter: Zeichen des Gewölbeaufbaus ··· 107
  Programmierte Therapie: Fußplaner ··· 107
    Spiraldynamik-Fußplaner: Gewölbeaufbau für platte Füße ··· 107

7.5 Patienteninformation: Zeigt her Eure Gewölbe ··· 109
  Prognostische Kriterien ··· 109
    Positive Faktoren: Gewölbe im Vormarsch ··· 109
    Negative Faktoren: Grenzen der Machbarkeit ··· 109
  Psychologische Erweiterung ··· 109
    Entsprechung: Füße ohne Halt ··· 109
    Anregung: Wurzeln schlagen ··· 109
  Übungsqualität ··· 109
    Übungskriterien: Patient ··· 109
    Übungskriterien: Therapeut ··· 109

7.6 Übungsprogramm: Gewölbebauer am Werk ··· 110
  2D-Wahrnehmung:
    2D-Fußspirale ··· 110
    Fußpendel ··· 111
  3D-Mobilisation:
    Fußspirale „konzentrisch" ··· 112
    Fußwelle „konzentrisch" ··· 113
  3D-Stabilisation:
    Fußschraube ··· 114
    Vierpunkte-Stand ··· 115
  Konzentrisches Training:
    Fuß-Picasso ··· 116
  Propriozeptives Training:
    Wackelsandalen ··· 117
  Koordinationstraining:
    Spurenleger ··· 118
    Bleifuß ··· 119

8 Hohlfüße: Grenzen des Gewölbehochbaus ··· 120

8.1 Evidenz: Die Standfläche auf den Punkt gebracht ··· 120
  Screening: jedes sechste Schulkind ··· 120
  Evidenz: neurogene Fußprobleme im Vormarsch ··· 120

8.2 3D-Anatomie: die elastische Standfläche ··· 120
  Fuß: elastisches Universalinstrument ··· 120
  Plantaraponeurose: der Seilwindentrick ··· 120
  Steigbügel: Verklammerung Fußgewölbe ··· 121

8.3 Programmierte Diagnostik: Gewölbehochbau unter der Lupe ··· 122
  Hohlfuß ··· 122
    Funktionelle Hohlfußdiagnostik: Schritt für Schritt ··· 122
  Klinische Diagnostik Hohlfuß ··· 123
    MT 1-Winkel: steilgestelltes Metatarsale 1 ··· 123
    Feiss-Linie: Grenze des Gewölbehochbaus ··· 123
    Fußabdruck: trügerische Spuren ··· 124
    Rückfußwinkel: gerade ist gerade ··· 125
    Pronation-Supination: Flexibilität entscheidend ··· 126
    Ashworth-Skala: Spastik im Bein ··· 126

8.4 Funktionelle Therapiestrategien: Füße auf den Boden zurückholen ··· 127
  Programmierte Therapie: Priorität ··· 127
    1. Priorität: Ursachen erkennen und behandeln ··· 127
    2. Priorität: kognitive Therapie ··· 127
    3. Priorität: funktionelle Imagination und Perzeption ··· 127
    3D-Funktionalität: Raum-Zeit zum Anfassen ··· 127

Programmierte Therapie: Prinzip ··· 127
   Jahrhundertkonzepte: Reifung –
   Stimulation – Selbstorganisation ··· 127
   Neurowissenschaft: prämotorische
   Oszillatoren ··· 128
   Neurotherapie: Einstiegsportale ins
   neuronale Netzwerk ··· 128
   3D-Detorsion: Muskelspindel
   überlisten ··· 128
   3D-Entspannung: Hohlfüßen auf den
   Boden helfen ··· 128
Programmierte Therapie: Parameter ··· 129
   Klinische Parameter: Füße auf dem
   Boden ··· 129
Programmierte Therapie: Fußplaner ··· 129
   Spiraldynamik-Fußplaner: Bodenkontakt
   für Hohlfüße ··· 129

8.5 Patienteninformation: Füße wie
Stelzen ··· 131
   Prognostische Kriterien ··· 131
      Positive Faktoren: Erfolg durch
      Entspannung ··· 131
      Negative Faktoren: Grenzen der
      Machbarkeit ··· 131
   Psychologische Erweiterung ··· 131
      Entsprechung: Hochspannung in der
      Fußsohle ··· 131

      Anregung: solide Basis in allen
      Lebenslagen ··· 131
   Übungsqualität ··· 131
      Übungskriterien: Patient ··· 131
      Übungskriterien: Therapeut ··· 131

8.6 Übungsprogramm: Boden unter den
Füßen ··· 132
   2D-Wahrnehmung:
   2D-Loslassen ··· 132
   Schuhgröße 46 ··· 133
   3D-Mobilisation:
   Gewölbespirale „exzentrisch" ··· 134
   Fußwelle „exzentrisch" ··· 135
   3D-Stabilisation:
   Maxi-Standfläche ··· 136
   Kreisstand ··· 137
   Detonisierendes Training:
   Fußentwinder ··· 138
   Propriozeptives Training:
   Wackelsandalen ··· 139
   Koordinationstraining:
   Federgang ··· 140
   Raubkatzengang ··· 141

8.7 Funktionelle Prävention:
auf festem Boden bleiben ··· 142
   Präventive Biomechanik:
   Hohlfüße als Fersenläufer ··· 142

9 Spreizfüße: Stoßdämpfer mit Verfallsdatum ··· 143

9.1 Evidenz: Füße auf den Felgen ··· 143
   Spreizfuß: Fußleiden Nummer eins ··· 143
   Risikofaktor OSG: scharf am Limit ··· 143

9.2 3D-Anatomie: Leichtigkeit des
Aufpralls ··· 143
   Beinskelett: Skelettfächer
   1 – 2 – 3 – 4 – 5 ··· 143
   Quergewölbe: Fiktion oder Faktum ··· 143
   Metatarsalknochen: anatomischer
   C-Bogen ··· 144
   Abduktoren und Adduktoren:
   Oppositionsbogen mit zwei Polen ··· 144
   Interossei und Lumbricales: Stoßdämpfung
   und Propulsion ··· 144
   Lange Zehenmuskeln: kurz-lang –
   lang-kurz ··· 145
   Lange Zehenbeuger und Strecker:
   funktionelle Länge konstant ··· 145

9.3 Programmierte Diagnostik: Gespreizter
Knochenfächer ··· 146

   Spreizfuß ··· 146
   Funktionelle Vorfußdiagnostik: Schritt für
   Schritt ··· 146
   Klinische Diagnostik Spreizfuß ··· 147
      MTP C-Bogen: passiv und aktiv ··· 147
      IMT 1 – 2-Winkel transversal:
      Knochenfächer gespreizt ··· 148
      MT 1-Extendierbarkeit sagittal:
      tarsometatarsale Verankerung ··· 148
      Plantare Hyperpression: Druckdolenz,
      Hyperkeratose, Belastungsschmerz ··· 149

9.4 Funktionelle Therapiestrategien: Kognition
– Mobilisation – Innervation –
Stabilisation ··· 150
   Programmierte Therapie: Priorität ··· 150
      1. Priorität: Druckentlastung ··· 150
      2. Priorität: Gewölbewiederaufbau ··· 150
   Programmierte Therapie: Prinzip ··· 150
      Mobilisation: Flexion und
      Opposition ··· 150
      Innervation: Lumbrikalgriff der
      Zehen ··· 150

Stabilisation: Impulsfunktion Vorfuß ··· 151
Programmierte Therapie: Parameter ··· 151
Klinische Parameter: wiederbelebte Stoßdämpfer ··· 151
Programmierte Therapie: Fußplaner ··· 152
Spiraldynamik-Fußplaner: Gewölbeaufbau ··· 152

9.5 Patienteninformation:
Stoßdämpfer mit Verfallsdatum ··· 153
Prognostische Kriterien ··· 153
Positive Faktoren: Zeichen des Wiederaufbaus ··· 153
Negative Faktoren: Grenzen der Machbarkeit ··· 153
Psychologische Erweiterung ··· 153
Entsprechung: Füße auf den Felgen ··· 153
Anregung: sich selbst Gutes tun ··· 153
Übungsqualität ··· 154
Übungskriterien: Patient ··· 154
Übungskriterien: Therapeut ··· 154

9.6 Übungsprogramm: Stoßdämpfer mit Impulskraft ··· 155

3D-Wahrnehmung:
Springbrunnen ··· 155
Saugnapf ··· 156
3D-Mobilisation:
C-Bogen ··· 157
Pfeffer und Salz ··· 158
OSG-Extension:
Wadenstretch ··· 159
3D-Stabilisation:
Marionette ··· 160
Zehenraupen ··· 161
Exzentrisches Training:
Fußtrampolin ··· 162
Propriozeptives Training:
Storch ··· 163
Koordinationstraining:
Sternensammler ··· 164
Sockenspeed ··· 165

9.7 Funktionelle Prävention: Stoßdämpfer auf Lebzeiten ··· 166
Präventive Biomechanik: idiopathische Zehengänger ··· 166

---

10 Hallux-Pathologien: Großzehe auf Abwegen ··· 167

10.1 Evidenz: Großzehe auf Abwegen ··· 167
Hallux valgus: Spitzenreiter im Operationssaal ··· 167
Hallux rigidus: Großzeh am Limit ··· 167

10.2 3D-Anatomie: Daumenzehe gibt nach ··· 167
Erster Strahl: fast die Hälfte der Belastung ··· 167
TMT 1-Gelenk: von der Daumenzehe zur Großzehe ··· 167
MTP-Gelenk: Luxgelenk als Abrollhilfe ··· 168
Mittelfuß und Zehen: orientalische Längenformeln ··· 168

10.3 Programmierte Diagnostik: Großzehe auf Abwegen ··· 169
Halluxprobleme ··· 169
Funktionelle Halluxdiagnostik: Schritt für Schritt ··· 169
Sesambeinchen: Druckpölsterchen aus Knochen ··· 170
Klinische Diagnostik Hallux ··· 170
Anteromediale Insuffizienz: Großzehe – Wackelzehe ··· 170
Extension MTP 1: Hallux rigidus Winkelmaß ··· 171

MTP 1-Winkel: Hallux valgus Winkelmaß ··· 171
MTP 1-Reponierbarkeit: passive Korrigierbarkeit ··· 172
IMT 1 – 2-Winkel: Knochenfächer gespreizt ··· 173
MT 1-Extendierbarkeit: tarsometatarsale Verankerung ··· 173
Mittelfußindex: Fuß- und Zehenformel individuell ··· 173

10.4 Funktionelle Therapiestrategien: Gerade, beweglich und stabil soll sie sein ··· 174
Programmierte Therapie: Priorität ··· 174
Priorität Hallux valgus: OP Ja oder Nein? ··· 174
Priorität Hallux rigidus: kleiner Hebel – große Wirkung ··· 174
Hallux valgus-Chirurgie: Indikationen ··· 174
Hallux valgus-Chirurgie: funktionelle Operation ··· 174
Hallux valgus-Chirurgie: Vorsicht geboten ··· 174
Hallux rigidus-Chirurgie: Indikationen und Vorgehen ··· 175

Programmierte Therapie: Prinzip ··· 175
  Hallux valgus: funktionelle
  Stabilität ··· 175
  Hallux rigidus: funktionelle
  Mobilität ··· 175
Programmierte Therapie: Parameter ··· 176
  Klinische funktionelle Stabilität
  der Großzehe ··· 176
Programmierte Therapie: Fußplaner ··· 176
  Spiraldynamik-Fußplaner:
  Hallux valgus ··· 176
10.5 Patienteninformation: Großzehe im
X-Format ··· 177
  Prognostische Kriterien ··· 177
    Positive Faktoren: Schiefzehe auf gerader
    Bahn ··· 177
    Negative Faktoren: Grenzen der
    Machbarkeit ··· 177
    Positive Faktoren: Hallux rigidus in
    Bewegung ··· 177
    Negative Faktoren: Hallux rigidus ··· 177
  Psychologische Erweiterung ··· 177
    Entsprechung: Sand im Getriebe ··· 177
    Anregung: geradlinige Schritte ··· 177
  Übungsqualität ··· 178
    Übungskriterien: Patient ··· 178
    Übungskriterien: Therapeut ··· 178
10.6 Übungsprogramm: Fingerspitzengefühl bis
in die Zehenspitze ··· 179
  3D-Wahrnehmung:
  Großzehe – Hüftgelenk ··· 179
  Spurtreue ··· 180
  3D-Mobilisation Hallux valgus:
  Antivalgus-Mobilisation ··· 181
  Antirigidus-Mobilisation ··· 182
  3D-Stabilisation: Hallux-Print ··· 183
  Relevé ··· 184
  Konzentrisches Training:
  Fußdäumling ··· 185
  Propriozeptives Training:
  In-Shoe-Training ··· 186
  Koordinationstraining:
  Strandläufer ··· 187
  Balkengänger ··· 187
10.7 Funktionelle Prävention:
beweglich, gerade und stark ··· 188
  Präventive Biomechanik: hoher Preis für
  hohe Hacken ··· 188
  Medizinische Pädagogik: Modeschuh –
  Überlebenstraining für Füße ··· 188

11 Hüftgelenk: Angelpunkt der Aufrichtung ··· 189

11.1 Evidenz: Kugelrund mit Dellen ··· 189
  Koxarthrose: Zahlen ··· 189
  Koxarthrose: multifaktorielle
  Risiken ··· 189
  Koxarthrose: Kunstgelenke im
  Vormarsch ··· 189
11.2 3D-Anatomie: Kugelgelenk mit
Spirale ··· 189
  Femur-Antetorsion: eingebauter
  Drehwinkel ··· 189
  Bandschraube Hüftgelenk: Presssitz und
  Zentrierung ··· 190
  Bandschraube: 3D-Bewegungsfüh-
  rung ··· 190
  Hüftextension: Segeln ohne Wind ··· 191
  Hüftrotation: klare Dominanz ··· 191
  Synergismus: Funktion ohne
  Widerspruch ··· 191
11.3 Programmierte Diagnostik: 3D-Mobilität
auf dem Prüfstand ··· 192
  Hüftgelenk ··· 192
    Funktionelle Hüftgelenk-Diagnostik:
    Schritt für Schritt ··· 192
  Klinische Diagnostik Hüftgelenk ··· 193
    Thomas-Handgriff: funktionelle Extension
    entscheidend ··· 193
    Hüftflex-Defizit: Gehen erfordert
    100° ··· 194
    Hüftrot-Defizit: Messung in
    Extension! ··· 195
    Femurtorsion: klinischer
    Anhaltspunkt ··· 196
    Trendelenburg-Muskeltest: Abduktion
    insuffizient ··· 197
    COX-AR-Test: Außenrotation
    insuffizient ··· 198
    3D-Beckenanalyse: Beckenbewegung beim
    Gehen ··· 199
11.4 Funktionelle Therapiestrategien: runder
Gang ··· 200
  Programmierte Therapie: Priorität ··· 200
    1. Priorität: 3D-Kugelprinzip ··· 200
    2. Priorität: Flamingoprinzip ··· 200
  Programmierte Therapie: Prinzip ··· 200
    3D-Hüftmobilität: Funktionsverluste
    angehen ··· 200

3D-Hüftstabilität: Mobilität gezielt
stabilisieren · · · 200
Grifftechnik: 3D-Flexion Hüftgelenk
(stehend) · · · 200
Grifftechnik: 3D-Extension Hüftgelenk
(stehend) · · · 201
Programmierte Therapie: Parameter · · · 201
Klinische Parameter: Freiheit für das
Kugelgelenk · · · 201
Programmierte Therapie: Fußplaner · · · 201
Spiraldynamik-Fußplaner: Antiknickfuß-
Effekt von oben · · · 201

11.5 Patienteninformation:
Kugelgelenk braucht Bewegung · · · 203
Prognostische Kriterien · · · 203
Positive Faktoren: bewegliche
Hüften · · · 203
Negative Faktoren: Grenzen der
Machbarkeit · · · 203
Psychologische Erweiterung · · · 203
Entsprechung: Aufrichtung der
Mitte · · · 203

Anregung: Erdmitte des Menschen · · · 203
Übungsqualität · · · 203
Übungskriterien: Patient · · · 203
Übungskriterien: Therapeut · · · 203

11.6 Übungsprogramm: Kugelgelenke in
Topform · · · 204
3D-Wahrnehmung:
Leistenöffner · · · 204
Psoas-Relax · · · 205
3D-Mobilisation:
3D-Hüftflexion · · · 206
3D-Hüftextension · · · 207
3D-Stabilisation:
Anti-Trendelenburg · · · 208
En-dehors · · · 209
Exzentrisches Training:
Kriegerstand · · · 210
Koordinatives Training:
Außenrotatoren-Training · · · 211
Koordinationstraining:
Spiraldynamik-Hüftöffner · · · 212
3D-Beckendynamik · · · 213

12 Beinachsen: der Trick mit der Spirale · · · 214

12.1 Evidenz: Überlastung durch
Fehlbelastung · · · 214
Gonarthrose: Zahlen und
Risikofaktoren · · · 214
Knietrauma: Akute und chronische
Überlastungen · · · 214

12.2 3D-Anatomie: Gelenk mit
Spiralscharnier · · · 214
Drehscharniergelenk: medial drehen –
lateral gleiten · · · 214
Meniskus: ligamentäre Verankerung nur
medial · · · 215
Kreuzbänder: Rotationsstabilität von
innen · · · 215
M. sartorius: Leitmuskel der
Beinflexion · · · 215
Passive Schlussrotation: Presssitz dank
Seitenbändern · · · 216
Beinachsen: funktionelle Drehrichtungen
entscheidend · · · 216

12.3 Programmierte Diagnostik: krumm und
verdreht · · · 217
Bein- und Fußachsen · · · 217
Funktionelle Beinachsendiagnostik: Schritt
für Schritt · · · 217

Klinische Diagnostik Beinachsen · · · 219
Beinachsen-X-O: Abstand interkondylär
und intermalleolär · · · 219
Patella orthograd: Beinachsen
rotationsneutral · · · 220
Fußachsen: diskret divergierend · · · 221
Knochentorsion Beinachsen: Fehler und
Missverhältnisse · · · 222
Einbeinstand: Rotationsstabilität
Beinachse · · · 223
Gelenkkette Bein: Mobilität auf dem
Prüfstand · · · 224
Q-Winkel: Fehlstellung im
Kniegelenk · · · 225
Hamstrings: Hypertonus M. biceps
femoris · · · 226

12.4 Funktionelle Therapiestrategien: lange
Hebel gezielt nutzen · · · 227
Programmierte Therapie: Priorität · · · 227
1. Priorität: Therapie mit
Langzeitwirkung · · · 227
2. Priorität: Therapie mit
Hebelwirkung · · · 227
Programmierte Therapie: Prinzip · · · 228
Drehrichtungen: Keine Knie
Kosmetik · · · 228
Beinachsentraining: Hilfe von oben · · · 228

Grifftechnik: Kniegelenk ··· 228
Programmierte Therapie: Parameter ··· 228
  Klinische Parameter: Führung für das Drehscharniergelenk ··· 228
Programmierte Therapie: Fußplaner ··· 229
  Spiraldynamik-Fußplaner: Knie gerade und unverdreht ··· 229

12.5 **Patienteninformation:** Beide Beine beingerade ··· 230
Prognostische Kriterien ··· 230
  Positive Faktoren: Achsenkorrektur ··· 230
  Negative Faktoren: Grenzen der Machbarkeit ··· 230
Psychologische Erweiterung ··· 230
  Entsprechung: auf Umwegen zum Ziel ··· 230
  Anregung: Klarheit der inneren Struktur ··· 230
Übungsqualität ··· 231
  Übungskriterien: Patient ··· 231
  Übungskriterien: Therapeut ··· 231

12.6 **Übungsprogramm:** der Trick mit der Spirale ··· 232
3D-Wahrnehmung:
  Spieglein Spieglein ··· 232
  Scheibenwischer ··· 233
3D-Mobilisation Beinachsen:
  Pferdekopf ··· 234
  Tensor-Stretch ··· 235
3D-Stabilisation:
  Teleskop ··· 236
  Secura-Flex ··· 237
Ausdauertraining:
  Velofahren ··· 238
Koordinatives Training:
  Zeitlupengang ··· 239
Schwerpunktskontrolle:
  Menschen-Mitte ··· 240
Aufstehübung:
  Get-up! ··· 241

---

13 Walking: Gangschule für Füße – ewige Wanderschaft ··· 242

13.1 **Evidenz:** Füße ohne Auslauf ··· 242
  Walking: Jungbrunnen für Senioren ··· 242
  Psyche: zu Fuß zur Operation ··· 242

13.2 **3D-Anatomie:** die Füße in Gang setzen ··· 242
  Die Kunst des Gehens: Qualität wird messbar ··· 242
  Software: lernfähige Systemsoftware ··· 242
  Hardware: 100 Gelenke – 700 Muskeln ··· 243
  Lange Sehnen: Top-Energiespeicher ··· 243
  Tonische Muskeln: Top-Ausdauerleistung ··· 243

13.3 **Programmierte Diagnostik:** gut zu Fuß ··· 244
Ganganalyse ··· 244
  Ganganalyse: Schritt für Schritt – Blick für Blick ··· 244
Funktionelle Diagnostik Gangstörungen ··· 245
  Ganganalyse: die ersten Schritte ··· 245
  Gehtempo: Insulaner und Großstadtmenschen ··· 245
  Ganganalyse Standbein: Tripleextension im Visier ··· 246
  Ganganalyse Treppe: Gelenkmobilität Spielbein ··· 247
  Get-up-and-go-Test: Sturzrisiko ··· 248
  2-km-Test: Walking-Test ··· 249
  Pulskontrolle: am besten mit Pulsmessgerät ··· 249

13.4 **Funktionelle Therapiestrategien:** Walking … aber richtig! ··· 250
Programmierte Therapie: Priorität ··· 250
  1. Priorität Leistung: Spaziergang reicht nicht ··· 250
  2. Priorität Wirkung: lebenslänglich im Quadrat ··· 250
Programmierte Therapie: Prinzip ··· 250
  1. Prinzip Funktionalität: Training und Sicherheit ··· 250
  2. Prinzip Intensität: Dosis-Wirkung-Kurve ··· 250
  3. Prinzip Dosisaufteilung: einmalig oder fraktioniert ··· 250
  4. Prinzip Methode: Walken oder Joggen ··· 251
  5. Prinzip Spezifität: Gesundheitseffekte ··· 251
Programmierte Therapie: Parameter ··· 252
  Ganganalyse visuell: Beobachtung unscharf ··· 252
  Ganganalyse instrumentiert: messbare Bewegungsökonomie ··· 252
  Gangbild: quantitativer Eindruck ··· 253
  Videoanalyse: Gelenkstellung in Zeitlupe ··· 253

Parameter für die Praxis ··· 253
Programmierte Therapie: Fußplaner ··· 254
Spiraldynamik-Fußplaner:
Fitness-Walking ··· 254

13.5 Patienteninformation: auf's Ganze gehen ··· 256
Prognostische Kriterien ··· 256
Positive Faktoren: Fortschritt – Schritt für Schritt ··· 256
Negative Faktoren: Grenzen der Machbarkeit ··· 256
Psychologische Erweiterung ··· 256
Entsprechung: Fortbewegung ··· 256
Anregung: Klarheit der inneren Struktur ··· 256
Übungsqualität ··· 257
Übungskriterien: Patient ··· 257
Übungskriterien: Therapeut ··· 257

13.6 Übungsprogramm: den Füßen Beine machen ··· 258
Koordinationstraining:
Spiraldynamik-Walking ··· 258
Treppensteigen ··· 259
Gangschule für Füße:
Fuß-Fit ··· 260
Voll im Trend:
Fitness-Walking ··· 261
Periphere Verschlusskrankheit:
Angio-Walking ··· 261
Koronare Herzkrankheit:
Kardio-Walking ··· 262
Neuro-Schaltstellen:
Crosswalking ··· 263
Bewegungsfluss:
Spiral-Walking ··· 264
Gehtraining:
Regenbogentierchen ··· 264
Gehmeditation:
Vier-Jahreszeiten ··· 265

13.7 Funktionelle Prävention: Bewegung ist die beste Medizin ··· 266
Schritt für Schritt: los geht's ··· 266

14 Jogging: Laufschule für Füße – auf dem Laufenden sein und bleiben ··· 267

14.1 Evidenz: wenn es schief läuft beim Laufen ··· 267
Joggen: Kehrseite der Medaille ··· 267
Laufsport: typische Verletzungen ··· 267
Risikofaktor: Konstitution und Anatomie ··· 267
Risikofaktor: Training und Terrain ··· 267
Wichtigste Schutzfaktoren: A wie Anatomie – T wie Training ··· 268

14.2 3D-Anatomie: ein Leben lang für Sie im Rennen ··· 268
Marathon: vom Todeslauf zum Gesundheitssport ··· 268
Fünf Kilometer: 300 Tonnen pro Fuß ··· 268
Biomechanik: Druck- und Kraftverteilung ··· 268
Ewige Streitfrage: Fersengang oder Ballengang ··· 269
Natur pur: Barfuß-Völker ··· 269
Archaischer Goldstandard:
Säuglinge ··· 269

14.3 Programmierte Diagnostik: gut im Rennen ··· 270
Laufanalyse und Risikoevaluation ··· 270
Risikoanalyse: Schritt für Schritt ··· 270
Funktionelle Diagnostik
Laufstörungen ··· 271
Cooper-Test: 12-Minuten-Lauf ··· 271
Lauftempo: Minuten pro Kilometer ··· 272
Lauftechnik: visuelle Analyse ··· 272
Laufstil: visuelle Analyse ··· 272

14.4 Funktionelle Therapiestrategien: Lauf los – aber richtig! ··· 273
Programmierte Therapie: Priorität ··· 273
1. Priorität Sicherheit: kardiovaskuläres Risiko ··· 273
2. Priorität Gesundheit: Bonus ausschöpfen ··· 273
3. Priorität Wohlgefühl: Laufbeschwerden vermeiden ··· 273
Programmierte Therapie: Prinzip ··· 273
1. Prinzip Motivation: Laufen beginnt im Kopf ··· 273
2. Prinzip Einstieg: Aller Anfang ist leicht ··· 273
3. Prinzip Ausrüstung: aerodynamisches Outfit ··· 273
4. Prinzip Pulskontrolle: Joggen mit Herz ··· 274
Programmierte Therapie: Parameter ··· 274
Parameter für die Praxis ··· 274

Programmierte Therapie: Fußplaner ··· 274
  Spiraldynamik-Fußplaner: Jogging mit Herz ··· 274
  Ausdauerfitness: 3–4-mal 30–40 Minuten ··· 276
14.5 **Patienteninformation:** Schritt für Schritt zum Erfolg ··· 277
  Prognostische Kriterien ··· 277
    Positive Faktoren: Doch ein Gesundheitsjogger? ··· 277
    Negative Faktoren: immun gegen das Joggingfieber ··· 277
  Psychologische Erweiterung ··· 277
    Drei Grundtypen: Bewegung, Ernährung, Gefühle ··· 277
    Im Wandel der Zeit: der persönliche Joggingstil ··· 277
  Übungsqualität ··· 278
    Merkpunkte: Patient ··· 278
    Merkpunkte: Therapeut ··· 278

14.6 **Übungsprogramm:** den Füßen Beine machen ··· 279
  Lauftechnik:
    Laufschule für strapazierte Füße ··· 279
  Ortho-Jogging:
    Medizinische Lauftipps ··· 281
  Stretching:
    Statisches Stretching mit Puls ··· 282
  Dynamik-Stretch:
    funktionelle Vordehnung ··· 283
  Massai:
    Fersen- oder Ballenlaufstil ··· 284
  Zéro-Pulsation:
    lautlos zum inneren Erfolg ··· 285
14.7 **Funktionelle Prävention:** Erfolg durch Bewegungsqualität ··· 286
  Prävention Überlastung:
    Risiko-Management ··· 286
  Prävention Verletzungsrezidiv:
    Pech-Formel für den Notfall ··· 286

Anhang ··· 287

Vom Leitsymptom zur Diagnose ··· 287
  Überblick: Sie finden nur was Sie suchen ··· 287
    1. Leitsymptom: Schmerzlokalisation ··· 288
    2. Leitsymptom: Schmerzdauer ··· 289
    3. Leitsymptom: Schwellung ··· 290
    4. Leitsymptom: Farbveränderung ··· 291
    5. Leitsymptom: Sensibilitätsstörung ··· 292
    6. Leitsymptom: Kraftverlust ··· 293
    7. Leitsymptom: Tonus und Klonus ··· 294
    8. Leitsymptom: Gangstörungen ··· 295
    9. Leitsymptom: Verletzung ··· 297
    10. Leitsymptom: Deformität ··· 298

Literatur ··· 304

Sachregister ··· 316

Dr. med. Christian Larsen

*14.7.1956, Basel

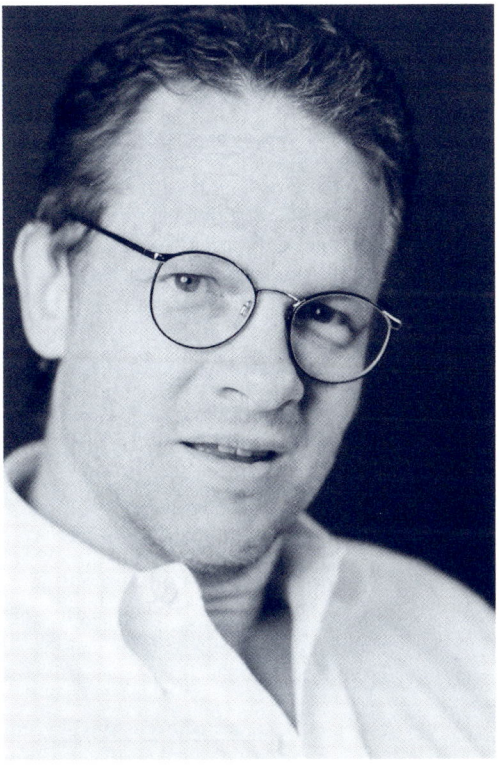

Jetzt:

- Ärztlicher Leiter des medizinisch-therapeutischen Med Centers Spiraldynamik® an der Privatklinik Bethanien in Zürich
- Preisträger SNE Förderpreis 2002 für die Synthese von Schul- und Alternativmedizin
- Familiengemeinschaft mit Künstlerin, Zwillingstöchtern, Katzen und Kaninchen
- Autor zahlreicher Fach- und Laienpublikationen und Bücher; Autor der Trilogie „Füße in guten Händen" (Fachbuch), „Gut zu Fuß ein Leben lang" (Anwenderbuch) und „Gesunde Füße für Ihr Kind" (Elternratgeber)
- Autor des wissenschaftlichen Kunstbuches „Die zwölf Grade der Freiheit", 1995
- Internationale Lehrtätigkeit; Zusammenarbeit mit Hochschulen, Berufsverbänden und Firmen
- Permanente persönliche Fort- und Weiterbildung (Medizin, Bewegung, Psychologie)
- Präsident des Verwaltungsrates der Spiraldynamik AG
- Mitbegründer des Spiraldynamik Forschungsteams

Früher ...

- Assistenzarzt im Spital: Innere Medizin, Chirurgie und Pädiatrie
- Simultanübersetzer Englisch, Deutsch und Französisch
- Studium der Akupunktur; einjähriger Studienaufenthalt in China und in Japan
- Leitung eines Seminarzentrums für Erwachsenenbildung in Bern
- Zwanzig Jahre Aikidopraxis, eigene Schule in Bern, Schwarzgurtträger
- Ausgedehnte Studienreisen: Tibet, Indien, Neuseeland, Philippinen, Hawaii, Sahara
- Überlebenstraining: Alaska, Schwarzwald, Transhimalaya
- Berichterstattung und Diavorträge zu den einzelnen Reisen
- Medizinstudium an der Universität in Basel, Staatsexamen 1984

Und davor ...

NLP Ausbildung zum Practitioner; begeisterter Hobbyfotograf; Nachhilfeunterricht Mathematik und Französisch; Gitarre spielen; Japanisch lernen; Ausbildung in Shiatsu; Fechten, Reiten, Skifahren, Segeln, Judo, Fischen; Briefträger; Mitarbeit bei Hausrenovierungen und in der Landwirtschaft; Hobbymechaniker; Matura; Progymnasium; Blockflöte; Primarschüler; Kind.

Spiraldynamik Glossar

Spiraldynamik Terminologie

Ein knappes Dutzend neuer Begriffe

Das Konzept der Spiraldynamik verzichtet bewusst auf die Einführung einer eigenen und neuen Terminologie. Wir greifen wenn immer möglich auf existierende Nomenklaturen und Konventionen zurück und erklären Bewegung in diesen Kategorien. Neue Begriffe tauchen nur dort auf, wo Begriffe und Konvention fehlen. Hier der Überblick:

3D-Koordination: Die raumzeitlichen Qualitäten eines Bewegungsablaufes stimmen mit den anatomisch-funktionellen Grundlagen überein. >> *Spiralbewegungen* sind dreidimensionale Komplexbewegungen, die in allen sechs Freiheitsgraden qualitativ definiert werden:
– 3D-Rotation in den Gelenkebenen S, F und T
– 3D-Translokation entlang den drei Gelenkachsen t, s und l.

3D-Torsion und Detorsion: >> *Spiralbewegung*

C-Bogen: flacher Oppositionsbogen zwischen Caput metatarsalia 1 und 5. Der C-Bogen ist beim unbelasteten Fuß nach oben konvex. Unter Belastung flacht der C-Bogen exzentrisch-stoßdämpfend und vollständig ab. Dies ermöglicht eine optimale Druckverteilung im Vorfuß → S. 143–4.

Pol: Jede >> *Koordinationseinheit* ist durch zwei endständige Knochensphären definiert. Beispiel: Kopf und Becken stellen die Pole des Stammes dar; Ferse und Vorfuß sind die Pole des Fußes (>> *spiralige Verschraubung* im Fußskelett → S. 2–5); Caput metatarsalia 1 und 5 sind die Pole des Vorfußes (>> *C-Bogen* → S. 143–4). Das dreidimensionale Bewegungsverhalten der Pole ist entscheidend für die raumzeitliche Koordination des gesamten dazwischenliegenden Körpervolumens.

Koordinationseinheit: Das Bewegungssystem Mensch lässt sich in sieben funktionelle Einheiten gliedern. Jede Koordinationseinheit besteht aus zwei >> *Polen* und einem oder zwei >> *Symmetrieprinzipien*. Beispiel: Der Stamm stellt die zentrale Koordinationseinheit dar; seine >> Pole sind Kopf und Becken; dem Stamm liegen zwei >> *Symmetrieprinzipien* zugrunde – Spiegelsymmetrie für so genannte „symmetrische Einroll- und Streckbewegungen" und Achsensymmetrie für so genannte „asymmetrische Drehbewegungen".
Die sieben Koordinationseinheiten sind:
– Stamm
– Hand und Fuß
– Schulter und Hüfte
– Arm und Bein.

Spiraldynamik-Notation: dreidimensionale Dokumentation von Bewegungsabläufen gemäß Spiraldynamik-Konzept. Die Dokumentation ist auf eine definierte Anzahl fundamentaler Spiralbewegungen des Stammes und der Extremitäten beschränkt. Beispiel: Links-rechts-Verschraubung des Stammes oder Beuge-Streckbewegungen der Beine während des Laufens.

Spiralbewegung: komplexe 3D-Torsions- und Detorsionsbewegung, alle sechs Freiheitsgrade sind qualitativ definiert:
– 3D-Torsion konzentrisch Vorfuß-Rückfuß → S. 106
– 3D-Detorsion exzentrisch Vorfuß-Rückfuß → S. 129
– 3D-Mobilisierung Großzehengrundgelenk → S. 175

Spiralige Verschraubung: >> *Spiralbewegung*

Spiralprinzip: Das Spiralprinzip entspricht geometrisch der Helix. Zugrunde liegt das *Symmetrieprinzip* der Achsensymmetrie. Näheres zum Spiralprinzip → S. 2–5

Symmetrieprinzip: Die Koordinationseinheiten des menschlichen Bewegungssystems sind nach geometrischen Symmetrieprinzipien organisiert:
Spiegelsymmetrie >> *C-Bogen*; Beispiel: Oppositionsbogen der Hand
Achsensymmetrie >> *Spiralprinzip*; Beispiel: spiralige Links-rechts-Verschraubung im Stamm

Verzeichnis der Abkürzungen

AR	Außenrotation
BMI	body mass index
CVI	chronisch-venöse Insuffizienz
GPS	Geo-Positioning-System
IMT	intermetatarsal
IR	Innenrotation
KHK	Koronare Herzkrankheit
MTP	Metatarsalphalanx
MT	Metatarsale
N	Newton
OSG	oberes Sprunggelenk
P	Phalanx
PAVK	periphere arterielle Verschlusskrankheit
PPPPP	Parese, Parästhesie, Pulslosigkeit, Pain (Schmerz), Palor (Blässe) – die fünf P's des akuten Arterienverschlusses
ROM	Range of motion
SIAS	Spina iliaca anterior superior
TMT	tarsometatarsal
TVT	tiefe Venenthrombose
VAS	visuell-analoge Skala
VRS	verbal rating scale
ZNS	zentrales Nervensystem

1 Fußprobleme und Problemfüße

1.1 Risikofaktoren: Füße leben gefährlich

Risikofaktor Genetik:
Evolution und Veranlagung

Während Jahrmillionen lebte der Urmensch als Nomade – auf ewiger Wanderschaft. Erst nach der letzten Eiszeit – zirka 6000 Jahre vor Christus – finden sich die ersten Zeichen der Sesshaftigkeit. Der menschliche Fuß wurde für Dauerwanderungen konzipiert und erprobt. Der jahrmillionenlange Gebrauch prägte seine Struktur und Funktion bis zum heutigen Tag. Und so will er gebraucht werden, um ein Leben lang funktionsfähig zu bleiben. Zumindest ansatzweise muss selbst der moderne Mensch Rücksicht auf die evolutionären und traditionellen Lebensgewohnheiten der Füße nehmen.

Familiäre Veranlagungen zu Spreizfüßen, Plattfüßen, Hallux valgus und anderen Fußproblemen sind häufig anzutreffen. Genaue Zahlen über die Durchschlagkraft der genetischen Veranlagung fehlen. Zudem variiert die genetische Penetranz von Krankheitsbild zu Krankheitsbild und von Familie zu Familie. Oftmals sind die Geschwister trotz familiär gleicher Konstellation völlig beschwerdefrei. Der Einfluss der Gene auf die Füße gilt nicht uneingeschränkt. Veranlagungen stellen in aller Regel Risikokonstellationen dar. Es ist eine Herausforderung, familiären Hypotheken frühzeitig durch einen gezielt präventiven Lebensstil zu begegnen.

Risikofaktor Versorgung:
Zirkulation und Innervation

Das Zusammenspiel von Bewegungsfunktion, Durchblutung, Innervation ist komplex und störanfällig. Statische Dauerbelastung, arterielle Gefäßversorgung, venöser Abfluss und Innervation stellen kritische Größen dar. Der Risikofaktor Lebensstil wird meist gewaltig unterschätzt. Die Mehrheit aller Fußprobleme hängt direkt damit zusammen. Übergewicht, Bewegungsmangel, unzweckmäßiges Schuhwerk, chronische Fehlbelastung, Nikotin, Ernährungsgewohnheiten usw. sind die wichtigsten Stressfaktoren für gesunde Füße – fast immer eine Frage des persönlichen Lebensstils. Hier die häufigsten Fußprobleme im Überblick:

- *Knochen*: statische Fuß- und Zehendeformitäten 40 %
- *Venen*: Varizen 30 %, tiefe Thrombosen 10 %, chronisch venöse Insuffizienz 5 %
- *Arterien*: peripher arterielle Verschlusskrankheit 10 %
- *ZNS*: Spastizität bei Hemiparese, Diplegie (z. B. Insult, Trauma, angeboren)
- *Nerven peripher*: Druckneuropathien, Diskopathien, Polyneuropathien (z. B. Diabetes).

Risikofaktor Missbildung:
meist Spontankorrektur

Die Häufigkeit angeborener Fußdeformitäten beträgt 3–4 %. Der natürliche Verlauf ist meist gutartig. Sichelfuß und Hackenfuß gehören in diese Kategorie. Diese Deformitäten korrigieren sich durch den funktionellen Gebrauch meist spontan und stellen keinen Risikofaktor für spätere Fußprobleme dar, was mittels funktioneller und instrumentierter Nachuntersuchungen sauber belegt wurde (Widhe 1994). Auf der anderen Seite gibt es schwere angeborene Missbildungen, wie Klumpfuß und Plattfuß, die einer intensiven und multidisziplinären Behandlung bedürfen. Sie stellen einen langfristigen Risikofaktor für sekundäre Fußprobleme dar. Poliomyelitis und schwere Verletzungen gehören zu den häufigen Ursachen erworbener Fußdeformitäten. Die Therapie ist komplex und ebenfalls fachübergreifend: operative Korrektur, orthetische Versorgung, physiotherapeutische Gangschulung u. a.

Risikofaktor Anatomie:
Sand im Getriebe

Es gibt eine Reihe anatomisch-funktioneller Normvarianten und Besonderheiten, die mit einem erhöhten Risiko für Fußprobleme assoziiert werden. Anatomische Besonderheiten können wie Sand im Getriebe wirken: zum Beispiel akzessorische Fußknöchelchen wie dorsal das Os trigonum, medial das Os tibiale externum oder lateral das Os peroneum. Bei extremer Dauerbelastung wie im klassischen Ballett kann es zu lokalen Problemen kommen. Anatomische Besonderheiten führen nicht zwangsläufig zu Problemen, meist handelt es sich um asymptomatische Zufallsbefunde.

Risikofaktor Schuhwerk:
der unperfekte Schuh

Kinderschuhe! Kinderfüße weisen ein Rekordwachstum von bis zu drei Schuhgrößen pro Jahr auf. Ein Drittel aller Kinder trägt zu kleine Schuhe. Oder die Schuhe sind zu groß und die Kinderfüße rutschen darin haltlos hin und her. Das Resultat ist dasselbe: Vorfuß und Zehen werden gestaucht, Deformitäten sind programmiert. Modeschuhe – Designerschuhe mit Plateausohlen und Stilettos – sind Hochrisikofaktoren für die Füße. Selbst Turnschuhe sind nicht mehr über alle Zweifel erhaben (Robbins 1997). Eine super weiche Stoßdämpfung beispielsweise provoziert genau das, was sie zu verhüten vorgibt: Füße in megagepolsterten Sportschuhen prallen reflektorisch härter auf dem Boden auf. Nur so erhält die Streckmuskulatur genügend sensomotorischen Input und weiß, wo der Boden ist. Mit zunehmender Dämpfung nimmt das Risiko für akute Verletzungen und chronische Überlastung zu statt ab. Das Fazit: Neben Schuh- und Materialtechnik steht die Lauftechnik im Brennpunkt des Interesses. Die funktionell richtige Belastung der Füße ist ein entscheidender und bisher weitgehend vernachlässigter Schutzfaktor.

Risikofaktor Verletzung:
Teufelskreis

Fußverletzungen sind – je nach Verletzungstyp und -schwere – Risikofaktoren für Früharthrosen, Instabilität, Deformität und Funktionseinbußen. Und umgekehrt: Deformität, Instabilität und Dysbalancen stellen ihrerseits Risikofaktoren für akute Verletzungen und chronische Überlastungen dar. Die wichtigsten intrinsischen Risikofaktoren für Verletzungen sind mangelnde Kraft und ungenügende Koordination. Die wichtigsten extrinsischen Faktoren sind falsche Schuhe, unebenes Gelände, zu weiche oder zu harte Böden. Hinzu kommen die klassischen, immer und immer wiederholten Trainingsfehler: Überlastung und Fehlbelastung führen zu Ermüdungsbrüchen, Misstritten, plantarer Faszitis, Sehnenproblemen, Muskelverspannungen u. a. Die Mehrzahl akuter Verletzungen und chronischer Überlastungsschäden ließe sich durch entsprechendes Know-how und Verhalten verhindern. Genau hier – an der Schnittstelle von Funktion, Verletzung und Überlastung – greifen therapeutisch-präventive Interventionen ein.

1.2 Konstruktionsprinzip: der Trick mit der Spirale

Evolution:
Am Anfang war der Fuß!

Die „Vermenschlichung" des Fußes fand nach heutigem Erkenntnisstand vor 4 Millionen Jahren statt (Schad 2000). Erst anschließend folgten die Verlängerung der Beine, der breite Beckenbau, die charakteristische S-Form der Wirbelsäule u. a. Menschliche Proportionen wurden erst viel später erreicht. Vor 1,5 Millionen Jahren setzte die Volumenzunahme des menschlichen Gehirnes ein. Mit anderen Worten: Die Menschwerdung begann mit den Füßen. Auf den zweiten Blick schon fast logisch: Um die Hände aus dem Dienste der Fortbewegung zu befreien, musste der Urmensch ja einigermaßen auf den Füßen stehen und gehen können. Mit der Aufrichtung vom Vierbeiner zum *Homo erectus* verkleinerte sich die Standfläche dramatisch auf bescheidene 100 cm². Der Körperschwerpunkt ist nicht mehr *stabil* zwischen vier Extremitäten aufgehängt, er balanciert jetzt *labil* über zwei Beinen. Das Anforderungsprofil an die Füße wurde drastisch gesteigert: stabile Standfläche, elastische Stoßdämpfung, kraftvolles Abstoßen. Keine einfache Angelegenheit! Die Natur hat das Problem mit einem altbewährten Meistertrick gelöst: der Helix.

Helix:
universaler Baustein der Natur

Die Helix weist ein Reihe bestechender Vorzüge auf: Sie ist in sich stabil und doch flexibel – genau wie eine Spiralfeder. Sie lässt sich in die Länge dehnen oder platzsparend zusammenfalten – genau wie eine Nabelschnur. Die Helix hat sich als universales Bewegungs- und Strukturelement während Jahrmillionen bestens bewährt. Spiralformen wohin das Auge schaut: Muscheln und Schneckenhäuser,

1.2 Konstruktionsprinzip: der Trick mit der Spirale

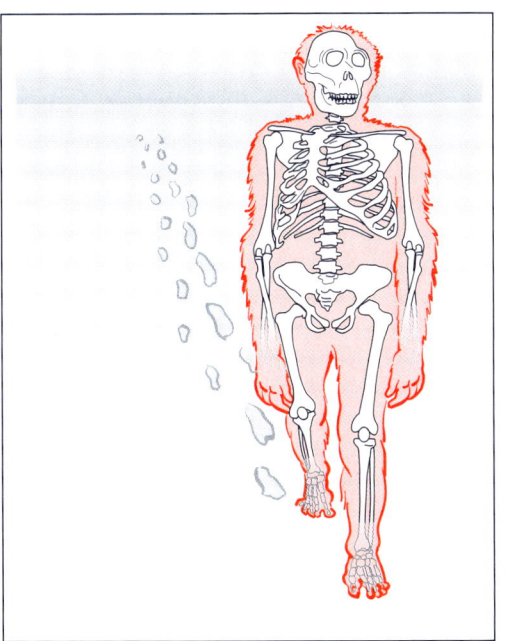

Abb. 1.1 Fossile Fußspuren: Die Entdeckung dieser Fußspuren – des Vormenschen Australopithecus afarensis bei Laetoli, Tansania, mit einem Alter von 3,8 Millionen Jahren – erbrachte den Beweis für den aufrechten Gang des frühen Menschen. Entwicklung der Hand und Größenzunahme des Gehirns folgten erst viel später – vor 1,5 Millionen Jahren (Schad 2000).

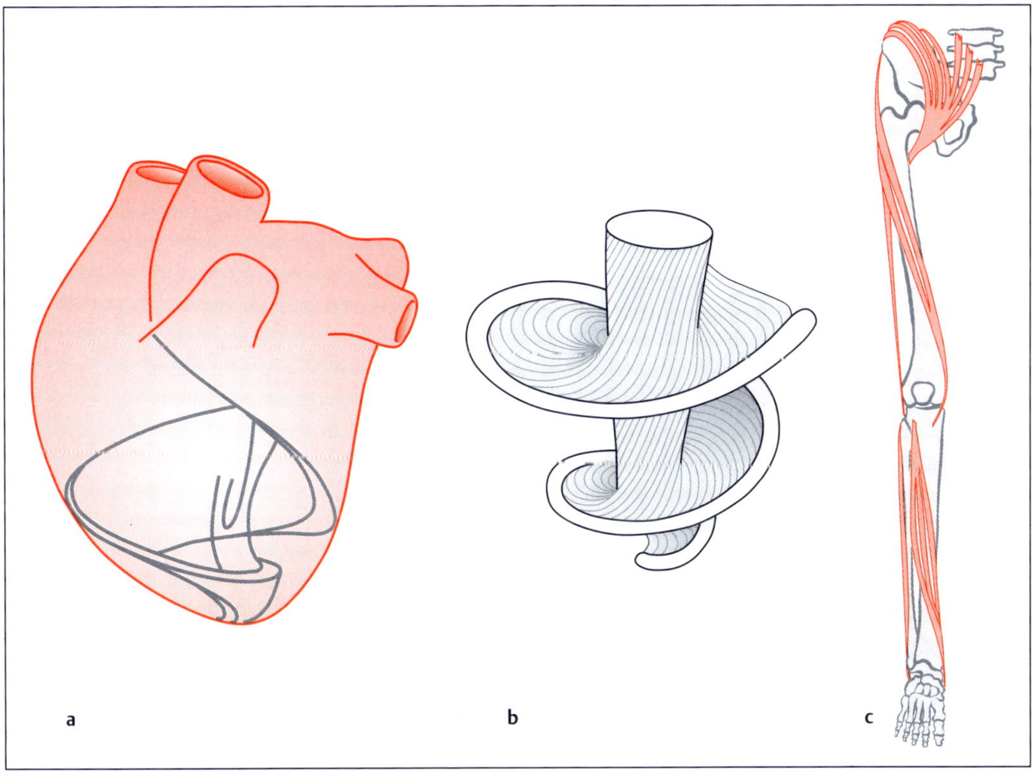

Abb. 1.2a–c Helix: Die Spirale ist ein universaler Baustein der Natur – und des menschlichen Bewegungssystems. **a** Anordnung der Herzmuskelfasern des linken Ventrikels, **b** Faserverlauf des Gehörnervs, **c** muskuläre Leitstrukturen des menschlichen Beins (modifiziert nach Larsen, 1995).

rankendes Pflanzenwachstum und spiralige Blattstellungen, Wasserstrudel und Wirbelwind, prachtvolle Geweihe und Stoßzähne. Im Makrokosmos wie im Mikrokosmos wimmelt es geradezu von Spiralen. Galaktische Spiralnebel und Wirbelstürme im Großen – DNS-Doppelhelix und Proteinstrukturen im Kleinen. Überall wird spiralig gebaut und bewegt. Kurzum: Die Helix ist ein Universalbaustein der Natur. Und stellt auch im menschlichen Bewegungssystem ein grundlegendes Strukturprinzip dar! Kreuzbänder, Hüftgelenkkapsel, muskuläre Schrägsysteme, Anordnung der Herzmuskelfasern und Gehörschnecke sind offensichtliche Beispiele. Die 3D-Verschraubung im Fuß ist eine evolutionsgeschichtliche Leistung jüngeren Datums. Menschenaffen gehen noch auf den Außenkanten ihrer Füße.

Helix-Geometrie:
Rotation, C-Bogen und S-Bogen

Bereits der urmenschliche Fuß weist die charakteristischen Merkmale einer Helix auf, die ihn vom Affen und vom Vormenschen klar unterschieden: die parallel angelegte Großzehe, das in sich torquierte Fußgewölbe und den großen vertikal ausgerichteten Fersenknochen. Am besten Sie probieren es gleich selber aus, nehmen ein Frotteehandtuch in beide Hände und drehen die beiden Enden in entgegengesetzte Richtung. Die Verschraubung erfolgt zunächst „eindimensional" um die Handtuchlängsachse. Von einem bestimmten Grad der Verwringung an wird sich das Handtuch in der Mitte zusammenziehen und auffalten – vor Ihren Augen entsteht ein nach unten geöffneter C-Bogen. Drehen Sie weiter und es entsteht eine Schraubenspirale mit einer charakteristischen 3D-Geometrie: Opposition der Drehrichtungen, C-Bogen nach oben konvex und – von oben betrachtet – ein S-Bogen. Die geometrische Kurzdefinition der Helix lautet: Opposition der Drehrichtungen, C-Bogen und S-Bogen. Das ist so einfach wie grundlegend. Entsprechend diesem Helix-Prinzip ist der menschliche Fuß konstruiert: Er ist dreidimensional in sich verschraubt. Von der 3D-Architektur lassen sich diagnostische Kriterien und therapeutische Maßnahmen ableiten.

Handgewölbe:
Kugelgewölbe mit Knochenfächer

Der vormenschliche Fuß glich vermutlich mehr einer Hand als einem Fuß. Das Konstruktionsprinzip der Hand entspricht dem eines gewölbten Knochenfächers. Die fünf Fingerstrahlen sind auf einer Kugelwölbung nebeneinander angeordnet – von den Fingerspitzen bis zu den schalenartigen Handwurzelknochen. Die Vorteile liegen auf der Hand: plastisch-mobil gewölbter Knochenfächer mit stabiler Wurzel. Für Kugelhand, Tellerhand und Faustschluss gilt: Distale Wölbung und proximale Verankerung bleiben erhalten und sorgen für Präzision, Differenzierung und Belastungsstabilität von Hand

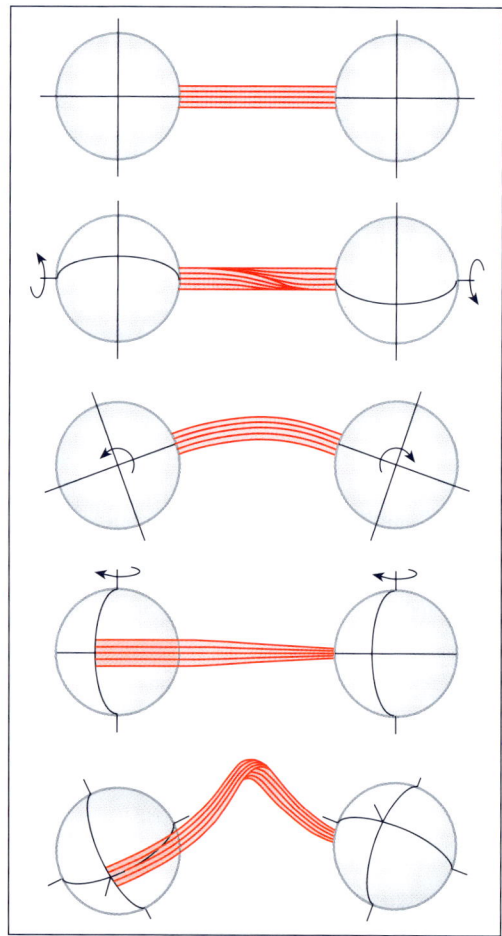

Abb 1.3 3D-Torsion: Der 3D-Verschraubung einer Helix liegt geometrisch eine definierte Symmetriebewegung zweier Pole zugrunde. Diese einer Helix innewohnende Dynamik war für das Bewegungs- und Therapiekonzept der Spiraldynamik namensgebend.

1.2 Konstruktionsprinzip: der Trick mit der Spirale

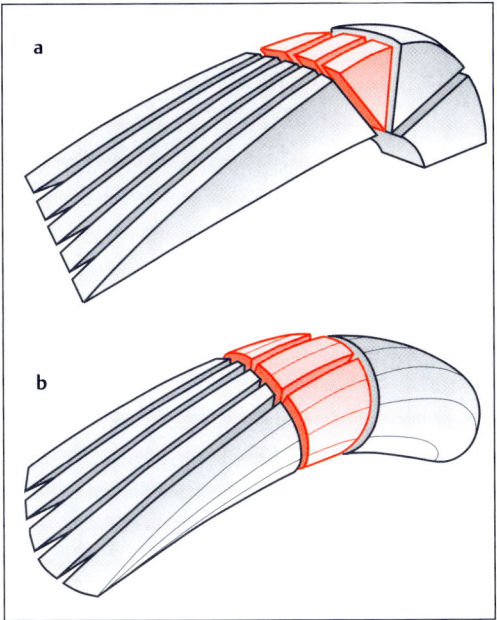

Abb. 1.4a–b a Keilprinzip und b Spiralprinzip gewährleisten lebenslängliche Belastungsstabilität.

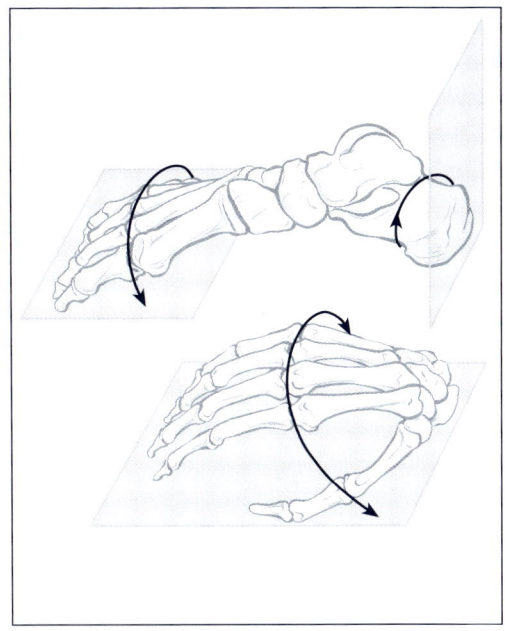

Abb. 1.5 **Skelettvergleich:** Das Handskelett entspricht einem gewölbten Knochenfächer, das Fußskelett einer in sich gedrehten Knochenspirale. Bei der Hand liegen Finger und Handwurzelknochen nebeneinander; beim Fuß ist der Vorfuß horizontal und der Rückfuß vertikal strukturiert. Evolutionsgeschichtlich hat eine 3D-Torsion des Fußes stattgefunden.

und Fingern. Der entscheidende Unterschied zwischen Hand und Fuß: Beim Fuß stehen die Fußwurzelknochen vertikal übereinander, während die Zehenstrahlen horizontal nebeneinander liegen. Das Sprungbein ruht auf dem massiv ausgebildeten Kalkaneus. Irgendwann – der evolutionsgeschichtliche Zeitpunkt ist unbekannt – hat eine spiralige 3D-Torsion des Fußskeletts stattgefunden. Dies ist das funktionelle Charakteristikum des menschlichen Fußes und das Geheimnis seiner Belastungsstabilität.

Drei-Punkte-Theorie adé:
der Trick mit der Spirale

Das spiralig verschraubte Fußgewölbe verläuft von „vertikal hinten-lateral" nach „horizontal vorne-medial". Dabei werden Keilbeine und angrenzende Mittelfussknochen plantarseitig eng zusammengelagert. Es ist genau wie beim Torbogen: Die einzelnen Elemente müssen keilförmig angeschrägt sein, um im Gewölbebogen ihren stabilen Platz einnehmen zu können. Beim Fuß erfüllen die Keilbeine diese Funktion. Dank dieses Keilprinzips erhält der Fuß eine phänomenale Belastungsstabilität: Unter zunehmender Belastung verkeilen sich die Keilbeine erst recht ineinander. Stabilität dann, wenn es darauf ankommt – ganz schön clever! Spiralige Verschraubung und Keilprinzip sind die funktionellen Schlüsselmerkmale des menschlichen Fußes. Dies ganz im Gegensatz zu den Menschenaffen. Unsere nächsten lebenden Verwandten müssen auf den Außenkanten ihrer Füße gehen. Die Verschraubung von Vor- und Rückfuß fehlt ihnen – und damit der Kontakt der Großzehe zum Boden und die funktionelle Verkeilung im Gewölbe.

Dieses Konstruktionsprinzip des menschlichen Fußskeletts ermöglicht eine optimale Druckverteilung auf die gesamte Bodenkontaktfläche. Im Ballenbereich werden alle fünf Metatarsalköpfchen und alle fünf Zehen belastet. Die Großzehe beispielsweise übernimmt ein Fünftel der Last beim Abrollen (Hayafune 1999). Anatomische Grundlagen Quergewölbe → S. 143. Die klassische Drei-Punkte-Theorie „Ferse-ATPI und V" hat definitiv ausgedient.

1.3 Ursachen: Füße auf Abwegen

Ätiologische Klassifikation:
Einmaleins der Ursachen

Gemäß klassischer Krankheitslehre gibt es eine begrenzte Anzahl pathologischer Konditionen: Tumor, Entzündung, Trauma und Degeneration zum Beispiel. Diese Grundkategorien sind durch Wechselwirkungen miteinander verknüpft. So kann ein Trauma zu einer Entzündung führen, eine chronische Entzündung zu einem Tumor und ein Tumor zu einer Verletzung. Es gibt zahllose Unterkategorien. Hier ein kleiner Tipp zur Differenzialdiagnose: Indem Sie die möglichen Strukturen mit den ätiologischen Grundkategorien kombinieren, erhalten Sie automatisch eine breitgefächerte und vollständige Differenzialdiagnose. Mit anderen Worten: Schmerzen im Fuß können durch Knochen, Muskeln, Nerven usw. bedingt sein. In jedem dieser Struktursysteme können Tumoren, Entzündungen, Verletzungen, Degeneration u. a. die Ursache sein. Insgesamt ergibt dies eine große, aber endliche Anzahl differenzialdiagnostischer Möglichkeiten. Die Kunst besteht darin, das Häufige vom Seltenen, das Gefährliche vom Banalen und das Behandelbare vom Unheilbaren zu unterscheiden.

Funktionelle Klassifikation:
Naturprinzip in Aktion

Den Bewegungsfunktionen des Fußes liegen erprobte Naturprinzipien zu Grunde. So lässt sich die optimale Funktionalität der Füße qualitativ definieren. Den grundlegenden Naturprinzipien können dazu gehörige Funktionsprinzipien samt Fehlfunktionen zugeordnet werden. Hier die tabellarische Übersicht. Näheres → S. 34.

Naturprinzip	Funktionsprinzip	Dysfunktion (mit Beispiel)
Spiralprinzip	3D-Torsion ganzer Fuß	3D-Hypotorsion (Senkfuß), 3D-Hypertorsion (Hohlfuß)
Keilprinzip	Verkeilung Längsgewölbe	Instabilität (Plattfuß, Instabilität erster Strahl)
Opposition	Verstrebung Quergewölbe	Inversion Vorfußquergewölbe (Spreizfuß)
Achse	axiale Belastung	Achsenfehlbelastung (Pes valgus, Pes varus)
Tonus	Muskeltonus	Muskulärer Hypertonus (Hohlfuß), Hypotonus (Senkfuß)
Druck	Kraft, Stützfläche, Verteilung	Plantare Hyperpression (Spreizfuß)
Flow	Zirkulation Blut und Lymphe	Stase (venöse Insuffizienz, PAVK, Lymphödem)
Reflex	Propriozeption	Propriozeptives Defizit (OSG-Instabilität)
Bewusstsein	Kognition	Kognitives Defizit (Fehlbelastung, Trainingsfehler)
Mobilität	funktionelle Mobilität	Hypomobilität (Hallux rigidus), Hypermobilität (Knickfuß)
Stabilität	funktionelle Stabilität	Instabilität (Hallux valgus, OSG-Instabilität)
Kraft	Propulsion, Sprungkraft	Muskelschwäche (Trainingsmangel)
Gleichgewicht	Schwerpunktskontrolle	Gleichgewichtsstörung (Ataxie)
Rhythmus	Phasensynchronisation	Fehlsynchronisation (Hinken, Parkinson)
Ökonomie	Energierückgewinnung	Störung Aufsetzen-Abrollen-Abstoßen (Spastik, Arthrodese)
Autonomie	Fortbewegung	Gehunfähigkeit (Multiple Sklerose, Verlust der Selbständigkeit)
Evolution	Persönlichkeitsentwicklung	Involution (Demenz)

1.4 Differenzialdiagnose: vom Leitsymptom zur Diagnose

Differenzialdiagnose: Sie finden nur, was Sie suchen

Das Vorhandensein bestimmter Leitsymptome, Lokalisationen und charakteristischer Kombination ist für die Differenzialdiagnose wegweisend. Die Kombination von Dermatomschmerz bis in die Ferse und Lähmung der Wadenmuskulatur spricht für eine radikuläre Ursache, beispielsweise den Bandscheibenvorfall. Ein belastungsabhängiger lokalisierter Fersenschmerz am Ansatz der Achillessehne mit einer lokalen Schwellung lässt an ganz andere Ursachen denken. Und so weiter. Die Klassifizierung nach Leitsymptomen baut eine Brücke „vom Symptom zur Diagnose". Die Ursache eines Fußproblems kann im Fuß selbst liegen, proximal davon oder systemisch bedingt sein. Für eine effiziente Diagnostik ist die Kenntnis der Differenzialdiagnostik Voraussetzung. Das geflügelte Wort lautet: Man findet nur, was man sucht! Die Differenzialdiagnose des Fußes ist nach zehn Leitsymptomen (Anhang auf → S. 287) gegliedert:

1. Schmerzlokalisation → S. 288
2. Schmerzdauer → S. 289
3. Schwellungen → S. 290
4. Hautfarbe, Zehennägel → S. 291
5. Sensibilitätsstörungen → S. 292
6. Lähmungen → S. 293
7. Fußkrämpfe → S. 294
8. Gangstörungen → S. 295
9. Fußverletzungen → S. 297
10. Fußdeformitäten → S. 298

1.5 Programmierte Diagnostik: Schnellschritte in der Praxis

Erstbeurteilung

Klinische Fußdiagnostik: Schritt für Schritt

Alarmzeichen: Sind die „Vitalfunktionen des Fußes" (→ S. 11) bedroht?
- Ja: beidseitige Lähmung oder Sensibilitätsstörung; Miktionsstörung
- Ja: arterieller Verschluss mit akutem rasenden Schmerz, Blässe, periphere Pulslosigkeit
- Ja: Venenthrombose mit akuter Schwellung, zyanotisch, schmerzhaft
- Ja: Amputationsgefahr bei Diabetiker mit Bagatellverletzung, Wundinfektionsgefahr
- Ja: Komplexverletzung des Fußes, offene Fraktur
- Nein: nächster Schritt >> Abklärungsbedarf

Abklärungsbedarf: Besteht medizinischer Abklärungs- und Handlungsbedarf?
- Ja: Lähmung und Sensibilitätsstörung in einem Bein, neu aufgetreten
- Ja: Durchblutungsstörung mit Blässe, Belastungsschmerz oder Dauerschmerz
- Ja: Entzündungszeichen mit Rötung, Schwellung, Schmerz, Fieber
- Ja: Verletzungszeichen, Frakturverdacht, Bissverletzung, akutes Muskellogensyndrom
- Ja: Schmerzen neu aufgetreten, unklare Genese
- Ja: Ödeme neu aufgetreten, unklare Genese
- Nein: nächster Schritt >> Grundleiden

Grundleiden: Ist ein Grundleiden bekannt (→ S. 9)?
- Ja chirurgisch: Missbildung, Trauma, Operation
- Ja internistisch: Diabetes, PAVK, Rheuma, neuromuskuläres Leiden, Gicht
- Ja genetisch: familiäre Belastung mit chronischem Fußleiden
- Nein: nächster Schritt >> Grobanalyse Dynamik

Grobanalyse Dynamik: Ist der Gang auffällig (→ S. 12)?
- Ja: symmetrisch auffallend wie Paraspastik, Paraparese, Ataxie (→ S. 296)
- Ja: einseitiges Hinken durch Schmerz, Lähmung, Versteifung, Verkürzung (→ S. 297)
- Nein: nächster Schritt >> Grobanalyse Statik

Grobanalyse Statik: Liegt eine grobe statische Deformität des Fußes oder der Beine vor?
- Ja: Plattfuß, Hohlfuß, Spreizfuß, Hallux valgus, Hallux rigidus, Krallenzehen
- Ja: Fußsohlen-Beschwielung als Zeichen lokaler Drucküberlastung
- Ja: O-Beine, X-Beine, Kontraktur der großen Gelenke, Beinlängendifferenz
- Nein: nächster Schritt >> vergangene Taten der Füße

Vergangene Taten: Werden oder wurden die Füße übermäßig beansprucht (→ S. 11)?
- Ja: Extremsport, Leistungssport, Laufsport, Ballett
- Ja: Zeichen der chronischen Fehl- und Überlastung, Übergewicht
- Nein: nächster Schritt >> Besonderheiten

Besonderheiten: Existieren Besonderheiten von Füßen und Schuhen?
- Ja: Exostosen, unausgewogene Zehenlänge, sehr schlanken Fersen
- Ja: Schuhe zu kurz bei Kindern, zu eng bei Frauen, hohe Absätze, Plateausohlen
- Ja: Einlagen metallhart, schmerzhaft, Verschlechterung der Statik
- Nein: nächster Schritt >> Feindiagnostik

Feindiagnostik: siehe folgende Kapitel
- Orthopädische Fußprobleme (→ S. 43)
- Neurologische Fußprobleme (→ S. 53)
- Arterielle Fußprobleme (→ S. 61)
- Venöse Fußprobleme (→ S. 69)
- Knickfüße (→ S. 79)
- Senkplattfüße (→ S. 101)
- Hohlfüße (→ S. 120)
- Spreizfüße (→ S. 143)
- Halluxprobleme (→ S. 167)
- Hüftprobleme (→ S. 189)
- Beinachsen (→ S. 214)
- Gangschule (→ S. 242)
- Laufschule (→ S. 267)

1.6 Anamnese: Fragen richtig stellen

Kurzanamnese:
dem Grundleiden auf der Spur

Ziel: fokussierte Kurzanamnese zur Erhebung fußrelevanter Grundkrankheiten und Risikokonstellationen. Genetische Disposition und Grundkrankheiten sind für die diagnostische Einordnung und Behandlung von Fußproblemen wesentlich.

Position: Interview oder Anamnesefragebogen.

Dokumentation: Die Dokumentation fußrelevanter medizinisch-chirurgischer Grundkrankheiten und familiärer Risikokonstellationen erfolgt klassisch in der Krankengeschichte oder mittels spezialisiertem Fragebogen.

Norm: individualspezifische Vorgeschichte.

Pathologie: Es können mehrere Grundleiden nebeneinander vorliegen:
- Neurologisch: Spastik, Poliomyelitis, Polyneuropathie
- Rheumatologisch: Polyarthritis, Psoriasis, Bechterew
- Vaskulär: Diabetes, arterielle Durchblutungsstörung, venöse Insuffizienz
- Orthopädisch: chronische Fußdeformität
- Traumatisch: Z. n. schweren Fußverletzungen, Missbildung
- Chirurgisch: iatrogene Fußdeformitäten
- Familiär: Ursprungsfamilie mit chronischen Fußleiden.

Fußschmerz:
Ort, Art und Dauer

Ziel: Die Schmerzanamnese dient der ätiologischen und diagnostisch-funktionellen Einordnung. Darauf basiert die Einschätzung von Belastbarkeit und Gehfähigkeit, die richtige Dosierung der Therapie und eine objektive Verlaufsdokumentation.

Position: Interview oder Anamnesefragebogen.

Dokumentation: Die Schmerzcharakteristika werden individuell gemäß nachfolgenden Punkten erfragt und dokumentiert.

Norm: schmerzfreie, funktionstüchtige und ästhetisch ansprechende Füße.

Anamnestisch relevante Angaben:
- Beginn: akut, allmählich, schleichend
- Auslöser: Trauma, Krankheit, Belastung, andere, keine
- Intensität: in Worten, Prozentzahlen und visuell analog (→ S. 10)
- Dauer: akut, subakut, chronisch (> 3 Monate), chronisch rezidivierend
- Lokalisation: lokalisiert, diffus, wandernd, ausstrahlend
- Schmerzcharakter: Dauerschmerz, Belastungsschmerz, brennend, elektrisierend, pulsierend
- Schmerzverstärker: Belastung, Bewegung, Ruhe, Nachtruhe, Wärme, Kälte
- Schmerzlinderung: Belastung, Bewegung, Ruhe, Wärme, Kälte
- Begleitsymptome: Fieber, Schwellung, Farbveränderung, andere Leitsymptome (→ S. 11)
- Gehzeit schmerzfrei: Gehzeit in Stunden/Minuten bis die ersten Schmerzen kommen (→ S. 10)
- Gehzeit absolut: Gehzeit in Stunden/Minuten bis ein Weitergehen nicht möglich ist (→ S. 10)
- Belastbarkeit: voll, nur mit Hinken, reduziert, gar nicht
- Bisherige Therapie: Operation, Medikamente, Orthesen, Passivtherapie, Aktivtherapie
- Bisheriger Verlauf: gleichbleibend, wird besser, wird schlechter, schwankend
- Arbeitsfähigkeit: 0–100 %; Ja oder Nein

VAS – visuell analog:
Leidensdruck in Zahlen

Ziel: Die Schmerzbefindlichkeit Ihrer Patienten wird auf eine einfache und weltweit anerkannte Art und Weise als Zahlenwert erfasst und dokumentiert. Die **v**isuell **a**naloge **S**kala (VAS) wurde zur Evaluation analgetischer Wirkungen bei chronischen Schmerzpatienten entwickelt. Die VAS erwies sich als zuverlässige und einfache Möglichkeit, den subjektiven Verlauf zu dokumentieren. Die Skala wird von Patienten nachweislich linear verwendet. Eine Verdopplung oder eine Halbierung der Schmerzen führt zu einer Verdopplung beziehungsweise einer Halbierung des VAS-Zahlenwerts (Myles 1999). Also kein exponenzieller Anstieg am oberen Ende der Skala. VAS funktioniert unabhängig von Alter, Geschlecht oder Schmerzursache (Kelly 1998).

Hinweis: Die visuell analoge Skala von eins bis zehn wird nebst Schmerzerfassung sinngemäß für andere Fragestellungen eingesetzt – zum Beispiel für die Patientenzufriedenheit. Verschiedene Anwendungsmöglichkeiten werden derzeit validiert.

Alternativ zur visuell analogen Skala werden verbale Referenzskalen verwendet – allen voran die „**v**erbal **r**ating **s**cale" oder kurz VRS. Der Patient beantwortet die Fragen auf einer Skala von 0–10 oder auf einer Prozentskala von 0–100 %. Das Prinzip ist immer das gleiche: Das Resultat ergibt einen Zahlenwert zwischen 0–10. Es besteht eine hohe Korrelation zwischen VAS und VRS. Heute wird die VAS weltweit bevorzugt. Offensichtlich ist es einfacher, mit dem Finger auf ein Band der Empfindungsbreite zu zeigen, als dieses Empfinden in ein digitales Zahlensystem umzusetzen.

Position: Interview. Eine visuell analoge Skala kann mit Filzstift auf Papier oder im Computer selbst hergestellt werden: ein 10 cm breites Band ohne Unterteilung. Das linke Ende ist der Nullwert „kein Schmerz", das rechte Ende steht für „maximal möglichen Schmerz".

Dokumentation: Der Patient beantwortet die Frage nach seiner Schmerzbefindlichkeit auf der visuell analogen Skala. Er zeigt mit dem Finger auf die subjektiv zutreffende Stelle des 10-cm-Bands. Der visuell analoge Wert wird in Zentimetern vom linken Ende an gemessen und als ganzzahliger Wert zwischen 0–10 angegeben. Anfänglichen Schwierigkeiten des Patienten, sein Problem grafisch zu lokalisieren, ist mit geduldiger Wiederholung der Anweisung zu begegnen.

Norm: VAS und VRS sind subjektive Verlaufsparameter – individuell und situativ. Die intraindividuelle Reproduzierbarkeit liegt unter 1 cm auf einer 10-cm-Bandbreite.

Interpretationshilfen: Verbürgte Erfahrungs- und Eckwerte (Kelly 1998; Mantha 1993) lassen sich sinngemäß auf den Fuß übertragen:
– Leidensdruck gering: VAS 0–3
– Leidensdruck hoch: VAS ≥ 7
– Erfolgsnachweisgrenze: VAS ≥ 1 (95 % Konfidenzintervall: 6–13 mm)
– Endresultat befriedigend: VAS 0–3.

Gehzeit:
aktuelle Gehzeit und Trainingszeit

Ziel: Die Gehzeit ist ein aussagekräftiger Verlaufsparameter. Zwei Zeiten werden erhoben: die schmerzfreie Gehzeit bis zum Auftreten von Schmerzen und die absolute Gehzeit bis der Patient stehen bleiben muss.

Position: Interview.

Dokumentation: Die Gehzeit wird – im Gegensatz zur Gehprobe (→ S. 14) – anamnestisch erhoben, möglichst unter wiederholbaren Bedingungen: flach, geradeaus, zwei Schritte pro Sekunde und ohne Unterbrechung. Der Patient soll zwei Zeiten mit der Uhr messen: der Zeitpunkt, an dem Schmerzen auftreten, und der Zeitpunkt, an dem ein Weitergehen nicht mehr möglich ist. Der erste Wert ist die schmerzfreie Gehzeit in Stunden und Minuten, der zweite die absolute Gehzeit in Stunden und Minuten. Bei Sportlern und Tänzerinnen treten viele Probleme erst unter Trainingsbedingungen auf. Die Gehzeit als solche ist nicht eingeschränkt. Die Trainingszeit wird analog zur Gehzeit definiert und protokolliert (schmerzfreie und absolute Trainingszeit).

Norm: Verbindliche Normwerte existieren nicht. Die Norm ist stark abhängig vom Alter, von der Art des Fußproblems und von den individuellen Gegebenheiten. 150 Meter bis zum Einkaufsladen oder 1500 Höhenmeter in den Bergen sind grundverschiedene Perspektiven.

Pathologie:
– Schmerzfreie Gehzeit/Trainingszeit: subjektiv oder objektiv eingeschränkt
– Absolute Gehzeit/Trainingszeit: subjektiv oder objektiv eingeschränkt.

Leistungsprofil:
vergangene Taten der Füße

Ziel: Abschätzung der bisherigen Beanspruchung der Füße in Beruf, Alltag und Sport.

Position: Interview

Dokumentation: Die Belastung der Füße durch Übergewicht wird mittels **B**ody **M**ass **I**ndex oder kurz BMI berechnet. Körpergewicht, Körperlänge und Taschenrechner genügen. In fünf Sekunden haben Sie Ihren eigenen BMI errechnet. Einfach das Körpergewicht zweimal durch die Körpergröße in Metern teilen – und fertig ist der BMI. Zum Beispiel: Größe 180 cm, Gewicht 80 kg. Daraus rechnet sich 80 kg : 1,8 m : 1,8 m. Der BMI beträgt 24,7 kg/m².

Dokumentation: Dokumentiert wird die sportlich-berufliche Beanspruchung der Füße. Diese lässt sich mittels Anzahl aktiver Sport- oder Berufsjahre mal Anzahl wöchentlicher Trainingsstunden abschätzen. Relevant sind Sportarten mit Fußbelastung wie Lauf-, Sprung- und Ballsportarten, Wandern, Ballett, Gewichtheben, Karate, Aerobic. Yoga und Schwimmen fallen nicht ins Gewicht. Berufliche Belastung, wie regelmäßiges Tragen schwerer Lasten, ist den sportlichen Belastungen gleichzusetzen. Bewegungsmangel gilt ebenfalls als Risikofaktor. Hinzu kommt die Beanspruchung der Füße durch ungeeignete Schuhe.

Norm:
– BMI: 20–25 kg/m²
– Fußbeanspruchung: Die Füße sind für Dauergebrauch konstruiert. Mehrere Stunden Gehen pro Tag über Jahre stellt an sich keine Überlastung dar. Die minimale Dosis an körperlicher Aktivität beträgt eine halbe Stunde täglich – lebenslänglich.

Übermäßige Beanspruchung der Füße:
– Übergewicht: BMI 25–30 kg/m²
– Fettsucht: BMI ≥ 30 kg/m²
– Bewegungsmangel: Bewegung ≤ 30 Minuten täglich mittlerer Intensität
– Sport-Belastung: Laufsport, Marathon, Ballett, Ballsport über Jahre
– Beruf-Belastung: berufliche Schwerarbeit über Jahre hinweg
– Schuh-Stress: mehrmals pro Woche hohe Absätze oder zu enge Schuhe über Jahre.

1.7 Untersuchung: wichtige Befunde finden

Diagnostische Effizienz:
Viel Befund in kurzer Zeit

Klinische und programmierte Untersuchungsmethoden füllen dicke Wälzer. Nicht alles was sich untersuchen und messen lässt, ist in der Praxis brauchbar. Und umgekehrt: Entscheidende Parameter, wie Globalfunktion und Langzeitprognose, lassen sich schwierig messen und objektivieren. Die klinische Untersuchung konzentriert sich mit Vorteil auf unerlässliche Alarmzeichen und griffige Verlaufsparameter. Alarmzeichen (Motorik, Sensorik, Durchblutungs- und Entzündungszeichen) bedeuten medizinischen Handlungsbedarf. Hinter einem sensiblen Defizit beider Füße beispielsweise kann sich eine „harmlose" Polyneuropathie oder ein Cauda-equina-Syndrom verstecken. Verlaufsdokumentation ist heute ein Gebot der Stunde. Sie ermöglicht Rückschlüsse auf Selbstständigkeit, Leistungsfähigkeit, Wohlbefinden und Erwerbsfähigkeit. Heute zählen Fakten mehr als Eindrücke – zu Recht. Wiederholte Weichteilpalpation ist interessant, aber selten entscheidend. Alltagsfunktionen sind scheinbar uninteressant, dafür meist entscheidend.

Alarmzeichen:
Schwellung und Verfärbung

Ziel: Ausschluss von Fußleiden mit unmittelbarem Abklärungs- oder Handlungsbedarf bei der Erstuntersuchung von Füßen (→ S. 287).

Position: Inspektion der Füße.

Dokumentation: Zeichen der Entzündung, Verletzung oder Durchblutungsstörung.

Norm: normale Farbe, Kontur, Konsistenz und Bewegungsfunktion beider Füße.

Alarmzeichen:
– Entzündungszeichen: Rötung, Schwellung, Schmerz, Funktionsverlust, Fieber

- Thrombosezeichen: schmerzhafte zyanotische Schwellung, Atemnot, Brustschmerz (Embolie)
- Gefäßverschluss: akute rasende Schmerzen, blasse Beinlähmung
- Verletzungszeichen: lokale Schwellung, Schmerz, Fehlstellung, Weichteildefekt
- Amputationsgefahr: Bagatellverletzung bei Durchblutungsstörung, Immundefizit, Diabetes
- Ödeme neu aufgetreten: bleibende Delle nach dosiertem Fingerdruck prätibial oder am Fuß.

Gangbild:
Grobanalyse Symmetrie und Ablauf

Ziel: Ausschluss und Einordnung einer groben Gangstörung.

Position: freies Gehen.

Dokumentation: Das Gangbild wird qualitativ auf zwei Kriterien hin beurteilt: symmetrisch auffällig und asymmetrisch auffällig (Hinken).

Norm: symmetrisch harmonisch-flüssiges Gangbild.

Pathologie: erweiterte Ganganalyse siehe → S. 296.
- Gangstörung symmetrisch: ataktisch, paraspastisch u. a. (→ S. 296)
- Gangstörung asymmetrisch: Hinken durch Lähmung, Schmerz, Verkürzung, Versteifung u. a. (→ S. 297)

Grobmotorik:
Ballengang, Fersengang, Einbeinhocke

Ziel: Ausschluss eines grobmotorischen Defizits.

Position: Gehen auf beiden Ballen, anschließend Gehen auf beiden Fersen. Dann auf einem Bein in die Hocke – bei Gleichgewichtsproblemen am Geländer.

Dokumentation: Links-rechts-Symmetrie; bei leichten Paresen ist das subjektive Empfinden sensibler als der objektive Befund – Verlässlichkeit des Patienten vorausgesetzt.

Norm: kraftvoll symmetrischer Ballen- und Fersengang und Einbeinhocke

Pathologie: Zuordnung von Muskel, peripherem Nerv und Segment, siehe → S. 54:
- Ballengangdefizit einseitig: Parese peripher N. tibialis; Segment S1, Bandscheibe L5-S1
- Fußheberdefizit einseitig: Parese peripher N. peronaeus; Segment L5, Bandscheibe L4 – 5
- Quadrizepsschwäche einseitig: Parese peripher N. femoris; Segment L4, Bandscheibe L3 – 4
- Beinparese einseitig: mehrere Nerven/Segmente betroffen, Hemiplegie beinbetont
- Paraparese: Rückenmarkläsion durch Trauma, Tumor, medianen Diskusprolaps.

Oberflächensensibilität:
diagnostische Feinabstimmung

Ziel: Ausschluss eines groben sensorischen Defizits.

Position: Sitzen mit geschlossenen Augen. Wattestäbchen zur Feinprüfung der Berührungssensibilität. Patient gibt an, wo er die Berührung wahrnimmt.

Dokumentation: Beurteilt wird die Berührungssensibilität im Seitenvergleich an mindestens vier definierten Punkten: Ferse, lateraler und medialer Fußrand und Großzehe. Kleine streichende Bewegung mit Finger oder Wattestäbchen. Bei vermutetem sensiblen Defizit können die gleichen Areale mittels Kneifen auf ihre Schmerzsensibilität überprüft werden. Bei radikulären Syndromen wird die Aussagekraft so wesentlich verbessert, da die segmentale Überlappung geringer ist.

Norm: prompte, präzise und seitengleiche Wahrnehmung der Berührung.

Pathologie:
- Defizit umschrieben: peripherere Nervenläsion oder radikuläres Syndrom (Dermatome → S. 54)
- Medialer Fußrand: N. tibialis; Wurzel L4
- Großzehe, Fußrücken: N. peronaeus; Wurzel L5
- Ferse, Fußsohle: N. plantaris medialis; Wurzel S1
- Lateraler Fußrand, Kleinzehe: N. plantaris lateralis, N. suralis; Wurzel S1
- Globales Defizit einseitig: mehrere Nerven oder Segmente betroffen; sensibles Hemisyndrom
- Globales Defizit beidseitig: periphere Polyneuropathie, sensibles Querschnittsyndrom, Polyradikulitis (Guillain-Barré-Syndrom).

Hinweis: Zur Überprüfung der Sensorik am Fuß werden drei Qualitäten geprüft: Berührung, Schmerz und Vibrationssinn. Aus gutem Grund.
- Bei einer peripheren Nervenläsion fallen alle sensiblen Empfindungsqualitäten im versorgten Hautareal aus. Die Grenzen des sensiblen Defizits verlaufen scharf. Nicht so bei einer radikulären Nervenläsion. Periphere Nerven beziehen ihre Nervenfasern aus mehreren Segmenten: L4-S3 für den N. tibialis, L4-S2 für den N. peronaeus
- Bei einer radikulären Läsion sorgt die ausgiebige Überlappung der Berührungssegmente dafür,

dass die Grenzen des Berührungsdefizits unscharf werden. Schmerzsegmente (leichtes Kneifen) weisen viel weniger Überlappung auf und sind bei radikulären Syndromen aussagekräftiger als die Berührungsempfindlichkeit
- Bei den diffusen strumpfartigen sensiblen Defiziten der peripheren Polyneuropathie erweist sich die Überprüfung des Vibrationssinns mithilfe einer Stimmgabel als empfindlichster Parameter.

Reflexstatus:
Verletzungen der Symmetrie

Ziel: Objektivierung von verminderten, fehlenden, gesteigerten oder pathologischen Reflexen einseitig oder beidseitig. Neu aufgetretene Reflexasymmetrien sind immer verdächtig.

Position: Eigenreflexe und Fremdreflexe werden im Sitzen geprüft. Näheres siehe Lehrbücher der Neurologie.

Dokumentation: Reflexasymmetrien, Ausfälle, verminderte, gesteigerte oder pathologische Reflexe.

Bei der Entscheidung, ob eine Seite verminderte bzw. die andere Seite gesteigerte Reflexe aufweist, ist der Vergleich mit den oberen Extremitäten notwendig.

Norm: symmetrische Eigenreflexe. Das physiologische Spektrum reicht von sehr lebhaft bis kaum auslösbar.

Pathologie:
- Einseitig vermindert: periphere Läsion oder radikulär Achillessehne (S1), Patellarsehne (L4);
- Beidseitig vermindert: Querschnittsyndrom, (vorbestehendes) neurologisches Leiden
- Einseitig verstärkt: Hemiplegie
- Beidseitig verstärkt: Diplegie oder Tetraplegie
- Pathologische Reflexe z. B. Babinski-Zeichen: zentralnervöse Läsion.

Lasègue-Zeichen:
präzise Provokation

Ziel: Die Objektivierung eines Nervendehnungsschmerzes gilt als radikuläres Zeichen.

Position: Das Lasègue-Zeichen wird in Rücken- bzw. Bauchlage geprüft: Das gestreckte Bein wird langsam angehoben. Die gelenkstellungsabhängige Verlängerung des N. ischiadicus in Rückenlage bzw. des N. femoralis in Bauchlage führt zum mechanischen Zug an der Nervenwurzel. Bei Irritation wird ein charakteristischer einschießender Rückenschmerz ausgelöst.

Dokumentation: dokumentiert wird die Winkelstellung des gestreckten Beines im Hüftgelenk bei Auftreten von Rückenschmerzen oder muskulärer Abwehrspannung.

Norm: Das Auftreten eines Muskeldehnungsschmerzes ischiokrural ist in der Endstellung normal

Pathologie Lasègue: einschießende Schmerzen oder Abwehrspannung im untersuchten Bein:
- Beinschmerz in Rückenlage: Lasègue-Zeichen positiv, radikuläres Symptom (Wurzel L5, S1)
- Beinschmerz anderes Bein: gekreuzter Lasègue, hochverdächtig auf radikuläre Symptomatik
- Rückenschmerz: Lasègue-Zeichen negativ; akute lumbale Symptomatik ohne radikuläre Ausstrahlung
- Beinschmerz in Bauchlage: umgekehrtes Lasègue-Zeichen positiv, radikuläres Symptom (Wurzel L4).

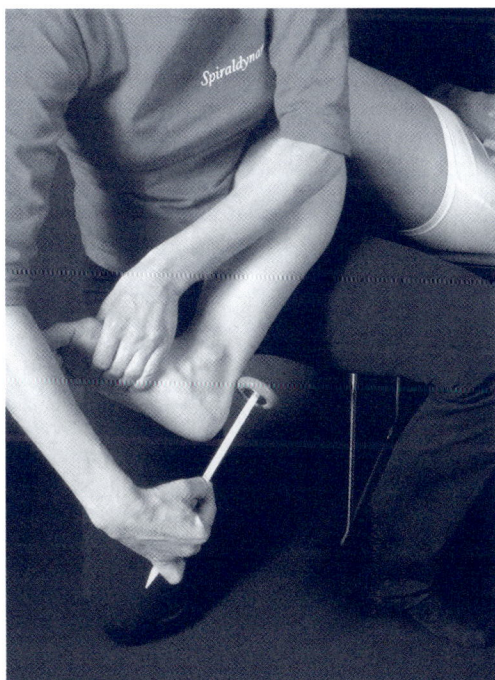

Abb. 1.6 Reflexe: Die Überprüfung der Eigenreflexe mittels Reflexhammer und des Babinski-Zeichens ermöglicht die Grobdifferenzierung zwischen peripherer und zentraler, zwischen ein- und beidseitiger Läsion.

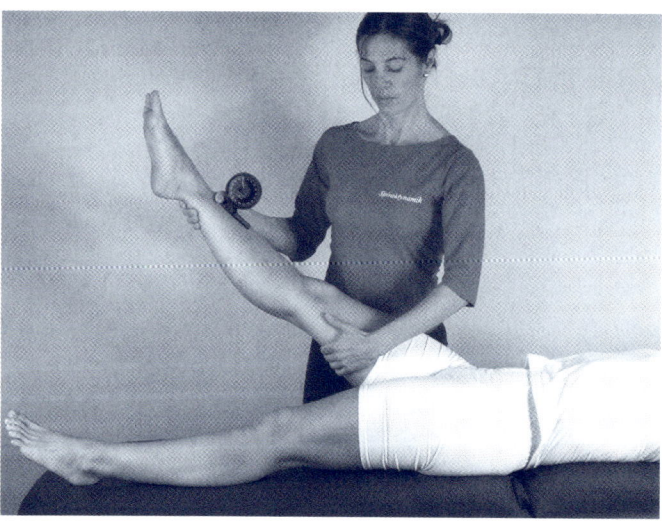

Abb. 1.7 Lasègue-Zeichen: Gemessen wird die Winkelstellung des gestreckten Beines im Hüftgelenk, bei der ein akut einschießender und ins Bein ausstrahlender Schmerz auftritt. Die Verlängerung des N. ischiadicus führt zum mechanischen Zug an der Nervenwurzel.

Gehprobe:
der Dreiminuten-Marsch

Ziel: Bei Verdacht auf eine arterielle Durchblutungsstörung ermöglicht die Gehprobe eine Objektivierung fortgeschrittener Beschwerden. Patientenangaben zur eigenen Gehfähigkeit schwanken beträchtlich in ihrer Zuverlässigkeit. Die gemessene Gehzeit ist zudem der wichtigste Verlaufsparameter eines erfolgreichen Gehtrainings.

Position: Die Gehprobe wird unter standardisierten Bedingungen in einem Korridor durchgeführt. Bei einer Korridorlänge von 14 Metern entspricht die Durchlaufzeit der 14 Meter innerhalb von 10 Sekunden einem Gehtempo von 5 km/Stunde. Das entspricht zwei Schritten pro Sekunde bei normaler Schrittlänge. Dieses Gehtempo ist anzustreben und drei Minuten lang ohne Unterbrechung durchzuhalten. Den Patienten regelmäßig nach Beschwerden fragen!

Vorsicht: Bei kritischer Durchblutungsstörung mit Ruheschmerz ist die Gehprobe zu unterlassen!

Dokumentation: notiert wird in Sekunden das zeitliche Auftreten der ersten Beschwerden, des ersten Hinkens und des schmerzbedingten Anhaltens. Auf Atemnot und pektanginöse Beschwerden ist zu achten und die Gehprobe entsprechend vorzeitig abzubrechen.

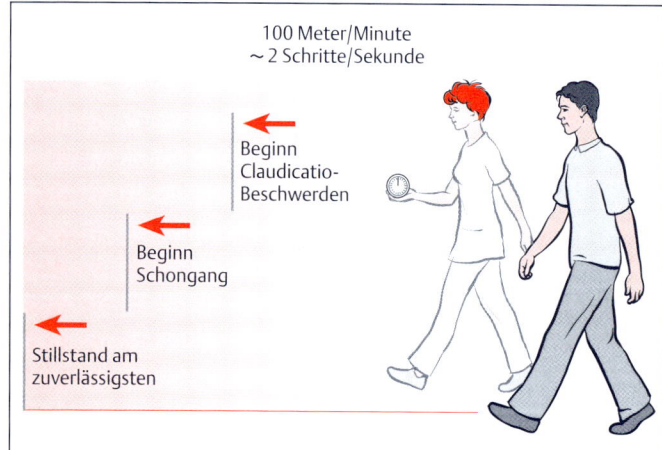

Abb. 1.8 Gehprobe drei Minuten: Getestet wird die Muskeldurchblutung unter Belastung, zwei Schritte pro Sekunde Non-Stop während drei Minuten. Notiert werden der Beginn von Claudicatio-Beschwerden, Schonhinken und Stillstand. Bei Atemnot und pektanginösen Beschwerden ist die Gehprobe vorzeitig abzubrechen (mod. nach Widmer, Waibel 1965 a).

Norm: Gehen ohne Unterbrechung während mindestens 3 Minuten ohne Beschwerden.

Pathologie:
- Claudicatio intermittens: peripher arterielle Durchblutungsstörung Stadium II.

Lagerungsprobe nach Ratschow:
der Zweiminuten-Test

Ziel: Die Lagerungs- und Belastungsprobe nach Ratschow ist die bewährte klinische Basisuntersuchung zum Ausschluss einer schweren peripheren Durchblutungsstörung. Geprüft wird die periphere Hautdurchblutung.

Position: Rückenlage, beide Beine senkrecht in die Luft. Je nach Alter und Kondition müssen die Füße in der Höhe gehalten werden. Aktive Extension – Flexion im Sprunggelenk während zwei Minuten. Im Sekundentakt, ohne Unterbrechung und ohne Absenken der Füße. Nach zwei Minuten setzt sich der Patient auf und lässt die Beine über die Untersuchungsliege hängen.

Vorsicht: Bei kritischer Durchblutungsstörung PAVK III-IV mit Ruheschmerz oder manifesten Entzündungs- oder Verletzungszeichen ist die Lagerungsprobe zu unterlassen!

Dokumentation: Es wird die Zeit bis zum Abblassen der Fußsohlen während des Auf- und Abwippens der Füße gemessen, unmittelbar nach dem Aufsitzen die Sekunden bis zum Einschießen der Rötung am Fußrücken und die Zeit bis zur sichtbaren Venenfüllung.

Norm:
- Geringes symmetrisches Abblassen von Fußsohle und Zehen während Zweiminuten-Test
- Rötung nach dem Aufsitzen (Arterien): innerhalb 5 Sekunden und symmetrisch
- Venenfüllung nach dem Aufsitzen (Venen): innerhalb 10 Sekunden und symmetrisch
- Nachröte (Mikrozirkulation): symmetrisch, gering und flüchtig.

Hinweis: Eine normale Lagerungsprobe nach Ratschow schließt eine Durchblutungsstörungen der Muskulatur (*Claudicatio intermittens*) nicht aus.

Pathologie:
- Abblassen von Fußsohle oder Zehen während des Zweiminuten-Tests stark oder asymmetrisch
- Rötung verzögert ≥ 5 Sekunden oder asymmetrisch nach dem Aufsitzen
- Venenfüllung verzögert ≥ 10 Sekunden oder asymmetrisch, Venenfüllung vor Rötung
- Nachröte ≥ 2 Minuten oder asymmetrisch
- Wadenschmerz während Zweiminuten-Test: Claudicatio intermittens.

Trendelenburg:
venöse Insuffizienz

Ziel: Klappenfunktionsprüfung der V. saphena magna und ihrer Äste. Über die Funktionstüchtigkeit des tiefen Venensystems kann mit diesem Test keine Aussage gemacht werden. Benannt nach Friedrich Trendelenburg, dem Chirurg, der auch dem Hinken mit Absinken des Beckens seinen Namen geliehen hat (1844–1924).

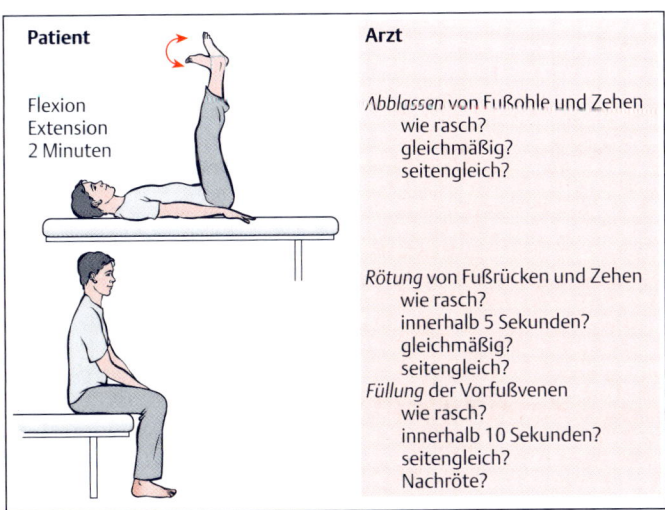

Abb. 1.9 Lagerungsprobe Ratschow: Getestet wird die Hautdurchblutung unter Belastung. So funktioniert die Lagerungsprobe: Rückenlage, Beine hoch und Flexion – Extension im OSG während zwei Minuten im Sekundentakt. Beim anschließenden Aufsitzen müssen sich die Füße in fünf Sekunden röten und die Vorfußvenen in zehn Sekunden füllen – seitengleich versteht sich (mod. nach Widmer, Waibel 1965 b).

Position: Rückenlage, Beine in die Luft strecken und das venöse Gefäßsystem von distal nach proximal ausstreichen. Am proximalen Oberschenkel wird ein venöser Stauschlauch angelegt. Anschließend zügiges Aufstehen und Beobachtung der Venenfüllung. Dann Stauschlauch lösen und wiederum den Füllungsgrad der Stammvenen beobachten.

Dokumentation: Protokolliert wird die Füllung des Venensystems unmittelbar nach dem Aufstehen bzw. nach dem Lösen des Stauschlauchs.

Norm: Bei dichten Mündungsklappen der großen Stammvene und ihrer Äste füllen sich die Venen nach dem Aufstehen und nach dem Lösen des Stauschlauchs nur langsam und von peripher her.

Pathologie: Schlagartige Füllung der Stammvene oder eines ihrer Teilabschnitte:
– Schnelle Füllung bei liegendem Stauschlauch: Nach dem Aufstehen bei noch liegendem Schlauch füllt sich ein distaler Teilabschnitt des Venensystems, während der obere Teil des Venensystems ungefüllt bleibt. Dieser Befund weist auf Klappeninsuffizienz der Verbindungsäste (oder auf eine arteriovenöse Fistelbildung) hin
– Schnelle Füllung nach Lösen des Stauschlauchs: Nach dem Lösen des Stauchschlauches füllt sich rasch der obere Abschnitt oder die gesamte Vena saphena magna von oben nach unten. Die Mündungsklappe der großen Stammvene in der Leiste ist insuffizient.

Vibrationssinn:
Tiefensensibilität bis in die Spitzen

Ziel: Ausschluss einer peripheren Polyneuropathie.

Position: Sitzen mit geschlossenen Augen. Der Therapeut schlägt eine Stimmgabel an und testet mit dem Fuß der Stimmgabel definierte Knochenpunkte am Fuß. Die Knochenpunkte werden mal mit schwingender, mal mit nicht schwingender Stimmgabel getestet. Der Patient gibt an, ob er lediglich den Druck oder das Vibrieren wahrnimmt. Die fünf Knochenpunkte sind: Malleolus medialis und lateralis, Groß- und Kleinzehengrundgelenk, Großzehenspitze. Weichteile können nicht getestet werden, da sie schalldämpfend wirken. Im Zweifelsfall kann das Vibrationsempfinden der Finger zum intraindividuellen Vergleich herangezogen werden.

Dokumentation: beurteilt wird, ob die Stimmgabelvibration symmetrisch und bis in die Zehenspitze wahrgenommen wird. Ein Defizit wird in Verminderung oder Ausfall, Niveau und Ein- bzw. Beidseitigkeit differenziert.

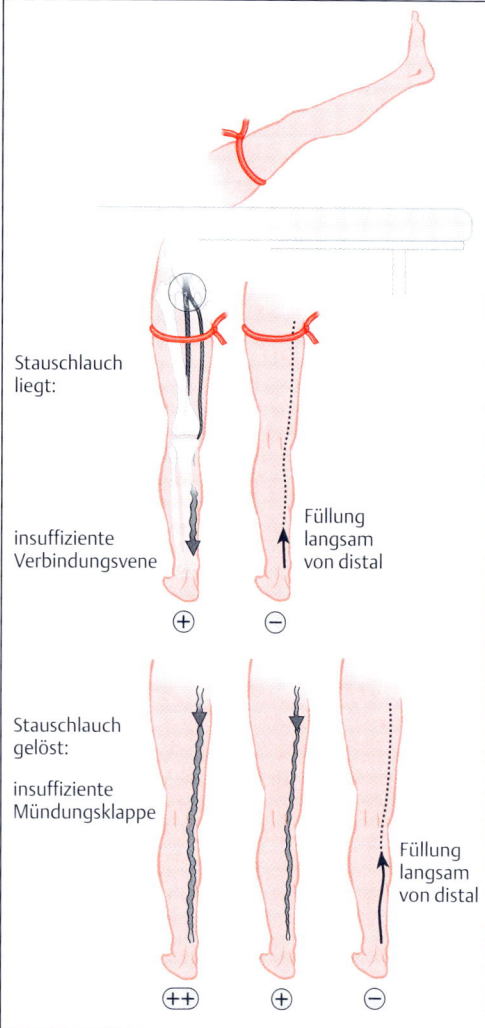

Abb. 1.10 Strömungsumkehr Trendelenburg: Bein hoch lagern, Venen entleeren, Stauschlauch anlegen. Beim Aufstehen und Lösen des Stauschlauches füllen sich die Venen normalerweise nur langsam von distal her. Pathologisch sind: sofortige Venenfüllung beim Aufstehen und liegendem Stauschlauch bedeutet insuffiziente Verbindungsvenen ins tiefe Venensystem; sofortige Venenfüllung von proximal her bei Lösen des Stauschlauches bedeutet insuffiziente Mündungsklappe der V. saphena magna (mod. nach Allgöwer 1976 a)

Norm: Vibrationsempfinden symmetrisch bis in die Zehen- und Fingerspitzen.

Pathologie:
– Strumpfartiges Defizit: periphere Polyneuropathie (Diabetes, Alkohol u. a.).

Ligamentäre Laxität:
konstitutionell

Ziel: Objektivierung einer fraglichen „ligamentären Fußgewölbeinsuffizienz".

Position: sitzend, Handfläche bequem auf einer Unterlage. Der Handteller wird auf der Unterlage fixiert.

Dokumentation: Zur Bestimmung der Bandlaxizität existieren verschiedene Kriterien und Bewertungspunkte: Überstreckbarkeit von Ellenbogen-, Daumen-, Hand- und Fingergelenken u. a. Eine brauchbare Schnellorientierung bietet die Überstreckbarkeit im Zeigefingergrundgelenk. Ein alter tanzorthopädischer Trick übrigens, um die konstitutionelle Laxität unter Ausschluss von Trainingseffekten bestimmen zu können. Gemessen wird die passive Extension im Zeigefingergrundgelenk der nicht dominanten Hand.

Hinweis: Bei arthrotisch-arthritischen Veränderungen von Hand oder Fingern verliert der Test seine Aussagekraft.

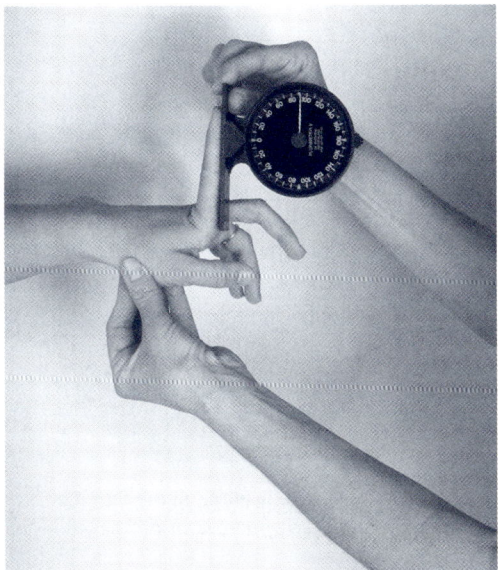

Abb. 1.11 Ligamentäre Hyperlaxizität: Gemessen wird mittels Plurimeter die passive Extension im Zeigefinger-Grundgelenk der nicht dominanten Hand. Der Schnelltest in einem Gelenk ersetzt keine Scores zur Objektivierung der ligamentären Hyperlaxizität, ermöglicht aber eine rasche Erstorientierung. Bei arthrotischer Veränderung oder Verletzungen der Hand verliert der Test seine Aussagekraft.

Norm: Hypermobile Gelenke sind definitionsgemäß funktionsfähige Normvarianten. Selbst eine willkürliche Subluxation ist keine Instabilität. Ein hypermobiles Gelenk ist weder instabil noch insuffizient. Tänzerinnen und Akrobaten beispielsweise reizen durch intensives Training die natürliche Flexibilität ihrer Füße maximal aus. So erreichen sie den willkürlichen Hohlfuß – voll flexibel und maximal stabil. Als Faustregel gilt, dass laxe Bänder einer kräftigen und gut geschulten Muskulatur bedürfen, um eine effiziente Bewegungskontrolle der Gelenke zu ermöglichen.

Normvarianten:
- Hypolaxizität: ≤ 40°
- Normale Bandlaxizität: 40–70°
- Hyperlaxizität Typ Tänzerin: 70–90°
- Hyperlaxizität Typ Schlangenmensch: ≥ 90°.

Verlaufsdokumentation:
Diagnose abhängiger Parameter

Ziel: Ein objektiver Verlaufsparameter plus visuell analoge Schmerzskala (→ S. 10) ermöglichen eine minimale und dennoch aussagekräftige Verlaufsdokumentation. Die Aufwand-Nutzen-Relation ist exzellent. Die Auswahl des Parameters erfolgt situativ in Abhängigkeit von Diagnose und Therapieziel.

Position: situativ.

Dokumentation: Mindestens ein aussagekräftiger objektiver Verlaufsparameter wird gemessen und dokumentiert.

Norm: abhängig von Alter, Art des Fußproblems und individueller Zielsetzung.

Parameter: individuell und situativ:
- Gelenkmobilität ROM (**R**ange **o**f **M**otion) – klassisch gemessen in Winkelgraden
  Gelenkstabilität – gemessen in Sekunden auf einer labilen Unterlage
- Belastbarkeit bis zum Schmerzeintritt – gemessen in Kilogramm auf Personenwaage
- Standsicherheit auf Wackelunterlage – gemessen in Sekunden
- Gehtempo – gemessen in km pro Stunde
- Anzahl Treppenstufen, die in einer Minute bewältigt werden.
- usw.

1.8 Prognose: rationelle Wahrsagerei

Prognose:
individueller Spielraum

In Sachen Diagnose bieten ätiologische Klassifikation und funktionelle Evaluation einen klaren Rahmen für die Einordnung von Fußbeschwerden. Schwieriger wird es bei der Prognose. Lehrbuch-Meinungen und klinische Erfahrung stützen sich auf kollektive Mittelwerte. Die Schulmedizin tut sich schwer mit individualisierten Prognosen. Ein krasses Beispiel: Bei der verbleibenden Überlebenszeit von Krebspatienten verschätzen sich Ärzte um durchschnittlich 300 % (Lamont 2001). Kein Wunder – wissenschaftliche Grundlagen und Parameter für das Ausstellung gültiger Individualprognosen fehlen. Prognosen sind in diesem Fall besonders schwierig, weil eine komplexe Situation mit vielen unbekannten Variablen durch eine einzige Zahl – der verbleibenden Lebenserwartung ausgedrückt werden soll. Die Prognose von Fußproblemen ist weniger dramatisch, umfasst aber ein breites Spektrum – von der spektakulären Verbesserung bis hin zur Gehinvalidität. Wissenschaftliche Kriterien für Individualprognosen fehlen weitgehend. Den individuellen Spielraum gilt es therapeutisch zu nutzen.

Langzeitverlauf:
vier Kategorien

Unter dem Aspekt der Prognose gibt es vier Verlaufskategorien:
1. *Heilung*: kein Funktionsverlust, kein Strukturschaden (z. B. Fraktur)
2. *Defektheilung*: Funktionsfähigkeit trotz bleibendem Defekt (z. B. Arthrodese)
3. *Rezidiv*: chronisch-redivierender Verlauf (z. B. Gicht)
4. *Chronisches Leiden*: chronisch-stabiler oder chronisch-progredienter Verlauf (z. B. Arthrose).

Für Patientinnen und Patienten ist es wichtig zu wissen, zu welcher prognostischen Kategorie sie gehören. Das Therapieziel bei chronischen Fußleiden besteht darin, den Zustand um jeweils eine Kategorie zu verbessern, beispielsweise von langsam progredient zu chronisch-stabil.

1.9 Standortbestimmung Spiraldynamik: Überblick auf einen Blick

Problemstern:
Gestalt ist kein Zufall

Die Zifferblatt-Netzgrafik ist eine clevere Sache. Sie sieht aus wie eine Zielscheibe. In der Mitte befindet sich ein zielscheibenartiges Zentrum. Es steht für gesunde Füße. Das Ziel liegt in der Mitte. Der äußere etwas kräftige Ring symbolisiert die Grenzen der Therapie – die therapeutische Schallmauer. Therapie in diesen Randgebieten ist immer eine Gratwanderung, Erfolgserlebnisse sind rar. Zwischen dem Ziel in der Mitte und der therapeutischen Schallmauer außen wird das aktuelle Problem als dunkle Fläche dargestellt – als so genannter Problemstern. Seine Größe und seine Gestalt sind kein Zufall. Bei therapeutisch einfache Situation wird sich der Problemstern eng um das schwarze Zentrum herum gruppieren. Ganz anders bei anspruchsvollen und komplexen therapeutischen Herausforderungen: Der dunkle Stern wird sich in alle Richtungen ausdehnen, wie eine große dunkle Wolke. Die einzelnen Strahlen werden bis an die therapeutische Schallmauer heranreichen und so blickdiagnostisch auf die konkreten Behandlungsschwierigkeiten hinweisen. Kurzum: Der Problemstern bietet Überblick auf einen Blick.

Therapeutische Schallmauer:
zwölf Endpunkte

Der Problemstern lässt sich wie ein Bilderbuch lesen. Jeder Strahl hat seine bestimmte Bedeutung. Die Zielscheibe ist wie ein Zifferblatt organisiert. Jede volle Stunde ist der Endpunkt eines Problemstrahls. Der Problemstern hat 12 Hauptstrahlen, von denen jeder einzelne einen wesentlichen Aspekt der therapeutischen Situation darstellt. 6 Uhr beispielsweise steht für den subjektiven Leidensdruck. Besitzt der Problemstern bei 6 Uhr eine kleine Zacke, wissen Sie mit einem Blick, der Leidensdruck ist gering. Eine megagroße Zacke bei 6 Uhr bedeutet massiven Leidensdruck vonseiten des Patienten. Um das Sternzentrum herum sind fünf konzentrische Netzringe organisiert. An den Schnittstellen zwischen Problemstrahlen und Netzringen ist die Intensität des jeweiligen Problems ablesbar. Innerster Ring bedeutet Wohlbefinden, hohe Motivation, günstige Vorgeschichte, wenig Schmerzen usw. Dann folgen von innen nach außen geringe, mäßige, starke und maximale Problemsituation. Diese fünffache Graduierung gilt sinngemäß für alle Strahlen.

Analyseformen

Vertikale Analyse:
subjektiv und objektiv

Ein Blick auf die vertikale Achse erschließt Ihnen die Relation von subjektivem Empfinden und Schweregrad der objektiven Diagnose. Bei „12 Uhr" stehen objektive Diagnose und Prognose. Darin enthalten sind Schweregrad, Chronizität und Erwerbsfähigkeit. Eine chronisch arterielle Verschlusskrankheit beim Diabetiker im Spätstadium erreicht die maximale Punktzahl, der Diagnosestrahl reicht direkt bis in den Außenbezirk der therapeutischen Schallmauer. Ein schmerzloser, kosmetisch nur wenig störender Schiefstand der Großzehe kommt knapp über den ersten Netzring hinaus. Am anderen Ende der vertikalen Achse bei „6 Uhr" steht das Subjektive – der Leidensdruck, wie er vom Patienten empfunden wird. Schmerzintensität, Problemdruck und psychische Verfassung finden hier unzensiert Ausdruck. Ein Blick auf diese Zacke lässt Sie erahnen, was der Patient fühlt und durchmacht. Die subjektiven Parameter können mittels visuell analoger Skala (→ S. 10) erhoben werden.

Horizontale Analyse:
Erwartungsdruck und Eigenmotivation

Bei „3 Uhr" steht die Erwartungshaltung Ihres Patienten. Der explizite Wunsch nach Hilfe zur Selbsthilfe ergibt eine kleine Problemzacke. Das Verlangen nach Soforthilfe bei einem chronischen Problem ergibt eine große Zacke. Kurzum: Die Zacke signalisiert, welcher Erwartungsdruck vom Patienten ausgeht. Gegenüber bei „9 Uhr" steht die Eigenmotivation – sozusagen der komplementäre Faktor zur Erwartung. 9 Uhr und 3 Uhr-Zacken können symmetrisch oder asymmetrisch sein. Mäßiger Erwartungsdruck bei Top Motivationslage sieht günstig aus. Die Konstellation „hohe Erwartungen bei fehlender Eigenmotivation" stellt kein günstiges Omen dar. Imposante horizontale Zacken in beide Richtungen signalisieren große therapeutische Herausforderungen auf psychologischer Ebene: Die Eigenmotivation erweist sich als schwierig, der Patient als anspruchsvoll.

Hemisphären-Analyse:
unabänderlich versus beeinflussbar

Es gibt zwei Arten von Faktoren: beeinflussbar und nicht mehr beeinflussbar. Die „nördliche Hemisphäre" stellt die nicht oder nur wenig beeinflussbaren Größen dar. Eine alte schwere Verletzung beispielsweise, das jahrelange Tragen schöner Luxusschuhe oder zwanzig Jahre Laufsport können als Belastungsfaktoren nicht mehr ungeschehen gemacht werden. Zu den faktisch gegebenen Parametern gehören Diagnose, Prognose, alte Verletzungen, Langzeitbelastung in Sport und Beruf, Therapieresistenz und das biologische Alter. Diagnose und Prognose stellen sozusagen den „Nordpol" dar. Die therapeutisch beeinflussbaren Größen finden Sie auf der südlichen Hemisphäre. Funktion, Wahrnehmungsdefizite, aktuelle schmerzfreie Gehzeit, Eigenmotivation, Wahnehmung und Lernvermögen gehören in den Bereich der therapeutisch beeinflussbaren Parameter. Schmerz, Leidensdruck und Verzweiflung bilden den „Südpol". Nördliche und südliche Hemisphäre sind durch den Äquator getrennt. Die äquatorielle Grenzlinie zwischen „Süd- und Nordhalbkugel" – zwischen veränderlich und unveränderbar – entspricht sinnigerweise der horizontalen psychologischen Achse von Erwartungshaltung und Eigenmotivation.

Quadranten-Analyse:
Grenzen verschieben

Der Therapie sind natürliche Grenzen gesetzt: biografische, symptomatische, psychologische und biologische. Jede Kategorie ist in einem Quadranten angesiedelt.
1. Im ersten Quadranten rechts-oben finden sich die biografischen Grenzen: Vorschäden und Altlasten stellen einen verbindlichen Rahmen für die Therapieziele dar. Auch Traumen und Missbildungen gehören hierher
2. Im zweiten Quadranten finden Sie Leitsymptome wie Belastungsschmerz, Ruheschmerzen,

20   1 Fußprobleme und Problemfüße

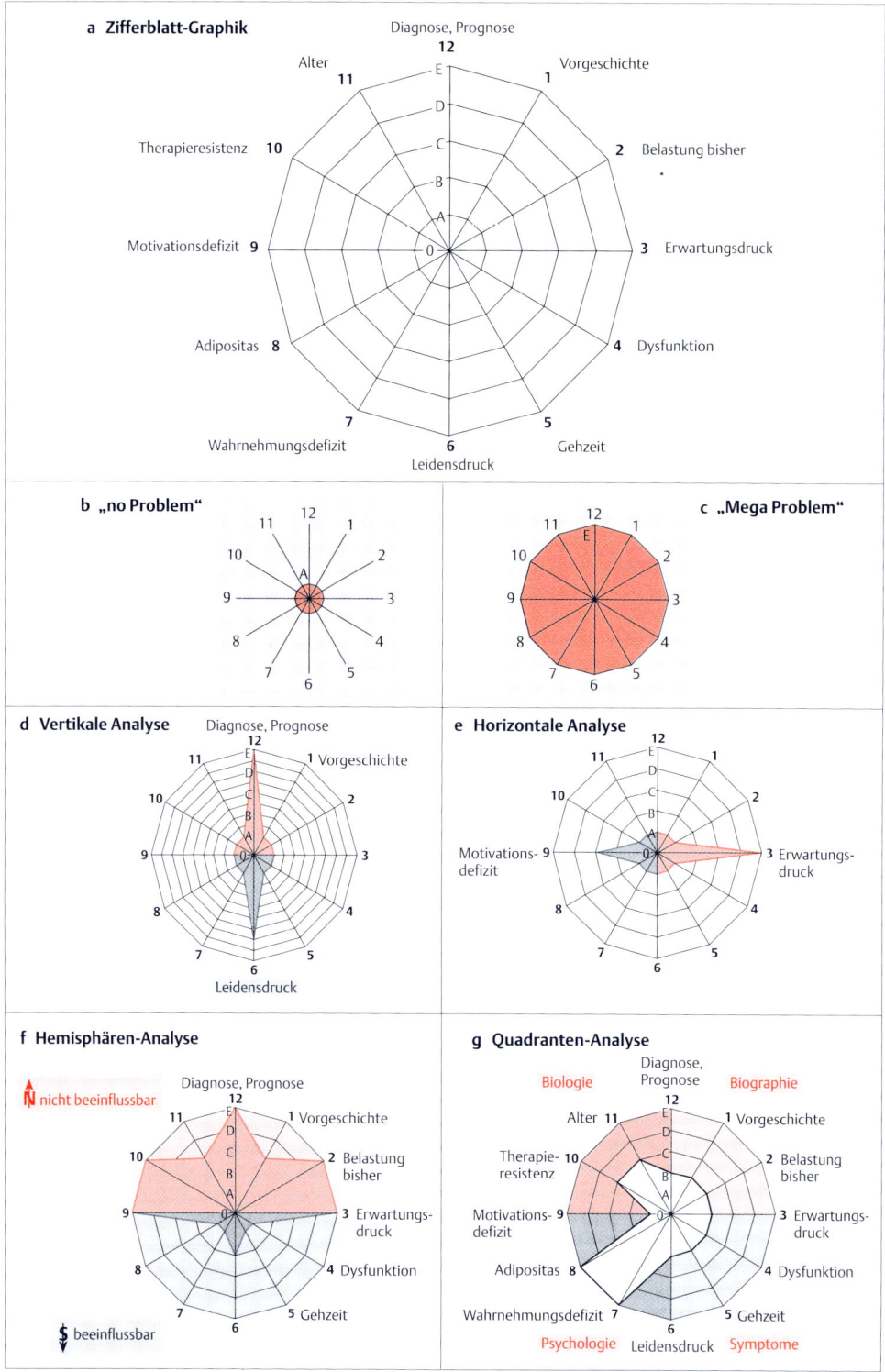

Abb. 1.12a–g

Gehstrecke, Fehlfunktionen und dadurch bedingte strukturelle Veränderungen. Akute und chronische Symptome setzen der Therapie Grenzen und diktieren das Tempo

3. Dritter Quadrant: Zu den psychologischen Schranken gehören Wahrnehmungsdefizite, Übergewicht und Motivationsprofil. Bei der Fremdmotivation muss der Therapeut ständig anschieben, bei der Negativmotivation konzentriert sich der Patient darauf, Unangenehmes meiden zu wollen. Ganz im Gegensatz zur Positivmotivation mit bejahender Grundhaltung und konkreten Zielen im Visier

4. Vierter Quadrant – die biologischen Grenzen. Gegen das Überschreiten des geriatrischen Zenits oder gegen ausbleibende Therapieerfolge ist kein Kraut gewachsen.

Zifferblatt-Netzgrafik:
Problemlösung im Visier

Der dunkle Stern in der feinen Zifferblatt-Netzgrafik ermöglicht eine rasche Standortbestimmung. In der Praxis ist das sehr nützlich – als Orientierungshilfe und als Kommunikationshilfe. Für viele Menschen ist die bildhafte Konfrontation mit der eigenen Situation Anlass, sich mehrdimensional damit auseinander zu setzen. Mittels Problemstern lassen sich Diagnose, Prognose, Symptome, Motivation, Erwartungshaltung und Resultate erläutern. Die Grafik hilft bei der Formulierung der Therapiestrategie. Sie bietet Überblick und Einblick in die komplexe individualspezifische Konstellation eines Patienten:

– Vertikale Analyse: Gegenüberstellung von objektiver Prognose und subjektivem Leidensdruck
– Horizontale Analyse: Spannungsbogen zwischen Erwartungsdruck und Eigenmotivation
– Hemisphären-Analyse: beeinflussbare versus unveränderbare Therapiegrößen
– Quadranten-Analyse: biologische, biografische, funktionelle und psychologische Grenzen.

Der Wahrheitsgehalt einer Grafik ist so gut wie die Daten, mit denen sie gefüttert wurde. Mit realitätsbezogenem Blick auf die wirtschaftlichen und organisatorischen Verhältnisse der Einzelpraxis muss die Datenerhebung knapp und effizient erfolgen: am einfachsten mittels eines einfachen Fragebogens.

1.10 Fragebogen: spart Zeit, bringt Information

Fragebogen:
Quiz ist vorbereitet

Im Anhang dieses Buches finden Sie eine Kopiervorlage des Fragebogens. Händigen Sie den Fragebogen am besten vor der ersten Konsultation aus. Der Patient bringt ihn vollständig ausgefüllt zur nächsten Konsultation mit. Die Resultate sind im Handumdrehen in die Netzgrafik übertragen – und fertig ist die individualisierte Standortbestimmung aus der Patientensicht. Sie können die Fragen übrigens auch aus Ihrer Perspektive beantworten. „Patienten-Version" und „Therapeuten-Versionen" lassen sich „übereinander legen". Unterschiedliche Einschätzungen kommen so deutlich zum Vorschein und bieten konkrete Anhaltspunkte für die Problembewältigungsstrategien.

Auswertung:
aus Zahlen Bilder machen

Für die Erstellung der Netzgrafik können Sie zwischen Papier- und Internetversion wählen. Bei der Papierversion benutzen Sie einen leeren Fragebogen (Kopiervorlage → S. 24–27). Die Werte werden in eine leere Zifferblatt-Netzgrafik (Kopiervorlage → S. 300) übertragen. Das Zifferblatt besteht aus zwölf Strahlen 1–12, entsprechend den vollen Stundenwerten einer Zifferblattgrafik. Um das Zentrum sind fünf feine Netzringe A–E gespannt – A innen und E außen. Die Antworten des Fragebogens werden jeweils an der Schnittstelle von Strahl (1–12) und Netzring (A–E) als dicker Punkt eingezeichnet. Die Fragenummern 1–12 entsprechen dabei den „vollen Stunden" 1–12 Uhr. Die zwölf Antwortpunkte werden mittels einer dicken Linie miteinander verbunden. Innenfläche schraffieren. Dies ergibt den individuellen Problemstern. Die Fragen 13–14 sind Zusatzfragen und werden nicht auf die Netzgrafik übertragen.

Auflösung:
Antworten aus therapeutischer Sicht

Patienten werden Sie bitten, ihnen bei der Klärung einzelner Fragen behilflich zu sein. In der nachfolgenden Tabelle sind die Antworten aus medizinisch-therapeutischer Sicht tabellarisch zusammengestellt. Am besten Sie orientieren sich an der „Uhrzeit", die bei jeder Frage in Klammern angeführt ist.

Tabelle 1.1 Die Interpretationshilfen aus medizinisch-therapeutischer Sicht

	Prognose Kriterium	A günstig	B ungewiss, unbekannt	C mäßig	D ungünstig	E kritisch
1 Uhr Vorgeschichte	Krankheit	keine	Risikokonstellation	manifest	Folgeschäden	Gehfähigkeit ↓
	Verletzung	keine	unbekannt	ausgeheilt	Folgeschäden	Gehfähigkeit ↓
	Operation	keine	unbekannt	ausgeheilt	Folgeschäden	Gehfähigkeit ↓
2 Uhr Belastung	BMI	BMI 20–25	BMI ≤ 20	BMI 25–30	BMI ≥ 30	BMI ≥ 35
	Sport	Gesundheitssport	unbekannt	Laufsport	Marathon	Folgeschäden
	Beruf	gering	unbekannt	stehender Beruf	Schwerarbeit	Folgeschäden
	Schuhe	gute Passform	unbekannt	schlechte Passform	seit Kindesalter	Folgeschäden
3 Uhr Erwartung	Erwartungshaltung	Selbsthilfe	keine Erwartung	Unterstützung	Abhilfe	Soforthilfe
4 Uhr Dysfunktion	Fußdeformität	keine	Risikokonstellation	sichtbar	massiv	grotesk
5 Uhr Gehzeit	Gehzeit absolut	unbegrenzt	unbekannt	1 Stunde	¼ Stunde	≤ 5 Minuten
	Trainingszeit absolut	unbegrenzt	unbekannt	1 Stunde	¼ Stunde	≤ 5 Minuten
6 Uhr Leidensdruck	Leidensdruck	VAS =0 fehlend	VAS 0–3 gering	VAS 4–7 mäßig	VAS 8–9 stark	VAS 10 extrem
	Schmerzintensität	VAS =0 fehlend	VAS 0–3 gering	VAS 4–7 mäßig	VAS 8–9 stark	VAS 10 extrem
	Verzweiflung	fehlend	unbekannt	Verzweiflung gering	stark	impulsiv
7 Uhr Wahrnehmung	Motivation	Top-Motivation	unentschlossen	Vermeidungsstrategie	Fremd-Motivation	Null-Motivation
8 Uhr Adipositas	Body Mass Index	BMI 20–25	BMI ≤ 20	BMI 25–30	BMI ≥ 30	BMI ≥ 35
9 Uhr Motivation	Wahrnehmungsdefizit	differenziert	unbekannt	durchschnittlich	Defizite partiell	Defizite global
	Lernvermögen	spontan	unbekannt	gute Absichten	Defizite partiell	Defizite global
10 Uhr Therapieresistenz	Therapieresistenz	Restitution	unbekannt	symptomatisch	ausbleibend	Misserfolg
	Medikamente	keine	unbekannt	Reservemedikation	Intervalltherapie	Dauermedikation
	Operationsindikation	nein	unbekannt	eventuell	gegeben	Termin steht

Tabelle 1.1 Fortsetzung

	Prognose Kriterium	A günstig	B ungewiss, unbekannt	C mäßig	D ungünstig	E kritisch
11 Uhr Alter	Alter	20–40	Kinder, Jugendliche	40–60	60–80	> 80
12 Uhr Diagnose, Prognose	Arthrose	kein Risiko	Risiko- konstellation	beginnend	fortgeschritten	massiv
	PAVK periph.art. V.Krh.	kein Risiko	Risiko- konstellation	Stadium I-II	Stadium III	Stadium IV
	CVI chron.venös. Insuff.	kein Risiko	Risiko- konstellation	Ödeme	Ödeme täglich	Ulkus
	TVT tiefe V.Thrombose	kein Risiko	Risiko- konstellation	TVT erstmalig	TVT mehrmalig	Embolie
	Myopathie	kein Risiko	Risiko- konstellation	manifest	progredient	gehunfähig
	Neuropathie	fehlend	Risiko- konstellation	protrahiert	chronisch	gehunfähig
	Trauma	fehlend	Risiko- konstellation	Spätschäden	Spätschäden	gehunfähig
	Polyarthritis	kein Risiko	Risiko- konstellation	chronisch-stabil	akuter Schub	gehunfähig
	Diabetes	fehlend	Risiko- konstellation	Frühstadium	Spätstadium	Amputationsrisiko
	Andere Krankheiten	fehlend	unbekannt	gering	erheblich	kritisch

Fragen an Ihre Füße

Spiraldynamik

Nehmen Sie das Schicksal Ihrer Füße in die Hände

Dieser Fragebogen wurde für Menschen mit Fußproblemen entwickelt. Er ermöglicht Ihnen, Ihrem Arzt oder Ihrem Therapeuten eine Standortbestimmung – das Wesentliche auf einen Blick. Die Auswertung ordnet Symptome, Diagnosen, Erwartungen und bisherige Therapieversuche übersichtlich und stellt diese grafisch dar. Die On-line Auswertung ermöglicht es, Therapie und Erfolgsaussichten besser abschätzen zu können. Der Fragebogen liefert *keine* Diagnose und *keine* konkreten Therapieempfehlungen. Zeitbedarf rund 10 Minuten. Es werden keine persönlichen Daten gespeichert. Sie können sich den ausgewerteten Fragebogen zu Hause ausdrucken oder per E-Mail verschicken. Fragebogen und Auswertung können auch als Papierversion im pdf-Format heruntergeladen werden.

Fragen A – C: Ihre Angaben
Fragen D – G: mehrere Antworten möglich
Fragen 1 – 12: jeweils nur eine Antwort möglich

A Angaben zur Person:
Die Angaben zur Person sind obligatorisch, um Kenngrößen wie chronologisches Alter und Body Mass Index zu berechnen. Keine der Angaben wird gespeichert.

- ☐ Name oder Anfangsbuchstabe _____
- ☐ Vorname oder Anfangsbuchstabe _____
- ☐ M oder F _____
- ☐ Ihr Geburtsjahr _____
- ☐ Ihre Körperlänge in Zentimetern _____ cm
- ☐ Ihr Körpergewicht in Kilogramm _____ kg

B Body Mass Index:
Der Body Mass Index – oder auch kurz BMI – lässt sich im Handumdrehen aus Körpergewicht und Länge errechnen. Körpergewicht zweimal durch die Körperlänge teilen! Zum Beispiel 80 kg : 1,8 m : 1,8 m = 24,7 kg/m². Der BMI gilt als wichtigster Parameter für Übergewicht und den damit verbundenen gesundheitlichen Risikofaktoren.

Ihr Body Mass Index beträgt: _____ kg/m^2
BMI 20 – 24.9   normal
BMI unter 20   Untergewicht
BMI 25 – 29.9   Übergewicht
BMI 30 und mehr   Fettsucht

C Ihre Angaben zum Leidensdruck: Wie stark leiden Sie unter diesem Fußproblem? Zeichnen Sie im untenstehenden Feld das Ausmaß des Fußproblems intuitiv mittels eines senkrechten Strichs ein. Der linke Rand bedeutet kein Problem, der rechte Rand bedeutet megagroßes Problem:

Kein Problem   Maximales Problem

D Ihre Angaben zum Leitsymptom: Welcher Natur ist Ihr aktuelles Fußproblem: Wo drückt der Schuh? Welches ist das Leitsymptom? Zutreffendes bitte einkreisen, es sind mehrere Antworten möglich:

- ☐ Fußschmerzen
- ☐ Fußdeformität
- ☐ Fußschwellung und Überwärmung
- ☐ Fußlähmung oder Gefühlsstörung
- ☐ Rein vorsorgliches Anliegen
- ☐ Anderes Fußproblem: _____

E Ihre Angaben zur Ursache: Welcher Gruppe würden Sie Ihr aktuelles Fußproblem zuzuordnen. Es sind mehrere Antworten möglich:

- ☐ Fußverletzung: Unfall, Misstritt, alte Verletzung, Unfall-Spätfolgen
- ☐ Überlastung: Sport, Laufsport, Ermüdungsfrakturen
- ☐ Fußprobleme Kinder: Knickfuß, Plattfuß
- ☐ Orthopädisches Problem: Arthrose; Hohlfuß, Knickfuß, Spreizfuß
- ☐ Neurologisches Problem: Spastik, MS, Polio, Lähmung usw.
- ☐ Arterielle Durchblutungsstörung: Verschlusskrankheit
- ☐ Erkrankung der Venen: Thrombose, Varizen, Ödeme
- ☐ Rheumatische Erkrankung: Polyarthritis, Schuppenflechte
- ☐ Internistische Krankheit: Diabetes, Gicht
- ☐ Prävention: rein vorsorgliches Anliegen
- ☐ Unbekannt: keine Ahnung, was das Problem ist
- ☐ Anderes Fußproblem: _____

F Fußchirurgischer Eingriff aus schulmedizinischer Sicht: Wurde aus schuldmedizinischer Sicht die Möglichkeit oder die Notwendigkeit einer (erneuten) Operation diskutiert? Es sind mehrere Antworten moglich:

- ☐ Eine Fußoperation steht nicht zur Diskussion
- ☐ Eine Fußoperation wurde als Möglichkeit diskutiert
- ☐ Mir wurde konkret zu einer Fußoperation geraten
- ☐ Der Operationstermin steht bereits fest
- ☐ Meine Füße wurden bereits einmal oder mehrfach operiert

G Fußchirurgischer Eingriff aus Ihrer Sicht: Falls es für Ihr Problem eine geeignete Operation gäbe, wie würden Sie sich dazu stellen? Es sind mehrere Antworten möglich:

- ☐ Wenn es hilft und sein muss – ok
- ☐ Das kann ich so nicht beantworten
- ☐ Der Arzt wird es schon wissen
- ☐ Meine Antwort: ein kategorisches Nein
- ☐ Meine Antwort: ein bedingungsloses Ja

Bei den nachfolgenden zwölf Fragen ist jeweils nur eine Antwort möglich. Wählen Sie bitte das Zutreffendste aus:

1 Bisherige Erkrankungen, Verletzungen und Operationen: Haben Ihre Füße schwere Erkrankungen (z. B. Diabetes, Spastik), Verletzungen oder Operationen durchlitten? Nur eine Antwort möglich:
A   Gesunde Füße
B   Geringe Fußprobleme
C   Erhebliche Fußprobleme
D   Starke Gehbehinderung
E   Bleibende erhebliche Fußschäden

2 Bisherige Belastung durch Übergewicht, Sport und Beruf: Wie stark wurden Ihre Füße in der Vergangenheit beansprucht? Entscheidend ist die durchschnittliche Belastung durch Körpergewicht, Beruf und Sport zusammengenommen. Nur eine Antwort:
A   Geringe Belastung (z. B. Idealgewicht, Gesundheitssport)
B   Erhöhte Belastung (z. B. Übergewicht, Laufsport, hohe Schuhe)
C   Starke Belastung (z. B. Übergewicht, Laufsport, hohe Schuhe)
D   Extreme Belastung (z. B. Fettsucht, Marathon, stehender Beruf)
E   Bleibende Fußschäden, Gebehinderung

3 Ihre Erwartung an die Therapie: Was erwarten Sie konkret von einer guten Fußtherapie? Nur eine Antwort:
A   Hilfe zur Selbsthilfe
B   Habe keine Erwartungen
C   Erleichterung
D   Sofortige und vollständige Heilung
E   Mir kann eh niemand mehr helfen

4 Funktion und Form Ihrer Füße: Wie sehen Ihre Füße aus? Wie funktionieren sie? Vorzeigetreterchen für die nächste Schuhmode oder doch ein Fall für die medizinische Bildersammlung? Nur eine Antwort:
A   Füße für jeden Schönheitswettbewerb
B   Kann ich nicht sagen. Halt einfach normale Füße
C   Belastung oder Abrollen sind eingeschränkt
D   Die Füsse sind deformiert, die Fussprobleme sind nicht zu übersehen
E   Ein Fall für die medizinische Bildersammlung

5 Gehzeit: Wie lange können Sie flotten Schrittes und ohne Unterbruch auf einer Strasse geradeaus gehen bis Schmerzen sie zum Anhalten zwingen? Flott bedeutet 2 Schritte pro Sekunde oder 5 km/h:
A   Stundenlang
B   Weiss ich nicht
C   1 Stunde
D   Weniger als 1 Stunde
E   Weniger als 15 Minuten

6 Leidensdruck: Mit manchen Problemen kommt man klar, andere zerren an den Nerven und treiben zur Verzweiflung. Was trifft am besten zu? Nur eine Antwort möglich:
A   Keine Beschwerden
B   Alles im Griff
C   Meine Füße beschäftigen und belasten mich
D   Ich leide enorm, das geht an die Substanz
E   Ich bin am Ende – mit den Füßen und manchmal gar mit dem Leben

7 Körperwahrnehmung: Körperwahrnehmung und Lernvermögen sind entscheidende Erfolgsfaktoren. Wie gut ist Ihre Körperwahrnehmung? Wie gut können Sie Erkenntnisse im Alltag umsetzten? Nur eine Antwort:
A   Top! Körperliche Veränderung – das ist mein Leben
B   Wie bitte – können Sie die Frage wiederholen?
C   Der gute Wille ist da, aber…
D   Habe, mache und gebe mir Mühe
E   Hoffnungslos! Mit Veränderung tue ich mich echt schwer

8 Body-Mass-Index: Der BMI wird aus Körpergewicht und Körperlänge berechnet (siehe Beginn des Fragebogen). Normal ist ein BMI von 20–25. Werte über 25 gelten als übergewichtig, Werte über 30 als fettsüchtig. Ordnen Sie hier Ihren BMI Wert ein, falls er bekannt ist:
A   BMI 20–24.9 Normalgewicht
B   BMI unter 20 Untergewicht
C   BMI 25–29.9 Übergewicht
D   BMI 30–34.9 Fettsucht
E   BMI über 35 extreme Fettsucht

9 Eigenmotivation: Gesunde Füße wollen gepflegt, bewegt, trainiert und richtig belastet sein. Dazu bedarf es einer positiven Grundeinstellung, einer großen Portion Geduld, eine Prise Einsicht und eines Schusses Disziplin. Welche Aussage punkto Motivation trifft für Sie am besten zu – nur eine Antwort möglich:
A   Bin top motiviert und nahezu grenzenlos geduldig
B   Muss ich mir zuerst überlegen
C   Ich bin bereit, mitzumachen
D   Meine Motivation steht knapp über dem Gefrierpunkt
E   Null Bock. Reine Zeitverschwendung

10 Therapieerfolge: Vielleicht haben Sie schon mehrere Anläufe unternommen, aktiv etwas für Ihre Füße zu tun: Einlagen, Medikamente, Reflexzonenmassage, operative Eingriffe usw. Alle bisherigen Therapieerfolge und Misserfolge zusammen genommen – was trifft am besten zu? Nur eine Antwort:
A   Bin schon so gut wie geheilt
B   Die Erfolgaussichten sind nicht abschätzbar
C   Hat Erleichterung gebracht
D   Keine nennenswerte Verbesserung
E   Alles wird eh nur schlimmer

11 Lebensalter: Wie alt sind Sie?
A   20–40
B   Kinder, Jugendliche
C   40–60 Jahre
D   60–80 Jahre
E   Über 80 Jahre

12 Diagnose und Prognose: Möglicherweise waren Sie schon beim Arzt und kennen Diagnose und Prognose Ihres Fußproblems. Wählen Sie die zutreffendste Antwort aus:
A   Nichts ernsthaftes, höchstens eine Bagatelle
B   Ich kann mein Fußproblem nirgends einordnen
C   Meine armen Füße: z. B. Ödeme, Durchblutung, Unfall, Arthrose, Lähmung, Rheuma, Diabetes
D   Bleibende Fußschäden! Ein chronischer Verlauf ist programmiert
E   Starke Gehbehinderung! Erwerbsfähigkeit oder Gehfähigkeit sind in Frage gestellt

Besten Dank für Ihre Mitarbeit   Spiraldynamik® Fuß-Schule

1.11 Bedeutung: Krankheit als Weg

Symptomebene:
Die Seele klingt an

Die Konstanten über alle schul- und komplementärmedizinischen Sichtweisen hinweg sind das Leiden durch Krankheit und die Erfahrung des Schmerzes. Der betroffene Mensch versucht, seine Krankheit seelisch zu verstehen und zu verarbeiten. Rationale Modelle funktionieren nur für einen verschwindend kleinen Anteil der Bevölkerung. Das ist einfach so, auch wenn viele rational orientierte Menschen dieser Tatsache ungern ins Auge schauen. Die klassischen Risikofaktoren wie Übergewicht, Nikotin, Bewegungsmangel belegen dies mit Nachdruck. Die Ratio unterliegt in vielen wesentlichen Dingen der Emotio. Krankheiten und gesundheitliche Probleme werden heute zunehmend als Metapher, als persönliches Symbol verstanden. Der Kerngedanke dabei: Jede Krankheit bringt eine tiefer liegende seelische Problematik zur Resonanz. Die Füße stehen für Verwurzelung und Authentizität, für Fortentwicklung und Sprungkraft, für Urvertrauen und Standvermögen. Auf der Symptomebene weisen Fußprobleme im Einzelfall auf eine harte Landung, eine mangelnde Verwurzelung oder auf überfällige Entwicklungsschritte in der persönlichen Entwicklung hin.

Krankheit als Metapher:
praktisches Beispiel

Fünfzigjährige Frau mit Spreizfüßen und massiver plantarer Hyperpression – jeder Schritt ist schmerzhaft. Die autobiografische Analyse zeigt eine lebenslange Aufopferung für die Familie, ein Unterdrücken der eigenen Weiterentwicklung. Selbstfindung und Selbstverwirklichung sind chronisch zu kurz gekommen. Diese Erkenntnis drängt sich jetzt mit jedem noch so kleinen Schritt schmerzhaft ins Bewusstsein. Die eigenständige Fortbewegung ist jetzt auf körperlicher Ebene vollends infrage gestellt. Große Sprünge liegen nicht mehr drin. So gesehen existiert intrapsychisch ein direkter Zusammenhang zwischen körperlich erlebtem Belastungsschmerz und seelisch schmerzhaft durchlebter Belastung, zwischen limitierter Gehfähigkeit und Entwicklungsstopp. Der Zusammenhang ist nicht kausaler Natur. Ursächliche Verknüpfungen wie „Die Frau hat Spreizfüße, weil ihre seelische Entwicklung unterdrückt wurde" sind unzulässig. Bei der psychologischen Deutung von Krankheitsbildern geht es um Entsprechungssysteme und Verarbeitungshilfen – nicht um kausale Herleitungen.

Krankheit als Weg:
Symptome mit Antwortcharakter

Das Fußleiden bringt wichtige Teilaspekte der Krankheit symbolisch zum Ausdruck. Gleichzeitig besitzt es Antwortcharakter. Beim schmerzhaften Spreizfuß ist eine Entwicklung der kleinen Schritte angesagt – im körperlichen wie im seelischen Bereich. Vorübergehende externe Unterstützung mittels Gesprächen oder Einlagen sind hilfreich. Dem Wiederaufbau eines funktionstüchtigen Quergewölbes im Physischen entspricht der Wiederaufbau eines elastisch-federnden Lebensgefüges im Seelischen. Viele Patienten äußern spontan ihre Assoziationen zwischen äußeren Ereignissen und inneren Zusammenhängen. Offene Ohren nehmen diese Hinweise hellhörig auf. Standardfragen für die Deutung von Krankheitsbildern sind: Warum passiert dies gerade mir? Warum ausgerechnet dieses Problem? Warum gerade jetzt? Warum gerade auf diese Art und Weise? Wozu zwingt und woran hindert mich dieses Problem (Dahlke R 1996).

Bedeutung und Bearbeitung:
Stichwortliste häufiger Entsprechungen

- **A**rterieller Verschluss: vom Leben abgeschnitten sein, ungenügende Regeneration
- **A**rthrose: Abspringen und Aufspringen wird zum Problem, blockierte Entwicklung
- **B**andscheibenvorfall: Belastung einseitig, ungleich verteilt, Überdruck, Unsicherheit
- **E**mbolie: Vitalität gerät ins Stocken, Lebensgefahr, Trauer
- **F**raktur: Überaktivität, Aufbrechen von Erstarrung, erzwungene Pause, Rebellion
- **H**ohlfuß: krampfhaftes Festkrallen, Unsicherheit, Haltverlust, Überspanntheit
- **H**allux valgus: Abweichen vom geraden Weg, Ökonomieverlust, zuviel innerer Aufwand
- **H**allux rigidus: Blockade zwingt zu Umwegen, Fortschritt nur jenseits des Totpunktes
- **I**nstabilität: Unsicherheit, fehlender innerer Halt, Verlust der Selbstverständlichkeit
- **K**nickfuß: Fundament steht schief, tief verwurzelte Unsicherheit, Überbau zu groß

- **M**isstritt: Schritt ins Leere, Schritt am Ziel vorbei, erzwungene Ruhe
- **P**arese peripher: Kraftlosigkeit, Ohnmacht, in einem Körpergefängnis eingesperrt sein
- **P**lattfuß: Haltlosigkeit, fehlende Verwurzelung, Kontaktsuche, Trägheit
- **R**heuma: blockierte Beweglichkeit, Festgefahrenheit, Autoaggression
- **S**pastik: Hochspannung, Überspanntheit, erschwerte Kontrolle, zu viel wollen
- **S**preizfuß: Elastizitätsverlust, Ungleichgewicht von Nachgeben und Durchsetzen
- **T**hrombose: Blockade des Lebensflusses, erzwungene Ruhe, Gefahr
- **U**lkus cruris: Dünnhäutigkeit, Konflikt zwischen Offenheit und Abgrenzung
- **V**arizen: Stillstand Lebensfluss, Trägheit, ausbleibende Belohnung
- **V**enöse Insuffizienz: Heimkommen erschwert, ausgesandte Energie kommt nur mühsam zurück
- **Z**ehendeformität: Kontrollverlust, Dinge nicht in den Griff bekommen, Halt suchen

1.12 Strategie: mit Kopf und Herz behandeln

Undenkbar schlecht:
Extraktion einer Glühbirne

Stellen Sie sich vor, Sie fahren mit Ihrem Auto nach Feierabend gemütlich nach Hause. Plötzlich blinkt die Warnlampe an Ihrem Armaturenbrett auf – orange, eindringlich und unbeirrt. Irgend etwas stimmt nicht – soviel ist sicher. Nur was? Glück gehabt! Gleich um die Ecke ist eine Werkstatt. Sie parken das Auto und suchen professionelle Hilfe. Der Mechaniker kommt und schaut sich die Sache nachdenklich an. Plötzlich kommt ihm die zündende Idee! Kurzerhand schraubt er die Blinklichtbirne raus: „So, das hätten wir!" Extraktion einer Glühbirne – technisch perfekt und kostengünstig, aber als Strategie denkbar schlecht. Obschon niemand diese Behandlungsmethode dem eigenen Auto zumuten würde, ist genau diese Vorgehensweise in der Medizin weit verbreitet. Mehr noch! Der symptomatische Behandlungsansatz wird von offizieller Seite sanktioniert und aus wirtschaftlichen Überlegungen systematisch gefördert. Und natürlich auch von vielen Patienten so verlangt.

Fußtherapie:
die richtige Strategie

Es gibt eine begrenzte Anzahl Möglichkeiten, therapeutisch auf akute oder chronische Fußleiden einzuwirken. Strategie bedeutet laut Wörterbuch: das eigene Vorgehen definieren. Eine Behandlungsstrategie soll individuell anwendbar und allgemein gültig sein, therapeutisch effizient und präventiv wirksam. Das Wesen einer therapeutischen Strategie lässt sich auf eine einfache Merkformel bringen:

Programmierte Therapie = Prinzip + Priorität + Parameter + Plan

1. Strategieelement:
das Prinzip

Eine wirkungsvolle Therapie bedarf eines prinzipiengestützten Konzepts. Die zu Grunde liegenden Prinzipien müssen auf etwas Allgemeingültigem aufbauen. Mehr zum Strategieelement „Prinzip" (→ S. 30)

2. Strategieelement:
die Priorität

„First things first!". Wer sein Leben zuerst mit den entscheidenden Inhalten füllt, sich anschließend um die wichtigen Dinge kümmert und den Kleinkram am Schluss erledigt, hat ein erfülltes Leben. Umgekehrt geht es nicht. Wer so agiert, hat keinen Platz mehr für die entscheidenden Dinge des Lebens. Und genau so ist es in der Therapie. Mehr zum Strategieelement „Priorität" (→ S. 35)

3. Strategieelement:
der Parameter

Für die Verlaufsdokumentation brauchen Sie einen oder mehrere aussagekräftige Verlaufsparameter, um dem immer lauter werdenden Ruf nach „Objektivierung der Behandlungserfolge" zumindest teilweise zu begegnen. Die Kombination von subjektiver Einschätzung und objektiven Parametern stellt eine brauchbare Basis dar. Mehr zum Strategieelement „Parameter" (→ S. 37)

4. Strategieelement:
der Plan

Der zeitliche Rahmen für die Behandlung ist meist vorgegeben und begrenzt. Das Wünschbare und das Mögliche müssen auf das Machbare reduziert werden. Die Ziele werden im Voraus definiert und kommuniziert. Der Spiraldynamik„Fußplaner" dient der schrittweisen Planung der Therapie. Mehr zum Strategieelement „Plan" (→ S. 38)

1.13 Das Prinzip: Naturgesetze zum Anwenden

1. Therapieprinzip Reorganisation:
Torsion, Detorsion und Opposition

Die Wiederherstellung des Ordnungsprinzips im Fuß gemäß dessen Konstruktionsprinzip stellt die Grundlage für die funktionelle Fußtherapie dar. Die 3D-Torsion zwischen vertikalem Rückfuß und horizontalem Vorfuß sorgt im Mittelfuß für die Verkeilung der Keilbeine und so für die langfristige Gewölbestabilität beim Senkplattfuß. Die Opposition zwischen erstem und fünftem Strahl garantiert die Belastungsstabilität im Vorfuß – Schlüsselelement in der Behandlung des Spreizfußes. Keilprinzip im Mittelfuß und Oppositionsbogen im unbelasteten Vorfuß sind Bestandteil der spiraligen Gewölbearchitektur des Fußes (→ S. 5). Knicksenkplattfuß bedeutet eine ungenügende Verschraubung – eine 3D-Hypotorsion. Der klassische Hohlfuß eine 3D-Hypertorsion. Entsprechend lautet das Reorganisationsprinzip beim Senkplattfuß 3D-Torsion, beim Hohlfuß 3D-Detorsion und beim Spreizfuß Opposition.

2. Therapieprinzip Ökonomie:
Energierückgewinnung

Die Kunst des ökonomischen Gehens ist eine Kunst des Bremsens und der Beschleunigung. Ökonomie bedeutet möglichst wenig bremsen und möglichst viel Bremsenergie für Beschleunigung wiederverwenden. In der mittleren Standphase ist der Körperschwerpunkt am höchsten. Jetzt fällt der Schwerpunkt sozusagen auf den neuen Standfuß runter. Die kinetische Energie wird von den bremsenden Strukturen aufgefangen. Die langen Sehnen der Streckerkette sind ausgeklügelte Bandsysteme zur Energiespeicherung. Bei der nachfolgenden Propulsion wird die zwischengespeicherte Energie wieder frei gesetzt. Effiziente Energiezwischenspeicherung bedeutet automatisch ökonomische Fortbewegung. Um ihre Aufgabe erfüllen zu können, sind die Bänder und Muskeln auf korrekte Stellung des Skelettsystems angewiesen. Knickt ein Fuß bei jedem Schritt nach innen ein, oder prallt ein gespreizter Vorfuß ohne muskulären Zusammenhalt hart am Boden auf, nimmt die Energierückgewinnung drastisch ab und die Fortbewegung verliert an Ökonomie.

3. Therapieprinzip Achsenkorrektur:
orthograd und axial

Es ist genau wie beim schiefen Turm von Pisa: Jeder Winkelgrad Schrägstellung ist – statisch gesehen – einer zuviel. Chronische Hyperpronation im Rückfuß führt zur sekundären Adaptationsdeformierung im gesamten Fuß mit kontrakter Fehlstellung im Mittelfuß, relativem Pronationsverlust des Vorfußes, Labilisierung im ersten Strahl, asymmetrischer Zugbelastung auf die Achillessehne, muskulärer Dysbalance im Unterschenkel u.a. Diese prägende Wirkung der Funktion auf die Struktur ist keine Einbahnstrasse, sie lässt sich therapeutisch nutzen. Die Ferse stellt das Fundament der gesamten Beinachse dar. Die orthograde Einstellung des Rückfußes erfolgt dreidimensional. Neben Valgus- oder Varusfehlstellungen der Ferse müssen konvergierende und divergierende Fersenbeinstellungen sowie die Torsionsverhältnisse der Malleolengabel berücksichtigt werden. Ein Grad Fersensupination entspricht dabei einem halben Grad Unterschenkel Außenrotation. Mit anderen Worten: Der 3D-Einstellung des Rückfußes kommt zentrale Bedeutung in der funktionellen Behandlung des Fußes zu.

4. Therapieprinzip Druckverteilung:
therapeutische Synergisten

Druckentlastung ist die klassische Domäne der Orthopädietechnik – insbesondere bei Durchblutungsstörungen und missgebildeten Füßen. Mittels Fußbettanpassung, Entlastungszonen, gezielter Abstützung und Polsterung wird die Druckbelastung optimal verteilt. Der Löwenanteil aller Einlagen wird heute für statische Fußdeformitäten angefertigt. Mittels medialer Abstützung beispielsweise wird eine Rückfußsupination und so eine Verbesserung der Valgusfehlstellung erzielt. Oder ein anderes Beispiel: Der schmerzhafte Spreizfuß lässt sich durch eine retrokapitale Abstützung günstig beeinflussen. Der Nachteil vieler konventioneller Einlagen: Es wird Druck auf gesunde Muskelbäuche ausgeübt. Und noch etwas: Die Fehlbelastungen bleiben meistens bestehen, da sich die Belastungsgewohnheiten nicht ändern. Die Kombination von Einlagen und Bewegungstherapie ist naheliegend. Orthopädietechnik und Bewegungstherapie sind therapeutische Synergisten.

5. Therapieprinzip Zirkulation:
Füße voll im Fluss

Alles fließt! Arterielles Gefäßtraining und venöse Muskelpumpe sind Schlüsselelemente der aktiven Therapie. Beides wird durch Bewegung begünstigt. Die arteriovenöse Zirkulation ist sozusagen mit der Bewegung verheiratet. Bewegungsmangel bedeutet zwangsläufig Drosselung der Blutzufuhr und Stase des Rückflusses. Das dritte Flusssystem im Fuß ist die Lymphe. Lagerung und Lymphdrainage sind die wichtigsten passiven Maßnahmen zur Förderung des venös-lymphatischen Rückflusses. Passiv-therapeutische Bewegung hält den Fluss dort in Schwung, wo aktive Bewegung nicht mehr möglich ist.

6. Therapieprinzip Krafttraining:
Minimuskeln mit Maxikraft

Die medizinischen Kräftigungstherapien gehören zum bevorzugten Inventar der modernen Bewegungstherapie. Das Prinzip der Trainierbarkeit gilt erwiesenermaßen für alle großen Muskelgruppen. Diese physiologischen Prinzipien sind durchaus auf die kleinen und kleinsten Muskeln der Füße übertragbar. Das hat nur noch niemand erforscht und nachgewiesen. Veränderungen der Stützmuskulatur sind elektrophysiologisch oder in bildgebenden Verfahren schwierig zu dokumentieren. Die klinische Erfahrung bestätigt aber: Die kurzen Fußmuskeln sind durchaus trainierbar. Konkret geht es um die Mm. interossei und lumbricales. Fehl- und Überfunktion der langen Zehenbeuger und -strecker führen regelmäßig zur Inaktivitätsatrophie der gesamten kurzen Ballenmuskulatur. Interessantes Detail: beim Faustschluss tragen die Interossei und Lumbricales nachweislich 40 % zur Faustschlusskraft bei. Immerhin: knapp die Hälfte!

7. Therapieprinzip Tonusregulation:
funktionelle Entspannung

Die effizienteste Form der Tonusregulierung ist jene durch den funktionelleren Gebrauch. Bei jedem Ungleichgewicht verkürzen kritische Muskelgruppen. Im Vorfuß beispielsweise sind es meist die Mm. interossei und Mm. lumbricales. Den kleinen Muskeln folgen die Bänder und Sehnen, dorsale Kapselschrumpfungen bis hin zum Vollbild des kontrakten Spreizfußes mit invertiertem Vorfußquergewölbe und (sub-) luxierten Zehengrundgelenken. In der Therapie geht es um die gezielte Detonisierung chronisch verkürzter Muskelgruppen. Gezielte Entspannung dort, wo sie benötigt wird. Zeitpunkt und Richtung müssen stimmen. Dies unterscheidet die funktionelle Tonusregulation von undifferenzierten Mobilisationen. Auf die richtige Richtung im richtigen Moment kommt es an. Eine Tonusregulation ist grundsätzlich von zwei Seiten her möglich – von zentraler und von peripher. Durch mentale Vorstellungskraft und Bewegungsantizipation wird der Muskeltonus zentral optimiert. Durch rhythmisch-funktionelle Torsions- und Wellenbewegungen, Reflexzonen, Triggerpunkte oder propriozeptive Reize wird der Muskeltonus von peripher günstig beeinflusst. Durch Torsions- und Wellenbewegungen wird der Anteil an Scherkräften auf die Muskelspindel zu Lasten der axialen Zugkräfte vergrößert. Abnorme Reaktionen auf Zugbelastung werden so minimiert.

8. Therapieprinzip Mobilität:
funktionelle Mobilität unter Belastung

Das Abrollen über einen starren Hebel setzt Mobilität in der abrollenden Gelenkkette voraus. Auf ebenem Boden sind oberes Sprunggelenk und Großzehengrundgelenk entscheidend, auf Naturböden kommt dem unteren Sprunggelenk besondere Bedeutung zum Ausgleich von Terrainunebenheiten zu. Zudem gibt der Fuß als Ganzes unter Belastung elastisch nach: die Ferse durch gekammerte Druckfettpolster, der Mittelfuß durch Mikrobewegungen seiner Gewölbekuppel und der Vorfuß durch exzentrische Stoßdämpfung der Ballenmuskulatur. Auf die Verbesserung genau dieser Funktionen zielen mobilisierende Maßnahmen am Fuß: Verbesserung des Bewegungsumfangs von OSG und MTP 1, Elastizität im Mittelfuß und Wiederherstellung des funktionellen Vorfußquergewölbes. Entscheidend ist der Transfer gewonnener Beweglichkeit auf alltägliche Bewegungsabläufe.

9. Therapieprinzip Stabilität:
funktionelle Stabilität unter Belastung

Beweglichkeit und Stabilität ergänzen und bedingen sich gegenseitig. Der Fuß funktioniert in erster Linie als elastisch-stabile Bodenkontaktfläche zum Stehen und Abrollen und als starrer Hebel für die Fortbewegung. Ohne die notwendige Stabilität kann der Fuß diese Grundfunktionen nicht wahrnehmen. Die Instabilität des ersten Strahls beim Hallux valgus führt dies dramatisch vor Augen: Schritt für Schritt wird der erste Metatarsalknochen sagittal hyperextendiert und transversal in eine Varusstellung genötigt. Seine Verankerung in der Fußwurzel ist instabil. Nachtschienen oder Redressionsmassagen zur Stellungskorrektur nützen wenig, wenn dadurch nicht die funktionelle Stabilität der Großzehe unter Belastung verbessert wird.

10. Therapieprinzip Perzeption:
damit Sie wissen, wo Ihre Füße stehen

Wahrnehmungsschulung bedeutet „Therapie der Sinne". Alle individuell verfügbaren Informationskanäle werden eingesetzt: Taktile, kinästhetische, visuelle, auditive, kognitive und expressive Modalitäten werden zu einem individuellen Mix kombiniert. Die Perzeption der Füße beginnt typischerweise mit der Wahrnehmung der Bodenkontaktfläche und einfacher Gewichtsverlagerungen. Von da an geht es weiter zu differenzierter Beweglichkeit, Achsenstabilität, Stoßdämpfung, muskulärer Propulsion, Schrittrhythmus, dynamischem Gleichgewicht u. a. Die Wahrnehmungsschulung lässt sich bis zur Perfektion entwickeln. Die Gleichgewichtsakrobatik auf einem Hochseil zum Beispiel. Ob Therapie oder Training – die Wahrnehmungsschulung folgt einem einfachen vierstufigen Schema (Larsen 1995 a): Am Anfang steht das Wahrnehmungspotenzial, die Auseinandersetzung mit den blinden Flecken. Es folgen Um- oder Anlernphase, repetitives und zufälliges Üben und schließlich die Integration ins selbstverständliche Bewegungsrepertoire.

11. Therapieprinzip Propriozeption:
damit Ihre Füße wissen, wo Sie stehen

Eine unbemerkte Treppenstufe oder Unebenheit – der Fuß muss solche Überraschungsmomente innerhalb von Sekundenbruchteilen ausgleichen. Die Tiefenempfindung von Muskeln, Sehnen und Faszien, die räumliche Lage der Gelenke, die Spannungszustände der Muskulatur und mögliche Schmerzreize stellen einen komplexen Informationsprozess über mehrere Synapsen dar. Kurzum: propriozeptives Training hat viel mit Reflexen im Millisekundenbereich zu tun. Ein zu beachtendes und entscheidendes Therapieprinzip, damit der Fuß weiß, wo Sie gerade stehen. Eine instabile Unterlage ist ein grundlegendes Hilfsmittel für das propriozeptive Reflextraining der Füße.

12. Therapieprinzip Gleichgewicht:
Winkelbalance in der Dynamik

Bewegung ist Schwerpunktverlagerung in einem räumlichen Bezugssystem. Beim Gehen entlang eines Korridors schwingt alternierend ein Arm nach hinten. Die Richtungsangabe nach hinten bezieht sich auf den Rumpf. Auf den Korridor bezogen bleibt der Arm aber „an Ort und Stelle" und wird vom Rest des Körpers sozusagen „überholt". Die zweckmäßige Lageveränderung des Körperschwerpunkts im Raum entspricht der Fortbewegung. Die zweckmäßige Positionierung aller Körperteile zueinander gewährleistet das anatomisch-funktionelle Gleichgewicht während der Fortbewegung. Gleichgewicht als Therapieprinzip bedeutet stabile Raumlage im äußeren Bezugssystem und funktionelle Balance im Innern. Die gezielte Schwerpunktskontrolle von Rumpf und Gliedern liefert das therapeutische Rüstzeug.

13. Therapieprinzip Rhythmus:
Synchronisation in der Dynamik

Bewegung bedeutet Synchronisation verschiedener Frequenzen: Atemrhythmus, Herzfrequenz, elektrische Signale, Muskelkontraktionen, zyklische Bewegungswiederholung. Rhythmus wird erlebbar, wenn verschiedene Bewegungsfrequenzen sinnvoll miteinander synchronisiert werden. Rhythmus als

Frequenzmodulation und Frequenzsynchronisation ist ein universales Bewegungsphänomen und ein Schlüsselprinzip in der funktionellen Gang- und Laufschule. Die Frequenzsynchronisation des Gehens umfasst grob vereinfacht Tempo, Schrittfrequenz, Mitbewegung der Arme und die Atemfrequenz. Die Bewegungsabläufe im Fuß umfassen die Synchronisation von Muskelvorspannung und Aufprall, die aktive Achsenstabilisierung unter Vollbelastung, das zeitliche Nacheinander von der Fersenablösung, Abrollen und konzentrischem Propulsionsimpuls des Vorfußes.

14. Therapieprinzip Gangschule:
Raumzeit in der Dynamik

Gangqualität bedeutet für die Füße optimale Belastungsverteilung und hoher Wirkungsgrad. Die Qualität wird subjektiv und objektiv durch drei Größen bestimmt: Gleichgewicht, Rhythmus und Ökonomie. Die wissenschaftlichen Kriterien dieser drei Dimensionen sind Winkel, Frequenzen und Energie. Der Fuß funktioniert nach dem Prinzip der maximalen Stoßdämpfung mit minimaler Deformierung. Das Fußgewölbe wird kaum deformiert, die Bremsenergie wird exzentrisch in den Sehnen gespeichert. Die räumlich korrekte Anordnung des Fußskeletts ist unabdingbare Voraussetzung hierfür. Die optimale Zeitfrequenz liegt bei 2 Schritten pro Sekunde. Langsames Gehen ist anspruchsvoller, rascheres Gehen ermüdet. Bewegung und Atmung werden aufeinander abgestimmt. Die Synchronisation aller Teilfrequenzen ist komplex – vergleichbar der Musik eines Symphonieorchesters. Energiemäßig setzt sich die Gangqualität aus einem Belastungsfaktor und einem Ökonomiefaktor zusammen. Die Belastungskräfte werden durch die Aufprallenergie des Fußes am Boden bestimmt. Harter Aufprall im Elefantenstil ist weniger bekömmlich als ein eleganter Raubkatzengang. Übergewicht wirkt zusätzlich belastend. Der Ökonomiefaktor wird durch das Ausmaß von Energieerhaltung und Energierückgewinnung im Fuß und Bein bestimmt.

15. Therapieprinzip Autonomie:
Wege zur Selbstbestimmung

Das sichere Stehen und Gehen auf den eigenen Füßen dient der Aufrechterhaltung von Selbstständigkeit und Selbstbestimmung eines Individuums. Und umgekehrt: Die Bereitschaft zu Eigenständigkeit und Wahrnehmung des Selbstbestimmungsprinzips ist Voraussetzung für eine erfolgreiche Therapie von Fußleiden. Durch die therapeutische Arbeit an den Füßen kann Eigenverantwortung konkret gefordert und gefördert werden. Das Wort „Autonomie" bedeutet im Griechischen „sich selbst Gesetz sein". Die eigene Einstellung wird zum Gesetz für die eigenen Füße. Nach diesem Gesetz müssen die Füße leben. Eine überwältigende Mehrheit chronischer Fußleiden ließe sich durch entsprechende Änderungen von Einstellung, Verhalten und Lebensstil verhindern oder zumindest vermindern. Fortschritte und Rückschritte in einer Fußtherapie hängen stark von der Eigenverantwortlichkeit des Patienten ab. Das Therapieprinzip Autonomie erinnert an die Eigenverantwortlichkeit und rückt sie in eine angemessene und für den Patienten realisierbare Perspektive.

16. Therapieprinzip Evolution:
vom Problem zum persönlichen Wachstum

Zum Kern der Menschenwürde gehört das Recht auf persönliche Entwicklung. Der Therapeut kann den Patienten anleiten, ihm seine Entwicklungsschritte aber nicht abnehmen. Hilfe zur Selbsthilfe ist eine reifere Therapieform als Fremdhilfe. Die Füße sind seit Urzeiten Symbol für Fortbewegung und Weiterentwicklung. Jede Fußtherapie ist dazu prädestiniert, den Menschen ins Zentrum der Therapie zu rücken. Fußtherapie ist mehr als Manipulation von Muskeln, Gelenken, Nerven und Bewegungsabläufen. Das Primat der Ganzheitlichkeit lässt sich einfach verwirklichen, indem jeder Patient während der Behandlung etwas konkretes und für ihn nützliches lernt. So kommt er in seiner persönlichen Evolution ein Stück weiter. Therapie wird so um ihre natürliche pädagogische Dimension erweitert. Jeder Therapeut wird so temporär zum Lehrer. Es findet ein Know-how-Transfer statt.

Konzept:
Konzepte sind methodenneutral

Ein Konzept stellt eine Art prinzipiengestütztes therapeutisches Leitprogramm dar, mit dessen Hilfe übergeordnete Ziele definiert und erreicht werden können. Ein Konzept basiert auf Prinzipien. Prinzipien weisen einen hohen Grad an Allgemeingültigkeit auf. Prinzipien können situativ flexibel eingesetzt werden – ganz im Gegensatz zu eisernen Regeln, methodischen Rezepten oder starrer Doktrin. Ein Konzept ist definitionsgemäß methodenneutral. Mit anderen Worten: Ein Konzept kann

Tabelle 1.2 Die 16 Therapieprinzipien im Überblick

Naturprinzip		Funktionsprinzip Fuß	Therapieprinzip Fuß
Strukturelle Prinzipien			
Spiralprinzip	1	3D-Torsion	3D-Torsion (Knicksenkplattfuß)
		3D-Detorsion	3D-Detorsion (Varushohlfuß)
Keilprinzip		Verkeilung der Keilbeine	Gewölbestabilität (Senkplattfuß)
Opposition		Vorfuß-Quergewölbe	Gewölbeaufbau (Spreizfuß)
Biophysikalische Prinzipien			
Energieerhaltung	2	Sehnen- und Bandelastizität	Bewegungsökonomie
Achse	3	axiale Belastung	Achsenkorrektur
Druck	4	Druckverteilung	Druckumverteilung
Fluss	5	arteriell, venös und lymphatisch	Gefäßtraining; Drainage
Funktionelle Prinzipien			
Muskelkontraktion	6	Muskelleistungen	Kraft- und Ausdauertraining
exzentrisch		Stoßdämpfung, Bremsen	
konzentrisch		Propulsion, Beschleunigen	
Relaxation	7	Muskelentspannung	Tonusregulation
Mobilität	8	Mobilität funktionell	Mobilisierung
Stabilität	9	Stabilität funktionell	Stabilisierung
Koordinative Prinzipien			
Bewusstsein	10	Sensomotorik	Kognition, Perzeption, Innervation
		Assoziation	Imagination
Reflex	11	Propriozeption	Reflextraining
Gleichgewicht	12	Schwerpunktskontrolle	Gleichgewichtstraining
Rhythmus	13	Tempovariationen	Rhythmisierung
Raumzeit	14	Globalfunktion	Gangschule
Autonomie	15	Fortbewegung	Eigenverantwortung
Evolution	16	Funktionsoptimierung	Problemlösungsstrategien
Externe Prinzipien			
Schuhe	17		Schuhberatung, Maßschuhe
Einlagen	18		Einlagenversorgung
Medikamente	19		Analgetica; ganzes Spektrum
Pflege	20		Podologie
Chirurgie	21		Fußchirurgie
Sturzprophylaxe	22		Stolperfallen eliminieren
			Seh- und Gehhilfen

mittels verschiedener Methoden und Techniken erfolgreich zur Anwendung gelangen. Die Kunst des Segelns kann diesen Zusammenhang vortrefflich illustrieren. Stellen Sie sich vor, Sie seien in einem kleinen Boot auf offener See unterwegs. Früher mit Hilfe von Sextant und Sternen, heute mittels Kompass, GPS und Seekarte werden Sie Ihr Ziel bestimmen und verfolgen. Zielkoordinaten, Orientierung und Kurskorrektur durch Messung entsprechen den Prinzipien. Ihr seglerisches Können entspricht der Methode. Sie sind auf Ihr methodisches Können angewiesen, um die Prinzipien richtig umsetzen und mögliche Klippen sicher umfahren zu können. Die Technik schließlich entspricht der Handhabung des Steuerrads, mit dessen Hilfe Sie das Schiff auf Kurs halten.

Methode:
Methodik will gekonnt sein

Wer mehrere Methoden beherrscht, kann auswählen. Es ist genau wie in der Musik: Harmonielehre und Rhythmik stellen das Konzept dar. Das Musikinstrument entspricht der Methode. Ein guter Musiker fühlt und versteht die Musik. Er beherrscht mindestens ein, oft gleich zwei oder drei Instrumente. Mäßiges Geklimper auf vielen Instrumenten macht noch lange keinen Musiker. Entscheidend ist die Qualität. Genauso ist es in der Therapie: Die bloße Anwendung einer guten Methode garantiert noch keinen Therapieerfolg. Entscheidend ist das Zusammentreffen eines gültigen Therapieprinzips, der richtigen Priorität und einer souverän beherrschten Methodik. Konzept und Methode ergänzen sich gegenseitig. Stimmt die Strategie, bieten sich bei der Methodenwahl meist mehrere Möglichkeiten an. Wer die richtige Priorität im Visier hat und das Prinzip auf seiner Seite weiss, streitet nicht über die Methodik. Heute steht ein ganzer Werkzeugkasten etablierter und neuer Therapien zur Verfügung.

Therapien:
lokal und global

Entscheiden Sie sich für jene Methoden, die Ihnen liegen. Wenn Sie strategisch vorgehen, können Sie die Methode unterwegs situativ anpassen ohne dabei das Ziel aus den Augen zu verlieren oder vom eingeschlagenen Kurs abzukommen. Eine gute Strategie ist ganz schön praktisch in der Praxis. Hier eine Auswahl – ohne Anspruch auf Vollständigkeit:
– Stabilisierung: Lagerung, Schienung, Verbände, Orthesen, Ruhigstellung, Gelenkschutz
– Mobilisierung: Massage, Manualtherapie, funktionelle Mobilisation, Ultraschall, Hydrotherapie
– Elektrotherapie: Galvanisation, Iontophorese, verschiedene Frequenzströme, Magnetfelder
– Thermotherapie: Kälte, Wärme, Infrarotstrahlung; Hydrotherapie
– Pharmakotherapie: externe Anwendung, Infiltration, Injektion
– Funktioneller Ansatz: funktionelle Bewegungslehre (FBL), propriozeptive neuromuskuläre Fazilitation (PNF), Bobath-Methode, Vojta-Methode, Trainingstherapie, Yoga, Eutonie, Rolfing, Sportphysiotherapie, Spiraldynamik
– Entspannender Ansatz: progressive Entspannung, autogenes Training, Biofeedback
– Kognitiv-pädagogischer Ansatz: Perfetti-Methode, Conductive Education; Alexander-Technik, Feldenkrais-Methode
– Regulativ-energetischer Ansatz: Akupunktur, Fußreflexzonenmassage, Kinesiologie, Osteopathie, Shiatsu
– Evolutionärer Ansatz: Spiraldynamik

1.14 Die Priorität: Wichtiges zuerst!

1. Priorität:
langfristiger Nutzen

Kurzfristige Resultate mit langfristiger Nachwirkung sind Trumpf bei der Behandlung chronischer Fußleiden. Therapie wird so automatisch um ihre präventive Dimension erweitert. Hilfe wird mit Selbsthilfe gekoppelt. Der Patient bekommt eine professionelle Gebrauchsanweisung für den intelligenten Umgang mit seinem konkreten Problem. Es versteht sich von selbst, dass die Erwartungshaltung vieler Patienten und die Leistungsabgeltung der medizinischen Berufe (noch) nicht in diese Richtung zielen. Und das wird sich vorderhand auch nicht ändern. Es gibt bereits heute viele Patienten, die ihr Problem als einen Weg sehen und verstehen und ernsthaft nach langfristigen Lösungen suchen.

Hier die Erfolgsgeheimnisse für eine Therapie mit immanenter Langzeitwirkung:
– Ursachen- und Risikoanalyse
– Optimierung der Globalfunktionen
– Know-how Transfer in den Alltag
– Gezielte Rezidivprophylaxe
– Eigenverantwortung fordern und fördern

2. Priorität:
Ursachen erforschen

Priorität haben die beeinflussbaren Größen: behandelbare Grundkrankheit, chronische Fehlbelastung u. a. Die interdisziplinäre Zusammenarbeit nimmt dabei eine Schlüsselstellung ein. Je nach Problem gehören die Füße in die Hände des Internisten, des Fußchirurgen, der medizinischen Fußpflege, des

Diabetologen, des Orthopädietechnikers oder in bewegungstherapeutische Hände. Der Physiotherapie kommt bei der funktionellen Diagnostik und Behandlung chronischer Fußprobleme entscheidende Bedeutung zu. Ursachenforschung ist es wert, in der Praxis reflexartig erinnert zu werden:
– Grundkrankheit >> medizinische Abklärung
– Fehlbelastung >> funktionelle Analyse
– Überlastung >> Trainingsanalyse
– Kinderschuhe >> Eltern schulen

3. Priorität:
Globalfunktion und Struktur

„Die Struktur folgt der Funktion" besagt das geflügelte Wort. Eine dauerhafte Funktionsoptimierung ist das Kernanliegen der funktionellen Bewegungstherapie. Entscheidend dabei sind globale Funktionsabläufe, die im Alltag eins-zu-eins umgesetzt werden können. Unter diesem Gesichtspunkt werden therapeutischen Maßnahmen priorisiert:
– Optimierung von Globalfunktionen
– Transfer der Lerninhalte in den Alltag
– Beweglichkeit, Kraft, Ausdauer und Koordination
– Ergonomische Beratung

4. Priorität:
Symptome behandeln

Bei akuten Problemen kommt der Symptombehandlung meist hohe Priorität zu. Nicht so bei chronischen Leiden. Symptomatischen Behandlungsversuchen fehlt oft die längerfristige und eigenverantwortliche Perspektive. Oft bestimmt der Leidensdruck über den Stellenwert der Symptombehandlung. Die Behandlung wird situativ angepasst, beispielsweise durch:
– Beeinflussung lokales Milieus
– analgetische Maßnahmen
– Förderung der Zirkulation
– Stabilisation, Mobilisation

5. Priorität:
Verhalten ändern

Verhaltensänderung und Selbstoptimierung stehen bei chronischen Problemen im Brennpunkt des therapeutischen Interesses. Funktionsoptimierung und Verhaltensänderung gehen meist Hand in Hand. Für die konkrete Umsetzung steht das gesamte Instrumentarium der Patientenführung zur Verfügung:
– Fokussierte Gespräche
– Bewältigungsstrategien
– Verhaltenstraining
– Explorative Methoden

6. Priorität:
Meilensteine festlegen

Das Ziel „Besserung" ist meist ein abstraktes Endziel – ein Fernziel. Der Weg dorthin kann in konkrete Schritte gegliedert werden. Die Etappenziele sind nach zeitlicher Priorität zu ordnen. In vielen Fällen ist die sinnvolle Gliederung der Therapieetappen durch die pathomechanische Entwicklung vorgezeichnet. Die Pathomechanik wird sozusagen in umgekehrter Richtung wieder durchschritten. Die Therapie des Knicksenkplattfußes beispielsweise sieht so aus:
– 1. Schritt: Rückfuß orthograd
– 2. Schritt: aktive 3D-Torsion
– 3. Schritt: Integration Alltag
– 4. Schritt: Beinachsenkorrektur

Strategiebeispiel:
Priorität und Prinzip

Priorität und Prinzip clever miteinander kombiniert stellen den Kern einer Therapiestrategie dar. Die Priorität ist ein individueller Mix aus kurz- und langfristigen Maßnahmen zur Funktionsverbesserung, Symptombehandlung und Verhaltensänderung. Das therapeutische Leitprinzip spiegelt die konzeptionelle Vorgehensweise, wie Sie mit diesen Patienten arbeiten werden. In Tabelle 1.**3** und 1.**4** werden zwei Beispiele vorgestellt.

Tabelle 1.**3**   Beispiel 1: Schmerzhafter Spreizfuß, gut motiviert

Priorität (→ S. 35)	Prinzip (→ S. 30)	Methode (→ S. 35)	Parameter (→ S. 37)	Übungsplan (→ S. 38)
☒ Nachhaltigkeit ☒ Ursachen ☒ Funktion, Struktur ☒ Symptomtherapie ☒ Verhalten ☒ Meilensteine	☒ Opposition Vorfuß ☒ Druckentlastung ☐ Mobilisierung ☐ Kraftausdauer ☒ Integration	☒ Wahrnehmung ☒ Einlage ☒ Heimprogramm ☐ Alltag	☒ Schmerz visuell analog ☒ Gehzeit absolut ☐ Medikamentenverbrauch	☒ Mobilität Vorfuß ☒ Fußachse orthograd ☒ Beinachse orthograd ☒ Stabilität Vorfuß

Tabelle 1.4 Beispiel 2: Poliomyelitis mit Gangverschlechterung nach Spinalanästhesie, top motiviert:

Priorität (→ S. 30)	Prinzip (→ S. 30)	Methode (→ S. 35)	Parameter (→ S. 37)	Übungsplan (→ S. 38)
☒ Nachhaltigkeit	☒ Gangschule	☒ Training	☒ Gehsicherheit subjektiv	☐ Gefahren Identifikation
☐ Ursachen	☒ Autonomie	☐ Motivationsförderung	☒ Gehtempo	☐ Beinachsen stabil
☒ Funktion	☒ Gleichgewicht	☐ Heimprogramm	☒ Gehzeit	☒ Schwerpunktskontrolle
☐ Symptome	☐ Tempovariation	☐ Alltag	☒ Sturzfrequenz	☐ Sturztechnik
☒ Verhalten	☐ Innervation	☐ Rezidivprophylaxe		
☐ Meilensteine				

1.15 Der Parameter: Therapieerfolge in Zahlen

Verordnung:
Diagnose und Therapieziel

Die Verordnung enthält theoretisch – neben Diagnose, Angaben zu Person und Anzahl der Behandlungen – alle für die Therapie relevanten Angaben: Therapieziel, spezifische Maßnahmen, eventuelle Vorsichtsmaßnahmen und Belastungsgrenzen. In der Praxis wird die Verordnung diesen Kriterien selten gerecht. Viele Verordnungen enthalten ein Symptom anstelle einer Diagnose. Die Wahl eines geeigneten Therapieverfahrens wird richtigerweise zunehmend den Therapeutinnen und Therapeuten freigestellt.

Anamnese:
Patientenangaben für die Verlaufsdokumentation

Die Anamnese liefert wichtige Angaben für die Verlaufs- und Erfolgsdokumentation. Schmerzintensität und Leidensdruck werden am besten subjektiv durch den Patienten mithilfe einer visuell analogen Skala eingeschätzt (→ S. 10). Als weitere Beispiele erwähnt seien:
– Schmerzfreie Gehzeit
– Gehsicherheit
– Erwerbsfähigkeit
– Schmerzmittelbedarf
– Abwendung einer geplanten Operation.

Status:
dokumentierte Veränderung

Einige Untersuchungsbefunde eignen sich ideal für die Verlaufsdokumentation, andere weniger. Sensomotorik, Reflexstatus und Lasègue-Zeichen sind klassische neurologische Verlaufsparameter etwa bei Bandscheibenproblemen mit Fußlähmungen. Die „Zentralisierung" der neurologischen Symptome ist ein günstiges Verlaufszeichen. Unter „Zentralisierung" wird ein „Rückzug der radikulären Symptome von distal nach proximal" verstanden – z. B. reichen Hyposensibilität und Dermatomschmerz nur noch bis in den Unterschenkel statt bis in die Zehen. Zunahme der Rohkraft und erneutes Auftauchen der Eigenreflexe sind Zeichen der neurologischen Erholung. Bei orthopädischen Fußproblemen bieten sich funktionelle Mobilität, Stabilität und Integration an:
– Objektive Verbesserung der Gelenkbeweglichkeit ROM
– Funktionelle Stabilität während beispielsweise 30 Sekunden
– Funktionelle Integration anhand Gehtempo, Gangbild, Schmerzreduktion, Übungstagebuch u. a.

Tabelle 1.5 Aussagekräftige Verlaufsparameter (Beispiele)

Kriterium	Einheit
Verlauf Anamnese	
Erwerbsunfähigkeit	%
Gehzeit schmerzfrei (Trainingszeit) (→ S. 10)	Minuten
Gehzeit absolut (Trainingszeit) (→ S. 10)	Minuten
Schmerzintensität, Leidensdruck (→ S. 10)	Visuell analoge Skala 1–10
Schmerzmittelbedarf	Tagesdosis
Operation geplant	abgesagt
Verlauf Gangbild	
Gangbild (→ S. 12)	symmetrisch, asymmetrisch
Gehtempo (→ S. 245)	km/Std.
Gehstrecke	Kilometer
Verlauf neurologisch	
Grobmotorik (→ S. 12)	Kraftmessung in N
Sensibilität (→ S. 12)	Areal in cm^2
Reflexstatus (→ S. 13)	Vorhanden, abgeschwächt, fehlend
Lasègue positiv (→ S. 13)	° in Winkelgrad
Verlauf arteriell	
Gehprobe (→ S. 14)	Abbruch nach x Minuten
Gehstrecke	km
Verlauf orthopädisch	
Gelenkbeweglichkeit	° Winkelgrad ROM
Kraftmessung	N
Druckmessung	N/cm^2
Belastbarkeit schmerzfrei	kg auf Personenwaage
Gelenkstabilität z. B. Einbeinstand	s auf labiler Unterlage
Leistungsfähigkeit	Anzahl Treppenstufen

1.16 Der Plan: Spiraldynamik-Fußplaner

Fußplaner: Strategie im Handumdrehen

Der Spiraldynamik-Fußplaner ermöglicht eine strategische Planung der Therapie und dokumentiert Prioritäten, Leitprinzip, Maßnahmen, Meilensteine, Zeitaufwand, Heimprogramm und den Einsatz von Hilfsmitteln. Bei der Verwendung des Fußplaners haben Sie zwei Möglichkeiten: Für die häufigsten Diagnosen mit Standardvorgehen mache ich Ihnen einen konkreten Vorschlag, wie Sie strategisch vorgehen können. Sie können den Vorschlag übernehmen und brauchen nur noch den geschätzten Zeitaufwand einzutragen. Oder Sie nutzen die Möglichkeit, einen eigenen Fußplaner zu erstellen. In diesem Fall bestimmen Sie Therapieprinzip, Priorität, Teilschritte und Verlaufsparameter selbst. Sie können alle Werte frei festlegen und diese auf einer neutralen Kopiervorlage eintragen. So oder so – der Fußplaner macht Ihr Vorgehen automatisch zur griffigen Strategie. Mit etwas Übung brauchen Sie kaum Zeit zur Erstellung des Fußplaners.

Selbst gemacht: Fußplaner in drei Minuten

Und so funktioniert es im Detail: Sie bestimmen Priorität (Wann) und Therapieprinzip (Warum), Methodik (Wie), Erfolgsparameter (Wie viel) und Übungsplan (Was). Und fertig ist der Spiraldynamik-Fußplaner. Mit etwas Übung schaffen Sie das locker in zwei bis drei Minuten. Eine lohnende Zeitinvestition! Die Patienten lernen leichter auf ihren Füßen zu stehen, und Sie entwickeln sich zum natürlichen Strategieexperten. Therapie ohne Strategie ist wie Navigation ohne Koordinaten. Sie können die Liste der Therapieprinzipien, Prioritäten und Parameter übrigens Ihren eigenen Bedürfnissen anpassen und ergänzen. Im Anhang finden Sie eine neutrale Kopiervorlage des Spiraldynamik-Fußplaners zur Erstellung eines eigenen Fußplaners.

Tipp: pro Einheit ein Thema

Jede Sitzung stellt einen in sich geschlossenen Behandlungs- und Lernzyklus dar und zielt auf die eigenverantwortliche Anwendung durch den Patienten. Zum Beispiel der schmerzhafte Spreizfuß:
– Der erste Schritt besteht in der passiven Mobilisation des Vorfußquergewölbes. Der Patient lernt die funktionellen Grobzusammenhänge kennen, schult seine Wahrnehmung, erlernt die korrekte Selbstmobilisation als Heimübung und bekommt ein Gefühl dafür, wie er die retrokapitale Abstützung seiner Einlagen als passive Stütze aktiv gezielt nutzen kann. Der gesamte Zyklus wird in einer Sitzung durchlaufen und so oft wiederholt, bis das Ziel der korrekten passiven Selbstmobilisation erreicht ist.
– Dann folgt der zweite Zyklus mit einem neuen Lerninhalt: die assistive Mobilisation des Quergewölbes. Assistive Innervationsschulung der Mm. interossei und lumbricales. Der Therapeut hilft mit seinem Wissen und seinen Händen, das Verständnis wird vertieft, zu Hause hilft sich der Patient mit den eigenen Händen. Der zweite Zyklus wird wiederholt, bis das Ziel der richtigen Innervation der kurzen Ballenmuskulatur erreicht ist.
– Dann folgt der dritte Zyklus. Und so weiter.

Tipp: sorgfältiger Stufenplan

Jeder Therapieschritt baut auf bisher Erreichtem auf. Der erste Schritt beim Spreizfuß beispielsweise ist die passive Mobilisierung. Dann assistiv, aktiv, gegen dosierten Widerstand, unter statischer Belastung und schließlich in der Dynamik. Der Schwierigkeitsgrad wird graduell gesteigert. Einzelne Schritte können nicht übersprungen werden. Es macht keinen Sinn, beim Spreizfuß die Ballenmuskulatur zu kräftigen, solange die dazu notwendige Flexionsmobilität der Zehengrundgelenke fehlt. Bei der Erstellung des Fußplaners gilt der Grundsatz: ein Hauptthema pro Sitzung. Beim Knick-Hohl-Spreizfuß macht es wenig Sinn, alle drei Komponenten gleichzeitig angehen zu wollen. Das therapeutische Vorgehen erfolgt wiederum schrittweise: Zuerst die Wahrnehmung und aktive Stabilisierung der orthograden Kalkaneusstellung, dann der assistive Aufbau des Vorfußquergewölbes, im dritten Schritt die gezielte Entspannung der plantaren Muskulatur.

Tipp: Fußplaner Beispiele

– Spreizfuß schmerzhaft (→ S. 152)
– Poliomyelitis (→ S. 57)
– PAVK II Claudicatio intermittens (→ S. 65)
– chronisch-venöse Insuffizienz (→ S. 76)
– Knickfuß (→ S. 88)
– Senkplattfuß (→ S. 108)
– Hohlfuß (→ S. 130)
– Spreizfuß schmerzhaft (→ S. 152)
– Hallux valgus schmerzlos (→ S. 176)
– Innenrotationsfehlstellung Hüftgelenk (→ S. 202)
– Beinachsen (→ S. 229)
– Spiraldynamik Walking-Planer (→ S. 254)
– Spiraldynamik Jogging-Planer (→ S. 275)

Hinweis: weitere Fußplaner unter www.fuss-schule.info

1.17 Patienteninformation: Brücken aus Worten und Taten

Kommunikation:
Brückenschlag ans andere Ende

In der Beziehung Therapeut-Patient ist der Therapeut der Profi, der Experte, der Gebende und Helfende. Der Patient sitzt sozusagen am anderen Ende der Therapie. Das ist grundsätzlich schon keine einfache Situation. Der Patient versteht die Krankheitsbilder, Behandlungskonzepte und Fachausdrücke nicht. Sein Anliegen, seine Sorgen, seine Gedanken und Interpretationen gehen oftmals in eine ganz andere Richtung. Der Weg zwischen empathischer Verbundenheit und eigenverantwortlicher Abgrenzung ist eine Gratwanderung. Der Kommunikation kommt deshalb entscheidende Bedeutung zu. „Multimedialität" und „Laienverständlichkeit" – mit diesen zwei Begriffen lässt sich eine erfolgversprechende Kommunikation auf den Punkt bringen.

Patientenführer:
Füße in guten Händen

Vorschläge für einen patientengerechten Zugang wurden in dieses Buch systematisch integriert. Jedes Kapitel enthält einen kleinen themenspezifischen Patientenführer mit Anregungen für die psychologische Bedeutung und Bearbeitung von Fußproblemen, Beobachtungskriterien für die Übungskontrolle und Hinweise auf prognostische Faktoren.

Patientenratgeber:
Füße lernen laufen

Der Spiraldynamik Patientenratgeber mit dem Titel „Füße lernen laufen" (Larsen C 2004, in Planung) unterstützt Fußpatienten und Patientinnen bei der Formulierung eigener Ziele und bei der praktischen Umsetzung. Die Patientenversion „Füße lernen laufen" ist das komplementäre Gegenstück zum vorliegenden Fachbuch „Füße in guten Händen". Aufbau und Inhalte sind analog aufgebaut, Übungen werden unter gleichem Namen geführt.

1.18 Übungen: Wirkung mit Nachwirkung

Buchstruktur:
mit und ohne Übung

Die Kapitel 2–5 vermitteln ätiologisch orientierte Therapiestrategien – Kapitel ohne Übungsteil. Die Kapitel 6–14 vermitteln funktionell orientierte Therapiestrategien – Kapitel mit fünffachem Übungsteil: 1. Wahrnehmung >> 2. Mobilisation >> 3. Stabilisation >> 4. Funktionstraining >> 5. Integration. Sie können das Übungsprogramm schön der Reihe nach oder als Quereinsteiger nutzen. Bei Gleichgewichtsstörung mit ausgeprägtem Knickfuß beispielsweise gehen Sie direkt zum 6. Kapitel „Knickfuß" und dort zum Übungsteil >> 3. Stabilisation oder >> 4. Funktionstraining. Beim neurologischen Hohlfuß direkt zum Übungsteil >> 1. Wahrnehmung vom Kapitel Hohlfuß.

Übungsstruktur:
klassischer Aufbau

Die Übungen dieses Buches folgen einem einfachen klassischen Aufbau. Die Angaben beschränken sich auf das Wesentliche. Weiterführende Erklärungen ergeben sich aus dem Kapitelkontext.

Übungsintensität:
situative Dosierung

Funktionelle Übungen zielen auf die Verbesserung der Funktion. Intensität und Dosierung richten sich nach dem funktionellen Gebrauch der Füße im Alltag. Bei einer bettlägerigen Person gelten andere Richtlinien als bei einem Hochleistungssportler. Für die fünf Stufen >> Wahrnehmung, >> Mobilisation, >> Stabilisation, >> Funktionstraining und >> Integration gelten für Dosierung und Intensität diese Erfahrungswerte:

1. *Wahrnehmung*: Intensität knapp über der Wahrnehmungsschwelle. Es geht hier um Perzeption und Kognition der raum-zeitlichen Bewegungsqualität – nicht um Kraft oder submaximale Beweglichkeit.
2. *Mobilisation*: Intensität im „Wohlfühlbereich". Je nach Diagnose, Alter und psychologischem Profil des Patienten müssen „Sicherheitszonen" eingebaut werden, um Missverhältnisse von Selbstwahrnehmung und objektiver Belastbarkeit abzufedern. Der aktive und der assistive Modus sind gegenüber dem passiven Modus generell zu bevorzugen.
3. *Stabilisation*: Die Intensität soll der Bewegungsintensität des gewohnten Alltags entsprechen. Übungen, die ein Patient von sich aus im Alltag macht (z. B. Gehen oder Treppensteigen), stellen keine quantitative Überforderung aus, wenn sie im therapeutischen Kontext durchgeführt werden. Bei der Stabilisierung geht es um die Präzision und Timing.
4. *Funktionstraining*: Intensität unterhalb der globalen und lokalen individuellen Leistungsgrenze. Die Intensität wird der Kondition, der Diagnose und dem Schweregrad des Problems angepasst. Das Spektrum funktionellen Trainings reicht situativ von der postoperativen Teilbelastung mit geringem Gewicht über die durchschnittliche Alltagsintensität bis zum aufbauenden Belastungstraining beim Leistungssportler.
5. *Integration*: Die Intensitäten finden im „Spontanbereich" statt. Der Begriff ist erklärungsbedürftig: Es geht um die Integration eines qualitativ neuen Musters in das bestehende Bewegungsrepertoire. Entscheidend sind kognitive Parameter wie Automatisierungsgrad, mentale Anbahnung, Praxis nach dem Zufallsprinzip u. a. Die Intensität wird dabei durch die momentane Bewegungssituation bestimmt – sie findet spontan statt. Die Therapie soll keine Steigerung der Intensität bewirken, im Gegenteil: Bewegungsökonomie ist angesagt.

Übungssicherheit:
Feedback und Muskelschutz

Die meisten therapeutischen Unfälle erfolgen in Situationen, in denen der Patient einer therapeutischen Impulsmanipulation entspannt ausgeliefert ist. Gefäßspasmen der Vertebralarterie mit persistierendem Hemisyndrom nach chiropraktischer Manipulation sind keine Seltenheit. Von tödlichen Ausgängen wird immer wieder berichtet, kürzlich nach einem Rotations-Reklinationsmanöver nach Vojta (Jacobi G 2001). Zur Erhöhung der therapeutischen Sicherheit gibt es zwei goldene Regeln: Erstens sind die assistiven und aktiven Mobilisationen gegenüber den passiven grundsätzlich zu bevorzugen. Der Patient kann sich so durch seine Muskelspannung selbst schützen. Repetitive dreidimensional gezielte Bewegungsabläufe können durchaus eine vergleichbare Wirkung haben. Zweitens erhöht es die Sicherheit, wenn Sie sich „von unten her" und unter kontinuierlichem Feedback des Patienten an die optimale Dosierung herantasten. Das Feedback erhalten Sie durch Frage- und Antwortspiel oder durch wiederholte feindiagnostische Funktionsprüfung.

Positivliste:
aus Erfahrung gut

Die Güte der Indikation hängt vom Schweregrad des Fußproblems ab. Eine leichte Fußdeformität ist funktionell einfacher zu behandeln als eine grotesk-massive Deformität. Das Bewegungs- und Therapiekonzept der Spiraldynamik ist – aufgrund bisheriger Erfahrung – für nachfolgende Indikationsbereiche empfohlen:
– Funktionelle Überlastungen
– Neuro-orthopädische Fußleiden
– Statische Fußdeformitäten
– Degenerative Veränderungen
– Leichtere Fußmissbildungen
– Leistungssteigerung in Sport und Tanz
– Verbesserung von Sprungkraft, Gleichgewicht
– Prävention von Fußdeformitäten bei Kindern.

Negativliste:
Vorsicht geboten

Bei richtiger Zielsetzung, Auswahl der Therapieschritte und situativer Anpassung der Intensität gibt es nur wenige generelle Kontraindikationen. Dazu gehören:
– Akute Verletzungen
– Akute Ödeme, Hämatome
– Akute Entzündungen
– Tumoren und Metastasen
– Kritische Durchblutungsstörung
– Akut-psychotische Zustände.

Funktionsübungen:
Kunstwerke zu zweit

In der Übung steckt die therapeutische Wirkung und der Trainingseffekt. Das deutsche Wort Übung stammt vom lateinischen Wort *Opus* ab und meint das Werk, das Kunstwerk. In diesem Fall das gemeinsame Werk von Therapeut und Patient. Der Therapeut kennt den Weg, der Patient bestimmt das Tempo. Der Therapeut bringt das Know-how, der Patient die Motivation. Therapieerfolg und Übungsqualität sind auf das Engste miteinander verbunden.

Bewegungsqualität:
Erfolgsfaktor Thrapeut

Die heute hochgehaltene Objektivierung des Therapieerfolges stützt sich auf quantitative und messbare Merkmale. Entscheidend für den Therapieerfolg ist neben aller Quantität die Bewegungsqualität. Und diese ist nur sehr begrenzt messbar. Wichtigste Möglichkeit in der Praxis: das Qualitätsempfinden des Patienten und das Qualitätsverständnis des Therapeuten. Letzteres ist wesentlicher Bestandteil des therapeutischen Erfolges. Der Qualitätsfaktor Therapeut ist unersetzlich, auch wenn heute Tendenzen bestehen, diesen wesentlichsten Faktor durch standardisierte Vorgehensweisen wegrationalisieren zu wollen.

Funktionelle Therapie:
Funktion im Visier

Der funktionelle Therapieansatz zielt auf eine nachhaltige Funktionsverbesserung. Sie geht vom Phänomen der gestörten Funktion aus, analysiert diese nach funktionellen Kriterien, stöbert Potenziale zur Funktionsverbesserung auf und setzt diese gezielt um. Daher ist es sinnvoll, für neurogene, orthopädische und vaskuläre Fußprobleme zusammengehörende Übungen zu nutzen.

1.19 Prävention: Eigenverantwortung fordern und fördern

Strategie:
Die Kunst der richtigen Strategie

Strategie bedeutet laut Wörterbuch: das eigene Vorgehen definieren. Die Kunst der richtigen Strategie ist die Kunst zu siegen ohne zu kämpfen. Wie sieht die Kunst der richtigen Strategie in der Therapie konkret aus? Die Antwort: ursachenbezogen, individuell und präventiv. Die Prävention von akuten und chronischen Fußleiden stellt ein zentrales Anliegen der modernen Medizin und Therapie dar. Themenspezifisch geordnet finden Sie in den entsprechenden Kapiteln aktuelle präventivmedizinische Erkenntnisse und Möglichkeiten für die Praxis:

Orthopädische Fußprobleme (→ S. 51)
– Präventive Biomechanik: Wohlbefinden ist käuflich
– Medizinische Pädagogik: Ab 40 läuft der Countdown
Neurologische Problemfüße (→ S. 59)
– Sekundärprävention: Elimination des Vermeidbaren
– Neuromedizinische Prävention: Raumzeit und Kognition
Arterielle Fußprobleme (→ S. 67)
– Prävention: zu fast 100 % vermeidbar
– Prävention: Amputationen zu 50 % vermeidbar
Venöse Fußprobleme (→ S. 78)
– Prävention: Starten statt warten
– Sekundärprävention: Vermeidung von Komplikationen
Knickfüße (→ S. 100)
– Präventive Biomechanik: keine Schuhe
Hohlfüße (→ S. 142)
– Präventive Biomechanik: Hohlfüße als Fersenläufer
Spreizfüße (→ S. 166)
– Präventive Biomechanik: idiopathische Zehengänger
Hallux valgus (→ S. 188)
– Präventive Biomechanik: hoher Preis für hohe Hacken
– Medizinische Pädagogik: Modeschuh – Überlebenstraining für Füße
Walking (→ S. 266)
– Schritt für Schritt: los geht's
Jogging (→ S. 286)
– Prävention Überlastung: Risiko-Management
– Prävention Verletzungsrezidiv: Pech-Formel für den Notfall

2 Orthopädische Fußprobleme

2.1 Evidenz: jeder zweite Fuß – jeder zweite Therapeut?

Fußprobleme:
Jeder zweite Fuß ein Problem

Projekt Achilles: 100 000 Paar Füße wurden unter die ärztliche Lupe genommen. Pilzinfektionen machen rund 50 % aller Fußprobleme aus. Gleich auf Rang zwei folgen orthopädische Fußprobleme – noch vor Hühneraugen und Warzen! Diese Zahlen gelten für das heutige Europa (Merkle B 2000). In den USA leiden 40 % der Bevölkerung an Fußproblemen. Bei 5 % der Bevölkerung werden fußchirurgische Eingriffe durchgeführt (Gould N 1980). Mit zunehmendem Alter verschiebt sich das Spektrum von Fußproblemen zu Problemfüßen: In der geriatrischen Patientengruppe leiden 50 % an orthopädischen Fußdeformitäten. Jeder zweite Fuß ist ein Problemfuß (Hung LK 1985); Tendenz steigend. –

Kurzum: Jeder zweite Mensch hat Fußprobleme, jeder zwanzigste erhält Laufhilfe mit dem Messer. Keine Schwarzmalerei, sondern Tatsache. Noch ein paar bedenkenswerte epidemiologische Zahlen: Ein Drittel der Kinder gibt an, niemals barfuß gelaufen zu sein (Noszvai-Nagy M 1999). Zwei Drittel der Kinder zeigen funktionelle oder strukturelle Deformierungen ihrer Füße (Jerosch J 1998). Für die Therapie chronischer Fußleiden gibt es praktisch kein Konzept. Viele Therapeutinnen und Therapeuten stehen bei Problemfüßen vor einem Problem: Der Fuß ist das Stiefkind der modernen Medizin. Funktionelle Konzepte zur Behandlung und Prävention chronischer Fußleiden sind rar. Genau diese Lücke zu schließen, ist das Anliegen des Praktikerhandbuchs „Füße in guten Händen".

2.2 Pathomechanik in zehn Schritten

Pathomechanik:
Füße auf schiefer Bahn

Die weltweit genutzte Standard-Klassifikation statischer Fußdeformitäten ist rein phänomenologisch. Begriffe wie Spreiz- oder Senkfuß sind rein beschreibender Natur und sagen wenig über das Zustandekommen und die dahinterstehenden Ursachen aus. Die rein beschreibende Klassifikation kann durch eine pathomechanische Diagnostik ergänzt werden. Ausgangslage ist der gesunde Fuß. Mithilfe einiger Struktur- und Funktionsprinzipien lässt sich der funktionell optimale Fuß definieren. Abweichungen davon sind automatisch der Pathomechanik zuzuordnen – von den subklinischen Frühstadien bis zu den grotesken Endstadien orthopädischer Fußprobleme. Zehn Gründe, wie Füße auf die schiefe Bahn kommen:

1. Rückfuß:
Ferse aus dem Lot

Die 3D-Torsion des Fußes ist ossär, ligamentär, muskulär und neurologisch angelegt. Die Rotation gilt als Schlüsseldimension. Keine Spirale ohne Drehung und Gegendrehung. Die funktionellen Drehrichtungen im Fuß sehen so aus: Supination des Rückfußes und Pronation des Vorfußes. Und so ist die 3D-Torsion im Fußskelett im Detail organisiert: pronatorisch-horizontale Einstellung des Vorfußes und supinatorisch-vertikale Ausrichtung des Rückfußes. Die orthograde Ausrichtung des Fersenbeins ist Voraussetzung für eine optimale funktionelle Stabilität im Fuß. Der Kraftvektor geht so durch die Ferse. Achsenabweichungen können von erheblichem, geringem oder fehlendem Krankheitswert sein. Für die Klinik entscheidend sind das Ausmaß der Fehlbelastung, die zeitliche Dauer sowie die vorhandenen Kompensationsmöglichkeiten. Ein Knickfuß

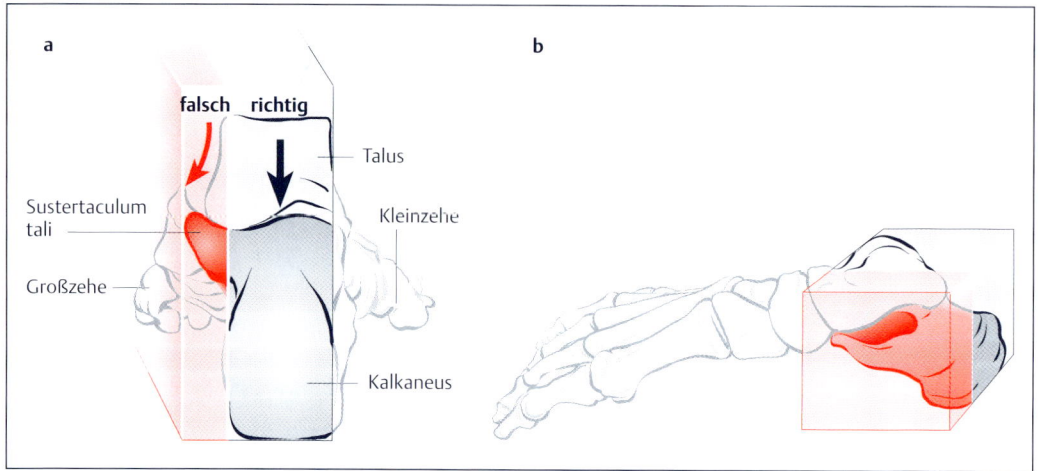

Abb 2.1a–b Spiral- und Keilprinzip: Spiralige Verschraubung und Keilprinzip sind die strukturellen Schlüsselmerkmale des menschlichen Fußes. **a** Dem Keilprinzip verdankt der Fuß seine Belastungsstabilität – unter Belastung verkeilen sich die Keilbeine ineinander, Stabilität unter Belastung. **b** Die spiralige Verschraubung mit Pronation im Vorfuß und Supination im Rückfuß sorgt dafür, dass die Keilbeinspitzen eng zusammen lagern und das Keilprinzip zum Tragen kommt.

ohne Schmerzen ist noch lange kein gesunder Fuß nur weil er keine Schmerzen zeigt. Aus bioarchitektonischer Sicht ist jedes Grad Fehlstellung der Ferse eines zuviel.

2. Mittelfuß:
Hypo- und Hypertorsion

Grob vereinfacht finden Flexion-Extension im Vorfuß, Pronation-Supination im Mittelfuß und Eversion-Inversion im Rückfuß statt. Mit anderen Worten: Die Gewölbetorsion findet vor allem im Mittelfuß statt. Die Knochenelemente liegen hier schalenartig vor dem Taluskopf und besitzen Keilform. Rückfuß-Supination und Vorfuß-Pronation führen automatisch zu einer Annäherung der Keilbeinspitzen plantar und garantieren so die funktionelle Belastungsstabilität des Fußgewölbes. Spiralprinzip und Keilprinzip sind eng miteinander verbunden. Zwei grundsätzliche pathomechanische Entwicklungen sind möglich: zu viel oder zu wenig Verschraubung. Bei ungenügender oder 3D-Hypotorsion entstehen Knick-, Senk- und Plattfüße. Der tarsometatarsale Komplex wird insuffizient und instabil. Eine 3D-Hypertorsion findet sich beim neurologischen Hohlfuß mit Pes varus und hyperproniertem Vorfuß. Mit der Hypertorsion geht eine übermäßige Verkeilung einher, der Mittelfuß verliert seine Elastizität und wird rigid. Orthopädische Fehlbelastung und neurologische Störungen des Muskeltonus wirken pathomechanisch Hand in Hand.

3. Vorfuß:
Inversion der Opposition

Stoßdämpfung und Propulsion sind Funktionsmerkmale des gesunden Vorfußes. Der unbelastete Vorfuß weist einen flachen Oppositionsbogen mit leichter Beugestellung aller Zehengrundgelenke auf – analog zum Lumbrikalgriff der Hand. Unter Belastung wird das Vorfußquergewölbe flachgedrückt, die transversale Ballenmuskulatur wirkt exzentrisch stoßdämpfend. Die gespeicherte Energie wird beim Abstoßen als Propulsionsimpuls wieder freigesetzt. Das Prinzip der exzentrischen Energiespeicherung in Sehnen und Muskeln nimmt in der Bewegungsökonomie der Beine eine Schlüsselstellung ein. Es hat sozusagen Gültigkeit bis in die Zehenspitzen und gilt analog für die exzentrische Vordehnung der Ballenmuskulatur unter Belastung. Der Verlust des Oppositionsbogens im Vorfuß mit hyperextendierter Fehlstellung der Zehengrundgelenke kennzeichnet die pathomechanische Entwicklung zum Spreizfuß: Abflachung, Aufheben und schließlich Inversion des Vorfußquergewölbes. Zehendeformitäten, Verschleiß und interdigitale Probleme sind programmiert. Druckinduzierte Hornhautschwielen an der Fußsohle stellen ein zuverlässiges Frühzeichen der lokalisierten plantaren Drucküberlastung dar.

4. Großzehe:
Grundgelenk hypomobil – Achse instabil

Die Kraftangriffslinie des Fußes verläuft beim Abrollen von der Ferse über den lateralen Mittelfuß bogenförmig nach vorne zur Großzehe. Die Großzehe dient als Hebelarm und Abrollrampe. Ein klassischer Kunstfehler der Hallux valgus-Chirurgie führt die Bedeutung des Abrollens über den ersten Strahl drastisch vor Augen: Nach operativen Eingriffen am ersten Metatarsalknochen kann es zur geringfügigen Höherstellung des Großzehengrundgelenks kommen. Das so erzwungene Abrollen über den zweiten Strahl ist unphysiologisch, schmerzhaft und auf Dauer nicht möglich. Das physiologische Abrollen erfolgt über die Großzehe und ist an zwei Kriterien geknüpft: volle Extension und stabile Achse. Ist die Extension im Großzehengrundgelenk arthrotisch eingeschränkt, sprechen wir vom Hallux rigidus – der sukzessiven Einsteifung des Großzehengrundgelenks. Beim Hallux valgus ist die Großzehenachse im Grundgelenk instabil. Es kommt zur progredienten Achsenfehlstellung. Pathomechanisch entsteht der Hallux valgus meist auf dem Nährboden eines Spreizfußes.

5. Fußachsen:
konvergierend – divergierend

Fußachsen – eine ewige Streitfrage. Im klassischen Ballett werden divergierende Fußachsen kultiviert, in der Leichtathletik der Parallelstand. Im Karate wird eine leichte Konvergenz der Füße angestrebt, dadurch wird die Standfestigkeit verbessert und die Fokussierung auf das Gegenüber erleichtert. Ballett, Leichtathletik und Karate stellen spezialisierte Bewegungsaufgaben dar. Die propagierte „technisch-funktionelle Fußachse" ist unterschiedlich weil zweckgebunden. Nicht so die „anatomisch-funktionelle Fußachse". Sie geht durch den zweiten Zehenstrahl und weist im Durchschnitt eine leichte Divergenz auf, bedingt durch ossäre Außentorsion der Tibia. Strukturell konvergierende Fußachsen haben verschiedene Ursachen: Adduktionsdeformität des Fußes, fehlende Außentorsion der Tibia, extremer Antetorsionswinkel des Femurs oder Innenrotationsfehlstellung der gesamten Beinachse im Hüftgelenk. Mit anderen Worten: Die Ursachen für konvergierende Fußachsen können im Fuß selbst, in den Torsionsverhältnissen von Tibia und Femur oder in einer Gelenkfehlstellung begründet sein. Bei den divergierenden Fußachsen ist es analog umgekehrt.

6. Hüftgelenk:
Extensionsdefizit – Rotationsdefizit

Die funktionelle Adaptation der Füße an Terrain und Bewegungsaufgabe erfordert eine freie Beweglichkeit der Hüftgelenke. Die zwei häufigsten Defizite im Hüftgelenk sind Streckdefizit und Rotationsdefizit. Eine unvollständige Hüftstreckung beim Gehen zwingt den Fuß zur vorzeitigen Fersenablösung. Es kommt zu einer Verkleinerung der funktionellen Bodenkontaktfläche und zu einer Verlängerung der ausschließlichen Vorfußbelastung. Im Klartext: Jedes Hüftextensionsdefizit wirkt spreizfußfördernd. Die zweite kritische Dimension ist die Rotation: Die häufige Insuffizienz der pelvitrochanteren Hüftaußenrotatoren führt zur Innenrotationsfehlstellung der gesamten Beinachse. Der Talus wird mit der Malleolengabel nach innen gedreht, die Entwicklung einer Knicksenk- oder Knickhohlfußproblematik ist programmiert. Fehlt hingegen die Innenrotationsbeweglichkeit im Hüftgelenk, dreht die gesamte Beinachse samt Fuß nach außen weg.

7. Beinachsen:
Achsenabweichung – Fehlrotation

Das Kniegelenk ist ein klassisches Drehscharniergelenk mit spiralig angeordneten Kreuzbändern im Innern. Genau wie beim Fuß spielen die funktionellen Drehrichtungen im Kniegelenk eine entscheidende Rolle für die Belastungsstabilität. Die Drehrichtungen sind anatomisch festgelegt. Für die Flexion gilt: Femuraußenrotation und Tibiainnenrotation. Die Drehrichtungen sind ossär, ligamentär und muskulär angelegt. Die Anordnung der Kreuzbänder ist ein repräsentatives Beispiel: Dreht der Femur nach außen und die Tibia nach innen, wickeln sich die Kreuzbänder umeinander. Das verletzungsgefährdete gebeugte Knigelenk wird so von innen rotationsstabilisiert. Eine Umkehr der Drehrichtungen erhöht das Risiko für akute und chronische Verletzungen. Das klassische Bild der 3D-Hypotorsion im Bein sieht so aus: X-Beine mit Insuffizienz der Hüftaußenrotatoren und Innenrotationsfehlstellung im Kniegelenk. Parallel dazu besteht oft eine 3D-Hypotorsion im Fuß mit Knickfuß. Das Bild der 3D-Hypertorsion im Bein ist analog umgekehrt: O-Beine mit verstärkter Außenrotation im Hüftgelenk, säbelförmiger Tibia und Innenrotationsfehlstellung des OSG.

8. Beckenbewegungen:
Füße bis zum Becken

Der Einfluss der Beckenbewegungen reicht bis in die Zehenspitzen. Beim Abstoßen in der späten Standbeinphase ist die Belastung der gesamten Beinachse am intensivsten. In diesem Moment findet im Becken eine definierte 3D-Bewegung statt: funktioneller Beckentiefstand zur Standbeinseite, Rotation zur Standbeinseite und Aufrichtung im Sinne einer tendenziellen LWS-Minuslordosierung. So wird der Körperschwerpunkt in die Verlängerung der abstoßenden Beinkraft gebracht. Hauptmuskel ist die Glutealmuskulatur: Sie zieht die Beckenschaufel nach hinten, unten und nach lateral. Die funktionelle Bedeutung dieser 3D-Beckenbewegung wird durch ihr Gegenteil verdeutlicht: Bewegt sich das Becken auf der Standbeinseite kranialwärts statt nach unten, liegt ein Trendelenburg-Hinken vor. Rotiert das Becken zum Spielbein statt zum Standbein, geht der Mensch im Passgang. Kippt das Becken im Moment der axialen Belastung nach vorne, entspricht dies einer kompensatorischen LWS-Lordose bei einem Hüftstreckdefizit. Kurzum: Gesunde Füße sind auf funktionelle Beckenbewegungen und einen aktiven Beckenboden angewiesen.

9. Schuhe:
Form ohne Funktion deformiert

Die Deformierbarkeit von Füßen durch unzweckmäßiges Schuhwerk ist durch die altchinesische Tradition des Füßebandagierens auf tragische Weise belegt. Und im modernen Europa? Unpassende Kinderschuhe stellen ein pathomechanisch hochkarätiges Risiko dar. Der Freiraum für die Zehen ist meist zu kurz oder zu niedrig. Zehendeformierungen werden so von Kindesbeinen an programmiert. Ein zu breiter oder zu großer Kinderschuh hat ungefähr die gleiche Wirkung: Der Fuß rutscht im Schuh nach vorne, die Zehen werden gestaucht. Fuß und Schuhinnenraum müssen gemessen werden, um zu wissen, ob ein bestimmter Kinderschuh bei einem bestimmten Kinderfuß passt oder nicht. Bei den Erwachsenen stehen Fußprobleme durch vorne enge und hochhackige Schuhe im Vordergrund. Hohe Absätze wirken spreizfußfördernd und erhöhen das Risiko für die Kniegelenkarthrose. Ob Kind oder Erwachsener – zur pathomechanischen Diagnostik der Füße gehört ein kritischer Blick auf die Schuhe.

Tabelle 2.1 Füße auf schiefer Bahn – pathomechanische Diagnostik in zehn Schritten

Anatomie	Funktionsprinzip	Pathomechanik	Klinik
1. Rückfuß	Axiale Belastung	Achsenfehlstellung	Pes valgus Pes varus
2. Mittelfuß	3D-Torsion Fuß	3D-Hypotorsion 3D-Hypertorsion	Senkplattfuß Hohlfuß
3. Vorfuß	Opposition	Inversion	Spreizfuß Zehendeformitäten
4. Großzeh	Abrollen, Ökonomie	Hypomobilität Instabilität	Hallux rigidus Hallux valgus
5. Fußachsen	Abrollen, Ökonomie	divergierend konvergierend	Pes abductus; Femur-Retrotorsion Sichelfuß; Femur-Antetorsion
6. Hüftgelenk	Mobilität	Streckdefizit Rotationsdefizit	vorzeitige Fersenablösung Fehlbelastung des Fußes
7. Beinachsen	Axiale Belastung 3D-Torsion Bein	Achsenfehlstellung 3D-Hypotorsion	Crura vara Rotationsfehlstellung OSG
8. Becken	3D-Torsion Stamm	3D-Hypotorsion	Trendelenburg, Passgang Hyperlordose lumbal
9. Schuhe	Passform Ästhetik	Falsche Größe Falsche Form	Wachstumsfehllenkung Kinder Spreizfuß schuhbedingt
10. Einlagen	Druck Kraft	Falsche Druckverteilung Falsche Kraftverteilung	Schmerzhafte Einlagen Funktionelle Verschlechterung

10. Einlagen:
Verschlimmbesserung nach Maß

Eine Einlage stellt ein individuell gefertigtes Fußbett mit oder ohne eingebaute Korrekturfaktoren dar. Optimale Druck- und Kraftverteilung – das kann für die Füße nur Gutes bedeuten. Oder etwa nicht? Bestimmte Einlagen schaden mehr als sie nützen und sind deshalb als pathomechanisch unwirksame Faktoren anzusehen. Speziell wenn sie regelmäßig und über Jahre getragen werden. Steinharte Einlagen zum Beispiel. Ein zweites wichtiges Kriterium ist das Feedback des Patienten. Schmerzen die Füße mit Einlagen mehr als ohne, stimmt mit den Einlagen etwas nicht. Untersuchen Sie die Füße mit und ohne Einlagen, und analysieren Sie die Unterschiede beim Stehen und Gehen. Kurzum: Hartes Material, Schmerzen beim Tragen und eine offensichtliche Verschlechterung der Statik sind zuverlässige Hinweise: Diese Einlagen gehören in den Müll.

2.3 Klinische Diagnostik: orthopädischen Fußproblemen auf der Spur

Erstbeurteilung:
wichtige Fragen in der Praxis

- *Algorithmus*: diagnostische Schnellschritte in der Praxis (→ S. 8)
- *Kurzanamnese*: dem Grundleiden auf der Spur (→ S. 9)
- *Fußschmerz*: Lokalisation, Art und Dauer (→ S. 9)
- *Leidensdruck*: visuell analoge Skala (→ S. 10)
- *Belastbarkeit*: aktuelle Gehzeit und Trainingszeit (→ S. 10)
- *Leistungsprofil*: vergangene Taten der Füße (→ S. 11)

Untersuchung:
diagnostische Schnellschritte in der Praxis

- *Alarmzeichen*: Schwellung und Verfärbung (→ S. 11)
- *Gangbild*: Grobanalyse Symmetrie und Ablauf (→ S. 12)
- *Grobmotorik*: Ballengang, Fersengang, Einbeinhocke (→ S. 12)
- *Oberflächensensibilität*: diagnostische Feinabstimmung (→ S. 12)

- *Reflexstatus*: Verletzungen der Symmetrie (→ S. 13)
- *Lasègue-Zeichen*: präzise Provokation (→ S. 13)
- *Gehprobe*: der Dreiminuten-Marsch (→ S. 14)
- *Lagerungsprobe nach Ratschow*: der Zweiminuten-Test (→ S. 15)
- *Trendelenburg-Venentest*: venöse Insuffizienz bei Strömungsumkehr (→ S. 16)
- *Vibrationssinn*: Tiefensensibilität bis in die Spitzen (→ S. 16)
- *Ligamentäre Laxizität*: hypermobil – insuffizient – instabil (→ S. 17)
- *Verlaufsdokumentation*: Diagnose abhängiger Parameter (→ S. 17)

Klinische Funktionsdiagnostik:
Schritt für Schritt

- Knickfuß (→ S. 88)
- Senkplattfuß (→ S. 108)
- Hohlfuß (→ S. 130)
- Spreizfuß (→ S. 152)
- Hallux Pathologien (→ S. 176)
- Hüftgelenke und Becken (→ S. 202)
- Fußachsen und Beinachsen (→ S. 229)
- Ganganalyse (→ S. 244)

2.4 Funktionelle Therapiestrategien: Behandlung nach Maß

Programmierte Therapie: Priorität

1. Priorität:
   Paradigmawechsel

„Statische Fußdeformitäten" gelten grundsätzlich als unheilbar – egal ob Spreizfuß, Plattfuß oder Hohlfuß. Die Terminologie weist darauf hin: Statische Fehlbelastungen sind an der Entwicklung statischer Fußdeformitäten maßgeblich beteiligt. Chronische Fehl- und Überbelastung wirken sich negativ auf die gesamte Statik und Dynamik des Fußes aus. Die Strukturen passen sich der Fehlbelastung an: Knochenumbau, Kapselverkürzungen, Muskelatrophie und Hypertrophie – alles bekannte Größen aus der Adaptationsbiologie. Adaptationsprozesse stellen keine Einbahnstrasse dar. Funktionelle Fehlbelastungen können grundsätzlich behoben werden. Nach der Normalisierung der Belastungsfunktion können sich die Strukturen im Rahmen des biologisch Möglichen erholen. Da die statischen Fußdeformitäten den Löwenanteil chronischer Fußprobleme ausmachen, ist deren potenzielle Reversibilität von erstrangiger Bedeutung. Ein Paradigmawechsel ist angesagt.

2. Priorität:
   Therapie mit Nachwirkung

Ohne Zutun des Patienten läuft bei statischen Fußdeformitäten gar nichts. Im Gegenteil: Der Patient ist der entscheidende Faktor. Diese Tatsache ist bemerkenswert. In der Schulmedizin gibt es wenige Therapien, bei denen die aktive Mitarbeit des Patienten im Mittelpunkt steht. Medikamente werden geschluckt, Akupunkturnadeln gesteckt – die Wirkung entfaltet sich von alleine. In der Physio- und Ergotherapie ist das anders – und war schon immer anders. Der Patient darf und muss mitmachen. Eigenverantwortung wird hier nicht nur gefordert, sondern konkret gefördert. Der Therapeut investiert sein Know-how in den Patienten, dieser bringt die Wirkung erst zur Entfaltung. Entscheidend für den Therapieerfolg und damit für die Prognose sind Wahrnehmungsdifferenzierung, Lernfähigkeit und Integrationsvermögen.

Programmierte Therapie: Prinzip

Prinzip:
aktive Belastungskorrektur

Zwei intrinsische Faktoren bestimmen die Prognose orthopädisch-statischer Fußdeformitäten: Grundleiden und Ausmaß. Grundleiden: Liegen alte Verletzungen oder eine definierte Grundkrankheit vor, erfolgt die Langzeitprognose in direkter Abhängigkeit von diesem Grundleiden. Die Früharthrose nach einem Komplextrauma hat eine ungünstige Prognose, funktionelle Überlastungen nach kurzfristiger Extrembeanspruchung haben eine günstige Prognose. „Veroperierte Füße" mit schmerzhafter Belastung sind kaum therapierbar; chirurgische Fehler müssen in der Regel chirurgisch behoben werden. Der zweite Faktor ist das Ausmaß der Deformität: Teilweise erhaltene Flexibilität und schmerzfreies Gehen während 15 Minuten machen selbst aus einem massiven Spreizfuß einen therapierbaren Spreizfuß. Dies im Gegensatz zur stempelkissenartigen Quergewölbeinversion und Schmerzen beim ersten Schritt. Prognostisch ungünstige Faktoren sind: groteske Deformität, Kontrakturen, manifeste Instabilitäten, schmerzbedingte chronische Gehinvalidität, fortgeschrittenes Alter und Therapieresistenz über Jahre.

Belastungsgewohnheit:
belastende Gewohnheit

Statische Fußprobleme kommen in Sachen Häufigkeit gleich nach den Pilzinfektionen: Hallux valgus, interdigitale Neuralgie, Zehendeformitäten, Fersenschmerz, Senkplattfüße und Arthrosen sind Spitzenreiter (Guyton, GP 2000). Der Spreizfuß mit seinen Vorstufen und Spätfolgen ist die häufigste orthopädische Fußerkrankung überhaupt. Schuhwerk und Belastungsgewohnheiten stellen wichtige beeinflussbare Komponenten dar. Gewohnheiten sind lernbar. Welche Schuhe ein Patient kauft und wie er darin geht, ist beides primär eine Frage der Gewohnheit. Routine ist im therapeutischen Kontext unter zwei Bedingungen veränderbar: Der Patient bringt die Motivation, der Therapeut das Know-how ein. Veränderung findet an der Schnittstelle von Information und Motivation statt. Dabei gilt es, eine bestimmte Reihenfolge zu berücksichtigen: Zuerst muss das Problem subjektiv als solches erkannt werden. Hier fließen Motivation, Information und Kognition zusammen. Dann folgen Mobilisation, aktive Stabilisierung und schließlich die funktionelle Integration in den Alltag.

Statische Fußprobleme:
funktionelle Strategien

Gleich noch einmal: Die elementar-pädagogische Reihenfolge lautet Kognition >> Mobilisation >> Stabilisation >> Integration. Die Reihenfolge ist nicht beliebig umkehrbar. Abdominales Muskeltraining gegen den Widerstand einer verkürzten Lumbalmuskulatur beispielsweise ist sinnlos. Zehenkrallen gegen den Widerstand dorsal verkürzter Gelenkkapseln genauso. Ist die Mobilität partiell oder global eingeschränkt, sind Wahrnehmungsschulung und therapeutische Mobilisierung zu Beginn jeder Sitzung sinnvoll. Besteht kein Beweglichkeitsdefizit, muss auch nicht mobilisiert werden. Ist das gewünschte Mindestmaß an funktioneller Mobilität vorhanden, steht die aktive Stabilisierung der Funktion im Vordergrund. Die funktionelle Integration in den Alltag erfolgt durch bewusstes Üben und durch unbewusstes Üben nach dem Zufallsprinzip. Es versteht sich von selbst: Stufengerechtes, regelmäßiges und eigenverantwortliches Üben zu Hause ist bei chronischen Defiziten durch Nichts zu ersetzen. Dazu muss der Patient gut angeleitet werden.

Arthrosebehandlung:
funktionelle Strategien

Funktion und Stoffwechsellage des Gelenkknorpels stehen im Brennpunkt der therapeutischen Bemühungen. Für eine funktionell richtige Gelenkbelastung braucht es Kraft, Beweglichkeit und Ausdauer. Das ist heute Standard. Weniger etabliert ist der funktionell qualitative Ansatz – die somatomotorische Gelenkzentrierung durch Wahrnehmungsschulung. OSG-Arthrose mit Knickfuß beispielsweise bedeutet automatisch eine einseitige und unphysiologische Belastung der Talusrolle. Pes rectus führt zu einer Umverteilung der Belastungszonen und mitunter zu einer markanten klinischen Verbesserung. Neben den bewegungstherapeutischen Maßnahmen stehen medikamentöse Strategien zur Verfügung: Analgetika, Glukosamin, Chrondroitin, intraartikuläre Steroidinjektion, Antioxidanzien wie Vitamin C und E. Einen dritten Eckpfeiler der Arthrosebehandlung stellen externe Stabilisatoren dar: von der einfachen steifen Schuhsohle über Taping, Bandagen und Schienen bis zur orthopädietechnischen Abrollhilfe.

Programmierte Therapie: Parameter

Parameter:
Verlauf in Zahlen

Therapiefortschritte in der Behandlung orthopädischer Fußprobleme sind messbar. Die subjektive Verbesserung kann mittels visuell analoger Skala erfasst werden (→ S. 10). Zusammen mit einem oder mehreren objektiven Verlaufsparametern ergibt sich so eine einfache und aussagekräftige Verlaufsdokumentation. Die Auswahl des Parameters erfolgt situativ in Abhängigkeit von Diagnose und Therapieziel.

Globale Funktionsparameter
- Gehzeit in Minuten – schmerzfrei und absolut
- Trainingszeit in Minuten – schmerzfrei und absolut
- Treppenstufen, die in einer Minute bewältigt werden

Zentimeter, Kilogramm, Sekunden und Winkelgrad
- Gelenkmobilität in Winkelgraden gemessen
- Längsgewölbeaufbau: Os naviculare in Zentimetern über dem Boden
- Belastungsschmerz ab Kilogramm auf einer Personenwaage
- Aktive Gelenkstabilisierung in Sekunden gemessen
- Fußverlängerung beim Hohlfuß in Zentimetern oder als Schuhgröße
- Standsicherheit auf einem Bein in Sekunden gemessen

Aparative Diagnostik
- Plantare Druckwerte Druckmessplatte in N/cm^2
- Belastete Fußfläche z. B. beim Hohlfuß gemessen in cm^2

Programmierte Therapie: Fußplaner

Spiraldynamik-Fußplaner:
schmerzhafter Spreizfuß

„Chronische Probleme brauchen chronische Therapie" – dies besagt die klinische Erfahrungsregel. Mit nur neun Sitzungen ist lässt sich eine jahrzehntelange Fehlentwicklung zum chronisch schmerzhaften Spreizfuß nicht beheben. Aber die Weichen lassen sich neu stellen. Bei einem Patienten erreichen Sie viele Teilziele in neun Sitzungen, beim nächsten Patienten kommen Sie nur halb so weit. Der Patient bestimmt letztlich das Tempo. Das therapeutische Leitprinzip in der Spreizfußbehandlung ist die Reorganisation des stempelkissenartig nach unten invertierten Vorfußquergewölbes. Analgesie durch Funktionsverbesserung hat Priorität. Die Funktionsverbesserung wird durch (Selbst-)Mobilisation, Wahrnehmungsschulung und Kräftigung angestrebt. Einlagen mit retrokapitaler Abstützung zur Entlastung des überlasteten Vorfußquergewölbes sind sinnvoll. Als Schlüsselparameter für das Verlaufsprotokoll bietet sich die schmerzfreie Gehstrecke an – barfuß oder mit Standardschuhen auf einer Standardstrecke.

Spiraldynamik-Fußplaner:
orthopädische Beispiele

- Knickfuß (→ S. 88)
- Senkplattfuß (→ S. 108)
- Hohlfuß (→ S. 130)
- Spreizfuß schmerzhaft (→ S. 152)
- Hallux valgus schmerzlos (→ S. 176)
- Innenrotationsfehlstellung Hüftgelenk (→ S. 202)
- Beinachsen (→ S. 229)

Hinweis: Fußplaner unter www.fuss-schule.info

2.5 Patienteninformation: Wege zu Standfestigkeit und Leichtfüßigkeit

Prognostische Kriterien

Positive Faktoren:
Die Struktur folgt der Funktion

- Hohe Motivation, Sinn für Eigenverantwortung, differenzierte Körperwahrnehmung
- Säuglings- und Kindesalter mit spontaner Besserungstendenz
- Flexible Fußdeformitäten ohne Kontrakturen
- Statische Fußdeformitäten im Frühstadium
- Behandelbares Grundleiden
- Fußbeschwerden mit funktioneller Komponente

Negative Faktoren:
Grenzen der Machbarkeit

- Kontrakte und fortgeschrittene Fußdeformitäten
- Fortgesetzte Fehlbelastung, persistierendes Übergewicht
- Progredientes Grundleiden
- Arthroseschmerzen
- Fehlstellung angeboren, posttraumatisch, postoperativ
- Therapieresistenz

Psychologische Erweiterung

Entsprechung:
Standort und Entwicklung

Orthopädische Fußprobleme stehen für Verlust von Standhaftigkeit, Gleichgewicht und Fortbewegung. Die Verwurzlung im eigenen Leben ist beeinträchtigt. Eleganz und Ökonomie des Vorwärtskommens sind in Frage gestellt. Bei schmerzhaften Fußproblemen drängen sich diese Einschränkungen bei jedem Schritt schmerzhaft ins Bewusstsein. Stabile Verankerung und dynamische Leichtfüßigkeit spiegeln Grundpfeiler der persönlichen Entwicklung.

Anregung:
zurück zu den Wurzeln

Überprüfung des eigenen Standpunktes. Ein neues Gleichgewicht zwischen Standfestigkeit und Veränderungsbereitschaft finden: Lösen Sie starre Positionen auf, ohne dabei die eigenen Wurzeln zu leugnen; stoppen Sie sinnlos aktionistischen Leerlauf, ohne dabei notwendige Veränderungen zu unterbinden. Standpunkt, Ziele und Tempo neu definieren. Authentizität und Eigenständigkeit auf- und ausbauen. Projekte auf ein stabiles Fundament stellen.

Übungsqualität

Übungskriterien:
Patient

– Das Fersenbein steht gerade
– Bodenkontakt Großzehengrundgelenk
– Der Fuß ist elastisch-stabil
– Fußachsen parallel bis leicht auseinander
– Die Kniescheibe gerade nach vorne
– Das Hüftgelenk dreht nach außen

Beobachtungskriterien:
Therapeut

– 3D-Torsion: Gleichgewicht zwischen Rückfuß-Supination und Vorfuß-Pronation
– Vorfußquergewölbe: exzentrisches Nachgeben unter Belastung, Impuls beim Abstoßen
– Innervation: blickdiagnostische Differenzierung zwischen langen und kurzen Zehenmuskeln
– Fußachsen: funktionell individuelle Ausrichtung gemäß ossärer Torsion
– Beinachsen: gerade und unverdreht; Patella orthograd über Vorfußmitte
– Stehen: gleichmäßige Lastverteilung links-rechts sowie zwischen Vor- und Rückfuß
– Gehen: symmetrisch-harmonisches Gangbild mit weichem Aufsetzen

2.6 Funktionelle Übungen, die Füßen Beine machen

Praktische Übungen: in folgenden Kapiteln:
– Kapitel 6: Knickfuß-Problematik (→ S. 90)
– Kapitel 7: Senkplattfuß-Problematik (→ S. 110)
– Kapitel 8: Hohlfuß-Problematik (→ S. 132)
– Kapitel 9: Spreizfuß-Problematik (→ S. 155)
– Kapitel 10: Großzehen-Problematik (→ S. 179)
– Kapitel 11: Hüft-Problematik (→ S. 204)
– Kapitel 12: Beinachsen-Problematik (→ S. 232)
– Kapitel 13: Gang- und Laufschule (→ S. 258)

2.7 Funktionelle Prävention: Das Schicksal der Füße in die eigenen Hände nehmen

Präventive Biomechanik:
Wohlbefinden ist käuflich

Und lernbar. Drei Faktoren sind für das langfristige Wohlbefinden der Füße maßgebend: genetische Veranlagung, Schuhwerk und funktioneller Gebrauch. Zwei der drei Faktoren können durch das eigene Verhalten direkt beeinflusst werden. Beim Kauf von Schuhen ist ein fairer Kompromiss zwischen Funktionalität und Ästhetik angesagt. Zuoberst auf der Schuhverbotsliste stehen zu kleine Schuhe für Kinder. Entscheidender Faktor für das Wohlergehen erwachsener Füße ist deren anatomisch richtiger Gebrauch. Scheinbar plötzlich auftretende Deformitäten haben eine lange Vorgeschichte. Eine überwältigende Mehrheit orthopädischer Fußprobleme lässt sich durch qualitativ und quantitativ richtige Belastung verhindern.

Medizinische Pädagogik:
Ab 40 läuft der Countdown

Wer interessiert sich für das Wohlergehen der eigenen Füße? In jungen Jahren niemanden – ausgenommen vielleicht Profis aus Sport und Tanz. Aber sonst? Die Füße sind zu weit weg vom Kopf. In schmucken Designerschuhen lassen sich beginnende Spreizfüßchen diskret perfekt verstecken. Die Tarnung ist allerdings zeitlich befristet. Ab 40 läuft der Countdown. Das Schicksal Ihrer Füße liegt in Ihren Händen; zehn Gründe für ein Leben auf gutem Fuß:

1. Ihre Füße tragen Sie durchs Leben – ein Leben lang.
2. Füße sind für Langzeitbelastung gebaut – richtigen Gebrauch vorausgesetzt.
3. Fußprobleme kommen heute gleich nach den Rückenproblemen.
4. Jedes dritte Kind und jeder zweite Senior sind heute betroffen.
5. Fußschmerz: Jeder Schritt tut weh – Schritt für Schritt.
6. Eigenständigkeit, Mobilität und Dynamik ade.
7. Die Laufhilfe mit dem Skalpell ist keine sehr attraktive Perspektive.
8. Für viele Fußprobleme gibt es eine effiziente Prävention.
9. Je früher desto präventiver – je später desto therapeutischer.
10. Leistungsfähige Füße sind eine Quelle großen Wohlbefindens.

3 Neurologische Problemfüße

3.1 Evidenz: Sammeltopf für neurogene Vielfalt

Neurogene Füße:
zentral oder peripher?

Der Begriff „neurogene Fußprobleme" ist ein Sammeltopf. Da passt alles rein, egal, ob zentral oder peripher. Der Poliomyelitis-Fuß beispielsweise ist ein peripher-schlaffer paralytischer Hohlfuß. Der Fuß ist gummig und instabil. Die Hohlfuß-ähnliche Deformität entsteht erst sekundär durch Muskelatrophien und Dysbalancen. Hingegen ist die persistierende Spitzfußfehlstellung nach zerebrovaskulärem Insult oder Schädelhirntrauma eine zentralnervös bedingte Fußdeformität. Der Charcot-Marie-Tooth-Fuß wiederum – eine autosomal dominant vererbte Erkrankung der peripheren Nerven – stellt einen peripher neurogenen Hohlfuß dar. Muskelatrophie und ausgeprägte Fußheberschwäche bei relativ gut erhaltener Kraft der Plantarflektoren sind typisch. Der Friedreich-Fuß – der klassischste aller klassischen Hohlfüße – ist ein zentral bedingter neurogener Hohlfuß. Die Friedreich-Ataxie ist eine schwere erbliche Erkrankung von Kleinhirn und Rückenmark mit frühkindlich beginnender Gehbehinderung.

Neurogene Fußprobleme bei Schulkindern (→ S. 120).

3.2 Neuroanatomie: Damit die Füße wissen, wo sie stehen

Neurotopografie:
Dermatom und Kennmuskel

Das Rückenmark ist – entsprechend dem embryologischen Bauplan – abschnittsweise in Segmente gegliedert. Sensible und motorische Innervationsgebiete lassen sich bestimmten Segmenten zuordnen. Dermatome sind segmental versorgte Hautfelder. Davon gibt es am Fuß vier – von L4 bis S2 (Lang J 1972 h). Es besteht eine erhebliche Überlappung zwischen den benachbarten Dermatomen. Bestimmte Hautareale sind für bestimmte Segmente charakteristisch: Außenknöchel S2, Kleinzehe S1, Großzehe L5 und Innenknöchel L4. Analog verhält es sich bei der motorischen Innervation. Motorische Nerven entstammen aus mehreren benachbarten Segmenten. Wiederum besteht eine erhebliche Überlappung, wiederum lassen sich den einzelnen Segmenten Kennmuskeln und Kennreflexe zuordnen. Die Überprüfung der Sensibilität, der Kraft und der Eigenreflexe ermöglicht klinisch eine neurotopografische Zuordnung der neurologischen Ausfälle, das Niveau der segmentalen Störung kann so bestimmt werden.

Spindelorgane:
Regelkreise für Länge und Spannung

In jedem Lehrbuch sind sie beschrieben, die Regelkreise zur Konstanterhaltung von Muskellänge und Muskelspannung. Ein kurzer Schlag mit dem Reflexhammer auf die Achillessehne: Die Rezeptoren für Längenänderungen sind die anulospiralen Endigungen der Muskelspindeln. Sie reagieren sofort auf die abrupte Dehnung und senden den Impuls via Vorderhornzelle gleich zurück zum Trizepsmuskel. Die Antwort des Muskels ist eine kleine Kontraktion, die den Muskel vor Überdehnung schützen soll. Monosynaptische Eigenreflexe werden über ein oder zwei Segmente geschaltet. Die Analyse von Reflexausfällen erlaubt eine Höhenlokalisation der Schädigung. Es gibt einen zweiten wichtigen Regelkreis zur Aufrechterhaltung der Muskelspannung. Die Rezeptoren befinden sich in den Sehnenspindeln (Golgi-Organe) und in den Muskelspindeln (Blütendolden-Endigungen). Der Regelkreis besteht aus zwei Reflexbögen – dem Belastungsreflex und dem Entlastungsreflex. Die beiden Reflexe stehen in dauernder Wechselwirkung zueinander – eine Art Feed-

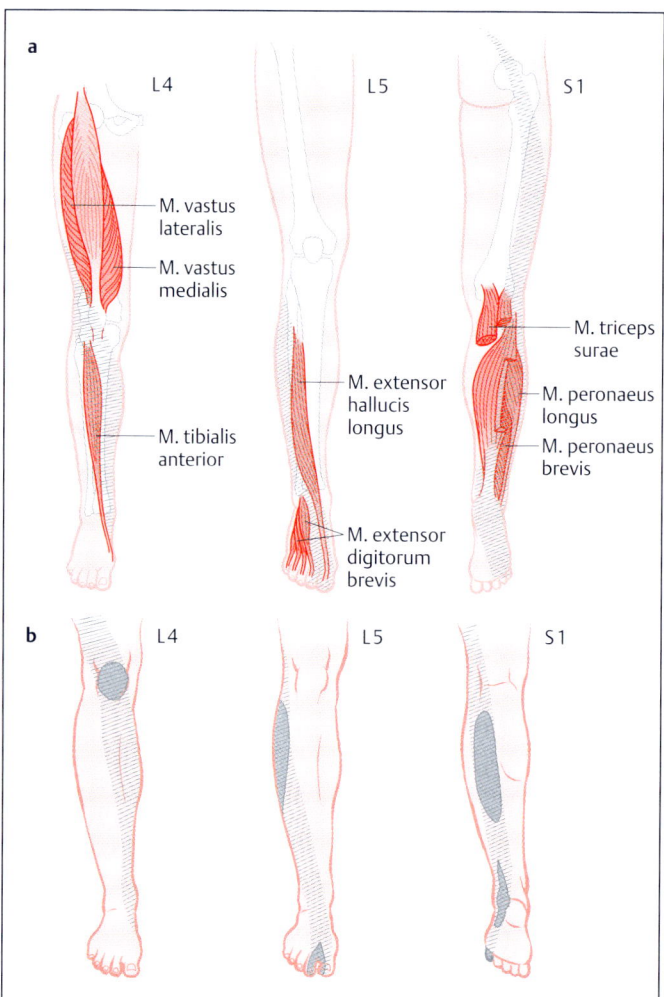

Abb. 3.1a–c Kennmuskeln: a Jedem Dermatom können Kennmuskeln zugeordnet werden. **b** Segmentale Innervation an Fuß, Unterschenkel und Knie

back-gesteuerter Servomechanismus zur ständigen Optimierung der Muskelspannung während komplexer Bewegungsabläufe. Zudem bestehen multiple Verbindungen nach „oben".

Propriozeption:
am Großhirn vorbei

Propriozeption bedeutet Eigenwahrnehmung. In diesem Fall hat Eigenwahrnehmung wenig mit Bewusstsein und viel mit Reflexen zu tun. Ein praktisches Beispiel: Supinationstrauma mit Bänderzerrung am Außenknöchel. Die Therapie der Wahl ist die Schienung. Das obere Sprunggelenk wird mittels Spezialschuh oder Schiene *selektiv* ruhig gestellt. Flexions- und Extensionsbewegungen sind möglich, nicht aber Kippbewegungen zur Seite. So wird ein erneuter Misstritt gezielt verhindert. Die Schiene wirkt im doppelten Sinne: mechanischer und propriozeptiver Schutz. Stellen Sie sich einen erneuten Misstritt mit der Schiene am Fußknöchel in Zeitlupe vor: Der Misstritt geschieht … der Fuß knickt langsam ab … die Schiene greift … bremst die Auslenkung … die wirkenden Kräfte werden so verlangsamt … der Unterschenkel- und Fußmuskulatur bleibt so mehr Zeit, um zu reagieren. Der Fuß erhält dank der zeitlichen Verzögerung die Chance, sich seiner misslichen Lage bewusst zu werden und sich reflexartig durch eigene Muskelkraft zu stabilisieren.

Reflextraining:
Reflexe sind lernbar

Genau das ist Propriozeption! Der Muskel nimmt sich selbst wahr. Er weiß, wo er steht und was er zu tun hat – ohne Ihr bewusstes Zutun! Reflexe sind lernbar! Reflexe können eingeübt und trainiert werden. Sonst wären alle aktiven und passiven Methoden zur Förderung der unwillkürlichen Koordination im Fuß wertlos. Reflextraining hat obligat eine unwillkürliche und fakultativ eine bewusste Komponente! Propriozeptive Information ist bewusstseinsfähig, aber nicht bewusstseinspflichtig. Sie können den Lernprozess aktiv beobachten, aber nicht direkt eingreifen. Stellen Sie sich auf eine wackelige Unterlage, und Ihre Füße werden sich automatisch den Wackelbewegungen anpassen. Die entsprechenden Bewegungs- und Lernprogramme laufen reflexartig ab. Gleichgewichtstraining ist Reflextraining. Jeden Tag zehn Minuten – und innerhalb einiger Wochen sind Ihre Füße stabiler denn je.

3.3 Klinische Diagnostik: neurologischen Defiziten auf der Spur

Erstbeurteilung:
wichtige Fragen in der Praxis

- *Algorithmus*: diagnostische Schnellschritte in der Praxis (→ S. 8)
- *Kurzanamnese*: dem Grundleiden auf der Spur (→ S. 9)
- *Fußschmerz*: Lokalisation, Art und Dauer (→ S. 9)
- *Leidensdruck*: visuell analoge Skala (→ S. 10)
- *Belastbarkeit*: aktuelle Gehzeit und Trainingszeit (→ S. 10)
- *Leistungsprofil*: vergangene Taten der Füße (→ S. 11)

Untersuchung:
diagnostische Schnellschritte in der Praxis

- *Alarmzeichen*: Schwellung und Verfärbung (→ S. 11)
- *Gangbild*: Grobanalyse (→ S. 12), Differenzialdiagnose (→ S. 295)
- *Grobmotorik*: Ballengang, Fersengang, Einbeinhocke (→ S. 12)
- *Oberflächensensibilität*: sensibles Feintuning (→ S. 12)
- *Reflexstatus*: Verletzungen der Symmetrie (→ S. 13)
- *Lasègue*-Zeichen: präzise Provokation (→ S. 13)
- *Gehprobe*: der Dreiminuten-Marsch (→ S. 14)
- *Lagerungsprobe nach Ratschow*: der Zweiminuten-Test (→ S. 15)
- *Trendelenburg-Venentest*: venöse Insuffizienz mit Strömungsumkehr (→ S. 16)
- *Vibrationssinn*: Tiefensensibilität bis in die Spitzen (→ S. 16)
- *Ligamentäre Laxizität*: hypermobil – insuffizient – instabil (→ S. 17)
- *Verlaufsdokumentation*: Diagnose-abhängiger Parameter (→ S. 17)

3.4 Funktionelle Therapiestrategien: kognitiv-funktionelle Integration

Programmierte Therapie: Priorität

Priorität:
individuellen Spielraum nutzen

Viele neuromuskuläre Fußprobleme haben eine ungünstige Prognose, oftmals besteht ein rasch oder langsam progredientes Grundleiden. Die Prognose ist abhängig von der Art und Schwere des neurologischen Grundleidens. Eine allgemeine Aussage bezüglich Prognose ist nicht möglich. Viele erblich bedingten Gehbehinderungen beginnen bereits im Kindesalter. Bei fast allen Krankheitsbildern besteht ein erheblicher individueller Spielraum. Den gilt es, therapeutisch voll zu nutzen.

Einen Sonderfall neurologischer Fußprobleme stellen die peripheren und radikulären Fußlähmungen dar. Entscheidend für die Langzeitprognose ist die Zeit bis zur Druckentlastung. Sofortige und vollständige Druckentlastung führt in der Regel zur Erholung der motorischen Funktion. Länger dauernde Druckläsionen weisen im Spontanverlauf eine akzeptable, aber oft unvollständige Selbstheilungstendenz auf. Der Bandscheibenvorfall mit protrahiertem Verlauf, unvollständiger Remission und Restparese ist ein typisches Beispiel.

Programmierte Therapie: Prinzip

Neurogenese:
Ein Jahrhundertdogma stirbt

Das Prinzip der dynamischen Selbstorganisation gilt in der Neurologie geradezu wörtlich. Dies zeigen neueste Forschungen aus der Neurorehabilitation Querschnittsgelähmter: Motoneurone und Subsysteme feuern in bestimmten Frequenzen und Phasen. Durch eine Rückenmarksläsion verlieren die spinalen prämotorischen Oszillatoren ihre spezifisch rhythmischen und rhythmisierenden Eigenschaften. Durch funktionelles Training lässt sich die verlorengegangene Synchronizität positiv beeinflussen. Beides wurde durch elektrophysiologische Ableitung am Einzelneuron in vivo nachgewiesen (Schalow 2000). Die Lehrbücher der Neurorehabilitation sind so um zwei wesentliche Kapitel erweitert werden. Erstens: Die dynamische Selbstorganisation des Zentralnervensystems und seiner Subsysteme kann durch afferent-funktionellen Input tatsächlich beeinflusst werden. Und zweitens: Es gibt sie doch – die Neurogenese beim Erwachsenen. Das Zentralnervensystem kann nicht nur kompensieren, es kann auch regenerieren! Die Türe zur Neuroneogenese wird spaltbreit geöffnet, der Neurophysiotherapie eröffnen sich neue Perspektiven.

Neuzeitliche Neurotherapie:
Kognition >> Funktion >> Integration

Neuzeitliche Therapie funktioniert so: Tonussenkung durch Funktion und Kognition. Der kognitive Ausführungsplan vor der Bewegung wirkt tonusregulierend (Birbamer 2001). Genauso die funktionelle Mitbewegung einer betroffenen Extremität beim Schwimmen oder Laufen (Schalow 2000). Böse Zungen behaupten schon heute, dass Therapie mittels Fazilitation und Inhibition genau das verhindere, was sie zu erreichen vorgibt. Der Patient muss lernen, die pathologischen Elemente seiner Bewegung selbst zu kontrollieren! Darauf kommt es an. Dieser Lernprozess erfolgt nach etablierten pädagogischen Grundsätzen: Kognition – Repetition – Integration. Der Patient erarbeitet mit dem Therapeuten zusammen eine Zieldefinition und übt eigenverantwortlich, bis er den Lerninhalt im Alltag verinnerlicht hat.

Programmierte Therapie: Parameter

Spastik:
wenig Übereinstimmung

Die klinischen und objektiven Parameter der Spastizität sind wenig etabliert und zeigen untereinander wenig Übereinstimmung. Grundsätzlich gibt es drei Möglichkeiten, Spastizität zu messen: Evaluation der willkürlichen Muskelaktivität; klinisch qualitative Untersuchung durch Fachpersonal und drittens biomechanisch-elektrophysiologische Messungen. Klinische Scores für die Beurteilung von Muskeltonus, Reflexantwort und Globalfunktion schießen wie Pilze aus dem Boden. So viel steht fest: die einzelnen Punkteskalen zeigen untereinander wenig Übereinstimmung (Priebe MM 1996; Nielsen JF 1996). Die Begründung ist naheliegend und überzeugend: Die Spastizität hat verschiedene Gesichter. Passive Steifigkeit durch erhöhten Muskeltonus, abnorme Reaktion auf Dehnungsreize und funktionelle Modulierbarkeit der pathologischen Antwort durch die höheren Ebenen des Zentralnervensystems sind drei grundverschiedene Dinge. Punkteskalen, die alles berücksichtigen wollen, sind für die Praxis zu kompliziert. Skalen die sich auf einzelne Schlüsselkriterien beschränken, führen zu Fehleinschätzungen, sobald andere wesentliche Aspekte der Spastik unberücksichtigt bleiben.

Parameter für die Praxis

Semiquantitative Muskelbeurteilung anhand Fünf-Punkte-Skala
- 0: keine Aktivität
- 1: Kontraktion sichtbar aber ohne motorischen Effekt
- 2: Bewegung unter Ausschaltung der Schwerkraft
- 3: Bewegung gegen die Schwerkraft
- 4: Bewegung gegen Widerstand
- 5: Bewegungskraft normal.

Qualitative Grobeinschätzung der Spastik
- Funktionelle Selbsteinschätzung durch den Patienten
- Häufigkeit der schmerzhaften Spasmen
- Passive Steifigkeit bei langsamer Dehnung
- Reflektorische Steifigkeit bei rascher Dehnung
- Reizschwelle und Intensität der Reflexantwort (z. B. Klonus)
- Modulierbarkeit der reflektorischen Steifigkeit beim Gehen
- Ashworth Skala Muskeldehnungsreaktion (→ S. 126)

Programmierte Therapie: Fußplaner

Spiraldynamik-Fußplaner: Poliomyelitis und Spinalanästhesie

Poliomyelitis-Patientin mit erheblicher Gangverschlechterung nach Spinalanästhesie, top motiviert. Leitprinzip ist die Erhaltung der Selbständigkeit. Priorität hat das Funktionstraining. Der Persönlichkeitsförderung kommt angesichts der hohen Motivation erstrangige Bedeutung zu. Die Therapie erfolgt mittels Anleitung und selbstständigem Üben. Behandlungstechniken rücken in den Hintergrund.

Der didaktische Aufbau erfolgt in diesem Beispiel von unten nach oben: zuerst der Bodenkontakt der Füße, dann Belastungsstabilität der Füße und Beine, gefolgt von Gleichgewichts- und Reflextraining bis zur Integration der neuen Standsicherheit in die All-

Tabelle 3.1 Spiraldynamik-Fußplaner Poliomyelitis: w, 56, Gangverschlechterung nach Spinalanästhesie, top motiviert

Priorität	Prinzip	Methode	Parameter	Übungsplan
1. Sturzprophylaxe	Autonomie, Gleichgewicht	Stolperfallen, Seh- und Gehhilfen optimieren	Problemscore VAS (→ S. 10) Sturzfrequenz	• Sumo (→ S. 95) • Menschen-Mitte (→ S. 240)
2. Rezidivprophylaxe	Ursachenforschung	Prüfung OP-Indikation Anästhesieverfahren	keine	• keine
3. Fortbewegung	Gangsicherheit	Gangschule; Schuhe, Hilfsmittel	Problemscore VAS (→ S. 10)	• 4-Jahreszeiten (→ S. 265)
4. Positionswechsel	Schwerpunktskontrolle	Repetitives Üben	Gehtempo (→ S. 245) Gangbild (→ S. 244) Get-up-and-go-Test (→ S. 248)	• Get-Up (→ S. 241)
5. Notfall üben	Gleichgewicht	Schwerpunktskontrolle	Qualitativ	• Sturztechnik erlernen, Schwerpunkt senken
6. Beinachsen	Spiralprinzip	Beinachsentraining	Patella orthograd (→ S. 220)	• Spieglein (→ S. 232) • Teleskop (→ S. 236)
7. Ferse	Achsenprinzip	Achsentraining Ferse	Rückfußwinkel (→ S. 82)	• Flamingo (→ S. 94)
8. Meilenstein	Kognition	Gespräch	Erfolgserlebnis	• Menschen-Mitte (→ S. 240) • Zeitlupengang (→ S. 239)
9. Rhythmus	Gleichgewicht	Synapsentraining, Einsatz von Musik	Gehtagebuch Anhang (→ S. 301)	• Spiral-Walking (→ S. 264) • Cross-Walking (→ S. 263) • 4-Jahreszeiten (→ S. 265)
10. Reflex	Propiozeption	Reflextrainining	Einbeinstand (→ S. 223)	• Fersen-Proprio (→ S. 97)

Fußplaner: weitere Beispiele unter www.fuss-schule.info

tagsaktivitäten. Eine andere Reihenfolge wäre durchaus denkbar. Die Etappierung der Lernschritte erfolgt situativ und kann von Patient zu Patient variieren. Die Gliederung der Therapie in durchführbare Lernschritte ist ein Kernelement der therapeutischen Kunst. Die Verlaufsevaluation erfolgt idealerweise mittels Punktetabelle für die Bewältigung der Alltagsaktivitäten (ADL Scores = **A**ctivities of **D**aily **L**ife).

3.5 Patienteninformation: Füße lernen laufen

Prognostische Kriterien

Positive Faktoren:
Spielraum nutzen

- Grundleiden fehlend, behandelbar oder ohne Progression
- Druckneuropathie mit rechtzeitig erfolgter Entlastung
- Spontane Besserungstendenz, nachweisbare Nervenregeneration
- Intakte distale Fußmuskulatur (Mm. interossei und lumbricales)
- Verbessungsfähige funktionelle Komponente
- Hohe Motivation, Sinn für Eigenverantwortung, differenzierte Körperwahrnehmung

Negative Faktoren:
Grenzen der Machbarkeit

- Progredientes Grundleiden
- Fortgesetzte Fehlbelastung, persistierendes Übergewicht
- Ungenügende Kraft, fehlendes Differenzierungsvermögen
- Distale Muskelatrophie
- Starke Fehlstellung angeboren oder erworben
- Kein Ansprechen auf neuroorthopädische Therapie, alle Kompensationen ausgeschöpft.

Psychologische Erweiterung

Entsprechung:
Gefängnis und Hochspannung

Periphere Parese: Lähmungen machen den Körper zum Körpergefängnis. Bewegung wird erschwert oder gar unmöglich. Je nach Lokalisation und Ausmaß sind Handlungsfähigkeit, Eigenständigkeit und Fortbewegung auf den eigenen Füßen nicht mehr möglich. Der Fuß ist in einem Gefängnis der Kraftlosigkeit eingesperrt – eine Situation der Ohnmacht – ohne Macht und aller direkten Steuerungsmöglichkeiten beraubt.

Spastik und Spasmen: Bei der spastischen Lähmung steht der Fuß sozusagen unter Hochspannung. Kontrollverlust, zu viel wollen und Überspanntheit werden auf körperlicher Ebene thematisiert. Die Verankerung am Boden ist erschwert, das leichtfüßige und energiesparende Abrollen ist verunmöglicht. Eigenständigkeit und Fortbewegung sind mitunter schmerzhaft eingeschränkt. Der unkontrollierte Kraftfluss muss in sichere Bahnen geleitet werden.

Anregung:
Spannung richtig dosieren

Eine Lähmung spiegelt Situationen und Lebensbereiche, in der ein Mensch „ohne Macht" und „ohne Kontrolle" ist. Für welche Lebensbereiche und welche Beziehungen treffen die Gefühle von Ausgeliefertsein und Kontrollverlust zu? Welche Faktoren sind identifizierbar? In welche Lebensbereiche investieren Sie zu viel oder zu wenig Ihrer Lebensenergie? Überprüfen Sie die wichtigsten Bereiche wie Familie, Gesundheit, Arbeit und persönliche Entwicklung. Wo herrschen Überspanntheit und Überfokussierung, wo Unterspannung und Energiemangel? Finden Sie ein neues Gleichgewicht zwischen innerer Spannkraft und Entspanntheit. Verteilen Sie Ihre Lebensenergie so, wie die aktuelle Situation es erfordert.

Übungsqualität

Übungskriterien:
Patient

- Die Spannung im Fußlängsgewölbe bewusst loslassen
- Bodenkontakt der Füße gleichmäßig verteilen

- Die Perlenreihe der fünf Mittelfußknochen ist sichtbar
- Fußachsen parallel bis leicht auseinander
- Die Kniescheibe schaut gerade nach vorne
- Überanstrengungen vermeiden

Beobachtungskriterien:
Therapeut

- 3D-Torsion: Gleichgewicht zwischen Rückfuß-Supination und Vorfuß-Pronation,
- Zehenmuskeln: Unterscheidung der Aktivität der kurzen und der langen Zehenmuskeln.
- Zehengrundgelenke: Flexion der MTP-Gelenke mit sichtbaren MT-Köpfchen
- Bodenkontakt: Aufprallenergie am Boden erhöht
- Abrollen: Moment der Fersenablösung verfrüht
- Kniegelenk: über der Vorfußmitte
- Hüftgelenk: aktive Außenrotatoren
- Ökonomie: Bewegungen mit adäquater Muskelspannung
- Tonusregulierung durch kognitive Anbahnung
- Tonusregulierung durch funktionelle Repetition und Variation
- Die optimale Übungsintensität ist individuell

3.6 Übungsprogramm – Übungen, die Füßen Beine machen

Praktische Übungen in folgenden Kapiteln:
- Kapitel 6: Knickfuß-Problematik (→ S. 90)
- Kapitel 7: Senkplattfuß-Problematik (→ S. 110)
- Kapitel 8: Hohlfuß-Problematik (→ S. 132)
- Kapitel 9: Spreizfuß-Problematik (→ S. 155)
- Kapitel 10: Großzehen-Problematik (→ S. 179)
- Kapitel 11: Hüft-Problematik (→ S. 204)
- Kapitel 12: Beinachsen-Problematik (→ S. 232)

3.7 Funktionelle Prävention: Frühdiagnose und Frühtherapie

Sekundärprävention:
Elimination des Vermeidbaren

Die Prävention neurologischer Fußprobleme besteht aus zwei Schlüsselelementen: Ursachenbehebung und Funktionsoptimierung. Zu den ursachenorientierten Maßnahmen gehören Frühdiagnose und Frühtherapie neurologischer Grundleiden sowie aktive Prävention typischer Komplikationen.
- *Akuter zentralnervöser Ausfall*: Intensiv- und Frührehabilitation (z. B. zerebrovaskulärer Insult)
- *Chronisches Hemisyndrom*: konsequenter funktioneller Symmetriebezug
- *Psychomotorische Entwicklungsstörung*: gezielte Diagnostik und Entwicklungsförderung
- *Unklare progrediente Hohlfußdeformität*: Diagnostik, Ausschluss Rückenmarktumor
- *Polyneuropathie*: Ursachen behandeln wie Diabetes, Alkohol, Medikamenten-Nebenwirkung
- *Diabetische Fußkrankheit*: Optimierung Blutzuckereinstellung, Frühbehandlung Komplikationen
- *Entrapment*: Vermeidung chronischer Mikrotraumata (Lorei MP 1993) (z. B. Tarsaltunnelsyndrom)
- *Traumatische Druckparese* (z. B. Peroneusparese): adäquater Verletzungsschutz
- *Akrale Läsion* bei Durchblutungsstörung: Selbstinspektion, Fußschutz, medizinische Fußpflege
- *Neurogene Fußdeformität*: frühzeitige orthopädietechnische Schuhversorgung mit Schuhen

Neuromedizinische Prävention:
Raumzeit und Kognition

Im präventiv-medizinischen Kontext geht es sinngemäß genau um die gleichen Inhalte:
- Raum als erlebbares Gleichgewicht. Die Kenngröße ist der Winkel. Der orthograde Rückfuß beispielsweise bietet mehr Gleichgewicht und Belastungsstabilität als der Knickfuß. Die Summe der

Zweckmäßigkeit aller Gelenkwinkel optimiert das funktionelle Gleichgewicht in der Dynamik.
- Zeit ist Rhythmus. Die Kenngröße ist die Frequenz. Die funktionell sinnvolle Synchronisation von Bewegung, Musik, Atmung und Intention ist entscheidend für die raum-zeitliche Qualität einer Bewegung. Rhythmus ist ein Schlüssel für Bewegungsökonomie und funktionelle Ästhetik.
- Dynamik: Materie gleich Energie. So Einstein. Dahinter versteckt sich die gesamte Physik der Bewegung – eben ihre Dynamik. Kräfte, Druck, Impulse und Schwerkraft gehören dazu. Die Dynamik ist durch interne und externe Faktoren beeinflussbar – von der Stimulation an der Fußsohle (Nurse MA 1999) bis zur sensorisch-kinästhetischen Informationsgewinnung.
- Kognition: Das Intelligenzprinzip erkennt die sich anbietende Vielzahl neuer Möglichkeiten und entscheidet sich im richtigen Moment für die entwicklungsfähigste Veränderung (Larsen C 1995b). Sensomotorisches Feedback, Kognition und Bewegungsautomatisierung fließen hier zusammen und nutzen die Plastizität des Zentralnervensystems gezielt zur präventiven Funktionsoptimierung.

4 Arterielle Fußprobleme

4.1 Evidenz: Stenosen auf leisen Sohlen

PAVK:
Peripher arterielle Verschlusskrankheit

10 % der über 40-jährigen Bevölkerung weisen ein asymptomatisches Frühstadium und 3 % der über 40-Jährigen weisen ein symptomatisches Stadium der **p**eripheren **a**rteriellen **V**erschluss**k**rankheit (PAVK) auf (Hooi JD 1998). Häufigste Verschlusslokalisationen sind Oberschenkelarterie und Kniekehlenbereich. Die Diagnose wird selbst bei der typischen Risikokonstellation häufig verkannt. Typische Beschwerden erleichtern die Diagnose, fehlen aber meist lange Zeit und schließen eine Verschlusskrankheit keineswegs aus. Befragung und Gehprobe (→ S. 4) liefern Anhaltspunkte, angiologische Abklärungen verschaffen Klarheit. Koronare Herzkrankheiten sind gehäuft mit einer arteriellen Verschlusskrankheit assoziiert und umgekehrt. Die klassische vaskuläre Risikokonstellation besitzt auch hier Gültigkeit: Neben Alter und männlichem Geschlecht sind Rauchen, Bluthochdruck, Diabetes und Bewegungsmangel die unangefochtenen Spitzenreiter. Hinzu kommen Übergewicht, Hyperlipidämie und infektiöse Fokalherde der Zähne oder Nasennebenhöhlen. Die höchste Risikokonstellation haben männliche Raucher mit Bluthochdruck.

4.2 Anatomie der Gefäße: Leben bis in die Zehenspitzen

Pumpleistung Herz:
faustgroßer Dauermotor

Das durchschnittliche Schlagvolumen eines Herzens in Ruhe beträgt 70 Milliliter. Aber die faustkleine Pumpe ist für erstaunliche Dauerleistung gebaut. Pro Minute sind es bereits 4–5 Liter. Bei Bedarf kann die Pumpleistung auf 20 Liter und mehr pro Minute gesteigert werden. Die mittlere Pulswellengeschwindigkeit beträgt je nach Alter 5–8 Meter pro Sekunde. Im Vergleich dazu: Ein zügiges Gehtempo liegt bei 1,5 m/s, der Sprintweltrekord bei 10 m/s. Die systolische Druckwelle reicht bis in die Füße. In den Arteriolen erfolgt ein steiler Druckabfall – von 120/80 mmHg auf rund 30 mmHg. Die Strömungsgeschwindigkeit hat sich vom Sprintertempo auf Schneckentempo reduziert. Sie beträgt nur noch 7 Millimeter pro Sekunde. So bleibt genügend Zeit für den Gasaustausch. Die Passagezeit durch das Kapillarbett beträgt 1–2 Sekunden.

Anatomie der Gefäße:
drei Fußarterien, zwei Bögen

Verlauf und Nomenklatur der Unterschenkel- und Fußarterien sind schon fast logisch aufgebaut: Sie folgen im wesentlichen den Muskeln. Analog zur vorderen und hinteren Schienbeinmuskulatur und Wadenbeinmuskulatur gibt es eine A. tibialis anterior, eine A. tibialis posterior und eine A. fibularis. Alle drei Arterien entstammen der A. poplitea und verlaufen in groben Zügen parallel den namensgebenden Muskeln. Die A. fibularis zieht der Fibula entlang nach unten und versorgt den Kalkaneus. Die A. tibialis anterior setzt sich auf dem Fußrücken als A. dorsalis pedis fort und bildet auf Höhe der Metatarsalbasen einen dorsalen arteriellen Bogen. Von hier erfolgt die Blutversorgung bis in Zehenspitzen. Die A. tibialis posterior zieht zur Fußsohle und teilt sich dort in einen lateralen und einen medialen Ast. Die A. plantaris lateralis geht in einen bogenförmigen Verlauf über, kommuniziert nochmals mit der A. plantaris medialis und versorgt so die fünf Zehenstrahlen plantarseitig.

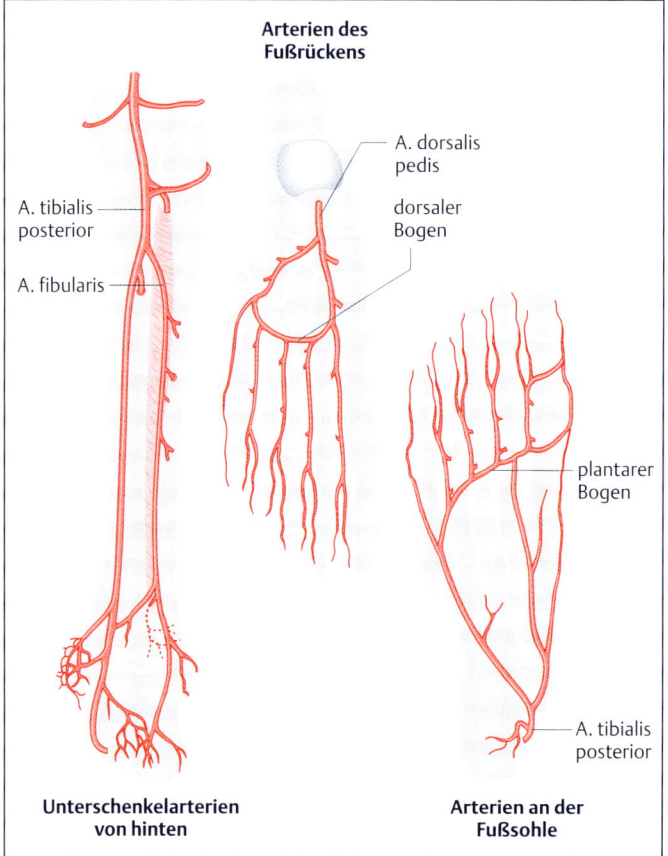

Abb. 4.1 Fußarterien: Verlauf und Nomenklatur der Unterschenkel- und Fußarterien folgen im Wesentlichen den Muskeln: A. tibialis anterior bzw. posterior, A. fibularis. Die A. tibialis anterior setzt sich auf dem Fußrücken als A. dorsalis pedis fort und bildet hier einen arteriellen Bogen. Die A. tibialis posterior zieht zur Fußsohle, teilt sich dort und bildet den plantaren Bogen.

4.3 Klinische Diagnostik: Arterien unter der diagnostischen Lupe

Erstbeurteilung:
wichtige Fragen in der Praxis

- *Algorithmus*: diagnostische Schnellschritte in der Praxis (→ S. 8)
- *Kurzanamnese*: dem Grundleiden auf der Spur (→ S. 9)
- *Fußschmerz*: Lokalisation, Art und Dauer (→ S. 9)
- *Leidensdruck*: visuell analoge Skala (→ S. 10)
- *Belastbarkeit*: aktuelle Gehzeit und Trainingszeit (→ S. 10)
- *Leistungsprofil*: vergangene Taten der Füße (→ S. 11)

Untersuchung:
diagnostische Schnellschritte in der Praxis

- *Alarmzeichen*: Schwellung und Verfärbung (→ S. 11)
- *Gangbild*: Grobanalyse (→ S. 12), Differenzialdiagnose (→ S. 295, 296)
- *Grobmotorik*: Parese – Merkformel 5 P's (→ S. XXVII)
- *Oberflächensensibilität*: sensibles Feintuning (→ S. 12)
- *Reflexstatus*: Verletzung der Symmetrie (→ S. 13)
- *Lasègue-Zeichen*: präzise Provokation (→ S. 13)
- *Gehprobe*: der Dreiminuten-Marsch (→ S. 14)

- *Lagerungsprobe* nach Ratschow: der Zweiminuten-Test (→ S. 15)
- *Trendelenburg-Venentest*: venöse Insuffizienz mit Strömungsumkehr (→ S. 16)
- *Vibrationssinn*: Tiefensensibilität bis in die Spitzen (→ S. 16)
- *Ligamentäre Laxizität*: hypermobil – insuffizient – instabil (→ S. 17)
- *Verlaufsdokumentation*: diagnoseabhängige Parameter (→ S. 17)

4.4 Funktionelle Therapiestrategien: Gehtraining und Lebensstil

Programmierte Therapie: Priorität

Akuter Verschluss:
Wettlauf mit der Zeit

Wird der Strukturumsatz des Gewebes unterschritten, sterben die Zellen irreversibel ab. Eine qualitative Wiederbelebung ist nicht mehr möglich, die Extremität ist verloren. Emboli bleiben meist in den Verzweigungen des arteriellen Gefäßnetzes stecken. Dadurch wird gleichzeitig der potenzielle Kollateralkreislauf blockiert. Der Zeitfaktor wird zum entscheidenden Faktor. Die Behandlung zielt auf die raschmöglichste gefäßchirurgische Wiederherstellung der Durchblutung. Und zweitens auf die Rezidivverhinderung.

Chronischer Verschluss:
Arterien unter dem Messer

Bei der chronischen Verschlusskrankheit haben Funktionstraining und Umstellung der Lebensgewohnheiten erste Priorität. Gehtraining und Rauchstopp stehen an vorderster Stelle. Bei Menschen unter 50 sind gefäßchirurgische Eingriffe im asymptomatischen wie im symptomatischen Frühstadium mit Zurückhaltung einzusetzen. Die Ära präventiver Bypass-Operationen ist definitiv vorbei. Postoperativ nachgewiesene Verbesserungen der Zirkulation sind nicht gleichbedeutend mit langfristigem Nutzen (Waibel P 1992). Operative Eingriffe ohne Umstellung der Lebensgewohnheiten sind wenig erfolgversprechend. Anders sieht es in den fortgeschrittenen Stadien aus. Bei Wundheilungsstörungen und kritischer Durchblutungssituation sind die Möglichkeiten der modernen Gefäßchirurgie im Spätstadium großzügig und frühzeitig auszuloten: Heilen kann nur, was ausreichend durchblutet wird. Dieser Grundsatz hat bis heute uneingeschränkte Gültigkeit.

Programmierte Therapie: Prinzip

Gefäßtraining:
Gehtraining bei Claudicatio

Gehtraining bedeutet effizientes Gefäßtraining der kollateralen Kreisläufe. Die Erfolge lassen sich sehen (Gibellini R 2000): Zu Beginn betrug die schmerzfreie Gehstrecke 120 m; die absolute Gehstrecke 290 m. Nach vier Wochen Gehtraining unter therapeutischer Supervision nimmt die Gehstrecke um 200 % zu, mehr als die Hälfte der Probanden wird asymptomatisch. Der Effekt hält mindestens ein halbes Jahr an. Die Ernährungsumstellung ist vergleichsweise von untergeordneter Bedeutung (Maxwell AJ 2000). Selbst gerinnungshemmende und vasoaktive Medikamente können mit der Wirkung des Geh- und Gefäßtrainings nicht Schritt halten. Die funktionell arterielle Schlüsselstrategie lautet daher regelmäßiges Gehtraining plus drastische Änderung des Lebensstils: Rauchstopp, Blutdruckbehandlung, Gewichtsmanagement sowie Behandlung vorhandener Grundkrankheiten.

Gehtraining:
systematisch und systemisch

Gehtraining ist Gefäßtraining. Täglich möglichst viel gehen, das Gehtempo aber so dosieren, dass keine heftigen Schmerzen auftreten. Entscheidend ist die Regelmäßigkeit. Empfehlenswert ist eine individuelle Standardisierung des Gehtrainings. Beispielsweise morgens zu Fuß zur Arbeit. Die Strecke ist definiert, die Zeit und damit das Tempo können gemessen werden, die tägliche Wiederholung ist durch den Arbeitsrhythmus gegeben. Das spezifische Gehtraining wird durch systemische Bewegungsübungen ergänzt: Bewegung verstärkt die Muskeldurchblutung, die dabei entstehenden Stoffwechselmetabolite wirken gefäßerweiternd und fördern so die Entwicklung effizienter Kollateralkreisläufe. Bei fortgeschritteneren Stadien mit sehr kurzer Gehstrecke und starken Schmerzen kann das Ausdauertraining über die oberen Extremitäten erfolgen. Die Fernwirkung wird als systemischer Trainingseffektes interpretiert (Walker RD 2000).

Kritische Hautdurchblutung:
Heilen kann nur, was durchblutet wird

In den fortgeschrittenen Stadien stehen Tieflagerung, Verletzungsschutz, Infektionsschutz, Druckentlastung und Wundmanagement im Vordergrund. Gehtraining ist kontraindiziert, die arbeitende Muskulatur würde der Haut das Blut wegstehlen. Die Möglichkeiten der modernen Gefäßchirurgie sind frühzeitig und großzügig einzusetzen: Im Stadium III und IV wird grundsätzlich eine Wiederherstellung der Strombahn angestrebt. Einziger Hinderungsgrund sind ungenügende hämodynamische Voraussetzungen.

Innere Medizin:
4-Säulen-Konzept

Internmedizinische Maßnahmen bauen auf ein 4-Säulen-Konzept. Im Zentrum steht die Behandlung des Grundleidens. Das Fortschreiten der Arteriosklerose wird durch regelmäßiges Bewegen, Rauchstopp, Ernährungsumstellung und Gewichtsmanagement eingegrenzt. Die medikamentöse Einstellung umfasst Blutzucker, Blutdruck, Herzinsuffizienz, Schilddrüsenfunktionsstörungen, Hyperlipidämien und andere behandelbare Grundleiden. Hinzu kommt bei entzündlicher Komponente die Sanierung von Fokalinfekten.

Zweitens gilt es thromboembolische Komplikationen zu vermeiden (durch Thrombozyten-Aggregationshemmung und Langzeit-Antikoagulation).

Drittens wird der periphere Perfusionsdruck verbessert: Behandlung von Herzinsuffizienz und arterieller Hypotonie auf der arteriellen Seite, Ödembehandlung mittels Kompression, Diuretika und Gehtraining auf der venösen Seite. Vasodilatanzien wirken direkt entspannend auf die Gefäßwandmuskeln oder unterbinden die gefäßverengenden sympathischen Nervenimpulse. Die chirurgische Sympathektomie verfolgt dasselbe Ziel.

Konsequente Verletzungs- und Infektprävention stellen die vierte Säule dar.

Programmierte Therapie: Parameter

Gehzeit:
der individuelle Goldstandard

Beim Gesunden wird die Durchblutung der arbeitenden Muskulatur durch erhöhte Herzfrequenz, erhöhten arteriellen Blutdruck und durch periphere Vasodilatation sichergestellt. Bei der peripher arteriellen Verschlusskrankheit ist dies nicht mehr möglich. Die Mehrversorgung erfolgt über ausgedehnte Kollateralkreisläufe. Sobald diese erschöpft sind und die Perfusion den Funktionsumsatz unterschreitet, kommt es zum Ischämieschmerz. Die Zeit bis zum Auftreten der belastungsabhängigen Schmerzen wird als schmerzfreie Gehzeit bezeichnet. Ein Weitergehen mit Schmerzen ist möglich. Nach einer bestimmten Zeit zwingt der Ischämieschmerz den Patienten, stehen zu bleiben. Dieser Zeitpunkt gilt als absolute Gehzeit. Die beiden Gehzeiten gelten als Goldstandard für die Verlaufsdokumentation. Die Aussagekraft der Gehzeit ist an die Vergleichbarkeit der Rahmenbedingungen gebunden. Der Goldstandard muss individuell standardisiert werden. Zwei Bedingungen müssen identisch sein: Gehstrecke und Gehtempo. Unterschiedliche Steilheit der Gelände oder Tempovariationen verunmöglichen den Vergleich der Gehzeiten.

Hautdurchblutung:
Farbe und Wundheilung

Die Durchblutung der Haut ist bei fortgeschrittener Verschlusskrankheit der entscheidende Verlaufsparameter: Periphere Pulse, Hautfarbe und Temperatur liefern erste klinische Hinweise. Blässe des Beines, bläuliche Verfärbung der Zehen und glasig transparente Haut sind Zeichen der Pränekrose. Die Lagerungsprobe nach Ratschow (→ S. 15) erlaubt eine semiquantitative Beurteilung der Hautdurchblutung. Die fortgeschrittene Durchblutungsstörung erfordert eine multidimensionale Beurteilung, einen einfachen klinisch-quantitativen Verlaufsparameter gibt es nicht.

Parameter für die Praxis

Gehzeit
– Gehzeit schmerzfrei: standardisierte Gehzeit bis zum Auftreten von Schmerzen
– Gehzeit absolut: standardisierte Gehzeit bis zum schmerzbedingten Stehenbleiben

Durchblutung
- Hautfarbe: Blässe, bläuliche Verfärbung der Zehen, glasig dünne Haut
- Pulse peripher: fehlend, Stenosegeräusche auskultierbar
- Hauttemperatur: erniedrigt

Lagerungsprobe
- Ratschow: Abblassen; Venenfüllung, Nachröte

Wundmanagement
- Wundheilung: Wundgröße, Infekt, Immunlage

Technische Verfahren
- Flow-Messungen: z. B. Ultraschall
- Direktdarstellung: z. B. Angiogramm

Programmierte Therapie: Fußplaner

Spiraldynamik-Fußplaner: PAVK II

Die Umstellung der Lebensgewohnheiten mit Rauchstopp, regelmäßigem Bewegungstraining und Gewichtsmanagement ist keine einfache Angelegenheit. Die Notwendigkeit erfordert eine eigentliche Not-Wende. Viele Patienten schaffen diesen Entwicklungssprung angesichts der drohenden Konsequenzen auf Anhieb. Bei anderen bleibt es bei der guten Absicht. Und manchmal reicht es nicht mal dazu. Geduld und Motivationsförderung bilden die therapeutische Antwort. Zu Beginn wird die Gehzeit auf einer Standardstrecke und mit der Stoppuhr gemessen – bei einem Tempo von zwei Schritten pro Sekunde. Das Gehtraining wird täglich durchgeführt, idealerweise auf definierten Standardstrecken wie Arbeitsweg, Abendspaziergang mit Hund usw. Immer unter der Schmerzschwelle. Zwischendurch möglichst oft kürzere und längere Strecken zu Fuß gehen. Im Gehtagebuch wird das absolvierte Training dokumentiert: Datum, Gehminuten, Beschwerden, Übungen und Medikamente. Situativ kann das Gehtraining durch systemische Bewegungsübungen, Beinachsentraining oder Rhythmustraining ergänzt werden.

Tabelle 4.1   Spiraldynamik-Fußplaner PAVK II Claudicatio intermittens: m, 53, Raucher, Gehzeit absolut 3 Minuten

Priorität	Prinzip	Methode	Parameter	Übungsplan
1. Nachhaltigkeit	Eigenverantwortung	Gespräch, Fragebogen	Eigenmotivation VAS (→ S. 10)	
2. Ursachen	Grundkrankheit	Abklärung	Abklärungsresultate	
3. Verhalten	Eigenverantwortung	Gespräch, Motivation, Tagebuch, Nikotin-Entwöhnungshilfen	Nikotinkonsum pro Tag BMI (→ S. 24) Gehtagebuch (→ S. 301)	
4. Kollateralkreislauf	Gefäßtraining	Gehtraining strukturiert, Tagebuch	Gehzeit absolut (→ S. 10)	• Angio-Walking (→ S. 261)
5. Motivation	Rhythmus	Variationen Gehtraining	Gehtagebuch (→ S. 301)	• Treppensteigen (→ S. 259) • Stretching (→ S. 282) • Fitness-Walking (→ S. 261)
6. Gangqualität	Gangschule	Fuß- und Beinachsentraining	Patella orthograd (→ S. 220)	• Fuß-Fit (→ S. 260) • Hüftöffner (→ S. 212) • Beckendynamik (→ S. 213)

Fußplaner: weitere Beispiele unter www.fuss-schule.info

4.5 Patienteninformation: Füße in Lebensgefahr

Prognostische Kriterien

Positive Faktoren:
Früherkennung, radikale Umstellung

- Frühstadium PAVK I und II
- Gute Compliance, Sinn für Eigenverantwortung
- Absoluter Rauchstopp, erfolgreiches Gewichtsmanagement
- Konsequentes und strukturiertes Gehtraining
- Umstellung der Lebensgewohnheiten
- Konsequente Verletzungs- und Infektprävention im Spätstadium (→ S. 67)

Negative Faktoren:
Grenzen der Machbarkeit

- Spätstadium PAVK III und IV
- Progredientes Grundleiden z. B. Diabetes
- Begleitende koronare Herzkrankheit
- Fortgesetzte Risikoexposition
- Inkonsequentes Gehtraining
- Amputation auf einer Seite
- Inkonsequente Verletzungsprävention (→ S. 67)
- Falsche Fußpflege
- Unsachgemäße Wundversorgung

Psychologische Erweiterung

Entsprechung:
der Lebenssaft gerät ins Stocken

Chronische Verschlusskrankheit: Der Lebensfluss wird durch dicke Kalkschalen einbetoniert. Elastizität und Flexibilität nehmen ab, das Leben hört auf zu pulsieren. Beschleunigter Alterungsprozess, starke selbstdestruktive Tendenzen. Fortschritt oder gar Stillstand sind schmerzhaft blockiert. Ausdruck von Resignation und Selbstaufgabe.

Rauchen: Selbstverneblungsaktionen, unbefriedigter Genusshunger, Nervositätsventil. Bluthochdruck: Dauerdruck, unerlöste Konflikte, angespannte Grundsituation, Aggressionshemmung, Kommunikationsprobleme. Übergewicht: Suche nach Zuneigung und Geborgenheit, Ersatzbefriedigung, Schutzpanzer, Selbstisolation, fremde Lasten tragen, unentwickelte Selbstliebe.

Akuter Verschluss: Die Lebenskraft gerät akut ins Stocken, vom Leben abgeschnitten sein. Der Fluss gefriert zum Stillstand. Ungenügende Regeneration. Fehlende oder verpasste Gelegenheit zur Anpassung an vermehrte Belastung oder zur Entwicklung von Umgehungsstrategien. Plötzlicher und bedrohlicher Haltverlust, Eigenständigkeit und Weiterentwicklung sind akut in Frage gestellt.

Anregung:
Lebensenergie richtig verteilen

Chronische Verschlusskrankheit PAVK-Frühstadium: sich des blockierten Lebensflusses und der stark eingeschränkten Entwicklungsmöglichkeiten bewusst werden. Sich eindringlich die Frage nach dem Sinn des Lebens stellen. PAVK-Spätstadium: Sich die Auswegslosigkeit der eigenen Situation eingestehen, tiefsitzende Ängste und Schwächen akzeptieren.

Rauchen: Klarsicht und Durchblick finden, sich auf das Leben und die eigene Lebendigkeit einlassen, inneren Dampf ablassen. Bluthochdruck: Statt Dauerdruck aushalten, sich den inneren und äußeren Konflikten stellen. Betriebsamkeit zugunsten klarer Strategien auflösen, zur Ruhe kommen, Entspannungstechniken üben. Übergewicht: Alternative Genussfindung wie Zuwendung, Sexualität, Fitness oder Kultur. Nie mehr sprachlos sein, Angriffe schlagfertig stoppen, Emotionen zum Ausdruck bringen, nichts mehr in sich hineinfressen.

Akuter Verschluss: den Fuß vom Gaspedal des Lebens nehmen, sich Zeit lassen, das Tempo verringern. Einzelne oder mehrfache Blockaden ergründen und bearbeiten, den Lebensfluss wieder in Gang setzen. Verlorengegangene Vitalkraft und Emotionalität wiederbeleben.

Übungsqualität

Übungskriterien:
Patient

- Definierte Gehstrecken (z. B. Arbeitsweg täglich gehen)
- Zwischendurch möglichst viel gehen (z. B. Treppe statt Lift)
- Das Gehtempo so wählen, dass keine starken Schmerzen auftreten
- Bei Messung der Gehzeit fix zwei Schritte pro Sekunde gehen
- Ein Gehtagebuch führen: Wann? Wie lange? Probleme? Übungen?

Beobachtungskriterien:
Therapeut

- Dreiminuten-Gehprobe: unter Supervision durchführen (→ S. 14)
- Gehzeit: Patienten zur Messung anleiten (→ S. 10)
- Verlängerung der Gehzeit: ein objektiver Erfolgsparameter
- Gehtagebuch: bei jeder Sitzung kontrollieren
- Umstellung: Lebensgewohnheiten überprüfen
- Hautdurchblutung überprüfen: Inspektion und Temperatur
- Aktive Verletzungsprophylaxe: frühzeitig einleiten (→ S. 67)
- Spätstadium: Inspektion der Füße bei jeder Sitzung

4.6 Funktionelles Gefäßtraining

Praktische Übungen in folgenden Kapiteln:
- Kapitel 6: Knickfuß-Problematik (→ S. 90)
- Kapitel 7: Senkplattfuß-Problematik (→ S. 110)
- Kapitel 8: Hohlfuß-Problematik (→ S. 132)
- Kapitel 9: Spreizfuß-Problematik (→ S. 155)
- Kapitel 10: Großzehen-Problematik (→ S. 179)
- Kapitel 11: Hüft-Problematik (→ S. 204)
- Kapitel 12: Beinachsen-Problematik (→ S. 232)
- Kapitel 13: Gefäßtraining (→ S. 258)

4.7 Funktionelle Prävention: Vorbeugen ist besser als warten

Prävention:
fast zu 100 % vermeidbar

Die chronisch peripher arterielle Verschlusskrankheit ist eine klassische Zivilisationskrankheit. Als solche ist sie fast immer vermeidbar – diabetische Angiopathien ausgenommen. Die Eckdaten eines gesunden Lebenswandels sind Herzkreislauftraining, Ernährung und Stressmanagement.

Die minimale Bewegungsdosis zur Gesundheitserhaltung beträgt 3–4-mal pro Woche 20–30 Minuten mittlerer Körperaktivität. Lebenslänglich.

In der Ernährung gilt es drei Grundsätze zu beherzigen: Die Menge muss stimmen; Nahrungsmittel sollen naturbelassen und möglichst wenig prozessiert sein; drittens weist die Stoffwechselverwertung von Kohlenhydraten, Proteinen und Fetten eine starke genetische Komponente auf, die es individuell herauszufinden gilt.

Beim Stressmanagement ist zwischen Leistungsstress und Konfliktstress zu unterscheiden. Leistungsstress ist der Gesundheit bis zu einem gewissen Grad förderlich, Konfliktstress nicht.

Prävention:
Amputationen zu 50 % vermeidbar

Bei der chronischen Verschlusskrankheit – insbesondere beim Diabetiker – führen offene Hautstellen und Verletzungen zu schweren Infektionen oder gar zum Verlust von Fuß oder Bein. Solche Komplikationen können durch einfache Maßnahmen verhindert werden:

Verletzungsprävention:
- Tägliche und sorgfältige Inspektion der Füße
- Schuhinnenraum regelmäßig kontrollieren, Druckstellen entlasten
- Nicht barfuss gehen und schon gar nicht draußen
- Keine Verletzungen bei Pediküre und Nägelschneiden
- Hornhaut nicht schneiden, sondern aufweichen und feilen
- Keine heißen Bäder, keine reizenden Badezusätze
- Keine heißen Wärmflaschen
- Haut zwischen den Zehen nach jedem Bad sorgfältig trocknen
- Füße nicht mit unbekannten Salben einreiben

- Strenge Zurückhaltung mit chirurgischen Eingriffen am unverletzten Fuß
- Gute Polsterung bei Gipsverbänden

Infektprävention:
- Tägliche sorgfältige Reinigung der Füße
- Bei Verletzung sofort den Arzt aufsuchen
- Keine Selbstbehandlungsversuche
- Niemals auf eine Wunde stehen, Wundstelle entlasten
- Bettfußende tief stellen, dies fördert die Durchblutung
- Konsequente Behandlung von Fußmykosen
- Großzügiger Antibiotikaschutz
- Bei Infektzeichen Wundbehandlung durch Spezialisten

5 Venöse Fußprobleme

5.1 Evidenz: Rückstau statt Rückfluss

Varikosis:
Beine schwer wie Blei

50 % der erwachsenen Bevölkerung leiden an Venenproblemen. Die gesundheitlichen und sozioökonomischen Folgen sind enorm. 30 % der Bevölkerung leiden an Stammvarizen! Die idiopathische Varikosis mit ungeklärter Ursache ist mit Abstand die häufigste Manifestation. Symptomatische Formen kommen nach tiefer Venenthrombose und bei arteriovenösen Fisteln vor. 5 % der Bevölkerung leiden an einer schweren chronisch-venösen Insuffizienz mit chronischer Ödembildung oder offenen Beingeschwüren.

Thromboembolie:
risikoreiche Risikofaktoren

Die tiefe Venenthrombose ist eine komplikationsreiche Erkrankung: Es drohen Lungenembolie und postthrombotische chronisch-venöse Insuffizienz. Es gibt viele stille Manifestationen: 10 % der Fluggäste entwickelten auf Langstreckenflügen eine asymptomatische tiefe Venenthrombose. In der phlebologischen Welt dreht sich derzeit alles um die beeinflussbaren thromboembolischen Risikofaktoren. Hier sind sie – unterteilt in zwei Gruppen (Samama MM 2000). Zu den permanenten intrinsischen Risikofaktoren gehören bereits durchgemachte Thrombosen, vorbestehende chronisch-venöse Insuffizienz, Herzinsuffizienz, Übergewicht sowie stehende Berufe. Der gemeinsame Nenner: Rückstau statt Rückfluss. Zu den auslösenden Momenten gehören das direkte Trauma, Operationen, Gipsverband, Schwangerschaft, Bettlägerigkeit, Langstreckenflüge, extreme Anstrengung, Infektionskrankheit sowie jede akute Verschlechterung des Allgemeinzustands. Der gemeinsame Nenner: mechanische Beeinträchtigung des venösen Rückflusses, ein (in-)direktes Trauma oder eine veränderte Blutgerinnung.

5.2 Anatomie der Gefäße: Speichergefäße mit Kapazitätsgrenzen

Venen:
Gefäße mit Speicherkapazität

Fünf Liter Blut zirkulieren im menschlichen Gefäßsystem: davon 50 % in den Venen. Weitere 12 % fließen durch die Hohlräume des Herzens und 18 % durch den kleinen Lungenkreislauf. Das gesamte arterielle System macht rund 10 % aus – 2 % in der Aorta, 8 % in den Arterien und 1 % in den Arteriolen. Im Kapillarbett befinden sich 5 % (Auerswald W 1974 a). Venen sind Kapazitätsgefäße – das Volumenreservoir der Blutzirkulation. Hier wird Blut gespeichert, hier werden Volumenreserven mobilisiert. Im Klartext heißt das: Das Blut sitzt zur Hauptsache in den Beinen. Die entscheidende Frage lautet daher gleich wie im Verkehr: freier Fluss oder stockender Verkehr? Im schlimmsten Fall gar Stillstand oder Rückfluss. Der Motor für einen reibungslosen venösen Rückfluss ist die periphere Muskelpumpe.

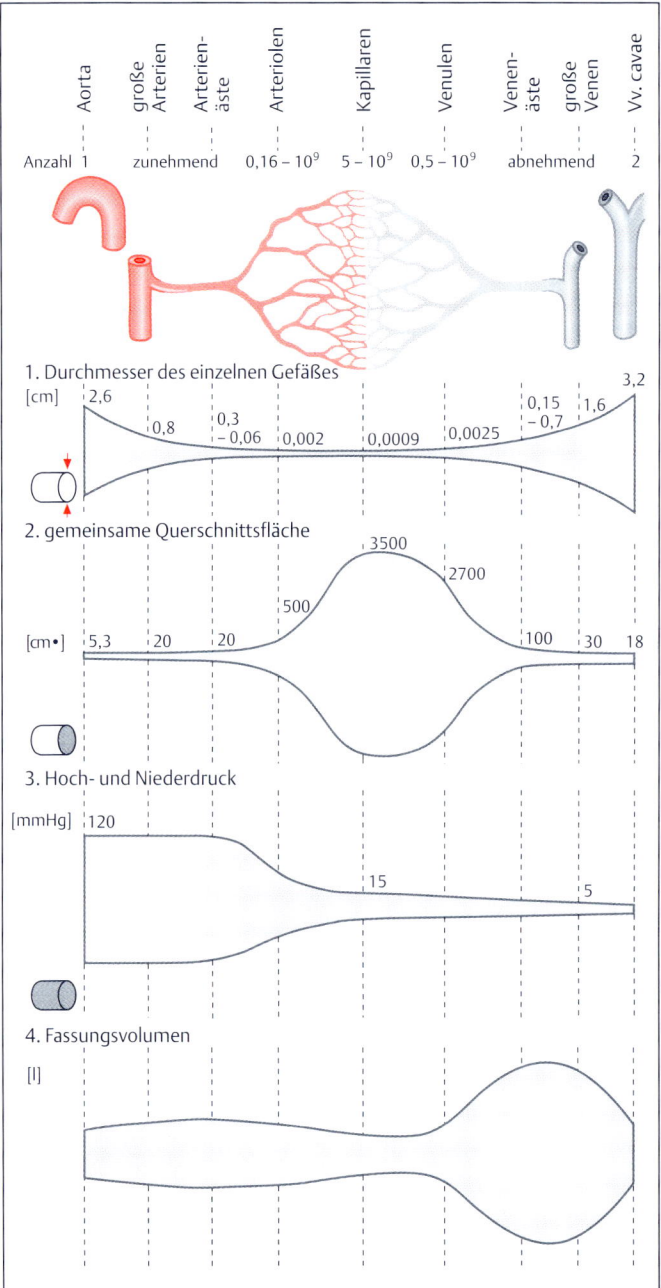

Abb. 5.1 Gefäße mit Kapazität: 80 % des Blutvolumens befinden sich im kapillar-venösen Niederdrucksystem. Der Druck beträgt hier 15 mmHg, herznah noch 5 mmHg. Der Druckunterschied sorgt theoretisch für den Rücktransport des venösen Blutes. Hinzu kommt aber der hydrostatische Druck – je nach Körpergröße 80 – 90 mmHg. Das entspricht diastolischen Blutdruckwerten! Kein Wunder haben die Venen Mühe mit dem Rücktransport.

Peripherie:
Muskelpumpe im Fuß

Der Druck in den peripher-venösen Gefäßen beträgt 15 mmHg. In Herznähe beträgt der venöse Druck gerade noch 5 mmHg. 10 mmHg Druckunterschied sorgen theoretisch für den Rücktransport des venösen Blutes von der Peripherie zum Herzen. Diese Theorie macht die Rechnung ohne die Schwerkraft: immerhin 0,77 mmHg für jeden Zentimeter unterhalb des rechten Vorhofs. Je nach Körpergröße macht das auf Knöchelhöhe satte 80–90 mmHg. Dies entspricht diastolischen Blutdruckwerten! Kein Wunder bekunden die Venen mit dem Rücktransport des Blutes nach oben große Mühe. 10 mmHg Druckgradient gegen 80 mmHg Orthostase. Dass langes Stehen Gift für die Venen sein muss, leuchtet angesichts dieser Druckverhältnisse spontan ein. Die Lösung des Problems: Neben der zentralen Muskelpumpe – dem Herzen – existiert eine periphere Muskelpumpe. Durch rhythmische Kontraktion der Fuß- und Beinmuskulatur sinkt der venöse Druck auf Knöchelhöhe unter die kritische Grenze. Die periphere Muskelpumpe im Fuß erreicht eine Auswurfsleistung von 60 mmHg – genug für den rhythmischen Rücktransport des Blutes von unten nach oben (Auerswald W 1974 b).

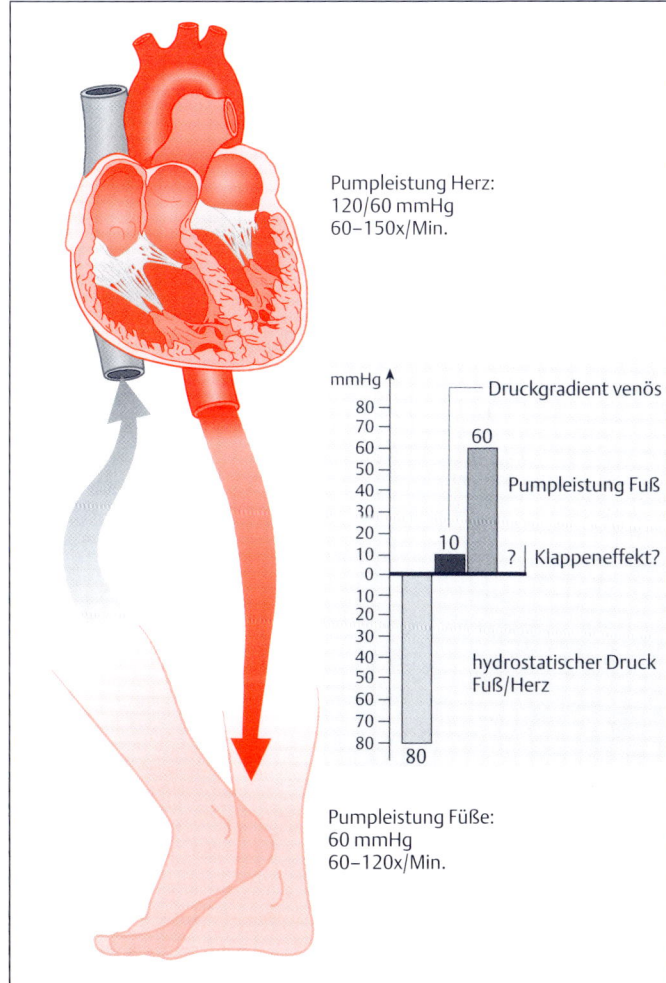

Abb. 5.2 Pumpe im Fuß: Neben der zentralen arteriellen Muskelpumpe – dem Herzen – existiert eine periphere Muskel-Venen-Pumpe. Sie erreicht eine Auswurfsleistung von immerhin 60 mmHg! Hinzu kommt der venöse Druckgradient, er beträgt 10 mmHg. Zusammen mit dem Klappeneffekt ermöglicht die Muskel-Venen-Pumpe im Fuß den rhythmischen Rücktransport des Blutes von unten nach oben. Die „Pumpfrequenz" beim Gehen beträgt 60/min, beim Joggen 120/min. Ohne Bewegung entfällt der periphere Pumpeffekt – venöser Rückstau ist programmiert

Venensysteme:
Anatomie des Rückflusses

Venöses und arterielles Gefäßsystem sind weitgehend parallel angelegt. Von den Zehen kommend strahlen feine Venen in eine bogenförmige Sammelvene – den Arcus venosus dorsalis pedis auf dem Fußrücken beziehungsweise den Arcus venosus plantaris auf der Fußsohlenseite. Der venöse Rücktransport nach oben erfolgt über ein oberflächliches und ein tiefes Venensystem. Die beiden Rückflusssysteme sind durch verschiedene Verbindungskanäle miteinander verbunden. Oberflächlich lateral am Unterschenkel schlängelt sich die V. saphena parva nach oben, entlang der Beininnenseite die V. saphena magna. Diese große Oberflächenvene ist Ziel beim gefäßchirurgischen Varizenstripping – sie wird entfernt. Die V. saphena magna mündet in der Leistengegend in die V. femoralis. Die V. saphena parva mündet bereits im Kniekehlenbereich in die V. poplitea. In der Tiefe der Unterschenkel führen die Vv. tibiales und die Vv. fibulares das venöse Blut nach oben. Im Kniekehlenbereich vereinigen sie sich mit fünf Knievenen zur V. poplitea. Diese geht proximal in die V. femoralis über.

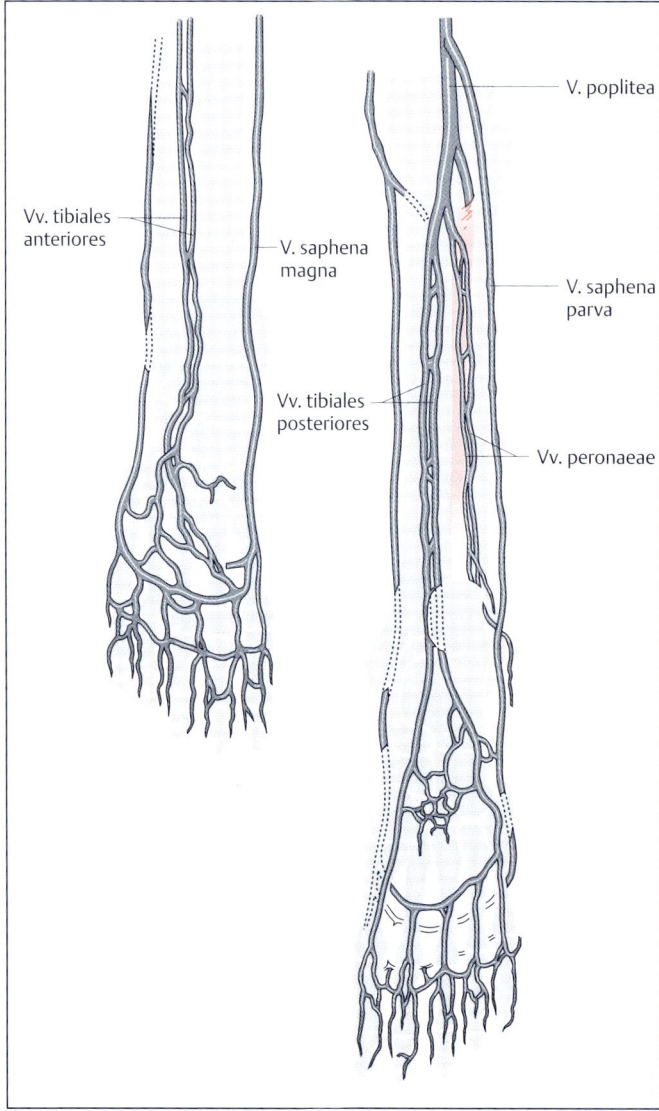

Abb. 5.3 Fuß- und Beinvenen: Das venöse Gefäßsystem ist weitgehend parallel zum arteriellen angelegt. Von den Zehen kommend strahlen feine Venen in bogenförmige Sammelvenen plantar und auf dem Fußrücken. Der Rücktransport vom Fuß nach oben erfolgt über ein oberflächiges und ein tiefes Venensystem. Die beiden Rückflusssysteme sind durch Verbindungskanäle – die Vv. perforantes – miteinander verbunden

5.3 Klinische Diagnostik: Venen im Visier

Erstbeurteilung:
wichtige Fragen in der Praxis

- *Algorithmus*: diagnostische Schnellschritte in der Praxis (→ S. 8)
- *Kurzanamnese*: dem Grundleiden auf der Spur (→ S. 9)
- *Fußschmerz*: Lokalisation, Art und Dauer (→ S. 9)
- *Leidensdruck*: visuell analoge Skala (→ S. 10)
- *Belastbarkeit*: aktuelle Gehzeit und Trainingszeit (→ S. 10)
- *Leistungsprofil*: vergangene Taten der Füße (→ S. 11)

Untersuchung:
diagnostische Schnellschritte in der Praxis

- *Alarmzeichen*: Schwellung und Verfärbung (→ S. 11)
- *Gangbild*: Grobanalyse (→ S. 12), Differenzialdiagnose (→ S. 295, 296)
- *Grobmotorik*: Ballengang, Fersengang, Einbeinhocke (→ S. 12)
- *Oberflächensensibilität*: sensibles Feintuning (→ S. 12)
- *Reflexstatus*: Verletzungen der Symmetrie (→ S. 13)
- *Lasègue-Zeichen*: präzise Provokation (→ S. 13)
- *Gehprobe*: der Dreiminuten-Marsch (→ S. 14)
- *Lagerungsprobe nach Ratschow*: der Zweiminuten-Test (→ S. 15)
- *Trendelenburg-Venentest*: venöse Insuffizienz mit Strömungsumkehr (→ S. 16)
- *Vibrationssinn*: Tiefensensibilität bis in die Spitzen (→ S. 16)
- *Ligamentäre Laxizität*: hypermobil – insuffizient – instabil (→ S. 17)
- *Verlaufsdokumentation*: diagnoseabhängige Parameter (→ S. 17)

5.4 Funktionelle Therapiestrategien: Den Venen Beine machen

Programmierte Therapie: Priorität

1. Priorität:
 Schlimmeres verhüten

Die Prioritäten in der Therapie der akuten tiefen Venenthrombose sind etabliert: Verhinderung von Lungenembolie und chronisch-venöser Insuffizienz. Erreicht wird dies durch frühzeitige Antikoagulation. Früher im Spital und unter strenger Bettruhe. Heute werden Thrombosepatienten nur noch ausnahmsweise zu Bettruhe angewiesen (Schwarz T 2001). Weiß man doch, dass die Immobilisation die Entstehung weiterer Thrombosen fördert. Situativ kommen medikamentöse Thrombolyse oder chirurgische Thrombektomie zum Einsatz. Die zweite typische Komplikation der tiefen Venenthrombose ist die chronisch-venöse Insuffizienz. Kompressionsstrümpfe im ersten Jahr nach einem thrombotischen Beinvenen-Ereignis vermögen das Risiko einer postthrombotisch venösen Insuffizienz um 50 % zu reduzieren (Kahn SR 2000).

2. Priorität:
 Prävention gemäß Risikoprofil

Der Prävention von Venenproblemen kommt innerhalb des Behandlungsspektrums der Venenleiden größte Priorität zu. Die Begründung ist dreifacher Natur: Erstens sind die Risikofaktoren bekannt, zweitens existieren gezielte präventive Ansätze und drittens gibt es keine kausale Therapie – weder der idiopathischen Varikosis noch der manifesten chronisch-venösen Insuffizienz. Bei einer Volkskrankheit mit fehlender kausaler Therapie aber vorhandener Prävention erhält die Frühprävention automatisch Priorität. Die Risikoprofile für Varikosis, venöse Insuffizienz und Thrombose decken sich über weite Strecken: Bewegungsmangel, langes Stehen und Sitzen, Übergewicht, Bettlägerigkeit, Immobilisation und Herzinsuffizienz beeinträchtigen den venösen Rückfluss. Hinzu kommen situativ genetische oder traumatische Faktoren sowie Störungen der Blutgerinnung. Die Stase gilt als Hauptrisikofaktor für praktisch alle Venenprobleme. Dagegen gibt es ein einfaches Antidot – Bewegung.

Programmierte Therapie: Prinzip

Venentraining:
den Rückfluss in Schwung halten

Den venösen Rückfluss in Schwung halten. Genau darum geht es bei der Therapie venöser Leiden. Bewegungstherapie macht den Füßen Beine. Die Therapiemaxime lautet Rückfluss statt Rückstau. Treppe statt Lift benutzen, Fußweg statt Auto usw. Die Anzahl Schritte pro Tag repräsentieren das wertvolle Gesundheitskapital für strapazierte Venen. Die medikamentöse Langzeittherapie zielt in die gleiche Richtung: Verhinderung einer venösen Stase durch Beeinflussung von Herzleistung und Blutgerinnung.

Kompressionstrümpfe:
eine Therapie macht Druck

Die klassische Therapieformel der chronisch-venösen Insuffizienz lautet: Elevation – Ambulation – Kompression (Hafner J 2001). Hochlagerung, Gehen und elastische Kompression unterstützen den venösen Rückfluss und wirken antiödematös. Therapeutisch kann lediglich der venöse und der lymphatische Rückfluss optimiert werden. Nach durchgemachter tiefer Venenthrombose vermögen Kompressionsstrümpfe die Entwicklung einer chronisch-venösen Insuffizienz um die Hälfte zu reduzieren. Leichte Kompressionsstrümpfe in Langstreckenflügen scheinen das Thromboserisiko erheblich zu senken. In der Behandlung der idiopathischen Varikosis kommt den Kompressionsstrümpfen eine entscheidende Funktion zu. Sie neutralisieren den erhöhten Druck im Venensystem. Längen- und Umfangmaße an anatomisch definierten Punkten ermöglichen die Wahl zwischen Serienstrumpf oder individueller Anfertigung von Maßstrümpfen.

Manuelle Lymphdrainage:
Griffe mit Pumpwirkung

Bei der chronisch-venösen Insuffizienz sind die Lymphgefäße fast immer mitbetroffen. Zu Beginn sind die Ödeme teigig-weich und reversibel, im weiteren Verlauf verhärtet und irreversibel. Als spezifische Maßnahme zur Förderung des lymphatischen Rückflusses steht die manuelle Lymphdrainage in Kombination mit Kompressionsbandagen zur Verfügung. Flächig kreisförmige Bewegungen mit Schub in Abflussrichtung, eigentliche Pumpgriffe und ein Reihe von Spezialgriffen sorgen für Entstauung und Abflussverbesserung. Pumpversuche bei verstopftem Abfluss machen wenig Sinn. Die manuelle Lymphdrainage erfolgt daher immer von proximal nach distal. Beim Gehen kontrahieren zuerst die Gesäßmuskeln, dann die Beinmuskulatur und erst am Ende die Fuß- und Zehenmuskulatur. Beim Gehen entwickelt sich so von proximal nach distal ein automatisierter venös-lymphatischer Pumpeffekt. Ganz schön clever. Bei arteriellen Durchblutungsstörungen oder kardialen Ödemen sind Kompressionsbandagen kontraindiziert.

Fehlstatik:
Symptome im Tarnanzug

Beine und Füße schwer wie Blei, Spannungsgefühl, Müdigkeit, Ruhelosigkeit und unspezifische Krämpfe werden reflexartig auf Venenprobleme zurückgeführt. Der Nachweis eines eigentlichen kausalen Zusammenhangs ist bis heute nicht gegeben. Selbst bei Vorliegen einer Stammvarikosis sind die meisten Bein- und Fußsymptome nicht-venösen Ursprungs (Bradbury A 1999). Im häufigsten Fall von „Stammvarikosis mit unspezifischen Beinbeschwerden und ohne chronisch-venöse Insuffizienz" ist das Varizenstripping nicht sonderlich erfolgversprechend. Eine Verbesserung der klinischen Symptomatik durch Entfernung der Stammvenen ist eher unwahrscheinlich. Solche Resultate haben weitreichende Konsequenzen auf die Vorgehensweise bei typischen Varizenbeschwerden. Orthopädisch-statische Faktoren rücken als Beschwerdeursachen in den Vordergrund.

Indikation:
Varizenstripping – Ja oder Nein?

Viele der typischen Varizenbeschwerden sind nicht-venösen Ursprungs. Das Indikationsprofil des Strippings verlagert von einem „funktionellen" zu einem kosmetischen Eingriff. Stehen kosmetische Gründe und Ansprüche im Vordergrund, sind diese für den Entschluss zu einem invasiven Vorgehen meist maßgebend. Stehen hingegen funktionelle Beschwerden im Vordergrund, ist der funktionell-orthopädischen und funktionell-venösen Behandlung der Vorzug zu geben. Venentraining und orthopädisches Training gehen dabei Hand in Hand. Fehlbelastungen werden durch quantitatives Training nicht automatisch behoben. Im Gegenteil: Oftmals wird die Fehlbelastung durch ein intensiviertes und ungezieltes Training verstärkt. Training ohne Trainingsqualität ist wie ein Nachthimmel ohne Sterne. Der Griff zu Spritze, Skalpell oder Laser folgt erst nach Ausschöpfen der funktionellen Therapiemöglichkeiten.

Varizenstripping:
Technik und Alternativen

Der Goldstandard der Varizenchirurgie sieht so aus: Unterbindung der höchsten Refluxstelle und aller insuffizienten Verbindungen in die Tiefe sowie Entfernung der varikösen Stammvenen. Neue Einstülpkatheter gestalten das Varizenstripping weniger invasiv, die kosmetischen Resultate werden besser (Durkin MT 2001). Verödungstherapien werden heute mittels Ultraschall geführt. Die endovenöse Laserchirurgie bietet neue Möglichkeiten zum gezielten Eingriff: Erste Resultate sind vielversprechend (Navarro L 2001). Und es gibt sogar erste gefäßhaltende Alternativen zum destruktiven Stripping mittels Stahl und Strahl. Bei insuffizienter Mündungsklappe der V. saphena magna mit Refluxdilatation wurde eine extravenöse Klappenstütze eingebaut (Incandela L 2000). Die ersten Resultate sind ermutigend: kein Reflux, keine Thrombose, kein Verschluss. Die Langzeitresultate bleiben abzuwarten.

Programmierte Therapie: Parameter

Klinische Parameter:
Zeichen der Entstauung

Bei den venösen Fußproblemen gibt es keine qualitativen Parameter analog zur Gehzeit bei arteriellen Durchblutungsstörungen. Stammvarikosis und chronisch-venöse Insuffizienz gelten im kausalen Sinne als unheilbar, eine Therapie kann folglich auch keine messbare Verbesserung der Grundsituation bewirken. Beeinflussbar sind lediglich die einzelnen Symptome wie bleierne Schwere, Spannungsgefühl und Ödeme. Genau nach diesen Symptomen richtet sich die Verlaufsbeurteilung chronisch-venöser Fußleiden. Das subjektive Empfinden wird mittels visuell analoger Skala (→ S. 10) oder mithilfe einer Prozentskala erhoben. Beinumfänge und Prüfung der Ödeme erlauben eine einfache und sich direkt am Leitsymptom orientierende Verlaufsbeurteilung. Reversibilität der Ödeme, Induration der Haut usw. Für den Vergleich müssen die Bedingungen wie das Tragen der Kompressionsstrümpfe oder die im Stehen verbrachte Zeit vergleichbar sein. In schweren Fällen kommen Hautdurchblutung und Wundheilung als Verlaufsparameter hinzu.

Parameter für die Praxis

Stehzeit
– Stehzeit beschwerdefrei: Stehzeit bis zum Auftreten von Beschwerden
– Stehzeit absolut: Stehzeit bis zum beschwerdebedingten sich Hinsetzen

Haut
– Ödeme: reversibel oder irreversibel
– Konsistenz: teigig-weich oder verhärtet
– Pigmentierung: fehlend oder vorhanden
– Venenzeichnung: normal oder verstärkt
– Knöchelumfang

Rückflussprobe
– Trendelenburg-Venentest: Venenfüllung von proximal (→ S. 16)

Wundmanagement
– Wundheilung: Wundgröße, Infekt, Immunlage

Technische Verfahren
– Flow-Messungen: z. B. Ultraschall
– Direktdarstellung: z. B. Phlebogramm

Programmierte Therapie: Fußplaner

Spiraldynamik-Fußplaner:
bringt Venen auf Trab

Priorität hat bei allen venösen Problemen die Verhütung folgenschwerer Komplikationen. Bei der Stammvarikosis gilt es, das Thromboserisiko zu vermindern, bei der Thrombose das Embolierisiko. Prävention und Therapie gehen dabei Hand in Hand. Im Vordergrund steht die Optimierung des venösen Rückflusses durch Medikamente, Kompressionsstrümpfe, Hochlagerung, manuelle Drainage und funktionelles Venentraining. Bei frisch durchgemachter tiefer Venenthrombose ist auf das konsequente Tragen von Kompressionsstrümpfen im ersten Jahr zu achten. Venentraining bedeutet Gehtraining: Treppe statt Lift, Aufstehen bei Telefonanruf, Fußübungen für zwischendurch. Das Gehtraining hat eine quantitative und eine qualitative Dimension. Beinachsentraining bedeutet Bewegungsintelligenz selber anwenden. Dies wirkt in der

Tabelle 5.1   Spiraldynamik-Fußplaner chronisch-venöse Insuffizienz: 64, w, Stadium II, stn. tiefer Venenthrombose

Priorität	Prinzip	Methode	Parameter	Übungsplan
1. Prävention Komplikation	venöser Rückfluss	Medikamente, Kompressionsstrümpfe, Muskelpumpe, Drainage manuell	Gehtagebuch (→ S. 301) Knöchelumfang in cm	• Situativ
2. Analyse Risikoprofil	venöser Rückfluss	Elimination Risiken, Venentraining zu Hause, am Arbeitsplatz	Gehtagebuch (→ S. 301) Stehzeit in Std./Tag Knöchelumfang im cm	• Situativ
3. Hilfsmittel	Druck	Kompressionsstrümpfe	Tragzeit Std./Tag	• Ganzer Tag
4. Muskelpumpe peripher	Gefässtraining	Laufen und Gehen statt Stehen und Sitzen	Gehtagebuch (→ S. 301)	• Treppensteigen (→ S. 259) • Turm-Springer (→ S. 96)
5. Motivation	Rhythmus	Variationen Gehtraining	Gehtagebuch (→ S. 301) 2-km-Test (→ S. 249)	• Fitness-Walking (→ S. 261)
6. Gangqualität	Gangschule	Fuß- und Beinachsentraining, Vermeiden von Fehlbelastungen	Gehtempo (→ S. 245) Ganganalyse (→ S. 296)	Fuß-Fit (→ S. 260) Hüftöffner (→ S. 212) Beckendynamik (→ S. 213)
7. Training	Muskeltraininig	Kräftigung der Bein- und Fußmuskeln	Kraftmessung Ausdauertests	• Med. Kräftigungstherapie • Fahrrad (→ S. 238)
8. Beweglichkeit	Stretching	Dehnungsübungen	ROM in Winkelgraden	• Stretching (→ S. 282)
9. Nachhaltigkeit	Eigenverantwortung	Gespräch, Diät, Gewichtsmanagement, Nikotinstopp, Fitness	Günstiger Verlauf der venösen Insuffizienz	• Situativ

Fußplaner: weitere Beispiele unter www.fuss-schule.info

Regel motivationsfördernd. Die Therapie zielt nach Möglichkeit auf Nachhaltigkeit: Gewichtsmanagement, Ernährungsumstellung und persönliche Fitness stellen Eckpfeiler dar.

5.5   Patienteninformation: Venen auf Trab

Prognostische Kriterien

Venöse Fußprobleme:
akut gefährlich

Die tiefe Venenthrombose ist eine gefährliche Erkrankung. Jeder zweite hat eine stille Lungenembolie. Im Spital enden 10 % tödlich und nochmals 10 % im Verlaufe des nächsten Jahres (Anderson FA Jr 1991). Insbesondere ältere und schwer kranke Patienten weisen ein hohes Risiko auf, thromboembolische Komplikationen zu erleiden. Die durchgemachte tiefe Venenthrombose stellt das Hauptrisiko für die Entwicklung einer chronisch-venösen Insuffizienz dar. Innerhalb eines Jahres kommt es in 17–50 % zu einer chronisch-venösen Insuffizienz (Kahn SR 2000). Die breite Spanne ist leicht erklärbar: Bei erstmaligem Ereignis – korrekt antikoaguliert und mit Kompressionsstrümpfen behandelt – ist das Risiko relativ geringer. Bei rezidivierenden Thrombosen im gleichen Bein nimmt das Risiko exponenziell zu. Konsequentes Tragen von Kompressionsstrümpfen halbiert nachweislich das Risiko für eine postthrombotisch venöse Insuffizienz. Die chronische venöse Insuffizienz als solche ist nicht heilbar. Die Lebenserwartung wird nicht beeinträchtigt, wohl aber die Lebensqualität.

Positive Faktoren:
Beinwohl

– Idiopathische Varikosis ohne Progression und ohne Komplikationen
– Behandelbares Grundleiden (z. B. arteriovenöse Fistel)
– Thrombose ohne Embolie und ohne venöse Insuffizienz als Spätkomplikation
– Konsequentes Tragen von Kompressionsstrümpfen nach erstmaliger tiefer Venenthrombose

- Ansprechen auf Gehtraining, Gewichtsreduktion und Korrektur von Fehlbelastungen
- Hohe Motivation, Eigenverantwortung, differenzierte Wahrnehmung

Negative Faktoren:
Grenzen der Machbarkeit

- Mehrfache tiefe Venenthrombosen am gleichen Bein
- Progrediente chronische venöse Insuffizienz
- Mangelnde Therapietreue, Nicht-Tragen der Kompressionsstrümpfe
- Fortgesetzte Fehlbelastung, persistierendes Übergewicht
- Hohe thromboembolische Risikokonstellation (z. B. Immobilisation)
- Schwerkranke hospitalisierte Patienten (z. B. Karzinom)

Psychologische Erweiterung

Entsprechung:
Der Rückfluss versiegt

Chronisch-venöse Insuffizienz und Varizen: Das Blut – Symbol von Lebensenergie und Vitalität – kehrt nicht mehr zum Herzen zurück. Es bleibt sozusagen in den Beinen stecken. Die Lebensenergie fließt nicht mehr frei, Schwerkraft und seelische Belastungen ziehen nach unten. Spannkraft und Elastizität gehen mehr und mehr verloren. Die pulsierende Aktivität der Veränderung fehlt, um den Kreislauf der Lebensenergie in Gang zu halten. Die Folgen sind Trägheit, Schwerfälligkeit und Stillstand.

Thrombose und Embolie: Die Lebensenergie ist akut blockiert. Nur mühsam und über Umwege kann der Fluss aufrechterhalten werden. Festgefahrene Situationen, starres Denken oder verstockte Kommunikation verunmöglichen den Austausch mit dem Lebendigen. Bei der Thrombose liegt die Blockade peripher und behindert Weiterentwicklung und Veränderung. Bei der Embolie greift das Krankheitsprinzip „Stillstand statt Lebensfluss" auf die Lunge über. Gesundheit und Leben sind akut bedroht.

Anregung:
Lebensfluss fließen lassen

Chronisch-venöse Insuffizienz und Varizen: Den eigenen Lebensweg unter dem Aspekt der geschlängelten Umwege betrachten. Sich innere Trägheit und mangelnde Flexibilität eingestehen. Gleichmäßig rhythmische Veränderung suchen statt unter Druck ausharren zu wollen. Geben und Nehmen ist ein zentrales Thema. Hingabe statt Aufopferung, Annehmen statt Erwartung.

Thrombose und Embolie: Zum ureigenen Lebensrhythmus zurückfinden. Selbstaufgabe ist keine Antwort auf den Stillstand. Mit dem Kopf durch die Wand genau so wenig. Das Tempo den eigenen Möglichkeiten anpassen. Veränderung kann im Moment nur langsam und vorsichtig stattfinden. Den Lebensfluss von innen wieder in Gang setzen. Veränderungen nach außen müssen qualitativ hochwertig sein und im richtigen Moment erfolgen. Abrupte und überstürzte Veränderungen sind gefährlich.

Übungsqualität

Übungskriterien:
Patient

- Regelmäßige Bewegung wirkt vorbeugend
- Im Alltag lieber Laufen und Gehen als Stehen und Sitzen
- In Risikosituationen Kompressionsstrümpfe tragen
- Beine zwischendurch hoch lagern
- Übergewicht gezielt angehen
- Medikamente regelmäßig einnehmen (z. B. Blutverdünnung)

Übungskriterien:
Therapeut

- Überprüfung: Gehtagebuch und Alltagsgewohnheiten
- Kompressionsstrümpfe: Passform und Stärke prüfen
- Ödeme: Entstauung mittels manueller Lymphdrainage
- Fußgymnastische Übungen: unter therapeutischer Supervision
- Motivationsförderung: für einen nachhaltigen Therapieeffekt
- Lebensstil: Körpergewicht, Nikotin, Ernährung und Fitness
- Vermeidung von Komplikationen: Medikamente, Frühmobilisation usw.

5.6 Übungen für fitte Beine

Praktische Übungen in folgenden Kapiteln:
- Kapitel 6: Knickfuß-Problematik (→ S. 90)
- Kapitel 7: Senkplattfuß-Problematik (→ S. 110)
- Kapitel 8: Hohlfuß-Problematik (→ S. 132)
- Kapitel 9: Spreizfuß-Problematik (→ S. 155)
- Kapitel 10: Großzehen-Problematik (→ S. 179)
- Kapitel 11: Hüft-Problematik (→ S. 204)
- Kapitel 12: Beinachsen-Problematik (→ S. 232)
- Kapitel 13: Gang- und Laufschule (→ S. 258)

5.7 Funktionelle Prävention: Wohlbefinden dank Venentraining

Prävention:
Starten statt warten

Aktiv im Berufsleben und fit in der Freizeit. Wörtlich genommen sind dies ideale Voraussetzungen für die Venen, gesund durchs Leben zu kommen. Bewegung ist ein Venenschutzfaktor erster Güte. Täglicher Auslauf und ein paar gezielte Übungen aktivieren die periphere Muskelpumpe und bringen die Venen auf Trab. Joggen, Fahrradfahren oder flotte Spaziergänge sind ideal. Hochlagern der Beine entlastet, kalte Wassergüsse tonisieren die Venen, Normalgewicht verhindert unnötige Zusatzbelastung. Ein Zusammenhang zwischen Venenproblemen und Diät ist nicht gesichert. Bei Frauen stellen Schwangerschaften, bei Männern überdurchschnittliche Körperlänge und chronische Verstopfung Risikofaktoren dar (Fowkes F 2001). Stundenlanges Braten in der prallen Sonne und ausgedehnte Streifzüge auf hochhackigen Schuhen tragen wenig für das Wohlbefinden der Venen bei. Schatten und flache Schuhe sind den Venen willkommener. Langes Sitzen durch wiederholtes Aufstehen unterbrechen. Beim Stehen immer leicht in Bewegung bleiben, das Gewicht von einem Fuß auf den anderen verlagern. Exzessive Märsche und Anstrengungen allerdings können genau wie Immobilisation zu Thrombosen führen.

Sekundärprävention:
Vermeidung von Komplikationen

Bei manifesten Venenproblemen oder besonderen Risikokonstellationen besteht die wirksamste Prävention in der Verhütung weiterer Komplikationen. Als Beispiele erwähnt seien:
- Varizen: lieber Laufen und Liegen als Stehen und Sitzen
- Chronisch-venöse Insuffizienz: Entstauung und Kompressionsbehandlung
- Ulkus cruris: Kompressionstherapie, Wundbehandlung
- Herzinsuffizienz: Pumpleistung verbessern
- Stehberuf: periphere Muskelpumpe gezielt aktivieren
- Tiefe Venenthrombose: sofortige Antikoagulation; Kompressionsstrümpfe
- Unfälle: Ruhigstellung nur, wenn nötig und mit Heparin
- Schwangerschaft: auf genügend Bewegung achten, Rückenlage meiden
- Langstreckenflüge: Bewegung und Kompressionsstrümpfe
- Operation: atraumatisches Vorgehen

6 Knickfüße: Fundament mit Schräglage

6.1 Evidenz: von Kindesbeinen an

Knickfüsse:
Epidemie ohne Kennzahlen

Der kleinkindliche Knickfuß ist physiologisch. Der kindliche Knickfuß bereits nicht mehr. Der Knick im Fundament verliert sich nicht automatisch mit dem Entwicklungssprung vom Kleinkind zum Kind. Der Knickfuß ist beim Erwachsenen so häufig wie beim Kind – eben Durchschnitt. Dem Knickfuß selbst wird kaum Bedeutung beigemessen. Er gilt als „normal", weil er sehr häufig ist und Langzeitfolgen erst viel später auftauchen. Erst in Kombination mit anderen (Folge-)Erscheinungen erlangt er Krankheitswert. In der Dynamik verschärft sich der Achsenknick zwischen Unterschenkel und Rückfuß. Aus 6° Valgus werden unter Belastung rasch 20°. Dies führt beim Laufen zu lateromedialen Schubkräften und intermittierend zu einer Umkehr des Kraftflusses: Abrupt einschießende Störkräfte fließen von distal nach proximal und leisten chronische Überlastungen wie akuten Verletzungen Vorschub (Bellchamber 2000).

6.2 3D-Anatomie: das belastungsstabile Fundament

Kalkaneus: genetische
Schubkraft aus dem Mutterleib

Der Entwicklungsplan für die postnatale Entwicklung ist genetisch angelegt (Lang 1973 b). Beim Neugeborenen ist das Fersenbein 30° supiniert und flach eingestellt. Postnatal dreht sich das Fersenbein pronatorisch ins Lot und wird vorne angehoben. Das Sprungbein reitet beim Neugeborenen schräg auf dem Fersenbein. Erst in der postnatalen Entwicklung schwenkt die Taluslängsachse in die Fußlängsachse ein. Der genetische Plan für die postnatale Entwicklung des Fersenbeins sieht so aus: Fersenbein senkrecht, Belastung durch den Tuber und nicht durch das Sustentaculum tali, talotibiale Gelenkfläche senkrecht zur Schwerkraft, das Fersenbein vorne 15° angehoben und die Taluslängsachse in Richtung des medialen Hauptstrahls eingestellt. Ein perfekter Plan für eine optimale Funktion.

Talus:
gebogene Keilform

Die Talusgelenkrolle ist vorne einen Zentimeter breiter als hinten. Beim dorsal extendierten Sprunggelenk wird der vordere breitere Anteil der Talusrolle passiv zwischen Knöchelgabel der Malleolen geklemmt. Kurzum: Keilprinzip! So entsteht eine elastische Bremswirkung – beispielsweise bei Sprunglandungen. Artikuläre und ligamentäre Stabilität nehmen im entscheidenden Moment zu. Und noch etwas: Die Talusrolle besitzt – von oben betrachtet – eine gebogene Führungsrinne. Die Dorsalextension ist so automatisch an eine Innenrotation des Unterschenkels gekoppelt. Bei gleichzeitiger Außenrotation des Oberschenkels wird eine wirkungsvolle Prophylaxe des gebeugten Knies möglich. Die Kreuzbänder werden umeinander gewickelt und gestrafft, das verletzungsgefährdete Kniegelenk kann so muskulär und ligamentär gegen Valgusstress und Distorsion aktiv stabilisiert werden.

6 Knickfüße: Fundament mit Schräglage

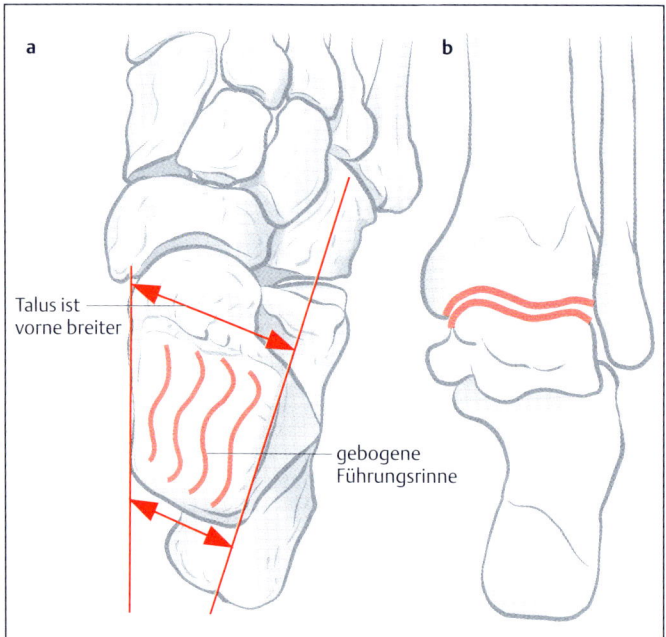

Abb. 6.1 Talus: gebogene Keilform. **a** Die Talusrolle ist vorne breiter und besitzt eine gebogene Führungsrinne. **b** Der vordere breitere Anteil wird bei der Dorsalextension passiv zwischen die Malleolengabel geklemmt, es einsteht ein elastischer Bremskeil – beispielsweise bei Sprunglandungen. Zudem wird die Dorsalextension automatisch an eine Innenrotation des Unterschenkels gekoppelt, was die Rotationsstabilität im Kniegelenk unterstützt (→ S. 215).

Bandsystem:
Umwandlung von Druck- in Zugkraft

Beim Sechsmetersprung wird das Sprungbein mit dem Gewicht einer Tonne belastet. Die Bruchfestigkeit liegt weit darunter, eigentlich müsste es zermalmt werden. Die geniale Anordnung der Bänder im oberen Sprunggelenk macht es trotzdem möglich: Malleolengabel und Fußwurzel stellen je einen V-Winkel dar. Bei Druckbelastung wird die Malleolengabel gespreizt, die Bänder geraten unter Zug. Dabei wird Druckbelastung in Zugbelastung umgewandelt – ein cleveres Konstruktionsprinzip (Fuller B 1982) und ein grundlegendes Funktionsprinzip aller Ligamente der unteren Extremitäten. Es klappt allerdings nur bei orthograder Fersenstellung.

6.3 Programmierte Diagnostik: Winkelmaß des Achilles

Knickfuß

Funktionelle Knickfußdiagnostik: Schritt für Schritt

Grundleiden: Ist ein Grundleiden bekannt?
– Ja: Knickfuß im Rahmen eines Grundleidens wie Rheuma, Trauma, Operation u. a.
– Nein: Fußproblem statisch

Fußdeformitäten: Liegt eine komplexe statische Fehlbelastung mit Deformität vor?
– Ja: komplexe Fehlstatik wie Knickplattspreizfuß mit Hallux valgus
– Ja, Beinachsenabweichung wie O-Beine, X-Beine, Tibiae varae
– Nein: Knickfuß isoliert

Statik: Betrifft der pathologische Rückfußwinkel ($\rightarrow$ S. 82) die Ferse und/oder den Unterschenkel?
– Ja, Pes valgus $\geq$ 5 – 10 °: klassischer Knickfuß mit Valgusfehlstellung der Ferse
– Ja, Pes varus > 0 °: Varusfehlstellung der Ferse
– Ja, Pes rectus mit Achsenfehlstellung Unterschenkel: z. B. Tibiae varae
– Nein: orthograde Bein- und Fersenstatik

Dynamik: Entsteht der pathologischer Rückfußwinkel erst in der Dynamik?
– Ja, Hyperpronation: Hüftaußenrotation insuffizient, Rückfußsupination insuffizient
– Ja, Hypersupination: Hüftinnenrotation insuffizient, Vorfußpronation insuffizient
– Nein: Rückfuß dynamisch stabil

Torsion: Ist die Unterschenkeltorsion ($\rightarrow$ S. 83) verstärkt oder vermindert? Seitenunterschied?
– Ja: Unterschenkeltorsion nach außen verstärkt $\geq$ 20 °
– Ja: Unterschenkeltorsion nach außen vermindert $\leq$ 0 °
– Ja: Unterschenkeltorsion asymmetrisch. Links-rechts-Unterschied $\geq$ 10 °
– Nein: Unterschenkeltorsion im Normbereich

Mittelfuß: Ist der Bewegungsumfang Pronation-Supination ROM ($\rightarrow$ S. 84) eingeschränkt?
– Ja, Pronation-Supination ROM $\leq$ 45 °: kontrakter Knickfuß
– Ja, Pronation < 15 °: kontrakter Knickfuß
– Nein: Mittelfuß beweglich, Knickfuß flexibel

OSG: Ist die passive Dorsalextension ($\rightarrow$ S. 85) unter Belastung eingeschränkt?
– Ja, OSG Extension $\leq$ 30 °: Extensionsdefizit oberes Sprunggelenk
– Ja, OSG Extension $\leq$ 0 °: massives Extensionsdefizit oberes Sprunggelenk
– Nein: OSG Extension funktionell ausreichend

Ausschlussdiagnose: Normvarianten
– Knickfuß im Kleinkindesalter $\leq$ 6 – 7 Jahre

Beeinflussbarkeit: Kann die Rückfußachse aktiv verbessert werden?
– Ja, sichtbare Verbesserung der Fußstatik: Therapiepotenzial vorhanden
– Nein: Knickfuß über Kognition und Korrektur kaum beeinflussbar

Klinische Diagnostik Knickfüße

Rückfußwinkel:
Gerade ist gerade

Position: Inspektion unter Belastung im Zweibeinstand, Einbeinstand und beim Einbeinhüpfen an Ort und Stelle.

Dokumentation: Gemessen wird der „Rückfußwinkel" zwischen Kalkaneusachse und Unterschenkelachse. Achsen am besten vorher einzeichnen. Weniger aussagekräftig ist der „Fersenwinkel" zwischen Kalkaneus und dem Lot. In der Statik werden die Begriffe valgus/varus, in der Dynamik das Begriffspaar Pronation/Supination verwendet. Ein bogenförmiger Verlauf der Achillessehne ist ein zusätzlicher brauchbarer Hinweis auf eine Knickfußstellung.

Ziel: Rückfußwinkel = 0°. Das bedeutet Ferse im Lot und Beinachsen im Lot.

Norm: Pes valgus 0–10°, bei einer großen Streubreite. Die Werte gelten für den Ein- und Zweibeinstand, für Statik (Sobel 1999) wie für die Dynamik (Zatsiorsky 2000 a).

Pathologie:
– Pes valgus: Rückfußwinkel ≥ 10° valgus
– Pes varus: Rückfußwinkel ≥ 0° varus.

Hinweis: Mittels Videostandbildern lassen sich die dynamischen Belastungsverhältnisse auf dem Laufband dokumentieren.

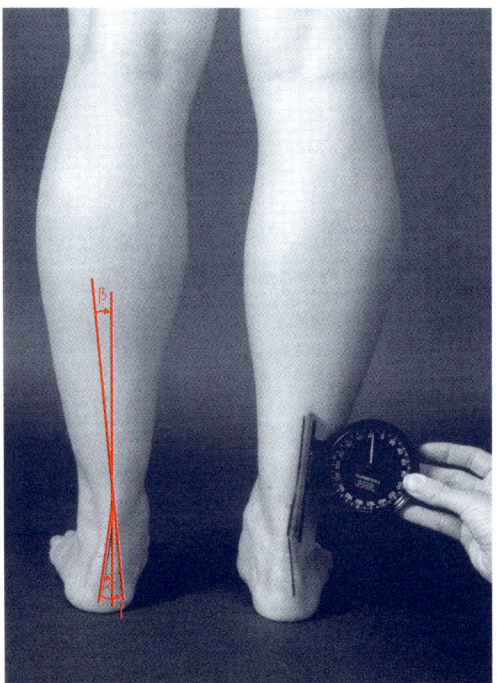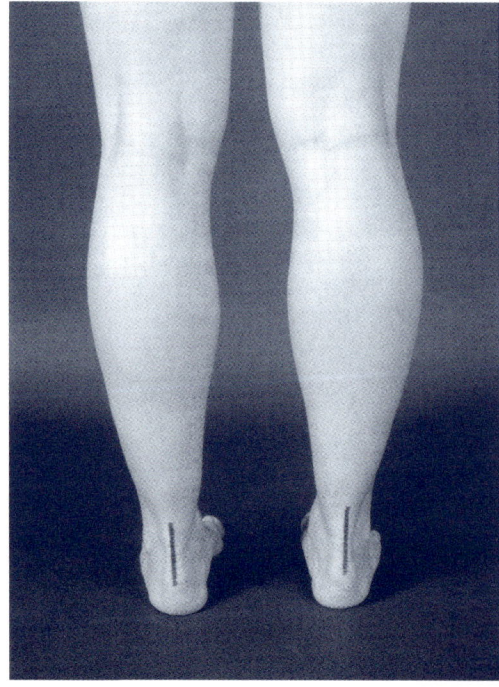

Abb. 6.2a–b Rückfußwinkel: Drei Winkel zur Beurteilung des Rückfußes – α Fersenwinkel zum Lot, β Unterschenkelwinkel zum Lot und γ der Rückfußwinkel zwischen Ferse und Unterschenkel. **a** Klassischer Pes valgus. **b** diskreter Pes varus

Unterschenkeltorsion:
die verkannte Dimension

Position: Patient kniet hüftbreit auf dem Behandlungstisch, die Kniescheiben orthograd nach unten gerichtet, beide Füße über den Rand. Zwei gleich hohe Holzklötzchen retromalleolar anlegen. So kann die retromalleolare Ebene zur Horizontalen bestimmt werden, ohne dass die Achillessehne in den Weg kommt (Gerhardt 1992a).

Dokumentation: Gemessen wird die Unterschenkeltorsion nach außen oder innen in Winkelgrad.

Hinweis: Tibiatorsion und Unterschenkeltorsion sind zwei verschiedene Parameter. Klinisch messbar ist nur die Unterschenkeltorsion. Die Messung der isolierten Tibiatorsion erfolgt radiologisch.

Ziel: Unterschenkeltorsion und Femurtorsion ausgeglichen bei orthograder Kniegelenkstellung und leicht divergierenden Fußachsen; geringe Links-Rechts-Unterschiede.

Norm: Unterschenkeltorsion 10° nach außen, Streubreite 0–20° (Strecker 1997). Unterschiede links-rechts ≤ 5–15° (Waidelich 1992).

Hinweis: Die isolierte Tibiaaußentorsion (nur radiologische Diagnose) beträgt um 35° bei einer Streubreite von 20–50° (Strecker 1997; Lang 1972 i). Akzeptable Torsionsunterschiede links-rechts liegen um 5° bei einer Streubreite von 0–15° (Waidelich 1992).

Pathologien:
– Unterschenkeltorsion nach außen: ≥ 20° (Staheli 1989)
– Unterschenkeltorsion: ≤ 0°
– Links-rechts Unterschied: ≥ 10°.

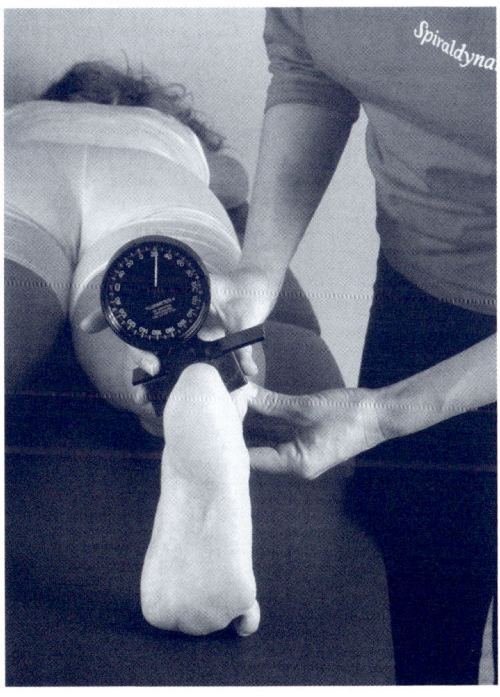

Abb. 6.3 Unterschenkeltorsion: Die Malleolengabel ist gegenüber der Kniegelenkquerachse nach außen gedreht. Normwert für die Unterschenkeltorsion 0–20°. Die Holzklötzchen werden retromalleolär angelegt, der Torsionswinkel ist direkt mittels Plurimeter ablesbar.

Pronation-Supination:
Flexibilität entscheidend

Position: im Sitzen, Unterschenkel vertikal hängend, OSG 90°.

Dokumentation: Pronation-Supination ROM um die Fußlängsachse, Ferse manuell in orthograder Stellung fixiert.

Ziel: Pronation 15–30°, Supination 30–60°, Verhältnis Pronation zu Supination gleich 1:2.

Norm: Pronation-Supination ROM = 35/0/50 (Kapandji 1985 a).

Pathologie:
– Knickfuß kontrakt: Bewegungsausmaß Pronation-Supination ROM ≤ 45°
– Pronationsdefizit: Pronation ≤ 15° bei orthograder Ferse
– Supinationsdefizit: Supination ≤ 30° bei orthograder Ferse.

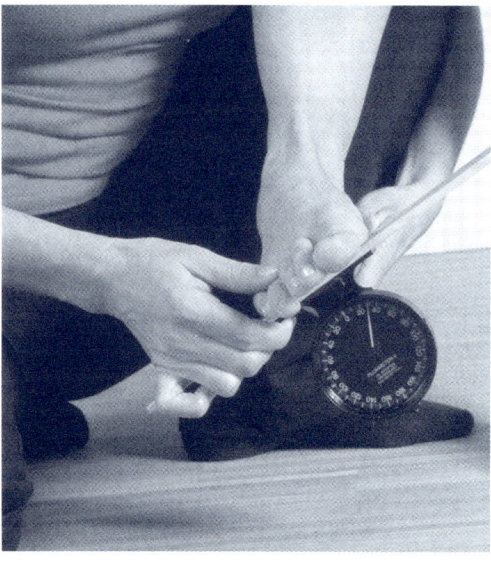 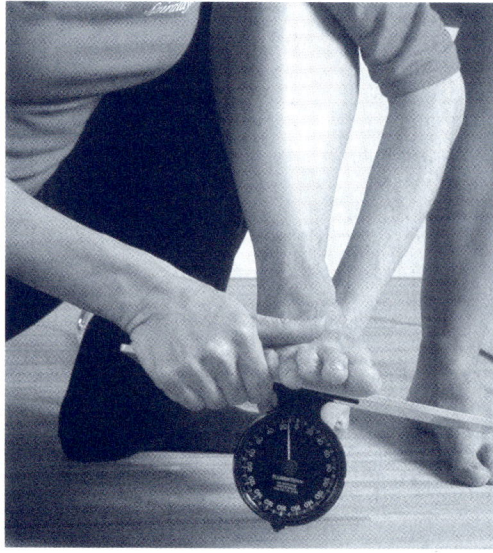

Abb. 6.4a–b Pronation-Supination: Rotationsbeweglichkeit um die Fußlängsachse bei orthograd fixierter Ferse im Sitzen, die Bewegung findet im Mittelfuß statt. Normwerte **a** Supination > 30°; **b** Pronation > 15°. Beim kontrakten Knickfuß ist die Pronationsfähigkeit stark eingeschränkt. –10° bedeutet, es fehlen 10° bis zur Nullstellung beziehungsweise 25° bis zum Normwert. Beim kontrakten Knickfuß ist eine orthograde Fersenbelastung unmöglich.

Extension OSG:
Extensionsgewinn bei Kniebeuge

Position: Skifahrerhocke mit beiden Fersen am Boden bleibend, analog mit gestreckten Knien.

Dokumentation: passive maximale Dorsalextension bei gebeugten und gestreckten Kniegelenken.

Ziel: Dorsalextension OSG 30° beidseitig, unabhängig vom Flexionsgrad des Kniegelenks.

Norm: Dorsalextension 20–30° (Kapandji 1985 b; Gerhardt 1992 b).

Pathologien:
– Dorsalextensionsdefizit: ≤ 30°
– Dorsalextensionsverlust: ≤ 0°
– Muskelverkürzung Mm. gastrocnemii: OSG-Extension in Knieflexion größer als in Knieextension.
– Verkürzungen der retromalleolären Strukturen lateral.

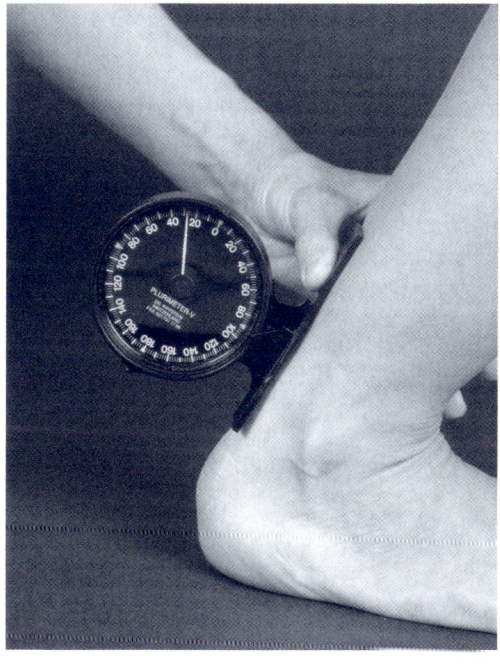

Abb. 6.5 OSG-Extension: Die eingeschränkte Dorsalextension im OSG nimmt heute epidemische Ausmaße an (Reimers 1995). Vom Kleinkindalter bis zur Pubertät nimmt der Anteil der Kinder mit Extensionsdefizit im OSG von 24 auf 62 % zu. Normwert +30°.

6.4 Funktionelle Therapiestrategien: orthograde Belastung

Programmierte Therapie: Priorität

Pes valgus:
Fundament aufrichten

Der Knick im Fundament ist sozusagen die *Achillesferse des Fußes*. Die Fehlorganisation des Fußes verstärkt sich unter Belastung. Der Knickfuß steht am Anfang einer pathomechanisch verhängnisvollen Kette: Pes valgus – Medialisierung des Kraftvektors – Schubkraft – Knicksenk- oder Knickhohlfuß – eventuell Instabilität im ersten Strahl – Spreizfußtendenz – Varisierung des Metatarsale 1 – Hallux valgus – Krallenzehen. Anatomie und Biomechanik sprechen Klartext: Der Rückfuß ist für eine orthograde Belastung konzipiert. Der Kraftvektor muss lotrecht durch den Tuber calcanei, nicht durch das Sustentaculum tali gehen. Jede Achsenabweichung führt zwangsläufig zu Fehlbelastungen. Diese werden zum Problem, sobald alle biologischen Kompensationsmechanismen erschöpft sind. Aus präventiv-medizinischer Sicht ist jeder Knickfuß einer zuviel. Die Behandlungsstrategie des Rückfußes zielt deshalb mit Priorität auf die lotrechte Einstellung des Kalkaneus.

Pes varus:
Grundleiden angehen

Der Pes varus tritt meist im Zusammenhang mit Spastik, Poliomyelitis, Missbildungen, O-Beinen oder anderen Störungen auf. Die Behandlungsstrategie richtet sich – neben einer möglichst orthograden Einstellung des Kalkaneus – nach Grundkrankheit und Pathomechanik. Vergleiche Therapie Hohlfuß (→ S. 127).

Programmierte Therapie: Prinzip

Achsenkorrektur:
ohne Rotation nur Kosmetik

Bei der orthograden Einstellung des Rückfußes stehen die dreidimensionalen Belastungskräfte im Brennpunkt des therapeutischen Interesses. Ein funktioneller Therapieansatz legt die konsequente Berücksichtigung der Torsions- und Rotationsverhältnisse nahe. Nach neuen Erkenntnissen (Akrali 2000) ist die Tibiatorsion ein entscheidender Faktor am Grenzübergang des harmlosen muskulären Knickfußes zur therapiebedürftigen Fußdeformität. Der Torsionswinkel spielt eine wichtige Rolle beim starken Einwärtsgang von Kindern, bei Klumpfüßen, bei alten Unterschenkelfrakturen mit Fehlrotation, bei tanzorthopädischen Untersuchungen u. a. Eine Reihe von Knieproblemen wird direkt mit der Tibiatorsion in Verbindung gebracht (Lampert 2000): Habituelle Patellaluxation, Kniegelenkmäuse und Morbus Osgood-Schlatter gehen gehäuft mit einer verstärkten Außentorsion einher. Die Gonarthrose hingegen mit einer verringerten Tibiatorsion. Mit anderen Worten: Fersenkorrektur ohne Berücksichtigung der Rotation ist Kosmetik.

Rotationsformel: 1° Supination gleich 0,5° Unterschenkeltorsion

Auf einen einfachen Nenner gebracht lautet die funktionelle Rotationsformel für das Bein: „Außenrotation Oberschenkel mit Innenrotation Unterschenkel" und „Supination Rückfuß mit Pronation Vorfuß". Bei der praktischen Umsetzung von „Supination im Rückfuß" und „Innenrotation des Unterschenkels" werden Sie unweigerlich das genaue Gegenteil beobachten: Die Supination im Rückfuß ist mit einer Außentorsion der Tibia gekoppelt. Dafür gibt es eine Umrechnungsformel: 1° Fersensupination = 0,5° Tibiaaußenrotation (Olerud 1987). Aus funktioneller Sicht soll diese Kopplung möglichst gering sein. Die Therapie sucht den bestmöglichen Kompromiss zwischen orthograder Fersenaufrichtung und Beinachsenrotation. Beim Gehen beispielsweise zieht der M. anterior tibialis – der Fixpunkt liegt distal – den Unterschenkel nach vorne und dreht ihn dabei nach innen. Schritt für Schritt kommt es so zur Innenrotation des Unterschenkels. Gleichzeitig sorgt der M. tibialis posterior für die Aufrechterhaltung der Rückfußsupination. Diese gegensinnige Verschraubung zwischen Ferse und Unterschenkel ermöglicht eine „funktionell-rotatorische Verriegelung im Sprunggelenk" während der Belastungsphase.

Knickfuß kontrakt:
gezielte 3D-Mobilisierung

Der kontrakte Knickfuß muss zunächst gezielt mobilisiert werden. Mit der 3D-Verschraubung Vorfußpronation und Rückfußsupination steht hierzu ein effizientes therapeutisches Instrument zur Verfügung (→ S. 92; 112). Der therapeutische Mobilitätszuwachs muss anschließend in die alltäglichen Bewegungsabläufe integriert werden, ansonsten er wieder verloren geht.

Knickfußtherapie:
Muskelhilfe von oben

Durch die Valgusstellung im Rückfuß kommt es zur Innenrotation der gesamten Beinachse, die Hüftaußenrotatoren werden funktionell insuffizient, inaktiv und kraftlos. Die gezielte Kräftigung der Hüftaußenrotatoren ist fast so etwas wie ein Geheimtipp zur Behandlung des Knickfußes. Tibiale Muskulatur und pelvitrochantere Außenrotatoren sind funktionelle Synergisten erster Ordnung. Insbesondere bei Kindern lässt sich das Prinzip der Muskelhilfe von oben spielerisch gut umsetzen. Je ein Auge auf die Kniescheiben aufmalen, und schon können Sie mit Kindern in spielerisch-komplexe Bewegungsaufgaben einsteigen. Die Knieaugen dürfen dabei nie nach innen schielen – das leuchtet den Kindern ein, und sie haben Spaß. Beim Fangen eines Balles mit den Knien oder beim Rodeoreiten wird es richtig spannend. Die Freundschaft ist übrigens wechselseitig: Die aufgerichtete Ferse ist ein Wohltat für innenrotationsgeplagte Hüftgelenke.

Programmierte Therapie:
Parameter

Klinische Parameter:
begradigtes Fundament

Beim Knickfuß bieten sich ein Reihe klinischer Parameter zur Verlaufsbeurteilung an:

Funktionelle Mobilität
– Pronation-Supination ROM (→ S. 84)
– Mobilität retromalleolär (→ S. 85)

Funktionelle Stabilität
– Rückfußwinkel im Einbeinstand (→ S. 82)
– Beinachsenstabilität im Einbeinstand (→ S. 223)

Strukturelle Parameter
– Rückfußwinkel (→ S. 82)
– Unterschenkeltorsion (→ S. 83)

Globalfunktion
– Beschwerden
– Gehzeit schmerzfrei (→ S. 10)
– Schuhsohlen Abnutzung

Instrumentierte Messung
– Normalisierung der Kraftangriffslinie

Programmierte Therapie:
Fußplaner

Spiraldynamik-Fußplaner:
Den Beinen fällt ein Stein vom Fuß

Priorität bei der Behandlung des Knickfußes hat die Begradigung des Fundaments. Das Prinzip axiale Belastung wird durch gezielte therapeutische Mobilisierung und Stabilisierung angestrebt. Kognitives und propriozeptives Training gehen dabei Hand in Hand. Zuerst wird die notwendige Mobilität von Mittelfuß und Malleolengabel geschaffen. Beim kontrakten Knickfuß ist das Pro-Supinationsvermögen des Mittelfuß eingeschränkt und die retromalleolären Strukturen lateral verkürzt. Einlagen mit supinierender Wirkung auf den Rückfuß können unterstützend wirken. Entscheidend für den Therapieerfolg ist die Koordination von Rück- und Vorfuß: Die aktive Rückfußsupination geht mit einer aktiven Vorfußpronation einher. Die supinierende Wirkung der tibialen Muskulatur wird mit der pronierenden Wirkung der peronealen Muskulatur gekoppelt. Aufrichtung im Rückfuß und adäquater Bodenkontakt des Großzehengrundgelenks gehören zusammen. In der weiteren Folge der Therapie wird sukzessive die gesamte Beinachse miteinbezogen. Den Außenrotatoren des Hüftgelenks kommt in der Knickfußtherapie eine entscheidende Bedeutung zu.

6 Knickfüße: Fundament mit Schräglage

Tabelle 6.1 Spiraldynamik-Fußplaner Knickfuß: w, 27, 20° valgus; Knickfuß kontrakt

Priorität	Prinzip	Methode	Parameter	Übungsplan
1. Nachhaltigkeit	Eigenverantwortung	Gespräch, Fragebogen	Motivation VAS (→ S. 10)	• Anhang 1–2 (→ S. 288)
2. Kognition	Axiale Belastung	Wahrnehmungsschulung	Rückfußwinkel (→ S. 82) Unterschenkeltorsion (→ S. 83) Pronation-Supination ROM (→ S. 84)	• Fuß-Abdruck (→ S. 90) • Fersenlot (→ S. 91)
3. Hilfsmittel	Kraftverteilung	Einlagen	Qualitativ Fuß, Schuh und Einlage	• situativ
4. Rückfuß	Mobilität	Mobilisierung Ferse Mobilisierung Mittelfuß	Rückfußwinkel (→ S. 82) Pronation-Supination ROM (→ S. 84)	• Fersen-Mobil (→ S. 92) • Fersen-Traktion (→ S. 93)
5. Rückfuß	Stabilität	Stabilisierung Ferse in Statik und Dynamik	Rückfußwinkel (→ S. 82)	• Flamingo (→ S. 94) • Sumo (→ S. 95)
6. Vor-Rückfuß	Spiralprinzip	3D-Torsion Fuss	Fußabdruck (→ S. 103; 124) Feiss-Linie (→ S. 103; 123)	• Fußspirale (→ S. 110), (→ S. 112)
7. Fuß als Ganzes	Reflextraining	Propriozeptives Training	qualitativ	• Fersen-Proprio (→ S. 97) • Sumo (→ S. 95)
8. Beinachsen	Spiralprinzip	Beinachsentraining	Patella orthograd (→ S. 220) Beinachsen-X-O (→ S. 219)	• Secura-Flex (→ S. 237) • En-dehors (→ S. 209) • Anti-Trendelenburg (→ S. 208)
9. Fuß und Beinachsen	Reflextraining	Propriozeptives Training	Einbeinstand (→ S. 223)	• Secura-Flex (→ S. 237) • En-dehors (→ S. 209)
10. Nachhaltigkeit	Eigenverantwortung	Gangschule, Automatisierung, Integration Alltag	Situativ	• Fuß-Fit (→ S. 260) • situativ

Fußplaner: weitere Beispiele unter www.fuss-schule.info

6.5 Patienteninformation: Nicht jeder Turm steht in Pisa

Prognostische Kriterien

Positive Faktoren:
das gesunde Fundament

- Hohe Motivation, Sinn für Eigenverantwortung
- Flexibler Knickfuß
- Knicksenkfuß
- Kindesalter
- Differenzierte Körperwahrnehmung

Negative Faktoren:
Grenzen der Machbarkeit

- Rigider Knicksenkfuß, rigider Knickplattfuß
- Fortgesetzte Fehlbelastung im Sport, Tanz oder Alltag
- Eingeschränkte Hüftrotation
- Pes varus
- Persistierendes Übergewicht
- Massive Beinachsenabweichung wie X-Beine, O-Beine, Tibia vara
- Grundleiden neuromuskulär
- M. tibialis posterior mit Tendovaginitis oder Sehnenteilruptur

Psychologische Erweiterung

Entsprechung:
schiefes Fundament

Der Knickfuß steht symbolisch für ein schiefes Fundament. Fehlender Halt, Verlust des Bodens unter den Füßen, tief verwurzelte Unsicherheit, nicht-abgeschlossene Eigenständigkeit, Überbewertung des Sichtbaren auf Kosten eines ungenügenden Fundaments.

Anregung:
solide Basis in allen Lebenslagen

Entscheiden Sie sich in ihrem Leben, in Beziehungen und neuen Projekten für ein tragfähiges Fundament. Eine solide Basis in allen Lebenslagen. Suchen Sie Personen, Situationen und Erlebnisse, die sie innerlich ins Lot bringen. Stehen Sie für sich selbst ein, wenn es darauf ankommt. Finden Sie Halt von innen. Ein gut verankerter Mensch kommt von alleine wieder auf die Beine.

Übungsqualität

Übungskriterien:
Patient

- Fußinnenränder ganz leicht V-förmig
- Fersen ins Lot bringen
- Großzehengrundgelenk behält stabilen Bodenkontakt
- Kniescheiben gerade nach vorne

Übungskriterien:
Therapeutin

- Hüftbreiter Stand: Patella orthograd, Fußachsen individuell einstellen
- Rückfußwinkel: Kalkaneus und Unterschenkel in einer Achse
- Funktionelles Gleichgewicht: Rückfußsupination und Vorfußpronation
- Funktionelles Gleichgewicht: Hüftaußenrotation und MTP 1-Bodenkontakt
- Hinweise auf eine Überkorrektur: Valgusstellung geht in Varusstellung über, Malleolengabel dreht stark nach außen, Großzehengrundgelenk löst sich vom Boden, Kniescheiben schielen nach außen

6.6 Übungsprogramm: neue Wege zu einem soliden Fundament

Wahrnehmungsschulung: Das Fundament wahrnehmen

Übung 6.1 – 3D-Wahrnehmung: Bodengefühl

Ziel: ein neues Bewusstsein für die Druckverteilung im Fuß.

Hilfsmittel: weißes Blatt Papier, Farbstifte.

Start: mit geschlossenen Augen sich in die Standmitte beider Füße einpendeln.

Aktion: Durch Pendeln des Körpers in verschiedene Richtungen verändert sich die Druckverteilung im Fuß. Vergleichen der Druckverteilung zwischen links und rechts, Vorfuß und Rückfuß, Innenseite und Außenseite. Erspüren von Hauptbelastungszonen, Auflagefläche, Spannungszustand der Zehen. Jetzt Augen öffnen und das „Bodengefühl" auf ein Blatt Papier zeichnen: Umriss, Belastungspunkte, Fußstellung, blinde Flecken. Die Stärke des Auflagedrucks kann durch verschiedene Farbintensität zum Ausdruck gebracht werden.

Auswertung: Solch intuitiv gefertigte Fußabdrücke spiegeln Form, Stellung, Symmetrie, Druckverteilung, Schmerz u. a. in erstaunlich präziser Weise. Sie können durch einfaches „Ablesen" interpretiert werden.

Heimübung: Einpendeln in die Fußmitte mit halbgeschlossenen Augen beim Zähneputzen. Einmal pro Woche das Bodengefühl aufzeichnen.

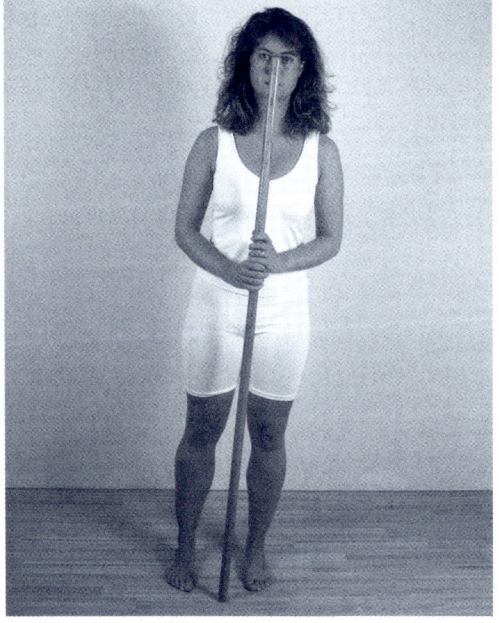

Übung 6.1 Fuß-Boden-Gefühl: a Pendelbewegungen des Körpers in verschiedene Richtungen verändert die Druckverteilung im Fuß. **b** Erspüren von Hauptbelastungszonen, Auflageflächen, Spannungszuständen der Zehen.

Übung 6.2 – 3D-Wahrnehmung: Fersen-Lot

Ziel: ein neues Bewusstsein für die optimale Fersenbeinstellung.

Hilfsmittel: keine.

Start: Augen (halb-)geschlossen, auf beiden Füßen stehend.

Aktion: Aufmerksamkeit auf beide Fersen lenken. Abwechselnde rhythmische Gewichtsverlagerung im Rückfuß: Supination auf die Außenkante, Pronation auf die Innenseite. Unter optischer Kontrolle oder verbal dem Patienten Feedback geben, bis beide Fersenbeine kerzengerade eingestellt sind. So bleiben, diese Stellung zehn Sekunden halten. Jetzt alle Muskelspannung loslassen. Typischerweise plumpsen die Fersenbeine in diesem Moment abrupt in ihre gewohnte Stellung zurück. Das Ausmaß der Rückstellbewegung entspricht der bevorstehenden Veränderung.

Dosierung: Das Ziel ist erreicht, wenn der Patient seine Wahrnehmung geeicht und die orthograde Fersenbeinstellung selbstständig wiederfinden kann.

Kontrolle: ungenügende Fersenaufrichtung, übertriebene Varusstellung im Rückfuß, Kontaktverlust der Großzehe am Boden.

Heimübung: „Fersen-Lot" täglich während des Zähneputzens üben.

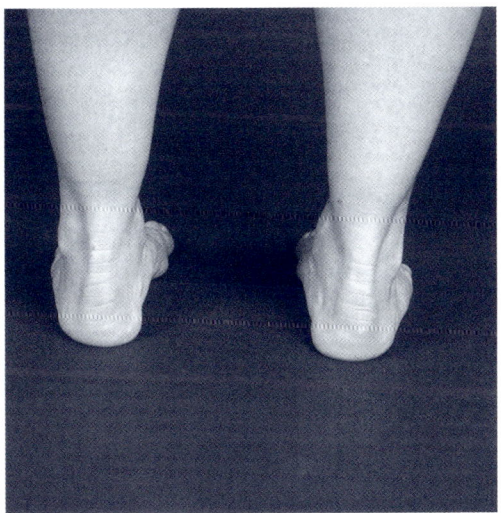

Übung 6.2   **Fersen-Lot:** Aufmerksamkeit auf beide Fersen lenken. Abwechselnd Supination auf die Außenkante und Pronation auf die Innenseite. Das Ziel ist erreicht, wenn der Patient seine Wahrnehmung geeicht hat und die orthograde Fersenbeinstellung selbstständig wiederfinden kann.

Funktionelle Mobilisation: das Fundament ausrichten

Übung 6.3 – 3D-Mobilisation: Fersenmobil

Ziel: Durch die chronische Valgusfehlstellung im oberen Sprunggelenk und chronische Eversionsfehlstellung im unteren Sprunggelenk kommt es lateral und retromalleolär zu Verkürzung und Atrophie. Durch die supinatorische 3D-Mobilisation werden verkürzte Strukturen gezielt aufgedehnt. 10° Varus Beweglichkeit im Rückfuß sind Voraussetzung für eine funktionell orthograde Belastung im Rückfuß. Das Erreichen des Zieles wird protokolliert.

Hilfsmittel: keine.

Start: Der Patient sitzt bequem; die dominante Hand umgreift den Rückfuß, die andere widerlagert den Vorfuß. Während der Übung: OSG im rechten Winkel, Fuß orthograd.

Aktion: Die Bewegungsführung erfolgt als 3D-Torsion. Das Fersenbein wird
– um die Fußlängsachse supiniert – mit Fibula-Translation nach dorsal,
– um die Transversalachse vertikalisiert – mit Aufbau des Längsgewölbes,
– um die Tibialängsachse abduziert – mit Aufdehnen der Fersenaußenkante.

Die funktionelle 3D-Mobilisation kann durch verschiedene Weichteiltechniken perimalleolar ergänzt werden.

Dosierung: Mobilisation und Entspannung werden im Rhythmus 2:1 wiederholt, Intensität im Wohlfühlbereich, Dauer 2–5 Minuten.

Kontrolle: Das Ziel ist erreicht, wenn die strukturellen Verhältnisse eine orthograde Fersenstellung zulassen.

Anker: Aufrichtung des Fersenbeins im Sitzen – bei jedem Telefonklingeln, Füße am Boden.

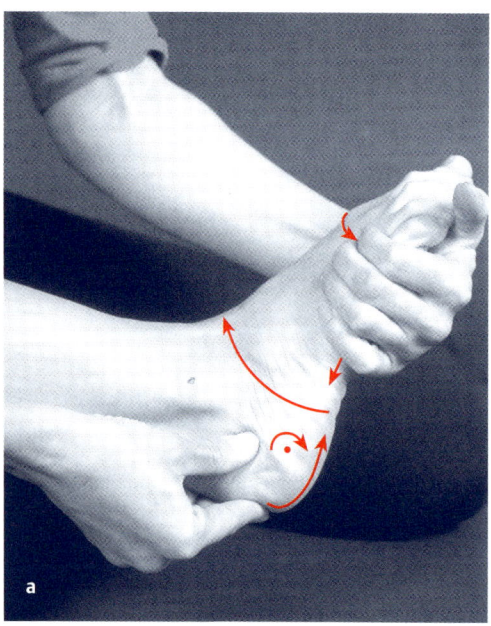

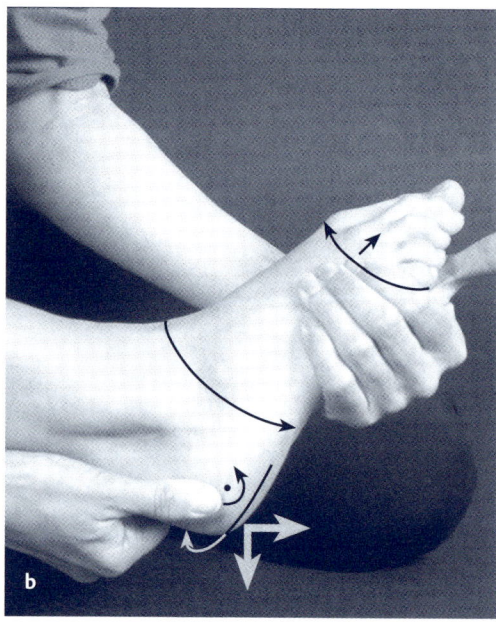

Übung 6.3 Fersenmobil: a Problem: Durch die chronische Fehlstellung im Rückfuß kommt es retromalleolär lateral zu Verkürzung und Atrophie.

b Therapie: Der Fuß kann funktionell mobilisiert werden: Eine Hand umgreift den Rückfuß, die andere widerlagert den Vorfuß. Aktion der Rückfußhand: Das Fersenbein wird supiniert, vertikalisiert und abduziert. Entscheidend ist die damit einer gehende Wahrnehmungsschulung (blaue Pfeile = funktionell, rote Pfeile = verkehrt).

Übung 6.4 – 3D-Mobilisation: Fersentraktion

Ziel: Entlastung und funktionelle Zentrierung beider Sprunggelenke.

Hilfsmittel: keine.

Start: Das Knie ist gestreckt (Patient liegt) oder gebeugt (Patient sitzt). Mit beiden Händen den Rückfuß fassen: Talus von vorne-oben, Kalkaneus von hinten-unten.

Aktion: Die Ferse wird funktionell eingestellt (gleich wie in Übung 6.2 Fersengerade). Unterschenkel in tendenzieller Innenrotation widerlagern. Mit beiden Händen Zug auf ein Fersenbein in Verlängerung der Unterschenkel-Längsachse ausüben.

Dosierung: langsames Intensivieren, maximale Intensität im Wohlfühlbereich, Dauer 1–3 Minuten.

Kontrolle: In funktioneller Stellung wird ein angenehmes Nachgeben des Weichteilmantels spürbar.

Anker: Gleiches Gefühl beim Ausziehen von Schuhen, Stiefeln und Strümpfen finden.

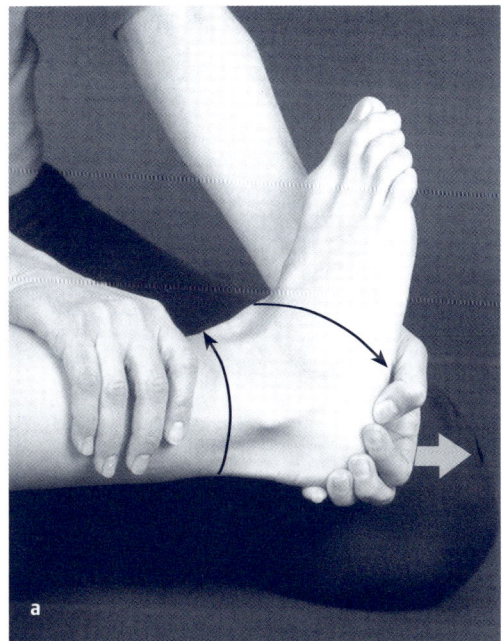
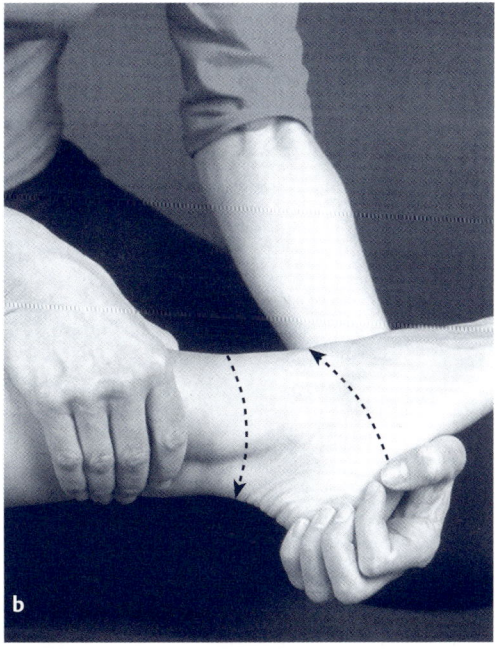

Übung 6.4 Fersentraktion: mobilisierender Zug auf das Fersenbein in Verlängerung der Unterschenkelachse. **a** Kalkaneus-Supination und Tibia-Innenrotation während der Dorsalextension mit Traktion. **b** Die gegensinnige Rotation wird während der Plantarflexion wieder gelockert. **a** und **b** im rhythmischen Wechsel ausgeführt ergibt eine mobilisierende 3D-Achterbewegung im Sprunggelenkbereich.

Funktionelle Stabilisation: Fersen 3D-stabil

Übung 6.5 – 3D-Stabilisation: Flamingo

Ziel: „Flamingostand" während 30 Sekunden auf jedem Bein – bei orthograder Fersenstellung und ohne Fremdhilfe. Das Erreichen des Ziels wird protokolliert.

Hilfsmittel: Geländer oder Haltegriff bei standunsicheren Personen, Uhr.

Start: entspanntes Stehen auf beiden Füßen. Bei Bedarf eine Hand locker am Geländer

Aktion: Beide Fersenbeine in orthograde Stellung bringen (Übung 6.2 Fersen-Lot). Gewichtsverlagerung auf ein Bein, diese Ferse aktiv stabilisieren – vorsichtig das andere Bein heben – unnötige Muskelanspannungen lösen, innere und äußerliche Ruhe finden. Manuell oder verbal situative Hilfeleistung: Aufrichtung des Kalkaneus, Bodenkontakt von Zehen und deren Grundgelenken, Außenrotation im Hüftgelenk, Beckenhochstand Spielbeinseite, Beckenrotation zur Standbeinseite.

Dosierung: 30 Sekunden pro Seite, 1–5 Wiederholungen.

Kontrolle: Der „Flamingo" steht 30 Sekunden auf jedem Bein – korrekt und ohne Fremdhilfe.

Anker: Aufrichten des Fersenbeins jeweils vor der untersten Treppenstufe.

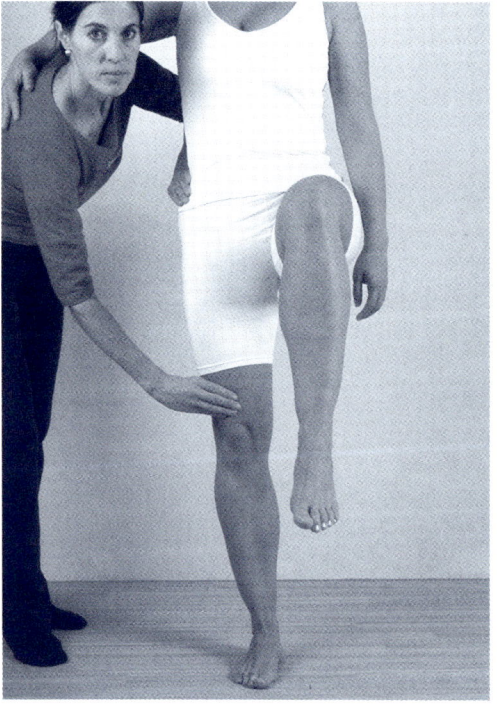

Übung 6.5 Flamingo: aktives Beinachsentraining im Einbeinstand. Ferse stabilisieren, Bodenkontakt Großzehengrundgelenk, Außenrotation Hüftgelenk, Beckentiefstand Standbeinseite, leichte Beckenrotation zur Standbeinseite. Der „Flamingo" steht 30 Sekunden auf jedem Bein – korrekt und ohne Fremdhilfe.

Übung 6.6 – 3D-Stabilisation: Sumo

Ziel: stabiler Zweibeinstand mit aktiver Stabilisierung des Rückfußes, Innervationsschulung.

Hilfsmittel: keine.

Start: barfuß, Knie gebeugt, Schwerpunkt tief – wie ein Torhüter oder Sumoringer vor dem Einsatz.

Aktion: Die Fersen werden funktionell aufgerichtet (Übung 6.2 Fersen-Lot). Der Patient pendelt sich mittels Schwerpunktverlagerung ein, bis er die subjektiv stabilste Stellung gefunden hat. Wichtig ist guter Bodenkontakt, am besten barfuß, das garantiert die erforderliche Haftreibung. Jetzt beide Füße „nach außen schrauben" – ohne Nachlassen des Bodenkontakts der Großzehengrundgelenke. So, als ob die Füße auf zwei Schraubverschlüssen stünden und diese durch die Fußbewegung nach außen geschraubt würden. Die Aktivierung der Hüftaußenrotatoren führt zur funktionellen Stabilisierung der Beinachsen – der Sumoringer ist einsatzbereit. Durch sanften Händedruck auf Schultern, Rücken oder Becken können Sie das Gleichgewicht Ihres Patienten aus verschiedenen Richtungen stören. Variationen der Fußstellung von parallel bis 45° Außenrotation helfen, das Fersenbein unter verschiedensten Bedingung aktiv zu stabilisieren.

Dosierung: Schwierigkeitsgrad langsam steigern, Dauer 1–3 Minuten.

Kontrolle: orthograde Fersenbeine, Belastungsverteilung auf Vor- und Rückfuß.

Anker: identische Fersenkoordination beim Bücken und Aufheben von Gegenständen vom Boden.

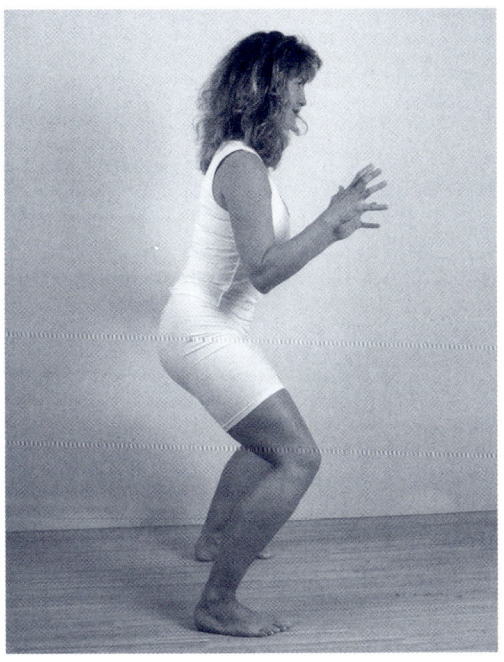

Übung 6.6   Sumo: aktiver Zweibeinstand; **a** barfuß, Knie leicht gebeugt, Schwerpunkt senken, Fersen verankern, Schwerpunktverlagerung bis die subjektiv stabilste Stellung gefunden ist. **b** Jetzt beide Füße „nach außen schrauben" – ohne Nachlassen des Bodenkontakts des Großzehengrundgelenks.

Funktionelles Training: sattelfest auf eigenen Füßen

Übung 6.7 – Exzentrisches Training: Turmspringer

Ziel: Kraft- und Koordinationstraining der Mm. tibiales und Mm. peronei. Aktive Stabilisierung der Fersenbeine für die spätere Standbeinphase. Nebeneffekt: exzentrische Kräftigung des M. triceps surae.

Hilfsmittel: Treppe.

Start: Stand auf unterster Treppenstufe. Fersen frei hängend, Vorfüße mit Bodenkontakt.

Aktion: Beide Fersenbeine in orthograde Stellung bringen (Übung 6.2) und langsam absenken. Auf Beibehaltung der orthograden Fersenstellung achten. Bei Valgustendenz knickt der Rückfuß in diesem Moment regelmäßig ein. Fersen hoch zurück zur Horizontalen – dann langsam wieder runter – im eigenen Rhythmus rauf und runter – Fersen immer tiefer sinken lassen, bis maximale Dorsalextension erreicht ist. Schmerzhaften Anschlag der Tibiavorderkante am Talushals vermeiden. Variante: Übung freihändig, einbeinig (→ S. 163).

Dosierung: 20 Wiederholungen, 2 – 3 Serien pro Tag.

Kontrolle: optische Kontrolle des Fersenbeines, eventuell im Spiegel.

Anker: Kräftigungsübung für zu Hause.

Hinweis: Eine weit verbreitete fußgymnastische Übung zur „Kräftigung des Fußgewölbes" ist das Auf und Ab im Ballenstand. Völliger Unsinn: Der Trizeps verkürzt, der Gewölbeaufbau erfolgt rein ligamentär nach dem Seilwindenprinzip (→ S. 121), der Spreizfuß wird vollends flachgedrückt. Storch und Turmspringer stellen funktionell durchdachte Alternativen dar. Der Trizeps arbeitet konzentrisch, Längs- und Quergewölbe werden muskulär aufgebaut.

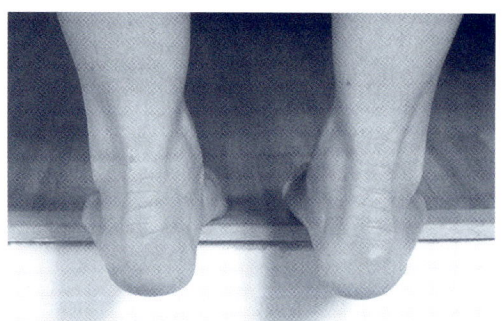

Übung 6.7 Turmspringer: Stehen auf unterster Treppenstufe, Fersen in orthograder Stellung frei hängend. Fersen unter Beibehaltung der orthograden Fersenstellung langsam absenken bis maximale Dorsalextension erreicht ist; dann wieder zurück zur Horizontalen. Im eigenen Rhythmus rauf und runter.

Übung 6.8 – Propriozeptives Training: Fersen-Proprio

Ziel: propriozeptives Reflextraining der Rückfuß stabilisierenden Muskulatur. 60 Sekunden das Gleichgewicht halten, das Erreichen des Ziels wird protokolliert.

Hilfsmittel: Propriomed; Schaumstoff oder Matratze.

Start: Mit beiden Füßen auf der labilen Unterlage stehen.

Aktion: Die labile Unterlage führt zu Bewegungsausschlägen mit positiver Rückkopplung. Die Stabilität im Sprunggelenk wird so reflexartig trainiert. Das Bewusstsein konzentriert sich auf die orthograde Fersenbeinstellung während des propriozeptiven Trainings. Professionelle Geräte wie das Propriomed bieten große Vorteile: Freiheitsgrade, Amplitudenhöhe und Schwingungsfrequenz sind einstellbar. Das erlaubt feindosierte Anpassungen an eine stufengerechte Erhöhung des Schwierigkeitsgrads. Einbeinstand und geschlossene Augen sorgen für ein sensomotorisch anspruchsvolles Training. Variation: Die Übung kann von der geraden Fersenbelastung zum propriozeptiven Beinachsentraining erweitert werden.

Dosierung: Schwierigkeitsgrad langsam steigern, 1–3 Minuten. Bei Standunsicherheit Labilität anpassen und Haltegriffe griffbereit.

Kontrolle: subjektive und objektive Standfestigkeit bei orthograden Fersenbeinen.

Anker: Barfußgehen auf instabilen Unterlagen (z. B. Sand, Waldboden, Matratze).

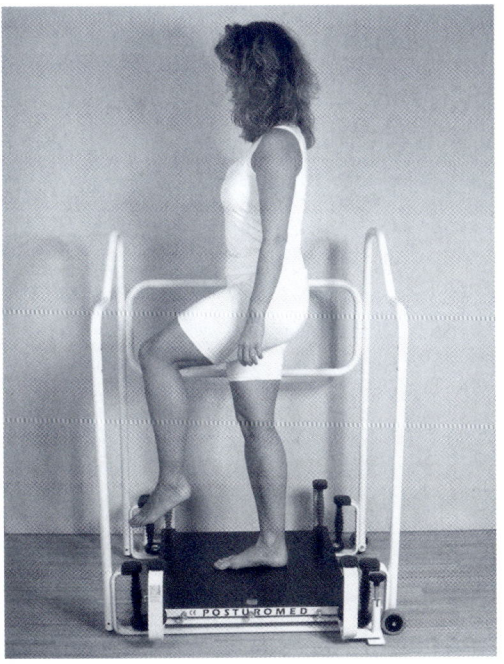

Übung 6.8 Fersen-Proprio: Die labile Unterlage führt zu Bewegungsausschlägen mit positiver Rückkopplung. Die Stabilität im Sprunggelenk wird so reflexartig trainiert. Professionelle Geräte wie das Propriomed bieten große Vorteile: Freiheitsgrade, Amplitudenhöhe und Schwingungsfrequenz sind einstellbar. Das erlaubt fein dosierte Anpassungen und stufengerechte Erhöhung des Schwierigkeitsgrads.

Funktionelle Integration: Sprungkraft und Sprunglandung

Übung 6.9 – Koordinationstraining: Hüpfen

Ziel: aktive Stabilisierung von Fersen- und Beinachsen beim Hüpfen.

Hilfsmittel: Spiegel oder Videokamera.

Start: Zweibeinstand entspannt, Fersenbeine in orthograde Stellung bringen (Übung 6.2 Fersen-Lot).

Aktion: Hüpfen mit beiden Beinen vor Ort. Erstaunlich: Eine so einfache Bewegung wie das Hüpfen demaskiert eine Vielzahl von Fehlbelastungen im Fuß und im Bein. Beim Federn imponieren starkes pronatorisches Einknicken im Rückfuß, Innenrotationsfehlstellung im Kniegelenk, Zunahme der X-Beinstellung. Während der Sprungphase gilt es, die überschießende Supination im Rückfuß zu vermeiden. Variante: Hüpfen auf einem Bein.

Dosierung: 20 Wiederholungen, 2–3 Serien.

Kontrolle: optische Kontrolle des Fersenbeins, eventuell mittels Spiegel oder Video. Der kritische Moment ist das verstärkte pronatorische Einknicken bei der Landung am tiefsten Punkt.

Anker: Treppen mit orthograd aufgerichteten Fersenbeinen hinunter hüpfen.

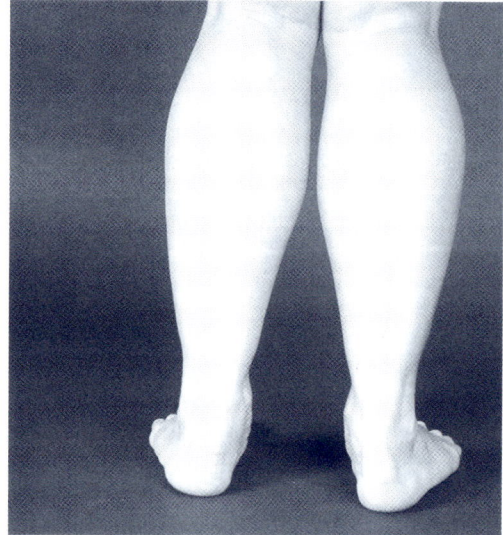

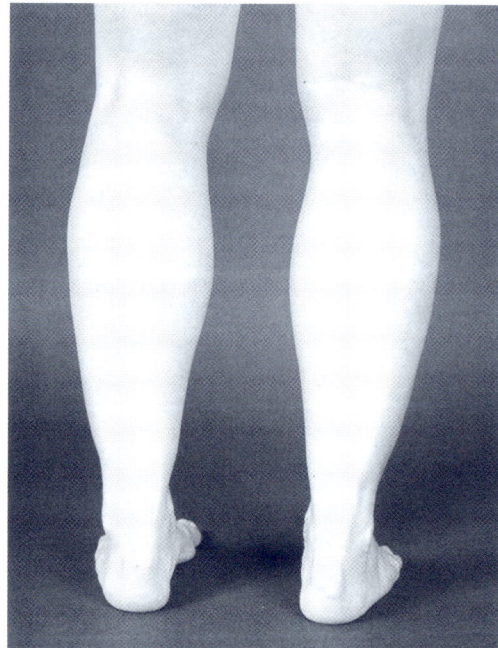

Übung 6.9 Zweibein-Hüpfen: Eine so einfache Bewegung wie das Hüpfen vor Ort demaskiert eine Vielzahl von Fehlbelastungen. **a** Z. B. das pronatorische Einknicken im Rückfuß mit Zunahme der X-Beinstellung. **b** Funktionellerweise bleibt der Rückfuß orthograd stabil

Übung 6.10 – Koordinationstraining: Nurejew

Ziel: aktive Stabilisierung von Fersen- und Beinachsen bei Sprungtechniken.

Hilfsmittel: stabiles Podest oder Treppenstufe; je nach Sprungkraft bis 1 Meter Höhe.

Start: symmetrischer Zweibeinstand, frontal vor dem Hindernis.

Aktion: tiefe Hocke zum Anlauf holen – symmetrischer Absprung mit beiden Füßen in die Luft – symmetrische Landung auf dem Hindernis. Rechtsherum wenden und wieder hinunter springen. In allen Phasen auf orthograde Rückfußstellung und Beinachsen achten. Mit Therabändern kann der Schwierigkeitsgrad dosiert und dreidimensional gerichtet werden. Zum Beispiel: Ein Theraband um beide Oberschenkel oberhalb der Knie aktiviert in der tiefen Hocke die Außenrotatoren. Oder: Je ein Theraband vom Knie lateral zum Großzehengrundgelenk aktiviert die Pronation im Vorfuß, was gleichzeitig die orthograde Stabilisierung der Fersenbeine erheblich erschwert. Für Profis aus den Bereichen Sport und Tanz kann die Übung sinngemäß auch als Einbein-Sprungübung gemacht werden.

Dosierung: 10 Wiederholungen, 2–3 Serien.

Kontrolle: optische (Video-)Kontrolle von Fersenbein und Beinachse. Der kritische Moment ist wiederum das verstärkte pronatorische Einknicken bei der Landung und die vermehrte X-Beinstellung beim Schwungholen aus tiefer Kniebeuge vor dem Absprung.

Anker: Beinachsen und Fersenbeinachse während der ersten Trainingssprünge kontrollieren.

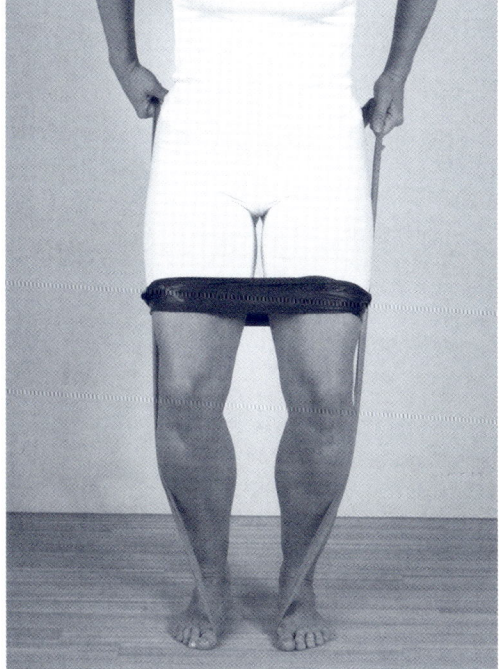 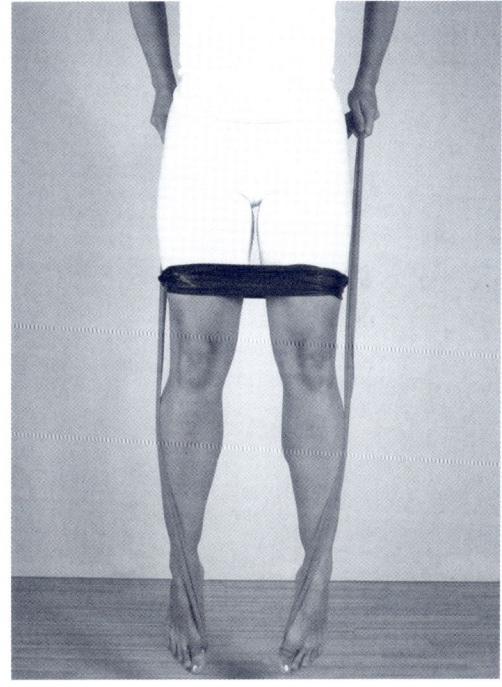

Übung 6.10 Nurejew: a tiefe Hocke zum Anlauf holen – symmetrischer Absprung – symmetrische Landung. Das Theraband um beide Oberschenkel aktiviert in der tiefen Hocke die Hüftaußenrotatoren. In allen Phasen auf orthograde Rückfußstellung und Beinachsen achten. **b** Das Theraband vom Knie lateral zum Großzehengrundgelenk aktiviert die Pronation im Vorfuß vor und während dem Absprung. Dies gelingt im rechten Fuß besser als im linken.

6.7 Funktionelle Prävention: Trittsicherheit Schritt für Schritt

Präventive Biomechanik:
keine Schuhe

Verletzungen des Sprunggelenks gehören mit einem Anteil von 15 % zu den häufigsten Verletzungen überhaupt. Das OSG-Supinationstrauma ist unangefochtener Spitzenreiter. Die Behandlung erfolgt heute konservativ mittels selektiver Ruhigstellung. Trotz adäquater Behandlung kommt es in 10–20 % zur chronischen Instabilität (Renström 1997a) und häufig zum Rezidiv. Es stellt sich die Frage nach primärer und sekundärer Prävention. Am verletzungsanfälligsten sind die lateralen Bänder. Sie dienen der kontinuierlichen dynamisch-stabilen Bewegungsführung im Gelenk. Voraussetzung dafür ist die Vorspannung. Ein vorgespanntes Ligament ist wesentlich verletzungsresistenter als ein schlaffes Band. Der Kalkaneus im Lot sorgt für adäquate Vorspannung der lateralen Bandstrukturen. Beim Knickfuß mit medial abgerutschtem Talus sind die lateralen Bänder erschlafft, das Gelenk ist labilisiert. Plötzlicher Supinationsstress lässt den Rückfuß aus einer maximal pronierten Stellung in eine supramaximale Supination schnellen.

Der zweite Risikofaktor ist eine muskuläre Insuffizienz der Peroneusgruppe. Die pronatorische Gegenverschraubung im Vorfuß fehlt. Kurzum: Orthograde Fersenbeinstellung und aktive Verschraubung im Fuß stellen – neben Schuhwerk und Techniktraining – zwei präventive Schlüssel zur Verhinderung des OSG-Supinationstraumas dar.

7 Senk- und Plattfüße: Gewölbekollaps in Zeitlupe

7.1 Evidenz: Verlust der In-sich-Stabilität

Senkplattfuß:
Fakten

Definiert werden Knicksenkplattfüße über die Fuß-Boden-Kontaktfläche. Der Fußabdruck gilt als brauchbares indirektes Maß für die funktionelle Gewölbehöhe. Normalerweise beträgt die engste Stelle – der so genannte Isthmus – ein Drittel der Vorfußbreite. Beim Senkfuß ist der Isthmus verbreitert, beim Plattfuß ebenso breit wie der Vorfuß. Ist der Mittelfußabdruck noch breiter, liegt das Vollbild eines Plattknickfußes vor. Die wichtigsten Risikofaktoren für die Entwicklung eines Plattfußes sind: familiäre Veranlagung, konstitutionelle Bandlaxizität, muskuläre Insuffizienz, frühes Tragen von Schuhen, chronische Fehlbelastung durch Übergewicht, Extrembelastung, Tibia-Rotationsanomalien, Anomalien des Fußskeletts (Napolitano 2000). Als sensible Phasen für die Entwicklung eines Plattfußes gelten Kleinkindalter, Pubertät und das hohe Alter (Lang 1972, c).

7.2 3D-Anatomie: selbsttragender Kuppelbau

Keilbeine:
In-sich-Stabilität

Das Keilprinzip: Unter Belastung stabilisiert sich ein Gewölbebogen von selbst. Genau wie beim Torbogen, beim Kuppelbau oder beim Iglu aus Schneeziegeln. Mit zunehmender Belastung verkeilen sich die Keile ineinander. Dadurch nimmt die In-sich-Stabilität unter Belastung zu. Drei Keilbeine und die drei angrenzende Metatarsalknochen bilden den Scheitel des Fußgewölbes. Sie ermöglichen eine lebenslange In-sich-Stabilität – funktionellen Gebrauch vorausgesetzt. Das einwandfreie Funktionieren der Keilbeine ist direkt an das Prinzip der spiraligen Verschraubung gekoppelt (→ Abb. 1.4a – b S. 5).

Gewölbetorsion:
der Trick mit der Spirale

Supination im Rückfuß und Pronation im Vorfuß bewirken eine Verschraubung im Fußskelett. Der biomechanische Effekt: Am Fußrücken klaffen die Keilbeine leicht auseinander, die Keilbeinspitzen hingegen werden zusammengepresst. So erhalten die Keilbeine eine keilförmige Lage zueinander. Eine Umkehr der anatomisch-funktionellen Drehrichtungen macht es deutlich: Pronation im Rückfuß und Supination im Vorfuß lösen die Verschraubung im Fußskelett auf und führen zur Labilisierung der Keilbeine. Kurzum: Die spiralige Verschraubung ist Voraussetzung für das biomechanische Funktionieren des Keilprinzips im Fuß. Die Evolution hat das Problem gelöst, indem sie die Fußwurzel „kurzerhand" um 90° gedreht hat. Die Fußwurzelknochen liegen nicht wie bei der Hand parallel nebeneinander, sondern stehen übereinander. Der kugelige Talus ruht auf dem massiv verstärkten Kalkaneus. Die 3D-Verschraubung zwischen Vor- und Rückfuß ist ein Schlüsselmerkmal des menschlichen Fußes. Hierin unterscheidet er sich klar von anderen Primaten (→ S. 5).

7.3 Programmierte Diagnostik: Gewölbekollaps im Klartext

Senkplattfuß

Funktionelle Senkplattfußdiagnostik: Schritt für Schritt

Grundleiden: neuromuskuläres Leiden, Rheuma, Trauma, Missbildung, Operation?
– Ja: Senkplattfuß im Rahmen eines bekannten Grundleidens
– Nein: Senkplattfuß statisch

Schmerzen: Bestehen Schmerzen im medialen Fußgewölbe – v. a. beim Kind?
– Ja: schmerzhafte Überdehnung des Längsgewölbes
– Nein: Senkplattfuß schmerzlos

Fußdeformitäten: Liegt eine komplexe statische Fehlbelastung vor?
– Ja, mit Pes valgus: Knicksenkplattfuß
– Ja: komplexe Fehlstatik wie Knickplattspreizfuß mit Hallux valgus
– Ja, Beinachenabweichung wie O-Beine, X-Beine, Tibiae varae
– Nein: Senkplattfuß isoliert

Längsgewölbe: Wie stark ist das Längsgewölbe (→ S. 103) abgeflacht?
– Ja, Tuberositas unterhalb Feiss-Referenzlinie Malleolus - MTP 1: Senkfuß
– Ja, Tuberositas ossis navicularis am Boden: Plattfuß
– Nein, Tuberositas auf Referenzlinie: normale Längsgewölbehöhe

Fußabdruck: Ist der Isthmus im Vergleich zur Vorfußbreite (→ S. 103) verbreitert?
– Ja, Isthmus = 2/3 der Vorfußbreite: Senkfuß
– Ja, Isthmus = Vorfußbreite: Plattfuß
– Ja, Isthmusbreite breiter als Vorfuß: schwerer Knickplattfuß
– Nein, Isthmus = 1/3 der Vorfußbreite: normales Fußgewölbe

Ballenstand: Besteht der Gewölbeverlust auch im Ballenstand (→ S. 104)?
– Ja: echter Senkplattfuß mit Überdehnung von Längsgewölbe und Plantaraponeurose
– Nein: muskulärer Senkplattfuß mit intakter Plantaraponeurose

Beweglichkeit: Sind Pronation-Supination (→ S. 105) bei orthograder Ferse eingeschränkt?
– Ja, Pronation-Supination ROM ≤ 45°: Senkplattfuß kontrakt
– Nein, Pronation-Supination ROM ≥ 45°: Senkplattfuß flexibel

Druckmessung: verminderte Abdruckkraft des ersten Strahls in der Dynamik?
– Ja, Vorfußpronation insuffizient: peroneale Insuffizienz
– Ja, Instabilität erster Strahl: anteromediale Insuffizienz
– Nein: funktionelle Vorfußpronation intakt, erster Strahl stabil

Ausschlussdiagnose: Normvarianten
– Plattfüße physiologisch bei Säuglingen
– Knicksenkfüße physiologisch bei Kleinkindern
– Pseudoplattfüße mit plantarem Fettpolster bei Schwarzen

Beeinflussbarkeit: Kann das Fußgewölbe aktiv verbessert werden?
– Ja, sichtbare Verbesserung der Fußstatik: Therapiepotenzial vorhanden
– Nein: Senkplattfuß über Kognition und Korrektur kaum beeinflussbar

Klinische Diagnostik Senkplattfüße

Feiss-Linie:
Grenzlinie für den Gewölbetiefbau

Position: Verbindungslinie zwischen medialem Malleolus und Bodenkontaktpunkt des MTP 1 am unbelasteten Fuß einzeichnen. Diese Referenzlinie wird als sogenannte *Feiss-Linie* bezeichnet (Magee 1992 c). Zweitens die Tuberositas ossis navicularis aufsuchen, dem Sehnenverlauf des M. tibialis posterior bis zum Ansatz folgend. Entscheidend ist die Lage der Tuberositas ossis navicularis zur Feiss-Referenzlinie. Die Messung erfolgt im Stehen.

Dokumentation: Höhenbeziehung der Tuberositas ossis navicularis zur eingezeichneten Referenzlinie.

Ziel: Tuberositas ossis navicularis auf Höhe der Referenzlinie (Magee 1992 c).

Norm: leichte Abweichungen.

Pathologie:
- Senkfuß: Tuberositas ossis navicularis auf halber Höhe zwischen Boden und Referenzlinie
- Plattfuß: Tuberositas ossis navicularis am Boden; beim Knickfuß zudem prominent.

Hinweis: Die Feiss-Linie lässt sich zur semiquantitativen Diagnose von Hohlfüßen verwenden (→ S. 123).

Fußabdruck:
Senkplattfüßen auf der Spur

Position: Patient betritt kurz ein Stempelkissen und läuft gleich über ein Blatt Papier. Dort hinterlässt er einen dynamischen Fußabdruck. Anschließend machen Sie einen statischen Abdruck beider Füße mit aufgerichteten Fersenbeinen. Der Vergleich Statik und Dynamik dient der Abschätzung, welcher Anteil der Gewölbesenkung durch eine Knickfußstellung bedingt ist. Manche Patienten stehen „besser", andere gehen „besser". Es ist wichtig zu wissen, ob eine Fehlbelastung in der Dynamik tendenziell zu- oder abnimmt. Fußabdruck Hohlfuß (→ S. 124).

Dokumentation: engste Stelle Mittelfuß (Isthmus) in Zentimetern, Relation zur Vorfußbreite.

Ziel: Isthmus = 1/3 der Vorfußbreite.

Norm: geringfügige Abweichungen.

Pathologien:
- Senkfuß dynamisch: Isthmusbreite dynamisch 1/2 der Vorfußbreite
- Senkfuß statisch: Isthmusbreite statisch 1/2 der Vorfußbreite
- Plattfuß dynamisch: Isthmusbreite dynamisch 1/1 der Vorfußbreite
- Plattfuß statisch: Isthmusbreite statisch 1/1 der Vorfußbreite

Hinweis: Der Fußabdruck dient der semiquantitativen Diagnostik von Senkplatt- und Hohlfüßen. Ein Podoskop dient der statischen Beurteilung des Fußabdrucks.

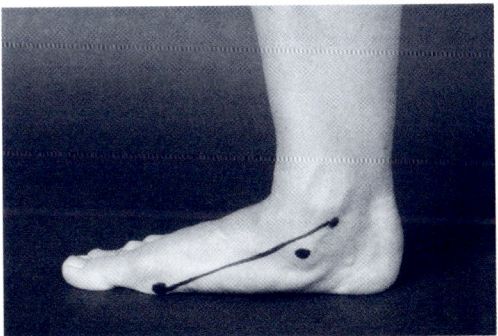

Abb. 7.1 Feiss-Linie: Die Referenzlinie zwischen Apex medialer Malleolus und Bodenkontaktpunkt MTP 1 wird als *Feiss-Linie* bezeichnet. Entscheidend für die klinische Plattfußdiagnostik ist das Absinken der Tuberositas ossis navicularis unter die Feiss-Referenzlinie (vergleiche Hohlfuß → S. 123).

Ballenstand:
Blickdiagnose Pseudogewölbe

Position: Ballenstand, von hinten

Dokumentation: Bestimmt wird, ob es beim Knick-Senkplattfuß im Ballenstand zu einem sichtbaren Fußgewölbe mit Varisierung des Rückfußes kommt.

Ziel: sichtbares Gewölbe und gerader Rückfuß – ohne Valgus und ohne Varus. Die typische Varuskippung über die Nullstellung hinaus entspricht einer peronealen Insuffizienz. Beim funktionellen Beinachsentraining werden die Mm. peronei trainiert um das OSG aktiv vor Supinationsstress zu schützen.

Norm: Ballenstand führt zu sichtbarem Längsgewölbe mit leichter Varusstellung im Rückfuß. Der Gewölbeaufbau ist allerdings nur ein scheinbarer. Er erfolgt rein passiv über die Plantaraponeurose (→ S. 121). Aussagen über Schweregrad der Plattfußdeformation und Muskelkraft sind kaum möglich.

Pathologie:
– Fehlender Gewölbeaufbau im Ballenstand: Plantaraponeurose dekompensiert
– Fehlender Varus im Ballenstand: Knickplattfuß kontrakt
– Übermäßiger Rückfußvarus im Ballenstand: peroneale Insuffizienz (Risikofaktor Supinationstrauma)

Rückfußwinkel:
gerade ist gerade

(→ S. 82)

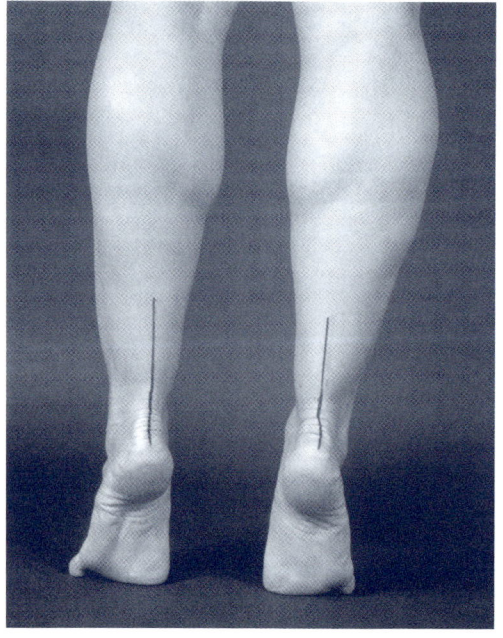

Abb. 7.2 Ballenstand: Sichtbares Längsgewölbe mit leichter Varusstellung im Rückfuß bedeutet im Ballenstand, die plantare Aponeurose ist noch intakt. Der Gewölbeaufbau ist allerdings nur ein scheinbarer, er erfolgt rein passiv über die Plantaraponeurose (→ S. 121). Aussagen über Schweregrad der Plattfußdeformation und vorhandene Muskelkraft sind nicht möglich.

Pronation-Supination:
Flexibilität entscheidend

Position: im Sitzen, Unterschenkel vertikal hängend, OSG 90°.

Dokumentation: Pronation-Supination ROM bei orthograder Fersenstellung.

Ziel: Pronation 15–30°, Supination 30–60°, Verhältnis Pronation zu Supination gleich 1:2.

Norm: Pronation-Supination ROM = 35/0/50 (Kapandji 1985 a).

Pathologie:
– Senkplattfuß kontrakt: Pronation-Supination ROM ≤ 45°
– Pronationsdefizit: Pronation Vorfuß ≤ 15° bei orthograder Ferse
– Supinationsdefizit: Supination Vorfuß ≤ 30° bei orthograder Ferse.

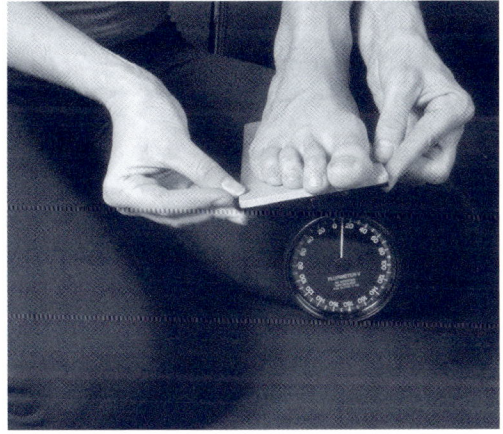

Abb. 7.3 Knickplattfuß kontrakt: Der Fuß kann in chronischer Fehlstellung einsteifen. Bei orthograd aufgerichtetem Rückfuß wird das Pronationsdefizit im Mittelfuß deutlich. Im Bild beträgt die Pronation maximal –10°, es fehlen 10° bis zum Bodenkontakt des Großzehengrundgelenks bei orthograder Ferse. Eine muskulär aktive Rückfuß-Stabilisierung beim Gehen ist gar nicht möglich. Normale Pronation-Supination (→ S. 84).

7.4 Funktionelle Therapiestrategien: nichtoperative Gewölberekonstruktion

Programmierte Therapie: Priorität

1. Priorität:
Füße lernen laufen

In den Standardwerken der Orthopädie wird die nichtoperative Therapie von Senk- und Plattfüßen auf die lapidare Formel gebracht: Einlagenversorgung bei schweren Fällen, spielerische Fußgymnastik bei Kindern (Niethard 1992 a). Gleich noch einmal: Einlagen in schweren Fällen! Die Realität sieht anders aus. Von 1000 untersuchten Kindern (Garcia-Rodriguez 1999) erfüllen nur 2–3 % dieses Kriterium. Aber 15 % tragen Einlagen! Sinnvoller wäre es, den Kindern beizubringen, richtig auf ihren Füßen zu stehen. Die wahren Spezialisten für den Gewölbeaufbau sind die Physiotherapeuten.

2. Priorität:
Steter Tropfen höhlt den Fuß

Der Plattfuß gilt als irreversible statische Fußdeformität. Das ist grundsätzlich richtig und durch klinische Erfahrung breit abgestützt. Die Fehlentwicklung zum Plattfuß ist ein langsam fortschreitender Prozess – ein Mix aus genetischer Veranlagung und chronischer Fehlbelastung. Jeden Tag werden die Weichen neu gestellt. Dieser Prozess kann durch funktionelle Belastungsoptimierung im Alltag grundsätzlich gestoppt werden. Eine strukturelle Erholung braucht Zeit und Konsequenz. Physiotherapeutische Interventionen tragen nur Früchte, wenn der Lerninhalt vom Patienten eins zu eins und Schritt für Schritt im Alltag umgesetzt werden kann.

Programmierte Therapie: Prinzip

3D-Torsion:
Gewölbegriff für platte Füße

Die 3D-Torsion ist der wichtigste therapeutische Handgriff für den Plattfuß. Er reorganisiert Gewölbearchitektur, Bewegungsfunktionen, Belastungsstabilität und Wahrnehmung. Und so funktioniert es: Eine Hand an der Ferse, gleiche Bewegungsführung wie bei der 3D-Mobilisierung des Außenknöchels (Übung 6.3 → S. 92). Der Kalkaneus wird supiniert, um die Transversalachse vertikalisiert und distal abduziert. Das Fersenbein rotiert synchron um seine drei Achsen, es entsteht eine gleichmäßige spiralförmige Bewegung. Die andere Hand führt den Vorfuß analog dagegen: Vorfuß in Pronation, die Zehengrundgelenke leicht flektiert, den ersten Metatarsalknochen in Antivarusstellung. Der Handgriff am Vorfuß soll gleichzeitig den Oppositionsbogen MTP1–5 unterstützen – siehe Übung 7.3 (→ S. 112). Durch Präzision und Gefühl der therapeutischen Hände entsteht eine perfekte spiralige Verschraubung – die funktionelle Wiederbelebung des strukturellen Urprinzips im Fuß.

Tabelle 7.1 Grifftechnik: 3D-Torsion konzentrisch. Vergleiche Abbildung 7.3 (→ S. 112)

Plattsenkfuß	Torsion	3D- Polbewegung	Komplexbewegung
• Rückfußvalgus	• Supination Ferse		
• Absenkung Längsgewölbe	• Vertikalisierung Ferse	3D-Rückfuß orthograd	
• Innenrotation OSG	• Abduktion Ferse		3D-Torsion konzentrisch
• Pronationsdefizit Vorfuß	• Pronation Vorfuß		
• Spreizfuß mit Krallenzehen	• Flexion MTP	3D-Vorfuß funktionell	
• Varisierung MT 1	• Antivarus MT 1		

Hinweis: Vorfuß und Rückfuß nähern sich einander – bedingt durch die veränderte Fersenstellung und durch die Erhöhung des Muskeltonus plantar.

Programmierte Therapie: Parameter

Klinische Parameter:
Zeichen des Gewölbeaufbaus

Funktionelle Mobilität
- Pronation-Supination ROM bei kontraktem Senkplattfuß (→ S. 84, 105)
- Bodenkontakt MTP 1 bei orthograder Ferse

Funktionelle Stabilität
- Stabilisierter Rückfußwinkel im Stehen (→ S. 82)
- Stabilisierter Rückfußwinkel im Einbeinstand (→ S. 223)
- Stabilisierte Beinachse im Einbeinstand (→ S. 223)

Strukturelle Parameter
- Tuberositas ossis navicularis zur Referenzlinie (→ S. 103)
- Isthmusbreite im Vergleich zur Vorfußbreite (→ S. 103)

Globalfunktion
- Beschwerden
- Gehzeit schmerzfrei

Instrumentierte Messung
- Abnahme der Fußabdruckfläche in cm^2
- Zunahme der mittleren Druckwerte, insbesondere MTP 1 und Großzehe
- Normalisierung der Kraftangriffslinie

Programmierte Therapie: Fußplaner

Spiraldynamik-Fußplaner:
Gewölbeaufbau für platte Füße

Priorität bei der Behandlung des Senkplattfußes hat die Wiederherstellung des Fußgewölbes. Das Therapieprinzip der aktiven 3D-Torsion orientiert sich an der anatomisch-funktionellen Gewölbearchitektur. Therapeutisch wird die bestmögliche Wiederherstellung des funktionellen Fußgewölbes angestrebt. Im häufigsten Fall der statisch bedingten Planovalgus-Deformität ist eine sukzessive und teilweise Gewölbewiederherstellung durchaus möglich. Wichtigste Voraussetzungen sind Änderung der Belastungsgewohnheiten und genügend Zeit. Die Gewebeadaptation braucht Monate bis Jahre. Hinzu kommt die verstrebend-stabilisierende Wirkung der plantaren Sehnen- und Muskelstrukturen. Die Therapie erfolgt stufenweise durch Steigerung des Schwierigkeitsgrads: passiv, assistiv, aktiv, resistiv, statisch, dynamisch. Mobilisierung ist nur beim kontrakten Senkplattfuß mit eingeschränkter Pronation-Supination ROM angezeigt. Die aktive Verschraubung steht ganz im Vordergrund. Rückfußsupination und Vorfußpronation sorgen dank funktioneller Verkeilung der Keilbeine für mehr Gewölbestabilität. Die resultierende Verkürzung in Fußlängsrichtung ist zu betonen.

Tabelle 7.2 Spiraldynamik-Fußplaner Senkplattfuß: m, 12, Plattfuss, teilweise kontrakt mit erheblichem Pronationsdefizit

Priorität	Prinzip	Methode*	Parameter	Übungsplan
1. Nachhaltigkeit	Eigenverantwortung	Gespräch	Kooperation der Eltern	• Situativ
2. Fußgewölbe	Spiralprinzip	Wahrnehmung*	Feiss-Linie (→ S. 103)	• 2D-Fußspirale (→ S. 110) • Fußpendel (→ S. 111)
3. Hilfsmittel	Kraftverteilung	Einlagen	Rückfußwinkel und Feiss-Linie im Schuh	• situativ
4. Ferse	Axiale Belastung	Achsentraining*	Rückfußwinkel (→ S. 82)	• Flamingo (→ S. 94)
5. Mittelfuß	Mobilisierung	3D-Torsion Fuss* passiv und assistiv	Pronation-Supination ROM (→ S. 84, 105)	• Fußspirale (→ S. 110) • Fußspirale (→ S. 110)
6. Fuß	Spiralprinzip, Keilprinzip	3D-Torsion Fuss* aktiv	Feiss-Linie (→ S. 103) Fußabdruck (→ S. 103)	• Fußspirale konzentrisch (→ S. 112) • Fußwelle konzentrisch (→ S. 113) • Fuß-Picasso (→ S. 116)
7. Fuß	Reflextraining	Propriozeptives Training*	Feiss-Linie (→ S. 103) Einbeinstand (→ S. 223)	• Fersen-Proprio (→ S. 97) • Sumo (→ S. 95) • 4-Punkte-Stand (→ S. 115)
8. Beinachsen	Spiralprinzip	Hüftaußenrotation, Patella und Ferse gerade, Bodenkontakt von MTP 1	Patella orthograd (→ S. 220) Einbeinstand (→ S. 223)	• En-dehors (→ S. 209) • Anti-Trendelenburg (→ S. 208)
9. Fuß und Beinachsen	Reflextraining	Propriozeptives Training*	dito	• Secura-Flex (→ S. 237) • En-dehors (→ S. 209)
10. Nachhaltigkeit	Eigenverantwortung	Automatisierung, Integration in den Alltag des Kindes*	Fußabdruck (→ S. 103) Rückfußwinkel (→ S. 82)	• Fuß-Fit (→ S. 260) • Situativ

* Alle Maßnahmen und Übungen werden kindgerecht und spielerisch umgesetzt. Literatur Tipp: Larsen, Meier, Wickihalter: Gesunde Füße für Ihr Kind – die besten 32 Übungen aus der Spiraldynamik Kinderfußschule.

7.5 Patienteninformation: Zeigt her Eure Gewölbe

Prognostische Kriterien

Positive Faktoren:
Gewölbe im Vormarsch

- Flexibler oder nur teilweise kontrakter Senkplattfuß
- Muskulärer Knicksenkfuß
- Kindesalter
- Erhaltenes Gewölbe im Ballenstand
- Sichtbare Verbesserung beim Korrekturversuch unter Belastung
- Differenzierte Körperwahrnehmung
- Hohe Motivation, Sinn für Eigenverantwortung

Negative Faktoren:
Grenzen der Machbarkeit

- Rigider Knicksenkfuß, kontrakter Knickplattfuß
- Starkes Pronationsdefizit im Vorfuß
- Angeborener Plattfuß (Operationsindikation)
- Traumatischer Plattfuß
- Schwere Beinachsenabweichung: O-Beine, X-Beine, Tibia vara; Rotationsanomalien
- Extreme Hyperlaxizität
- Fortgesetzte Fehlbelastung
- Ausbleibender Therapieerfolg nach zwölf Monaten
- Persistierendes Übergewicht (Napolitano 2000)

Psychologische Erweiterung

Entsprechung:
Füße ohne Halt

Plattfüße stehen symbolisch für ungenügende Verwurzlung am Boden und im Leben. In Extremfällen für Haltlosigkeit, innere Heimatlosigkeit und unverarbeitete Vergangenheit. Oder für körperliche Trägheit, Hang zur Bequemlichkeit, Anpassung durch Nachgeben, vorgetäuschte Sicherheit statt authentische Verwurzelung.

Anregung:
Wurzeln schlagen

Beziehen Sie Position! Entwickeln Sie ein gesundes und echtes Selbstvertrauen. Finden Sie sicheren Halt im Leben, in Beziehungen, im Beruf und in sich selbst. Sagen Sie nur ja, wenn Sie es wirklich meinen. Geben Sie nicht einfach nach, wenn Ihnen etwas wichtig erscheint. Stehen Sie für sich selbst ein.

Übungsqualität

Übungskriterien:
Patient

- Ferse nach außen drehen, Vorfuß nach innen drehen
- Während der spiraligen Verschraubung die Fußsohlenmuskeln anspannen
- Im Alltag gerade auf den Fersen stehen, mit gutem Bodenkontakt der Großzehe
- Kniescheiben gerade nach vorne

Übungskriterien:
Therapeut

- Mm. tibiales arbeiten supinatorisch, orthograder Fersenstand
- Innenrotationsfehlstellung der Malleolengabel nimmt ab
- Tuberositas ossis navicularis wird weniger prominent
- Mediales Fußgewölbe gewinnt an Höhe, Kontur und Volumen
- Mm. peronei pronieren den Vorfuß aktiv dagegen – durch manuelles Anheben des Großzehengrundgelenks überprüfbar
- Pronation Vorfuß und Supination Rückfuß halten sich die Waage
- Aktivität der pelvitrochanteren Außenrotatoren unterstützt den Gewölbeaufbau
- Hinweise auf Überkorrektur: Verlust des Bodenkontakts MTP 1, Pes varus bei überkorrigiertem Knickfuß

7.6 Übungsprogramm: Gewölbebauer am Werk

Wahrnehmungsschulung: Gewölbekollaps rückwärts

Übung 7.1 – 2D-Wahrnehmung: 2D-Fußspirale

Ziel: 2D-Verschraubung (Rotation und Steilstellung) am Handtuch und am Fuß ausführen. Die dritte Dimension wird bewusst weggelassen.

Hilfsmittel: Frotteetuch.

Start: Patient und Therapeut sitzen einander gegenüber, je ein Handtuch auf Augenhöhe.

Aktion: Patient praktiziert 2D-Verschraubung des Frotteetuchs: eine Hand dreht weg, die andere zu sich. Gleichzeitig beide Hände einrollen bis ein nach unten offener, in sich verdrehter C-Bogen entsteht. Anschließend Bewegung auf den eigenen Fuß übertragen: Der Patient nimmt, so gut es geht, einen Fuß in beide Hände und übt die 2D-Verschraubung am eigenen Fuß. Supination und Vertikalisierung der Ferse, Vorfuß-Pronation mit Beugung der Zehengelenke. Rhythmisch wiederholen.

Dosierung: bis die 2D-Verschraubung am eigenen Fuß sicher reproduziert werden kann.

Kontrolle: korrekte Drehrichtungen auch beim nächsten Mal; OSG rechtwinklig, kein Spitzfuß, kein Sichelfuß, keine Eversion im USG, keine Hyperextension der Zehen.

Heimübung: zweimal täglich 2–5 Minuten.

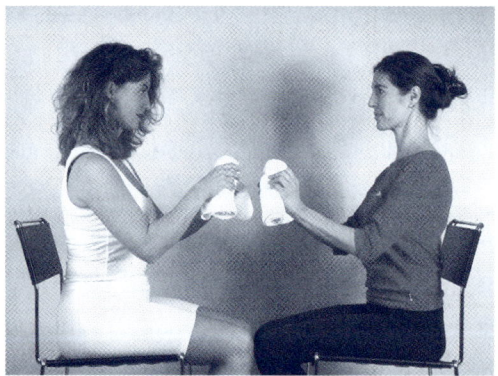 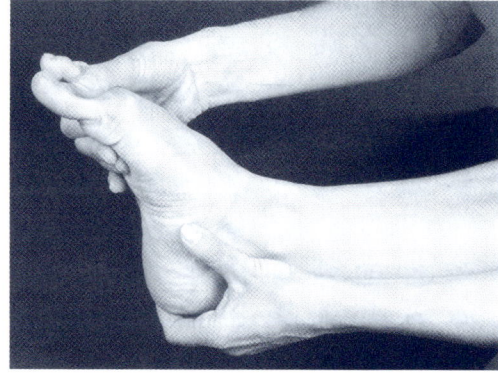

Übung 7.1 2D-Fußspirale: Patient praktiziert die 2D-Verschraubung. **a** Zuerst mittels Frotteetuch: Beide Hände verdrehen das Handtuch und rollen es gleichzeitig ein, bis ein nach unten offener und in sich verdrehter C-Bogen entsteht Details der Verschraubung (→ S. 4).

b Anschließend wird die Bewegung auf den eigenen Fuß übertragen: Rückfuß-Supination und Vorfuß-Pronation. Bewegung rhythmisch wiederholen, Betonung der Qualitäten Anspannen und Verkürzung (im Gegensatz zum Hohlfuß → S. 132).

Übung 7.2 – 3D-Wahrnehmung: Fußpendel

Ziel: neues Bewusstsein für die eigenen Füße, aktive Vorfuß-Pronation und Rückfuß-Supination im Wechsel.

Hilfsmittel: Matte.

Start: Rückenlage, Füße hüftbreit aufgestellt; bei guter Beweglichkeit breiter.

Aktion: Zweipunkte-Bodenkontakt erspüren: Fersenaußenkante und MTP 1. Eventuell taktile Hilfe. Oberschenkel langsam soweit nach außen sinken lassen, wie der Bodenkontakt im MTP 1 aktiv gehalten werden kann. Fünf Sekunden halten. Jetzt Knie langsam zusammen, bis sie sich berühren. Dabei das Fersenbein aktiv supinieren. Kein Knickfuß! Der Bewegungszyklus in langsamem Rhythmus wiederholt erfordert alternierend aktive Vorfuß-Pronation und Rückfuß-Supination. Variation: Übung analog im Stehen mit „Kniekreisen".

Dosierung: 2–5 Minuten, 1–2 Serien.

Kontrolle: Kein Knickfuß während Knieadduktion; kein Nachlassen des MTP 1-Bodenkontakts während Abduktion (manuell prüfen).

Heimübung: zweimal täglich 2–5 Minuten.

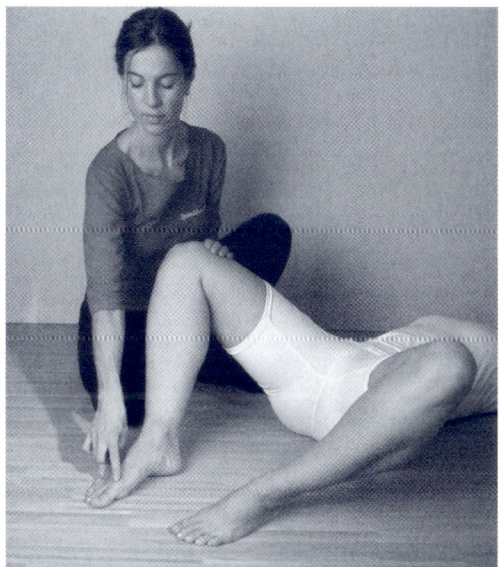 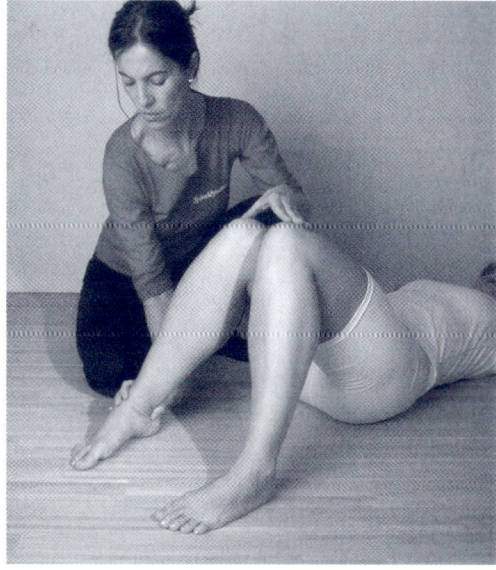

Übung 7.2 Fußpendel: alternierend aktive Vorfuß-Pronation und Rückfuß-Supination. **a** Oberschenkel langsam soweit nach außen sinken lassen, wie der Bodenkontakt im MTP 1 aktiv dagegen gehalten werden kann. Fünf Sekunden halten. **b** Knie langsam zusammen bis sie sich fast berühren, dabei das Fersenbein aktiv supinieren.

Funktionelle Mobilisation: Die Verschraubung fehlt

Übung 7.3 – 3D-Mobilisation: Fußspirale „konzentrisch"

Ziel: konstruktive 3D-Mobilisation bei Pronationsdefizit oder kontraktem Senkplattfuß. Für das normale Stehen und Gehen sind mindestens 10–15° Pronation bei orthogradem Fersenstand erforderlich. Das Erreichen des Zieles wird protokolliert.

Hinweis: beim Hohlfuß erfolgt die 3D-Torsion analog exzentrisch (Übung 7.3).

Hilfsmittel: keine.

Start: Patient sitzt bequem; eine Hand greift den Rückfuß, die andere den Vorfuß, den Oppositionsbogen MTP 1–5 manuell unterstützend. OSG rechtwinklig, Fußstellung orthograd.

Aktion: Synchronisierte 3D-Torsion von Rück- und Vorfuß:
- Das Fersenbein wird supiniert, distal vertikalisiert und distal abduziert – mit dem Aufbau des Längsgewölbes und der Verlängerung der Fersenaußenseite.
- Der Vorfuß proniert und flektiert ohne Hyperextension der Zehengrundgelenke. Zudem „Anti-Varisierung" des ersten Strahls. Mit anderen Worten: Das Metatarsale 1 proniert und bewegt dabei nach lateral.
- Die 3D-Torsion erfolgt konzentrisch. Die beiden Hände „schieben den Fuß nur scheinbar zusammen", sie unterstützen vielmehr das Längsgewölbe. Sobald genügend Flexibilität im Fuß vorhanden ist, kann der Patient seine Fußmuskulatur bewegungssynchron konzentrisch anspannen.

Dosierung: Mobilisation und Entspannung werden im Rhythmus 2:1 wiederholt; Intensität im Wohlfühlbereich; Dauer 2–5 Minuten pro Fuß. Das Ziel ist erreicht, wenn der Senkplattfuß im definierten Torsionssinn flexibel ist.

Kontrolle: Kein Spitzfuß, kein Sichelfuß (wie Übung 7.1).

Anker: Visualisierung der Verschraubung im Fuß bei jedem Anblick einer Spirale.

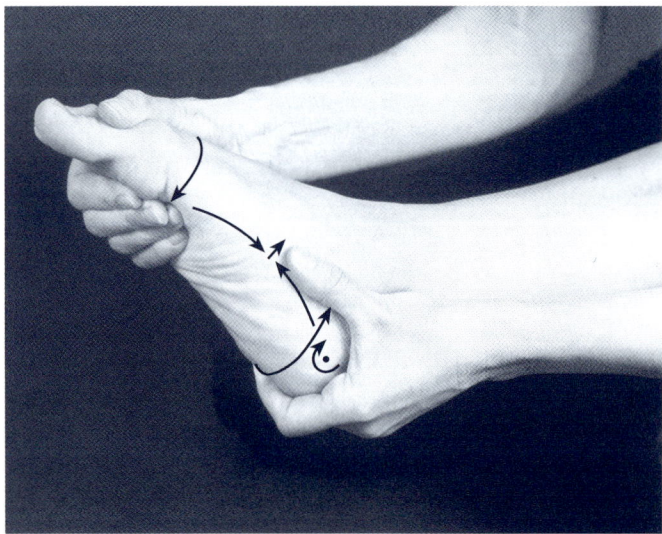

Übung 7.3 Fußspirale konzentrisch: konstruktive 3D-Mobilisation beim kontrakten Senkplattfuß: Das Fersenbein wird supiniert, vertikalisiert und abduziert – mit Aufbau des Längsgewölbes; der Vorfuß proniert, die Zehengrundgelenke flektieren, Vorfuß mit „Anti-Varisierung" im ersten Strahl. Die 3D-Torsion erfolgt konzentrisch, der Patient kann seine Fußmuskulatur bewegungssynchron konzentrisch anspannen und mithelfen (vergleiche Fußspirale exzentrisch beim Hohlfuß → S. 134).

Übung 7.4 – 3D-Mobilisation: Fußwelle „konzentrisch"

Ziel: funktionelle 3D-Mobilisation des kontrakten Plattfußes.

Hinweis: beim Hohlfuß erfolgt die Wellenbewegung analog „exzentrisch" (→ S. 135).

Hilfsmittel: keine.

Start: Patient sitzt bequem; eine Hand greift den Rückfuß, die andere den Vorfuß, den Oppositionsbogen MTP 1–5 manuell unterstützend. Fußstellung orthograd, OSG rechtwinklig.

Aktion: Die Wellenbewegung entsteht durch zyklische Wiederholung von Torsion, Muskelanspannung und longitudinaler Schwingung. Rotatorische Mobilisation (Phase 1), Abrollen (Phase 2) und postpropulsive Relaxation (Phase 3) im Rhythmus 4:2:1. Die Zykluslänge richtet sich nach dem Differenzierungsvermögen des Patienten:
Die erste Bewegungsphase entspricht der mittleren Standphase. Das OSG ist dorsalextendiert, Traktion der Ferse nach kaudal; die plantare Muskulatur ist aus didaktischen Gründen zu Beginn entspannt. Jetzt erfolgt sukzessive die 3D-Torsion: Beide Hände führen den Fuß in die Verschraubung; der Patient erhöht die Spannung seiner Fußsohlenmuskulatur phasensynchron, bewusst und dosiert. Durch die maximale Verschraubung wird das Längsgewölbe aufgebaut.

Muskelspannung im Fuß maximal, Übergang in die Abrollbewegung mit OSG-Plantarflexion und Extension der Zehengrundgelenke. Der Fuß bleibt tonisiert, orthograd und in sich verschraubt.

Nach dem „Abstoßen" mit entspanntem Fuß zurück in die anatomische Nullstellung. Am Ende der Spielbeinphase die Fußsohlenmuskulatur leicht vortonisieren.

Dosierung: Dauer 2–5 Minuten im Wohlfühlbereich, bis der kontrakte Senkplattfuß rotatorisch an Flexibilität und longitudinal an Stabilität gewinnt.

Kontrolle: synchrones Anspannen Phase 1, Tonus halten Phase 2; kein Sichelfuß, keine Eversion.

Anker: Sich aufbauende Meereswoge vor dem Brechen illustrieren das Prinzip perfekt.

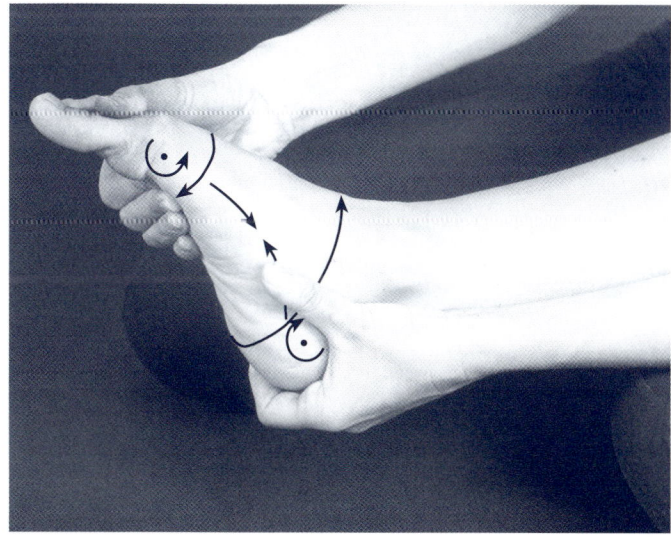

Übung 7.4 Fußwelle konzentrisch: Die Wellenbewegung entsteht durch zyklische Wiederholung aktiver 3D-Torsion (vorangehende Abbildung) mit konzentrischer Anspannung der plantaren Muskulatur: 3D-Torsion >> Aufsetzen und Anspannen >> Abrollen >> Vorfußimpuls >> Flexion der Zehengrundgelenke (vergleiche Wellenbewegung exzentrisch beim Hohlfuß → S. 135).

Funktionelle Stabilisation: Spiralgriff der Füße

Übung 7.5 – 3D-Stabilisation: Fußschraube

Ziel: aktive „Fußschraube" während 30 Sekunden auf einem und auf beiden Beinen. Das Erreichen des Ziels wird protokolliert.

Hilfsmittel: Theraband, Uhr.

Start: entspanntes Stehen. Mit beiden MTP 1 auf das flache Ende des Therabands stehen. Theraband unter Zug bringen. Lässt der Bodenkontakt im MTP 1 nach, schnellt das Theraband weg.

Aktion: Beide Fersenbeine langsam in orthograde Stellung bringen, soweit wie möglich, ohne das Theraband zu verlieren. Bei kontraktem Knicksenkplattfuß oder Insuffizienz der Mm. peronei wird die orthograde Stellung nicht erreicht. Variation: gleiche Übung im Sitzen oder Einbeinstand.

Dosierung: 30 Sekunden, 2–5 Wiederholungen beidseitig oder einseitig.

Kontrolle: Das Theraband übernimmt Feedbackfunktion. Springt es weg, war die Rückfuß-Supination zu dominant oder die Vorfuß-Pronation zu schwach. Stellungskontrolle des Rückfußes durch den Therapeuten oder mittels Spiegel.

Anker: aktive Fußschraube, wann immer Sie auf einem Bein stehen.

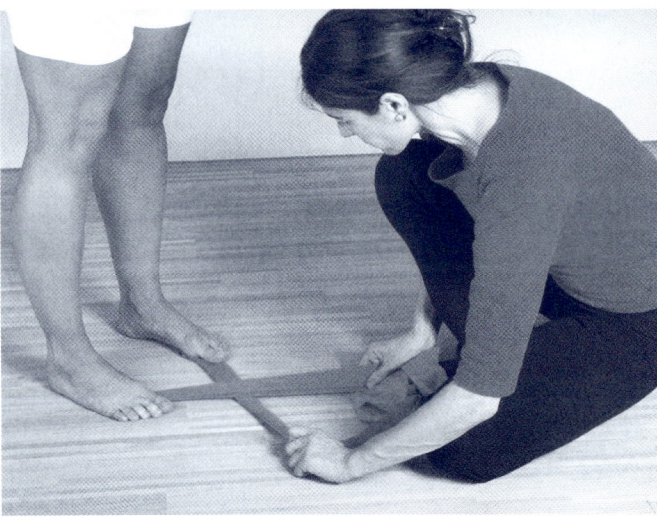

Übung 7.5 Einbein-Fußschraube: Mit beiden Großzehengrundgelenken auf das Ende eines Therabands stehen und dieses unter Zug bringen. Beide Fersen langsam in orthograde Stellung bringen, soweit wie möglich, ohne das Theraband zu verlieren. Lässt der Bodenkontakt im MTP 1 nach, schnellt das Theraband weg.

Übung 7.6 – 3D-Stabilisation: Vierpunkte-Stand

Ziel: aktive „Fußschraube" mit vier Fußsohlendruckpunkten – trotz externer Störfaktoren.

Hilfsmittel: 2 Therabänder, Geländer, kreative Hilfsmittel.

Start: Zweibein- oder Einbeinstand in Geländernähe. Die vier Enden des Therabands unter die vier Fußsohlendruckpunkte platzieren: MTP 1 und laterales Fersenbein. Therabänder unter Zug setzen.

Aktion: Patient verstärkt den Bodenkontakt an den vier Druckpunkten. Er hält die vier Enden der Therabänder mit den Füßen fest. Der Therapeut führt alle erdenklichen Stör- und Ablenkungsmanöver durch, bis der Patient einen oder mehrere Druckpunkte verliert: Wackelbrett, Anschubsen (Übung 1.6 Sumo), Bälle fangen, Jonglieren, Zahlenreihen rückwärts aufsagen u. a.

Dosierung: Dauer 1–3 Minuten; Schwierigkeitsgrad kontinuierlich steigern.

Kontrolle: Das Feedback erfolgt automatisch durch die Therabänder. Die korrekte Lage der Bänder überprüfen: Bei Valgusknick im Rückfuß oder Pronationsverlust im Vorfuß müssen sie wegschnellen; die Bänder dürfen nicht zu weit unter dem Fuß liegen (2–3 Millimeter).

Anker: blitzartiger Aufbau des Vierpunktestandes beim Anblick eines Kreises.

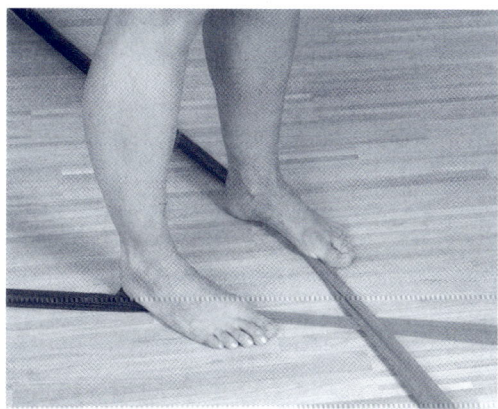

Übung 7.6 Vierpunkte-Stand: Therabänder unter leichten Zug setzen. Die vier Enden werden durch Rückfuß-Supination und Vorfuß-Pronation festgehalten. Patient verstärkt rhythmisch den Bodenkontakt gleichzeitig an den vier Druckpunkten.

Funktionelles Training: Kraftpunkte der Fußsohle

Übung 7.7 – Konzentrisches Training: Fuß-Picasso

Ziel: konzentrisches Kraft- und Koordinationstraining der Mm. peronei und Mm. tibiales mit einer sich verkürzenden und zusammenziehenden Verschraubung des Fußes.

Hilfsmittel: Kugelschreiber, Papier, Theraband.

Start: Schneidersitz am Boden oder Sitzen auf einem Hocker. Schreiber zwischen große und zweite Zehe klemmen. Oberschenkel abduziert, Knie gebeugt, OSG im rechten Winkel, lateraler Fußrand am Boden.

Aktion: Vorfuß aktiv pronieren, mit dem Griffel den eigenen Namen schreiben. Ein Pronationsdefizit nicht mittels Plantarflexion, Zehenkrallen oder Knieadduktion kompensieren. Bei Schwierigkeiten kann der Patient die Vorfuß-Pronation mit den Händen unterstützen. Ist die Bewegungsrichtung klar, Theraband um das Großzehengrundgelenk wickeln und Innenseite des Vorfußes gegen den Widerstand des Therabands einrollend nach vorne Richtung Boden führen. Variante: Übung im Sitzen auf einem Stuhl.

Dosierung: 20 Wiederholungen, 1–3 Serien, Widerstand wöchentlich steigern.

Kontrolle: Keine Hüftadduktion, keine Krallenzehen, keine Fußeversion; Kahnbein und medialer Malleolus entfernen sich kaum.

Anker: Kräftigungsübung für zu Hause.

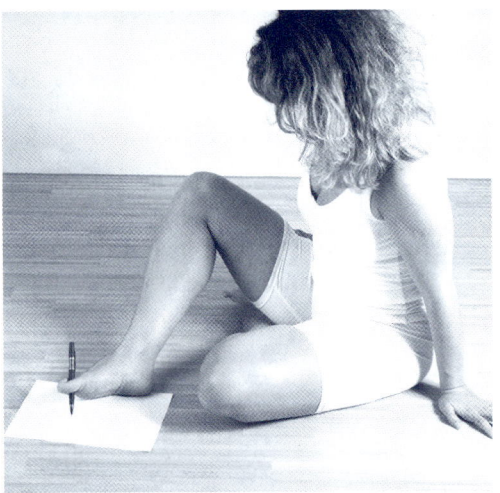 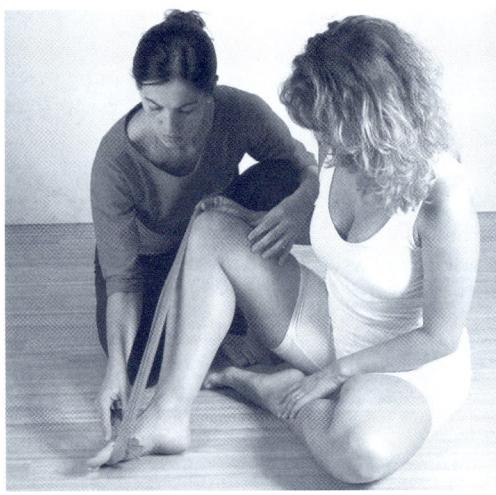

Übung 7.7 Fußpicasso: a Vorfuß aktiv pronieren, mit dem Griffel den eigenen Namen schreiben. Ein Pronationsdefizit nicht mittels Plantarflexion, Zehenkrallen oder Knie-Adduktion kompensieren.

b Theraband um das Großzehengrundgelenk wickeln, und Innenseite des Vorfußes gegen den Widerstand des Therabands pronierend-opponierend nach vorne Richtung Boden führen.

Übung 7.8 – Propriozeptives Training: Wackelsandalen

Ziel: Propriozeptives Reflextraining der aktiven Fußverschraubung. Während 60 Sekunden ohne Abkippen das Gleichgewicht halten. Das Erreichen des Ziels wird protokolliert.

Hilfsmittel: Es braucht ausgediente Sandalen, Turn- oder Halbschuhe mit steifer Sohle. Oder selbst hergestellte Holzbrett-Sandalen mit Klettverschluss. Befestigen Sie eine eckige oder halbrunde Leiste (Zeichenlineal) unten an der „Schuhsohle" – vom Ferseninnenrand zum Kleinzehengrundgelenk. Schuhsohle und Holzleiste mit Klettmaterial bekleben, und Sie können die Lage der Holzleiste beliebig variieren.

Start: mit beiden Füßen auf die „Kipp- oder Wackelsandalen" stellen.

Aktion: Freihändig das Gleichgewicht halten – ohne abzukippen. Der diagonale Verlauf der Holzleiste erfordert das muskuläre Gleichgewicht zwischen Rückfuß-Supination und Vorfuß-Pronation. Variationen: Einbeinstand, geschlossene Augen.

Dosierung: 2–5 Minuten, 1–2-mal täglich.

Kontrolle: die Lage der Leiste je nach Fußdeformität sinnvoll variieren.

Anker: Kräftigungsübung für zu Hause.

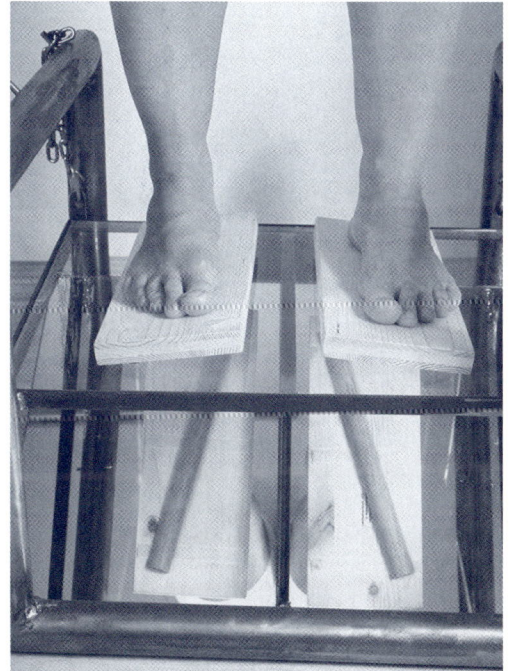 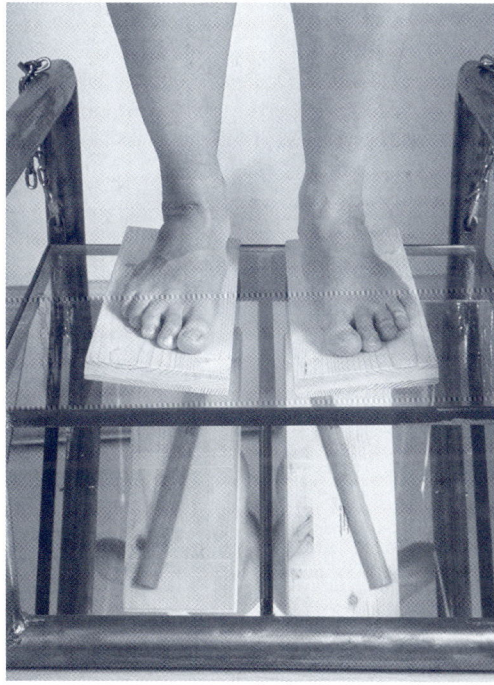

Übung 7.8 Wackelsandalen: aktives Beinachsentraining auf selbst hergestellten Holzbrett-Sandalen mit Klettverschluss. Halbrunde Leiste diagonal an der Schuhsohle befestigen und freihändig das Gleichgewicht halten ohne abzukippen. Der diagonale Verlauf der Holzleiste fordert und fördert das muskuläre Gleichgewicht zwischen Rückfuß-Supination und Vorfuß-Pronation.

Funktionelle Integration: Spiralfederung eingebaut

Übung 7.9 – Koordinationstraining: Spurenleger

Ziel: aktive Fußverschraubung im Gehen.

Hilfsmittel: keine.

Start: barfuß gehen in Zeitlupe.

Aktion: frühe Standbeinphase in Zeitlupe. Beim Aufsetzen der Ferse auf guten Bodenkontakt der Fersenaußenkante achten, beim Aufsetzen des Ballens Vorfuß aktiv gegen den orthograd stabilisierten Rückfuß schrauben: Groß- und Kleinzehengrundgelenk berühren den Boden gleichzeitig! Die Zehen bleiben entspannt und in den Grundgelenken leicht flektiert. Übergang zu mittlerer Standbeinphase und Abrollen: Der Rückfuß bleibt orthograd stabilisiert, der Vorfuß proniert. Die Kontakt- und Druckpunkte Fersenaußenkante und Großzehengrundgelenk bewusst wahrnehmen und so eine unsichtbare Druckpunkt-Fußspur hinterlassen. Schwierigkeitsgrad sukzessive steigern: ein Fuß – anderer Fuß – beide Füße. Tempo steigern bis zum normalen Gehtempo.

Dosierung: 2–5 Minuten.

Kontrolle: zeitgleiches Aufsetzen des Vorfußes ohne lateromediale Phasenverschiebung; kein Einknicken des Rückfußes in der mittleren Standbeinphase; entspannte Zehen.

Anker: Spurenlegen auf weichem Untergrund (z. B. Sand, Schnee, Waldboden).

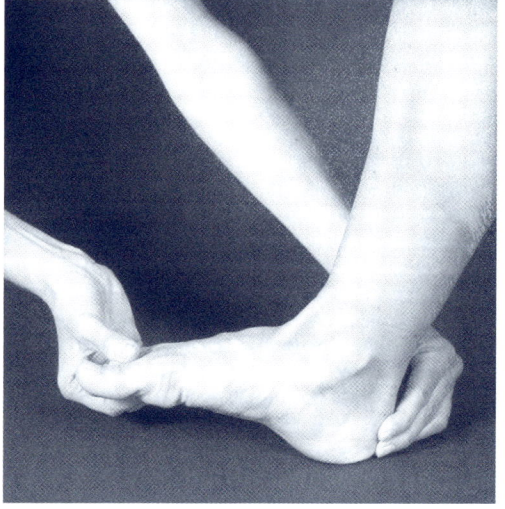

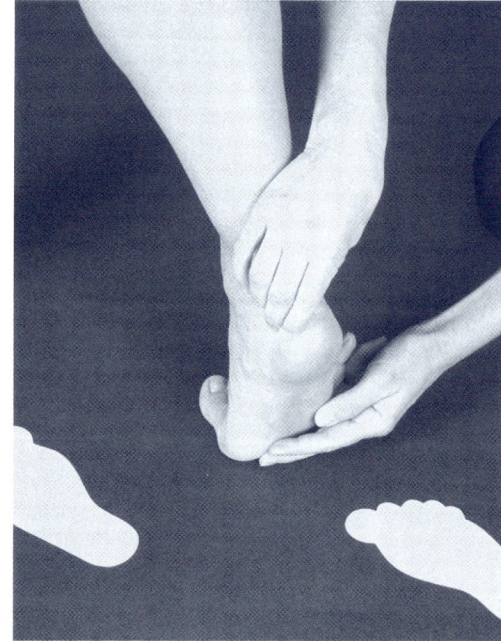

Übung 7.9 Spurenleger: a Den Vorfuß aktiv gegen den orthograd stabilisierten Rückfuß schrauben, Groß- und Kleinzehengrundgelenk berühren den Boden gleichzeitig. **b** Beim Abrollen wird der Vorfuß nochmals aktiv proniert, um ein Ausbrechen der Ferse in Supination zu verhindern.

Übung 7.10 – Koordinationstraining: Bleifuß

Ziel: aktiv kontrollierte Fußverschraubung.

Hilfsmittel: Hocker, Holzbrettchen oder Buch.

Start: symmetrisches Sitzen; Beine wie beim Autofahren leicht angewinkelt, OSG nach dorsal extendiert, Fersen orthograd am Boden, Holzbrettchen an die Fußsohle legen.

Aktion: Durch aktive Vorfuß-Pronation das Holzbrettchen ähnlich einem Gaspedal kontrolliert nach unten drücken – und wieder zurück. Variation: Fahrrad- oder Skifahren: Beide Knie und Fersen orthograd stabilisieren, durch aktive Vorfuß-Pronation den Druck auf das Tretpedal erhöhen. Beim Skifahren ermöglicht die gezielte Vorfuß-Pronation einen kräftigen Kantendruck auf die Ski-Innenseite. So lässt sich der verletzungsanfällige Valgusknick im Kniegelenk reduzieren.

Dosierung: 2–5 Minuten, 1–2 Serien. Beim Autofahren am Gaspedal üben, nicht am Bremspedal!

Kontrolle: dosierte Pronation-Plantarflexion ohne Eversion, Fersen und Knie bleiben orthograd.

Anker: z. B. Autofahren, Fahrradfahren, Skifahren, Skaten.

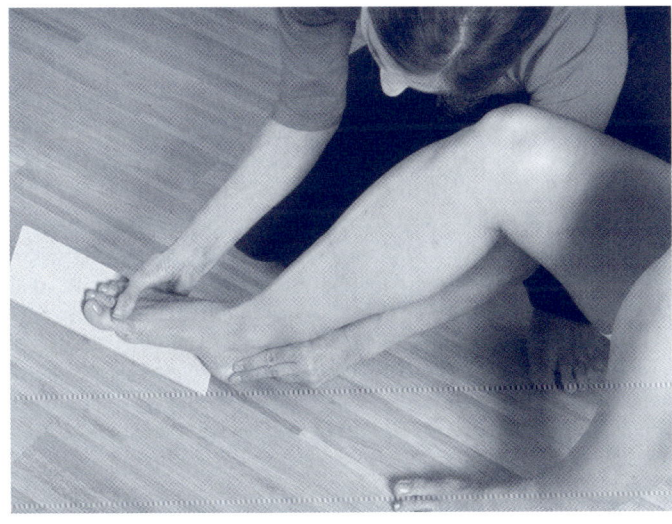

Übung 7.10 **Bleifuß:** Durch aktive Vorfuß-Pronation-Planarflexion das Holzbrettchen – ähnlich einem Gaspedal – kontrolliert nach unten drücken und wieder zurück. Peronealer Innenkantendruck im Vorfuß und tibialer Außenkantendruck im Rückfuß. Skifahren als Anwendungsbeispiel.

8 Hohlfüße: Grenzen des Gewölbehochbaus

8.1 Evidenz: Die Standfläche auf den Punkt gebracht

Screening:
jedes sechste Schulkind

Evidenz:
neurogene Fußprobleme im Vormarsch

Das Screening von Kinderfüßen fördert erstaunliche 16 % Hohlfüße zutage (Gonzalez 1996). Mädchen sind häufiger betroffen als Jungen. Eine positive Familienanamnese ist die Regel, neurologische Probleme liegen so gut wie nie vor, ein Fünftel der Hohlfüße zeigt manifeste Symptome, in erster Linie Schmerzen. In drei von vier Fällen wurde die Diagnose vom Spezialisten bestätigt, bei jedem zweiten Kind wurde eine Therapie in die Wege geleitet. Die Korrelation zum Alter verläuft genau umgekehrt wie beim Plattfuß: Knickplattfüße nehmen mit dem Heranwachsen ab, die Häufigkeit der Hohlfüße nimmt hingegen zu (Brodersen 1993). Mit anderen Worten: Der Hohlfuß bei gesunden und neurologisch unauffälligen Kindern ist ein häufiges und im Zunehmen begriffenes Phänomen. Daneben gibt es eine große Anzahl definierter neurologischer Krankheiten, die mit Fußproblemen einher gehen (→ S. 53).

8.2 3D-Anatomie: die elastische Standfläche

Fuß:
elastisches Universalinstrument

Der Fuß ist ein Universal-Fortbewegungsinstrument: Beschleunigen, Bremsen, Abstützen, Federn, Energierückgewinnung, Richtungsänderung, Umwandlung von Muskelkraft in gezielte Bewegung. Zur Erfüllung dieser komplexen Bewegungsaufgaben ist der Fuß auf seine intrinsische Elastizität angewiesen. Das Stretchmaterial sind Sehnen, Bänder und Sehnenplatten. Erstaunlich und oft verkannt: Sehnen können bis zu 8 % ihrer Länge gedehnt werden; Muskeln nur 3 % (Alexander 1992 a). Kurzum: Die Sehnen sind die wahren Sprungfedern der Füße, nicht die Muskeln.

Weitere typische Kennzeichen des Hohlfußes sind: Der Mittelfuß ist starr, die Beweglichkeit der Sprunggelenke meist eingeschränkt. Kombinationen mit Varusrückfuß, Spreizfuß und Krallenzehen sind häufig (Renström 1997b). Die gewichttragende Fläche ist verkleinert, plantare Hyperpression und Drucküberlastungsschäden sind programmiert.

Plantaraponeurose:
der Seilwindentrick

Im entspannten Zweibeinstand wirkt eine bescheidene Zugspannung auf die Plantaraponeurose: rund 1–2 % des Körpergewichts. Unter Belastung erreichen die Zugkräfte das Doppelte des Körpergewichts (Zatsiorsky 2000 c). Dazwischen liegt ein Faktor 100. Für die Druckbelastung des Fußskeletts beträgt der Unterschied einen Faktor 10–15. Die Druckbelastung in der Dynamik ist zehnmal größer als jene der Statik. Faktor 100 ist enorm und sprengt den biologischen Rahmen üblicher Belastbarkeitstoleranz. Um diese Aufgabe zu meistern, hat sich die Natur eines altbewährten Tricks bedient – des Seilwindenprinzips. Die fünf Zehenstrahlen der Plantaraponeurose setzen an der Grundphalanx der fünf Zehen an (Renström 1997 c). Der Trick dabei: Beim Abrollen über den Vorfuß werden die Zehen 60–90° nach dorsal extendiert. Die Plantaraponeurose wird durch die fünffache Seilwinde um die Metatarsalköpfchen gewickelt und so während des Abrollens angespannt. Das Fußlängsgewölbe wird versteift und verspannt, der Fuß zu einem starren Hebel für den Zehenabdruck. Belastungsstabilität im entscheidenden Moment!

8.2 3D-Anatomie: die elastische Standfläche

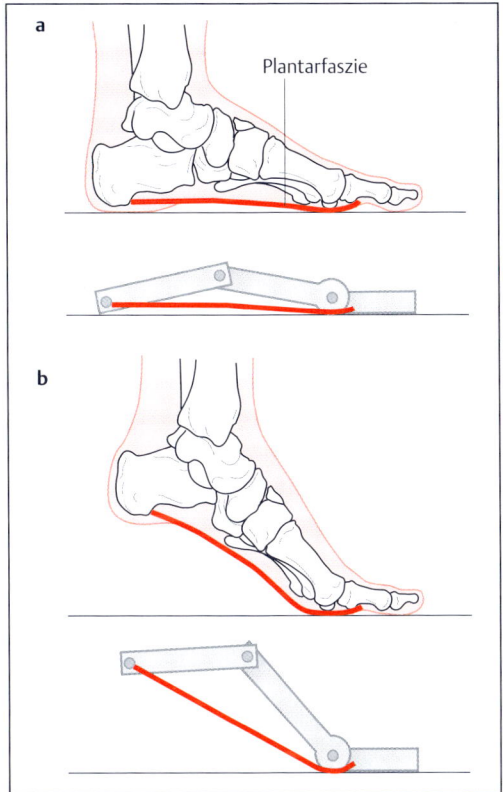

Abb. 8.1a–b Plantaraponeurose: Die Zehen werden beim Ballenstand durch den Seilwinden-Mechanismus in Extensionsstellung gezogen. **a** Normaler Fuß, **b** Ballenstand.

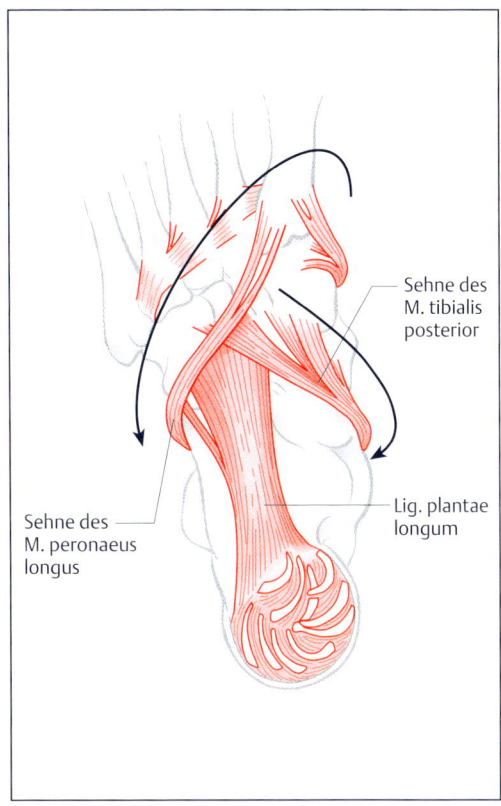

Abb. 8.2 Torsions- und Abrollschlinge: M. peroneus longus und M. tibialis posterior bilden eine steigbügelartige Schlaufe unter der Fußsohle. Beim Abrollen kontrahieren diese beiden Muskeln und wirken im Sinne einer Abrollschlinge. Die Gewölbestabilität wird während des belastungsintensiven Abrollens gleich dreifach unterstützt: Torsion, Verklammerung und Anheben.

Steigbügel:
Verklammerung Fußgewölbe

M. peroneus longus und M. tibialis posterior bilden eine steigbügelartige Schlaufe unter der Fußsohle. Die lange Peroneussehne inseriert von lateral kommend am ersten Strahl, der aufgefächerte Ansatz des M. tibialis posterior umklammert von medial kommend die drei Keilbeine. Beim Abrollen kontrahieren diese beiden Muskeln und wirken im Sinne einer Abrollschlinge: Das Fußgewölbe wird transversal verspannt, die Keilbeine gegeneinander verschraubt und der Gewölbescheitel nach oben gehalten. So gesehen unterstützen die langen Unterschenkelmuskeln im belastungsintensiven Moment der Propulsion die Gewölbestabilität gleich dreifach: Torsion, Verklammerung und Anheben des Gewölbes.

8.3 Programmierte Diagnostik: Gewölbehochbau unter der Lupe

Hohlfuß

Funktionelle Hohlfußdiagnostik: Schritt für Schritt

Grundleiden: Liegt ein Grundleiden vor, eventuell mit typisch neurologischem Hohlfuß?
– Ja, sekundäre Deformität: Trauma, Missbildung, Operation
– Ja, neuromuskuläres Grundleiden: ganzes Spektrum neurologischer Hohlfuß
– Ja, charakteristischer Spitzfuß: Spastik, Missbildung
– Ja, charakteristischer Hackenfuß: Trizepsparese, Missbildung
– Nein: idiopathischer Hohlfuß

Schmerzen: schmerzhafter Hohlfuß?
– Ja, schmerzhafter Vorfuß: Metatarsalgien, Morton Pseudoneurom
– Ja, schmerzhafte Fußsohle: Fascitits plantaris, verspannte Muskulatur
– Ja, schmerzhafter Fußrücken: Ermüdungsfraktur, funktionelle Überlastung
– Ja, schmerzhafte Ferse: Fersensporn, Achillodynie
– Nein: Hohlfuß schmerzlos

Fußdeformitäten: Liegt eine komplexe Fußdeformität vor?
– Ja, komplexe Deformität: Knickhohlspreizfuß mit Hallux valgus, Varushohlfuß
– Ja, mit Beinachenabweichung: O-Beine, X-Beine, Tibiae varae
– Nein: Hohlfuß isoliert

Fußabdruck: Isthmus verschmälert? Fußabdruck (→ S. 124) zweigeteilt?
– Ja, Isthmus ≤ 1/3 der Vorfußbreite: Hohlfußtendenz
– Ja, Fußabdruck zweigeteilt: Hohlfuß
– Ja, Fußabdruck zweigeteilt (normaler Abdruck bei orthograder Ferse): Pseudohohlfuß
– Nein, Isthmus 1/3 der Vorfußbreite: normaler Fußabdruck

Klassifikation: Welcher Hohlfußtyp liegt vor?
– Ja, Tuberositas oberhalb Referenzlinie Malleolus–MTP 1: Hohlfuß
– Ja, Hohlfuß mit Pes varus: Varushohlfuß (oft neurologisch)
– Ja, Hohlfuß mit Pes valgus: Knickhohlfuß (oft statisch)
– Ja, Hohlfuß mit Referenzwinkel zwischen Boden und MT 1 ≥ 35 °: Ballenhohlfuß
– Ja, Hohlfuß mit Referenzwinkel zwischen Boden und MT 1 ≤ 35 °: Hackenhohlfuß
– Nein: Längsgewölbe nicht erhöht

Beweglichkeit: Pronation-Supination ROM (→ S. 126) eingeschränkt?
– Ja, Pronation-Supination ROM ≤ 45 °: rigider Hohlfuß
– Ja, Pronation ≤ 15 °: Hohlfuß mit Pronationsdefizit
– Ja, Supination ≤ 30 °: hyperpronierter Vorfuß
– Nein, Pronation-Supination ROM ≥ 45 °: flexibler Hohlfuß

Ausschlussdiagnose: Normvarianten
– Hoher Rist als konstitutionelle Normvariante
– Hoher Rist als Trainingseffekt z. B. Ballett
– Hohlfuß idiopathisch

Beeinflussbarkeit: Kann das Fußgewölbe positiv beeinflusst werden?
– Ja, sichtbare Verbesserung der Fußstatik: Therapiepotenzial vorhanden
– Nein: Hohlfuß über Kognition und Korrektur kaum beeinflussbar

Klinische Diagnostik Hohlfuß

MT 1-Winkel:
steilgestelltes Metatarsale 1

Position: **M**eta**t**arsale 1 im Sitzen einzuzeichnen, dann Zweibeinstand.

Dokumentation: Winkel des Metatarsale 1 zum Boden.

Ziel: Boden-Metatarsale-1-Winkel um 25°.

Norm: Streubreite 15–35° (Magee 1993 b).

Pathologie:
– Hohlfuß mit MT 1-Winkel ≥ 35°: Ballenhohlfuß
– Hohlfuß mit MT 1-Winkel < 35°: Hackenhohlfuß
– Senkplattfuß: ≤ 15°.

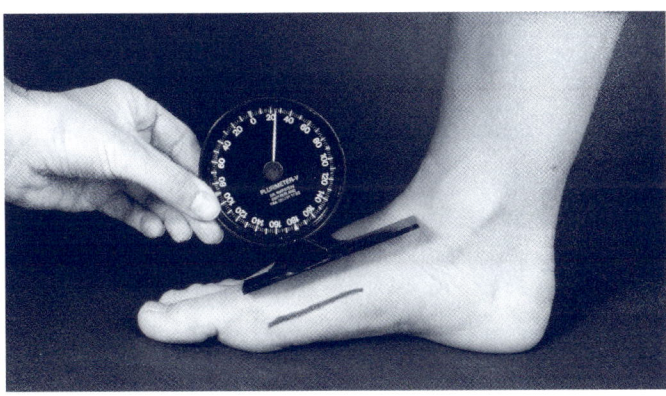

Abb. 8.3 MTP 1-Winkel: Gemessen wird der Winkel des Metatarsale 1 zum Boden. Normwert um 25°, bei einer Streubreite von 15–35°. Der Winkel erlaubt es, den Ballenhohlfuß (steilgestelltes erstes Metatarsale) vom Hackenhohlfuß (steilgestellter Kalkaneus) zu differenzieren.

Feiss-Linie:
Grenze des Gewölbehochbaus

Position: Verbindungslinie medialer Malleolus und Bodenkontaktpunkt des MTP 1.

Dokumentation: Distanz der Tuberositas ossis navicularis zur eingezeichneten Referenzlinie.

Ziel: Tuberositas ossis navicularis auf Höhe der Referenzlinie.

Norm: leichte Abweichungen.

Pathologie:
– Ballenhohlfuß: Tuberositas ossis navicularis oberhalb der Referenzlinie (= Abwinklung im Chopart-Gelenk).

Hinweis: Die Feiss-Linie lässt sich auch zur semiquantitativen Diagnose von Senkplattfüßen verwenden (→ S. 103).

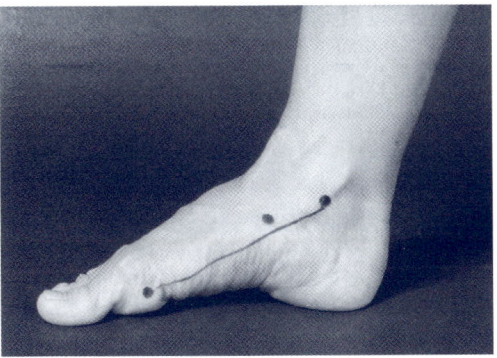

Abb. 8.4 Feiss-Linie: Die Referenzlinie zwischen Apex medialer Malleolus und Bodenkontaktpunkt MTP 1 wird als *Feiss-Linie* bezeichnet. Entscheidend für die klinische Hohlfußdiagnostik ist die Anhebung der Tuberositas ossis navicularis über die Feiss-Referenzlinie (vergleiche Plattfuß → S. 103).

Fußabdruck: trügerische Spuren

Position: Patient betritt das Stempelkissen, läuft über ein Blatt Papier und hinterlässt dort einen dynamischen Fußabdruck. Gleich anschließend machen Sie einen statischen Abdruck beider Füße mit aufgerichteten Fersenbeinen. Der Vergleich zwischen entspannter Statik und Dynamik dient dem Ausschluss eines Pseudohohlfußes infolge starker Valgusstellung im Rückfuß. Der Pseudohohlfuß hinterlässt einen zweiteiligen Fußabdruck genau wie der echte Hohlfuß, aber das Längsgewölbe ist normal. Dies wird durch den normalen statischen Abdruck bei orthograder Fersenstellung dokumentiert.

Dokumentation: engste Stelle Mittelfuß (Isthmus) in Zentimetern gemessen, Relation zur Vorfußbreite.

Ziel: Isthmus = 1/3 der Vorfußbreite.

Norm: geringfügige Abweichungen.

Pathologien:
- Echter Hohlfuß: Dynamik und Statik: Abdruck zweigeteilt
- Hohlfußtendenz: Dynamik und Statik: Isthmus ≤ 1/3
- Pseudohohlfuß: Abdruck zweigeteilt; bei orthogradem Rückfuß Isthmus = 1/3.

Hinweis: Der Fußabdruck dient der semiquantitativen Diagnostik von Senkplatt- und Hohlfüßen.

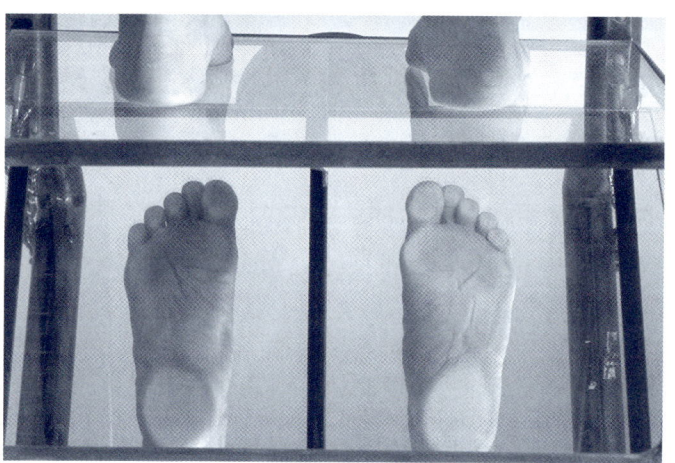

Abb. 8.5 Fußabdruck: Beim normalen Fuß beträgt die Isthmusbreite ein Drittel der Vorfußbreite. Bei einer Hohlfußtendenz beträgt die Isthmusbreite weniger als die Hälfte der Vorfußbreite. Beim Hohlfuß ist der Isthmus aufgehoben und der Fußabdruck zweiteilig. Vergleiche Senkplattfußabdruck (→ S. 103). Beim Pseudohohlfuß mit Anheben des lateralen Fußrandes täuscht der starke Rückfußvalgus einen Hohlfuß vor.

Rückfußwinkel:
gerade ist gerade

Position: Zweibeinstand unter Belastung.

Dokumentation: gemessen wird der „Rückfußwinkel" (siehe Knickfuß → S. 82).

Ziel: „Rückfußwinkel" = 0°. Dies bedeutet Ferse im Lot und gerade Beinachsen.

Norm: Pes valgus 5–10°.

Pathologie:
- Knickhohlfuß: Rückfußwinkel ≥ 5–10° valgus
- Varushohlfuß: Rückfußwinkel ≥ 0° varus.

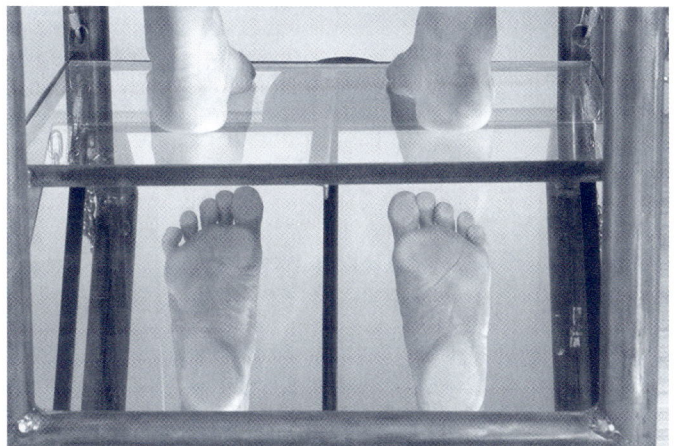

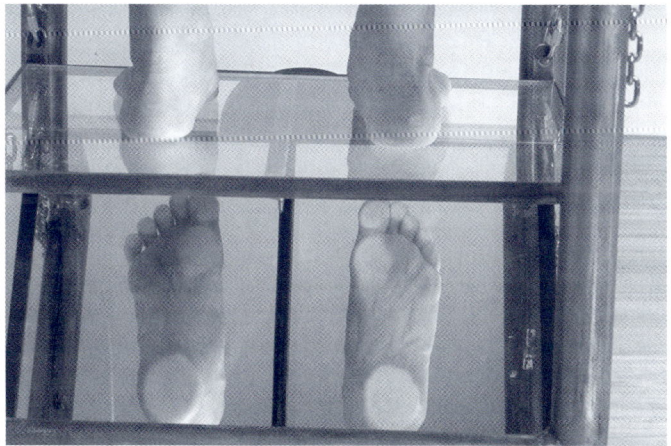

Abb. 8.6 a–b Valgus- und Varus-Hohlfuß: Bei beiden ist das Längsgewölbe angehoben und der Fußabdruck zweigeteilt. **a** der echte neurologische Hohlfuß mit Varus-Rückfuß ist relativ selten im Vergleich zum **b** viel häufigeren Knickhohlfuß mit Rückfußvalgus.

Pronation-Supination:
Flexibilität entscheidend

Position: im Sitzen, Unterschenkel vertikal hängend, OSG 90°.

Dokumentation: Pronation-Supination ROM bei orthograder Fersenstellung.

Ziel: Pronation 15–30°, Supination 30–60°, Verhältnis Pronation zu Supination gleich 1:2.

Norm: Pronation-Supination ROM = 35/0/50 (Kapandji 1985a).

Pathologie:
– Hohlfuß kontrakt: Bewegungsausmaß Pronation-Supination ROM ≤ 45°
– Pronationsdefizit: Pronation Vorfuß ≤ 15° bei orthograder Ferse
– Supinationsdefizit: Supination Vorfuß ≤ 30° bei orthograder Ferse.

Ashworth-Skala:
Spastik im Bein

Ziel: Die Ashworth-Skala ist ein weltweit verbreiteter Standard zur klinischen Beurteilung der Spastizität

Hilfsmittel: keine

Position: situativ

Dokumentation: Muskelantwort auf einen definierten Dehnungsreiz anhand einer Punkteskala 1–5; Der Hauptunterschied zwischen originaler und modifizierter Version ist die Differenzierung zwischen Skore 1 und 2 sowie der Bezug der pathologischen Dehnungsreaktion auf das Bewegungsausmaß ROM. Heute wird die modifizierte Skala verwendet.

Hinweis: Die Einflussnahme des Zentralnervensystems auf spastische Bewegungsfunktionen bleibt unberücksichtigt. Dies ist ein Nachteil des sonst gut validierten Skores. Die Fokussierung auf die passive Muskeldehnungsreaktion bei der klinischen Beurteilung der Spastizität führt tendenziell zu deren Überschätzung (Nielsen JF 1996).

Norm: freie passive Gelenkbeweglichkeit in allen Gelenken

Pathologien:
– Score 0 signalisiert einen klinisch normalen Muskeltonus
– Score 1 steht für einen kurzdauernden minimalen Widerstand am Ende der passiven Flexion oder Extension. Im Englischen heisst es „manifested by a catch and release". Zu Deutsch: ein kurzes „Hängenbleiben in der Endstellung"
– Score 2: Wiederum das kurze Hängenbleiben, gefolgt von einer leichten Tonuserhöhung, die sich auf höchstens 50% des Bewegungsumfangs beschränkt
– Score 3: Merkliche Tonuserhöhung über weite Strecken des Bewegungsumfangs, die betroffenen Gliedmaßen bleiben leicht zu bewegen
– Score 4: Erhebliche Tonussteigerung, die passive Beweglichkeit wird schwierig
– Score 5: Rigides Verhalten der Extremität in Flexions- oder Extensionsstellung

Hinweis: Bezüglich Anwendbarkeit der Ashworth Punkteskala am Sprunggelenk wurden von verschiedener Seite Vorbehalte vorgebracht, die Literatur ist diesbezüglich unschlüssig (Sinkjaer T 1996). Mangels brauchbarer Alternativen verwenden wir den Ashworth Skore beim Fuß.

8.4 Funktionelle Therapiestrategien: Füße auf den Boden zurückholen

Programmierte Therapie: Priorität

1. Priorität:
Ursachen erkennen und behandeln

Dem Hohlfuß liegen definierte oder okkulte neuromuskuläre Ursachen zugrunde. In manchen Fällen ist die Diagnose bekannt. Wenn nicht, werden behandlungspflichtige Ursachen abgeklärt. Die Therapie richtet sich nach Schweregrad und Grundleiden. Ein breites Spektrum therapeutischer Möglichkeiten steht zur Verfügung: Orthesen, Aktivtraining, Ruhigstellung, Redression, psychosoziale Betreuung, chirurgische Eingriffe, Medikamente. Die Physiotherapie ist fester Bestandteil dieser umfassenden Betreuung und erfolgt symptomatisch nach neurologischen und orthopädischen Kriterien. Gleiches gilt für den idiopathischen Hohlfuß, dem höchstwahrscheinlich unerkannte oder unbekannte neuromuskuläre Störungen zu Grunde liegen (Windhager 1989).

2. Priorität:
kognitive Therapie

In der Neurotherapie und Rehabilitation sensomotorischer Defizite steht die Aktivierung kognitiver Prozesse im Zentrum (Birbamer 2000): Gerichtete Aufmerksamkeit, Reaktivierung der taktil-kinästhetischen Wahrnehmung, mentale Vorstellungskraft, visuelle Anbahnung, Bewegungsintelligenz und Körpergedächtnis haben erwiesenermaßen einen positiven Effekt auf die Optimierung neuromuskulärer Funktionen (Perfetti 1997). Kognitive Prozesse verändern das Verhalten, nutzen so die Plastizität des zentralen Nervensystems und aktivieren brachliegendes Regenerationspotenzial. Kurzum: Mit Hilfe der kognitiven Dimension (Imagination im Kopf und Perzeption in den Füßen) kann eine Optimierung der Bewegungsfunktionen im Fuß erreicht werden.

3. Priorität:
funktionelle Imagination und Perzeption

Mittels Imagination wird ein neues Boden- und Laufgefühl der Füße angebahnt. Dieser Lernprozess wird durch sensomotorisches Feedback und Feedforward in den Füßen gefördert. Die Optimierung von Gleichgewicht, Haltung und Fortbewegung der Füße erfolgt sozusagen von beiden Seiten her: kognitive Bewegungsplanung im Kopf und sensomotorische Wahrnehmungsschulung in den Füßen. Wichtig ist, was der Patient lernt, weniger, was der Therapeut macht. Ein differenziertes prozessorientiertes Lernen von Kopf bis Fuß. Für Imagination wie Perzeption ist die funktionelle Qualität entscheidend. Der imaginierte leichtfüßig-elastische Gang muss funktionell lebendig sein: Federung und Bodengefühl, Schrittlänge und Geschwindigkeit, Gewichtsverlagerung und Richtungsänderung. Genauso die Wahrnehmungsschulung: das exzentrische Nachgeben der Binnenmuskulatur, die orthograde Belastung.

3D-Funktionalität:
Raum-Zeit zum Anfassen

Bewegung hat immer eine räumliche und eine zeitliche Dimension. Der Unterschied von funktionell und nicht-funktionell liegt in der räumlich-zeitlichen Qualität. Die Bewegungsdimension Raum ist durch Winkel definiert, die Zeit durch Frequenzen. Winkelstellungen sind vom Auge erkennbar. Zum Beispiel das Einknicken des Hohlknickfußes in der mittleren Standphase. Raum-Zeit-Koordination menschlicher Bewegung bedeutet sinnvoller Ablauf dreidimensionaler Winkelveränderungen und intelligente Synchronisation individueller Bewegungsfrequenzen. Die Diagnostik stützt sich auf 3D-Winkelbeobachtung und Rhythmusanalyse. Die Therapie sorgt für dreidimensionale Balance und rhythmisierende Bewegungsimpulse.

Programmierte Therapie: Prinzip

Jahrhundertkonzepte:
Reifung – Stimulation – Selbstorganisation

Rhythmus und Gleichgewicht in der Physiotherapie – das klingt selbstverständlich, ist es aber nicht! Die letzten hundert Jahre Physiotherapie wurden von drei Theorien bestimmt: Zuerst die Reifungshypothese (Gesell 1946). Psychomotorische Entwicklung wurde als natürlicher Reifungsprozess verstanden, eine angeborene Matrix sorgte für Entwicklung und Heilung. Schonung und Bettruhe waren die praktischen Leitsätze der damaligen Zeit. In den frühen Vierziger begann das therapeutische Zeitalter der Systembeeinflussung durch spezifische Stimulation (Connolly 1970): durch therapeutische Stimulation oder Inhibition wird gezielt Einfluss auf Heilungsverlauf und Funktionalität genommen. PNF-System, Bobath-Methode, manuelle Therapie entstammen diesem Ansatz und dominieren heute die praktische Physiotherapie. Am Übergang ins neue Jahrtausend die dritte These: dynamische Selbstorganisation. Motivation und Kognition, Gehirn und Rückenmark, Muskeln und Gelenke, Schwerkraft und Feedback – alles Subsysteme, die sich dynamisch und selbständig zu einem Ganzen organisieren.

Neurowissenschaft:
prämotorische Oszillatoren

Das Prinzip der dynamischen Selbstorganisation gilt in der Neurologie geradezu wörtlich. Dies zeigen neuste Forschungen aus der Neurorehabilitation Querschnittsgelähmter (Schalow 2000): Motoneurone und Subsysteme feuern in bestimmten Frequenzen und Phasen. Durch eine Rückenmarksläsion verlieren die spinalen prämotorischen Oszillatoren ihre spezifisch rhythmischen und rhythmisierenden Eigenschaften. Die dynamische Selbstorganisation des zentralen Nervensystems und seiner Subsysteme kann durch geeigneten afferenten Input tatsächlich positiv beeinflusst werden. Das Zentralnervensystem kann nicht nur kompensieren, es kann auch regenerieren!

Neurotherapie:
Einstiegsportale ins neuronale Netzwerk

Für die praktische Therapie des Hohlfußes gibt es drei Eintrittsportale: das Gehirn des Patienten, die Füße des Patienten und die konkrete Anwendung im Alltag. Im Gehirn trainieren Sie Motivation und Kognition, Imagination und Gedächnis, Intelligenz und Verhalten. Den Füßen und Beinen vermitteln Sie die funktionelle Wahrnehmung von Winkeln und Frequenzen. In der Anwendung übt der Patient Balance und Rhythmus. Die Behandlungstechnik ist sekundär. Tonussenkende Maßnahmen ohne funktionelle Integration und ohne Kognition sind sinnlos (Priorität: kognitive Therapie → S. 127).

3D-Detorsion:
Muskelspindel überlisten

Beim klassischen Hohlfuß besteht eine 3D-Hypertorsion mit Gewölbehochbau. Das Gewölbe ist überdreht und überspannt, das elastisch-federnde Nachgeben unter Belastung ist weitgehend verloren gegangen. Ein mechanisches Aufdehnen der Fußsohle wäre ein Relikt aus der therapeutischen Steinzeit. Dies haben Körpergewicht und Schwerkraft lange genug erfolglos versucht. Tonusregulierung dank funktionellem Bezugsrahmen ist angesagt. Verdrehen Sie ein Frotteetuch weit genug, und es zieht sich spiralig zusammen. Jede bewegliche Struktur kontrahiert durch Hypertorsion. Wollten Sie dem Frotteetuch zu seiner ursprünglichen Länge verhelfen, können Sie es nicht einfach in die Länge ziehen. Die dreidimensionale Detorsion ist da erfolgversprechender, weil damit die Voraussetzung für funktionelle Längen- und Winkelverhältnisse wieder erfüllt wird. Die Detorsion erfolgt über gegensinnige Derotation von Vor- und Rückfuß. Damit lassen sich sogar Muskelspindel überlisten: Auf Längszug reagieren sie abnorm und überschießend, Scherkräfte hingegen nehmen ihnen „den Wind aus den Segeln". Die verlängernde dreidimensionale Entschraubung ist der wichtigste Handgriff am neurologischen Varus-Hohlfuß. Er reorganisiert Gewölbearchitektur, Bewegungsfunktionen und Wahrnehmung.

3D-Entspannung:
Hohlfüßen auf den Boden helfen

Eine Hand an der Ferse, die andere Hand am Vorfuß. Die Torsion wird – gleiche Bewegung wie beim Plattfuß – zunächst leicht verstärkt. Das Fersenbein supiniert, vertikalisiert und abduziert – der Vorfuß bewegt synchron und achsensymmetrisch dagegen (Übung 8.4 → S. 135). Typischerweise geht die Verschraubung spontan mit einer Kontraktion der Fußsohlenmuskulatur einher. Wenn nicht, aktiv leicht kontrahieren lassen. Mittels geführter Aufmerksamkeit wird dieses Anspannen der Fußsohlenmuskeln bewusstseinsfähig. Jetzt die Verschraubung langsam über fünf bis zehn Sekunden lösen. Durch die verbliebene Restelastizität des Hohlfußes kehren sich die Drehrichtungen von Vor- und Rückfuß um. Der Fuß bewegt sich sozusagen von alleine Richtung funktionelles Gleichgewicht. Das Loslassen und die damit verbundenen Drehrichtungen werden im Bewusstsein des Patienten verankert. Die funktionelle Richtung der Entspannung macht aus dem unspezifischen Loslassimpuls eine konstruk-

8.4 Funktionelle Therapiestrategien: Füße auf den Boden zurückholen

Tabelle 8.1 Grifftechnik: 3D-Detorsion exzentrisch. Abbildung (→ S. 134)

Hohlfußkomponente	Detorsion	3D-Polbewegung	Komplexbewegung
• Ferse im Varus • Steilstellung Ferse • Abduktion distale Ferse	• Pronation Ferse • Abflachung Ferse • Adduktion distale Ferse	3D-Rückfuß orthograd	3D-Detorsion exzentrisch
• Hyperpronation Vorfuß • Hyperflexion Chopart-Gelenk • Abduktion Vorfuß	• Supination Vorfuß • Extension Mittelfuß • Adduktion Vorfuß	3D-Vorfuß funktionell	

Hinweis: Beim Pseudo-Knickhohlfuß mit Rückfußvalgus und Vorfußpronationsdefizit gilt: 3D-Torsion mit Rückfußsupination, kombiniert mit Vorfußpronation und Entspannung der intrinsischen Fußmuskulatur. Vorfuß und Rückfuß entfernen sich voneinander – bedingt durch die veränderte Fersenstellung und die Tonusregulation der plantaren Muskulatur.

tive Entspannung. Die raumzeitliche Kontrolle der Entspannung ist ein Schlüsselelement der aktiven Kognition.

Programmierte Therapie: Parameter

Klinische Parameter:
Füße auf dem Boden

Brauchbare Parameter für den wiedergefundenen Bodenkontakt des Fußgewölbes sind:

Funktionelle Mobilität
– Pronation-Supination ROM bei kontraktem Hohlfuß (→ S. 126)
– Bodenkontakt des lateralen Fußskeletts

Funktionelle Stabilität
– Orthograde Fersenstellung (→ S. 125)

Strukturelle Parameter
– Tuberositas ossis navicularis zur Referenzlinie (→ S. 123)
– Isthmusbreite im Vergleich zur Vorfußbreite (→ S. 124)

Globalfunktion
– Beschwerden
– Gehzeit schmerzfrei
– Spastik (Ashworth-Skala → S. 126).

Instrumentierte Messung
– Zunahme der Fußabdruckfläche in cm^2
– Abnahme der Spitzendruckwerte insbesondere MTP 2–3
– Normalisierung der Kraftangriffslinie

Programmierte Therapie: Fußplaner

Spiraldynamik-Fußplaner:
Bodenkontakt für Hohlfüße

Priorität bei der Behandlung des Hohlfußes haben Ausschluss behandelbarer Grundleiden, neuromuskuläre Tonusregulation, Erhalt der Bewegungsdifferenzierung, Optimierung von Belastungsachsen und Druckverteilung sowie Hilfe zur Selbsthilfe. Patientinnen und Patienten lernen, die Alltagsbelastung ihrer Füße in Eigenregie zu optimieren. Beim echten Hohlfuß mit Pes varus und 3D-Hyperpronation stehen Detonisierung und 3D-Detorsion im Zentrum. 3D-Torsion-Detorsion stellt ein effizientes Mittel zur Tonusregulation dar. Durch manuelle Bewegungsführung wird die sensomotorische Perzeption präzisiert. Durch funktionelle Imagination wird die Kognition angebahnt. So gesehen wird der typischen Entdifferenzierung der Bewegungsmuster im Fuß Einhalt geboten. Bei schweren Hohlfußdeformitäten kommt der Fußbettung und Stabilisierung durch Einlagen und Maßschuhe entscheidende Bedeutung zu. Bei Kinder werden die Prinzipien der Hohlfußtherapie spielerisch umgesetzt.

Tabelle 8.2 Spiraldynamik-Fußplaner Hohlfuß: w, 29, Mittelfuß teilkontrakt, Pes varus; Vorfuß hyperproniert

Priorität	Prinzip	Methode	Parameter	Übungsplan
1. Tonus-regulation	Eigenverantwortung Kognition	Gespräch, Detonisierung durch Funktionsoptimierung	Tonus subjektiv VAS (→ S. 10) Ashworth-Skala (→ S. 126)	• 2D Loslassen (→ S. 132)
2. Fuß	Perzeption Muskelspannung	Wahrnehmungsschulung	Fußabdruck (→ S. 124) Feiss-Linie (→ S. 123)	• Schuhgröße 46 (→ S. 133)
3. Hilfsmittel	Kraftverteilung	Einlagen	Qualitativ Fuß, Schuh und Einlage	• Fuß-Abdruck (→ S. 124)
4. Fuss	Spiralprinzip	3D-Detorsion	Feiss-Linie (→ S. 123) MTP 1-Winkel (→ S. 123) Pronation-Supination ROM (→ S. 126)	• Fußspirale exzentrisch (→ S. 110) • Fußwelle exzentrisch (→ S. 135) • Fußentwinder (→ S. 138)
5. Vorfuß	Muskelaktivität	Aktivierung intrinsische Ballenmuskulatur, MTP-Opposition 1–5	MTP C-Bogen (→ S. 147) Plantare Pression (→ S. 149)	• C-Bogen (→ S. 157) • Zehenraupen (→ S. 161)
6. Rückfuß	Achse	Axiale Belastung der Ferse, 3D-Detorsion	Rückfußwinkel (→ S. 82)	• Fersentraktion (→ S. 93)
7. Fuß	Reflextraining	Propriozeptives Training	Qualitativ	• Maxi-Stand (→ S. 136) • Wackelsandalen (→ S. 139)
8. Beinachsen	Spiralprinzip	Beinachsentraining	Ashworth-Skala (→ S. 126) Hamstrings (→ S. 226)	• Federgang (→ S. 140)
9. Fuß und Beinachsen	Reflextraining	Propriozeptives Training	Einbeinstand (→ S. 223) Ashworth-Skala (→ S. 126)	• Raubkatzengang (→ S. 141) • En-dehors (→ S. 209)
10. Autonomie	Eigenverantwortung	Gangschule, Integration Alltag	Fußabdruck (→ S. 124) Feißlinie (→ S. 123)	Schuhgröße 46 (→ S. 133) Situativ

Fußplaner: weitere Beispiele unter www.fuss-schule.info

8.5 Patienteninformation: Füße wie Stelzen

Prognostische Kriterien

Positive Faktoren:
Erfolg durch Entspannung

- Vorhandene Flexibilität
- Knickhohlfuß ohne neurologisches Grundleiden
- Korrigierbare Beinachsenfehlstellung
- Isolierte Hyperpronation des Vorfußes
- Sichtbare oder messbare Verbesserung nach Therapie
- Ligamentäre Laxizität
- Rasch erlernte Kontrolle der Muskelspannung
- Hohe Motivation

Negative Faktoren:
Grenzen der Machbarkeit

- Neuromuskuläres Grundleiden, Beginn in Kindheit
- Nachweisbare Progredienz
- Kontrakter Hohlfuß
- Nachweisbare Atrophie der intrinsischen Fußmuskulatur
- Hohlfuß durch Trauma, Operation oder Missbildung
- Kombination von Vorfuß-Hyperpronation und Pes varus
- Ausbleibender Therapieerfolg nach zwölf Monaten
- Undifferenzierte Körperwahrnehmung

Psychologische Erweiterung

Entsprechung:
Hochspannung in der Fußsohle

Menschen mit Hohlfüßen reagieren auf äußere Belastung und innere Konflikte mit einem Zusammenziehen. Äußerlich kaum sichtbar, geht die Verspannung innerlich durch Mark und Knochen bis ins Fundament. Hohlfüße sind schlechte Blitzableiter. Statt Spannung nach unten abzuleiten, bleibt sie in den Füßen gefangen. Die psychologische Gleichung lautet: Halt finden gleich Festhalten. Fehlende Nachgiebigkeit und ungenügende Anpassungsfähigkeit erschweren eine authentische Verankerung. Das Bedürfnis nach Sicherheit durch Kontrolle ist stark entwickelt. Hohlfüße zeugen von Verspannung wie Spannkraft und – versteckt oder offen – von einem Hang zum Rebellischen. Belastungsproben stellen willkommene Herausforderungen dar. Bei Extrembelastungen besteht die Gefahr des Zerbrechens an der eigenen Unnachgiebigkeit.

Anregung:
solide Basis in allen Lebenslagen

Vertrauen ist gut, Kontrolle ist besser, so lautet das geflügelte Wort. Der Volksmund irrt. Wenn es nach den Füßen ginge, hieße das geflügelte Wort: Kontrolle ist notwenig, berechtigtes Vertrauen ist besser. Wofür würden Sie sich entscheiden: Selbstvertrauen oder Selbstkontrolle? Jederzeit auf die eigenen Fähigkeiten vertrauen können oder sich jederzeit selbst unter Kontrolle haben? Lockern Sie den Kontrollgriff Ihrer Füße. Entwickeln Sie Vertrauen in den Boden, der Sie trägt. Entwickeln Sie Vertrauen in sich selbst und in andere Menschen.

Übungsqualität

Übungskriterien:
Patient

Kriterien der aktiven Entschraubung im Stehen
- Der Fuß gewinnt an Länge, das Gewölbe senkt sich sichtbar
  3D Hypertorsion im Fuß nimmt ab
- Pronation-Supination-Beweglichkeit nimmt zu
- Flexible Formanpassung des Fußes auf unebenem Boden
- Gute „Kontrolle" des Spannungszustands der Fußbinnenmuskulatur
- Verbreiterung des Isthmus beim Fußabdruck

Übungskriterien:
Therapeut

Hinweise auf eine Überkorrektur
- Reflexartige Zunahme der Hypertorsion
- Reflexartiges Anspannen der Fußsohlenmuskulatur
- Rückfuß-valgus beim Knickhohlfuß

8.6 Übungsprogramm: Boden unter den Füßen

Wahrnehmungsschulung: die Kunst des Loslassens

Übung 8.1 – 2D-Wahrnehmung: 2D-Loslassen

Ziel: 2D-Entschraubung – Rotation und Abflachung – am Handtuch und am eigenen Fuß. Die dritte Dimension wird bewusst weggelassen.

Hilfsmittel: Handtuch.

Start: Therapeut demonstriert das Prinzip der überdrehten, sich kontrahierenden Spirale. Handtuch parallel neben einen Fuß platzieren.

Aktion: Patient führt die 2D-Entschraubung am Frotteetuch unter Aufsicht durch. Mit der Entschraubung verlängert sich das Handtuch von selbst. Es bedarf keiner externen Zugkraft, entscheidend ist das intrinsische Nachgeben mit der Entschraubung. Anschließende Übertragung auf den eigenen Fuß. Das Loslassen in die Länge wird betont. Die individuellen Drehrichtungen werden am Fuß abgelesen: Hyperpronation im Vorfuß, Pes varus, Knickhohlfuß u. a. implizieren unterschiedliche Richtung und Gewichtung.

Dosierung: bis Entspannung, Verlängerung und richtige Drehrichtungen reproduzierbar sind.

Kontrolle: Schlimmster Feind des Hohlfußes sind die reflexartigen Kontraktionen der Fußbinnenmuskulatur.

Heimübung: zweimal täglich 3–5 Minuten.

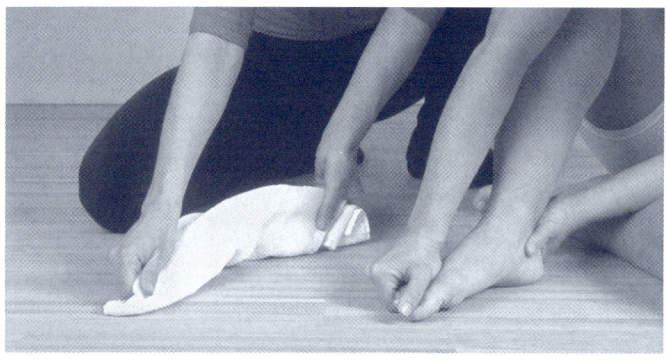

Übung 8.1 2D-Fußspirale: Patient praktiziert die 2D-Detorsion. Zuerst mittels Frotteetuch: Beide Hände entschrauben das überdrehte Handtuch und verlängern es dabei. Das Handtuch verlängert sich durch „Loslassen" wie von selbst in Längsrichtung. Anschließend wird die Bewegung auf den eigenen Fuß übertragen: Pronation der Ferse, Vorfuß-Supination mit Beugung der Zehengelenke. Bewegung rhythmisch wiederholen. Betonung der Qualitäten Loslassen und Verlängerung (vergleiche Plattfuß → S. 110).

Übung 8.2 – 2D-Wahrnehmung: Schuhgröße 46

Ziel: kognitives und propriozeptives Entspannungstraining der Fußbinnenmuskulatur.

Hilfsmittel: Matte.

Start: entspanntes Stehen hüftbreit, Füße auf einer weichen Matte.

Aktion: Bodenkontakt spüren – Auflagefläche vergrößern – Fuß in die Länge entspannen – die Richtungen der Entschraubung und die gewonnene Fußlänge werden visualisiert und erfühlt, bis sich das Gefühl der Schuhgröße 46 einstellt. Reflexartige Kontraktion der Fußsohlenmuskulatur bei drohendem Gleichgewichtsverlust bewusst registrieren – und wieder bewusst lösen.

Dosierung: 1–2 Minuten, 1–3 Serien. Weiche instabile Unterlagen erhöhen den Schwierigkeitsgrad.

Kontrolle: Kann der Patient die unbewussten reflexartigen Kontraktionen der Fußmuskulatur erkennen, differenzieren und lösen?

Heimübung: zweimal täglich 1–2 Minuten.

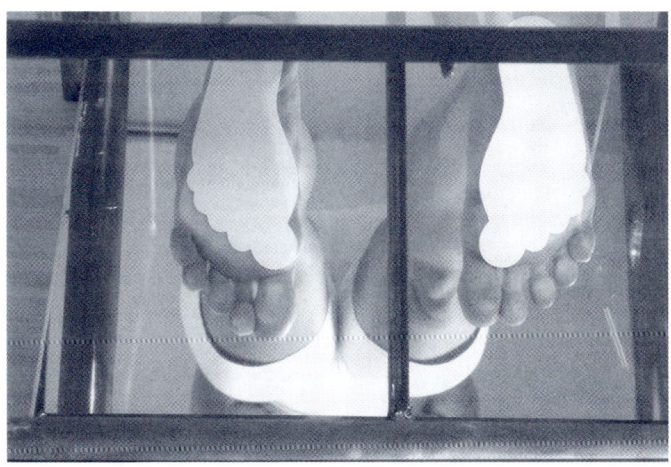

Übung 8.2 Schuhgröße 46: Bodenkontakt spüren – Auflagefläche vergrößern – Fuß in die Länge entspannen – bis sich das Gefühl der Schuhgröße 46 einstellt. Reflexartige Kontraktion der Fußsohlenmuskulatur bei drohendem Gleichgewichtsverlust bewusst registrieren und lösen.

Funktionelle Mobilisation: die Muskelspindeln überlisten

Übung 8.3 – 3D-Mobilisation: Gewölbespirale „exzentrisch"

Ziel: gerichtete 3D-Mobilisation bei globaler Rigidität und allen Unterformen des kontrakten Hohlfußes. Für das normale Stehen und Gehen ist ein Bewegungsausmaß Pronation-Supination ROM von 45° erforderlich – mit 2/3 Supination und 1/3 Pronation. Das Erreichen des Ziels von 45° ROM wird protokolliert.

Hinweis: Beim Plattfuß erfolgt die 3D-Torsion analog konzentrisch (Übung 7.3 → S. 112).

Hilfsmittel: keine.

Start: Patient sitzt bequem; eine Hand greift den Rückfuß, die andere den Vorfuß, den Oppositionsbogen MTP 1–5 manuell unterstützend. OSG rechtwinklig, Fußstellung orthograd.

Aktion: synchronisierte 3D-Detorsion des Fußes:
- Das Fersenbein wird beim Pes varus proniert (supiniert beim Pes valgus), flachgestellt und adduziert (abduziert bei OSG-Innenrotation-Fehlstellung).
- Der hyperpronierte Vorfuß wird supiniert, mit Flachstellung der Metatarsalknochen und Flexion in den Zehengrundgelenken. Vorfuß je nach Abweichung in Adduktion oder Abduktion.
- Die 3D-Torsion erfolgt „exzentrisch": Die Hände des Therapeuten führen Vor- und Rückfuß in einer entschraubenden Spiralbewegung sanft auseinander, während der Patient seine Fußmuskulatur bewegungssynchron entspannt.

Dosierung: Mobilisation und Entspannung werden im Rhythmus 1:3 wiederholt. Dauer 3–5 Minuten pro Fuß.

Kontrolle: keine Hyperextension der Zehen, kein Spitzfuß, kein Sichelfuß.

Anker: Visualisierung der Entschraubung im Fuß beim Anblick jeder Spiralstruktur im Alltag.

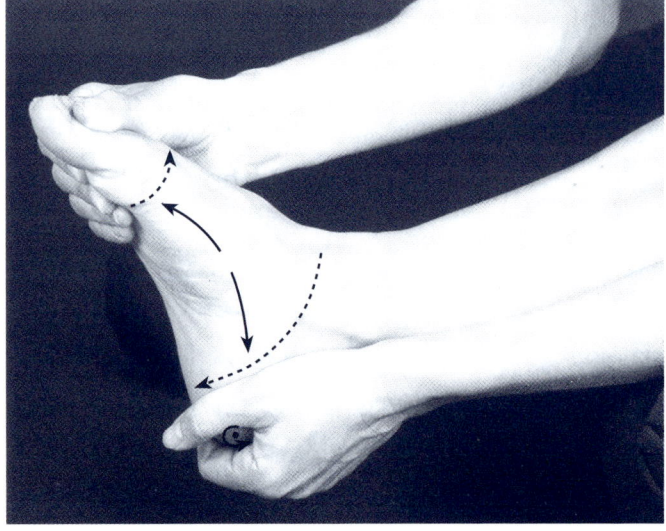

Übung 8.3 Fußspirale „exzentrisch": Therapeutische Hände führen Vor- und Rückfuß in einer entschraubenden Spiralbewegung sanft auseinander, während der Patient seine Fußmuskulatur bewegungssynchron entspannen lernt. Das Fersenbein wird beim Pes varus proniert, der hyperpronierte Vorfuß supiniert, die 3D-Detorsion erfolgt langsam „exzentrisch-loslassend" (vergleiche Fußspirale konzentrisch beim Plattfuß → S. 112).

Übung 8.4 – 3D-Mobilisation: Fußwelle „exzentrisch"

Ziel: funktionelle 3D-Mobilisation des kontrakten Hohlfußes.

Hinweis: Beim Plattfuß erfolgt die Wellenbewegung analog „konzentrisch" (Übung 2.4 → S. 113).

Hilfsmittel: keine.

Start: Patient sitzt bequem; eine Hand greift den Rückfuß, die andere den Vorfuß, den Oppositionsbogen MTP 1–5 manuell unterstützend. Fußstellung orthograd, OSG rechtwinklig.

Aktion: Die Wellenbewegung entsteht durch zyklische Wiederholung von Detorsion, muskulärer Entspannung und longitudinaler Schwingung. Rotatorische Mobilisation (Phase 1), Abrollen (Phase 2) und postpropulsive Relaxation (Phase 3) im Rhythmus 4:2:1. Die Zykluslänge richtet sich nach dem Differenzierungsvermögen des Patienten:

- Die erste Bewegungsphase entspricht der mittleren Standphase. Das OSG ist nach dorsal extendiert, die plantare Muskulatur aus didaktischen Gründen zu Beginn leicht angespannt. Jetzt erfolgt die 3D-Detorsion: Beide Hände führen den Fuß mobilisierend und derotierend in die Länge; der Patient löst die Spannung seiner Fußsohlenmuskulatur phasensynchron, bewusst und dosiert. Durch die maximale Entschraubung und Entspannung flacht das Längsgewölbe ab.
- Muskelspannung vollständig gelöst, Übergang in die Abrollbewegung mit OSG-Plantarflexion und Extension der Zehengrundgelenke. Der Fuß bleibt entspannt, orthograd und derotiert.
- Nach dem „Abstoßen" zurück in die anatomische Nullstellung. Am Ende der Spielbeinphase die Fußsohlenmuskulatur wieder leicht anspannen.

Dosierung: 3–5 Minuten im Wohlfühlbereich, bis der kontrakte Hohlfuß an Rotationsflexibilität und Länge gewinnt.

Kontrolle: synchrones Entspannen in Phase 1, keine Kontraktion in Phase 2.

Anker: Rollende Meereswoge nach dem Brechen illustriert die Gesetzmäßigkeit perfekt.

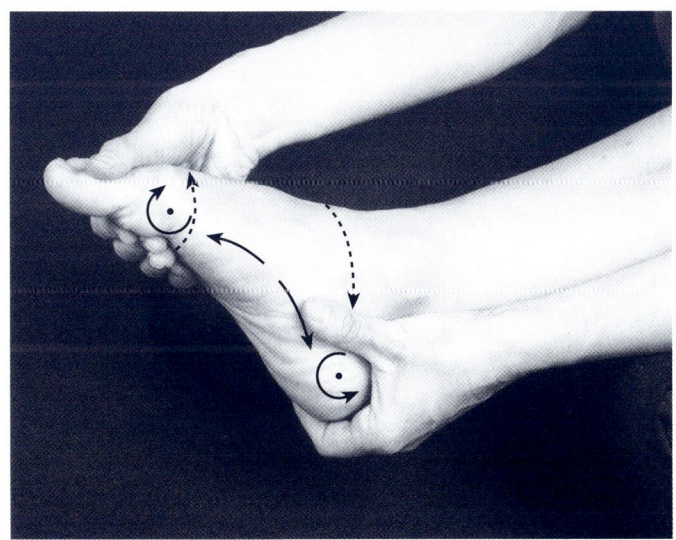

Übung 8.4 Fußwelle „exzentrisch": Die Wellenbewegung entsteht durch zyklische Wiederholung von 3D-Detorsion mit aktiver Muskelentspannung: 3D-Detorsion beim Bodenkontakt >> Entspannung und Verlängerung unter Belastung >> Abrollen >> Vorfußimpuls >> Entspannung Ballenmuskulatur mit Flexionsstellung der Zehengrundgelenke (vergleiche Wellenbewegung „konzentrisch" beim Plattfuß → S. 113).

Funktionelle Stabilisation: elastische Standfestigkeit

Übung 8.5 – 3D-Stabilisation: Maxi-Standfläche

Ziel: maximale Standfläche während 30 Sekunden auf einem und auf beiden Beinen. Das Erreichen des Ziels wird protokolliert.

Hilfsmittel: Theraband, Uhr.

Start: entspanntes Stehen. Dabei das zusammengefaltete Theraband in passender Höhe unter den lateralen Mittelfuß legen. Theraband unter Zug bringen. Lässt der Bodenkontakt im Mittelfuß nach, rutscht das Theraband automatisch raus.

Aktion: Beide Füße durch Detorsion und Entspannung langsam in orthograde Stellung bringen, die Fußgewölbe auf den Boden sinken lassen. Bei kontraktem Hohlfuß mit Pes varus oder Insuffizienz der Vorfuß-Supination wird die orthograde Stellung nicht erreicht. Variation: gleiche Übung im Einbeinstand.

Dosierung: 30 Sekunden, 3–5 Wiederholungen beidseitig oder einseitig.

Kontrolle: Das Theraband übernimmt Feedbackfunktion. Springt es weg, hat die Torsion im Fuß zugenommen oder die plantare Muskulatur kontrahiert. Stellungskontrolle des Rückfußes durch den Therapeuten.

Anker: maximale Standfläche, wann immer Sie auf einem Bein stehen.

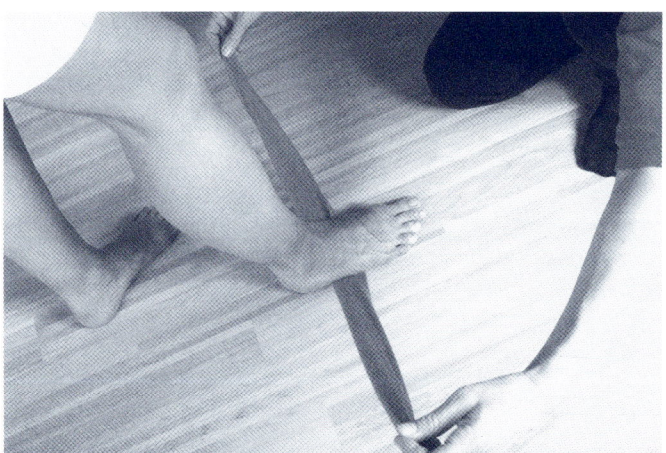

Übung 8.5 Maxi-Standfläche: entspanntes Stehen. Beide Hohlfüße durch Detorsion und Entspannung langsam in eine orthograde Stellung „fließen" und das Längsgewölbe auf den Boden sinken lassen. Das Theraband unter dem lateralen Mittelfuß wird individuell eingestellt. Bei Kontraktion der plantaren Muskulatur mit Anheben des lateralen Längsgewölbes rutscht es unter dem Mittelfuß raus.

Übung 8.6 – 3D-Stabilisation: Kreisstand

Ziel: Hohlfüße stehen sozusagen auf zwei „Punkten" – Fersen und Ballen. Funktionelle Stabilität auf beiden Füßen bedeutet „flächiges Stehen auf zwei Halbkreisen" – trotz externer Störfaktoren.

Hilfsmittel: Theraband, kreative Hilfsmittel.

Start: entspanntes Stehen. Das zusammengefaltete Theraband in passender Höhe unter den lateralen Mittelfuß legen, analog Übung 7.5 → S. 114. Theraband unter Zug bringen. Lässt der Gewölbekontakt am Boden nach, rutscht das Theraband automatisch raus.

Aktion: Fußgewölbe entspannt auf den Boden sinken lassen. Der Therapeut führt verschiedene Stör- und Ablenkungsmanöver durch, bis der Patient einen oder beide Bodenkontaktpunkte verliert: Wackelbrett, Anschupsen, Bälle fangen, Jonglieren, Zahlenreihen rückwärts aufsagen u. a.

Dosierung: Dauer 1 – 3 Minuten; Schwierigkeitsgrad kontinuierlich steigern.

Kontrolle: Das Feedback erfolgt automatisch durch die Therabänder. Die korrekte Lage der Bänder überprüfen.

Anker: blitzartiges Loslassen und Erspüren der kreisförmigen Standfläche beim Anblick eines Kreises.

Hinweis: Das Theraband als Feedbacksystem kann mit zunehmendem Therapiefortschritt weggelassen werden – wie hier im Bild.

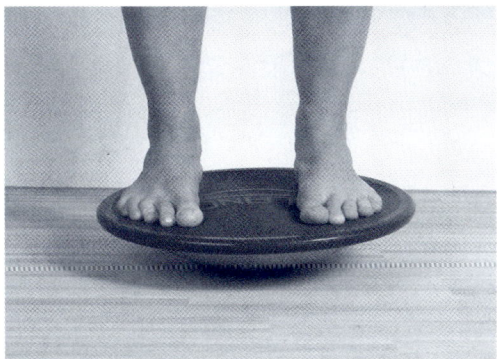

Übung 8.6 **Kreisstand:** Hohlfüße stehen sozusagen auf zwei „Punkten" – Fersen und Ballen. Funktionelle Stabilität auf beiden Füßen bedeutet „flächiges Stehen auf zwei Halbkreisen" – trotz externer Störfaktoren.

Funktionelles Training: die sanfte Kraft des Loslassens

Übung 8.7 – Detonisierendes Training: Fußentwinder

Ziel: koordinatives Training der Mm. peronei und Mm. tibiales mit verlängernder Detorsion des Fußgewölbes und Detonisierung der Fußsohlenmuskulatuar

Hilfsmittel: Kugelschreiber, Theraband.

Start: Schneidersitz am Boden oder Sitzen auf einem Hocker. Schreiber zwischen Großzehe und zweiter Zehe, Oberschenkel abduziert, Knie gebeugt, OSG rechtwinklig, lateraler Fußrand mit Bodenkontakt. Jetzt den Vorfuß alternierend pronieren und supinieren bei gleichzeitiger Verlängerung des Längsgewölbes. Die Stiftspitze zeigt diagonal nach vorne als Ausdruck der Gewölbeverlängerung.

Aktion: Die langen Unterschenkelmuskeln arbeiten abwechselnd pronierend und supinierend, die Binnenmuskulatur im Fuß bleibt entspannt. Der Patient unterstützt die Gewölbeverlängerung imaginativ und mit seinen Händen. Ist die Bewegung verinnerlicht, wird das Theraband um das Großzehengrundgelenk gewickelt. Theraband so anlegen, dass es in die gewünschte Richtung zieht. Geübt wird die Beweglichkeit im Mittelfuß, indem der Vorfuß langsam dem Zug des Therabandes nachkommt – beim echten Hohlfuß mit hyperproniertem Vorfuß in Richtung Supination, beim rigiden Pseudohohlfuß abwechslungsweise in beide Richtungen Pronation und Supination.

Dosierung: 20 Wiederholungen, 1–3 Serien.

Kontrolle: freier Bewegungsfluss Pronation-Supination, Fußsohlenmuskulatur entspannt, Gewölbe lang.

Anker: Koordinationsübung für zu Hause.

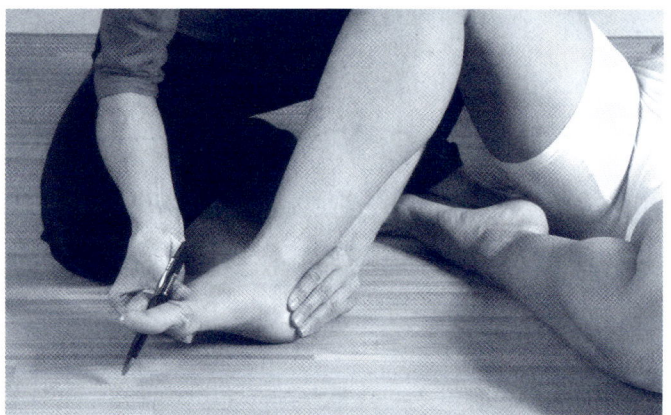

Übung 8.7 **Fuß-Elongation:** Den Vorfuß alternierend pronieren und supinieren bei gleichzeitiger Verlängerung des Längsgewölbes; die Binnenmuskulatur im Fuß bleibt entspannt. Bei Schwierigkeiten kann der Patient die Gewölbeverlängerung mit seinen Händen unterstützen. Theraband so anlegen, dass es in die gewünschte Richtung zieht; geübt wird die fehlende Beweglichkeit im Mittelfuß.

Übung 8.8 – Propriozeptives Training: Wackelsandalen

Ziel: Propriozeptives Reflextraining der funktionellen Entspannung. Während 60 Sekunden ohne Abkippen das Gleichgewicht halten. Das Erreichen des Ziels wird protokolliert.

Hilfsmittel: Birkenstock- oder selbst hergestellte Holzbrett-Sandalen mit Klettverschluss (siehe Übung 7.8 → S. 117).

Start: Mit beiden Füßen auf die „Kipp- oder Wackelsandalen" stellen.

Aktion: Freihändig das Gleichgewicht halten – ohne abzukippen und ohne Verkürzung des Längsgewölbes. Der diagonale Verlauf der Holzleiste erfordert das reflektorische Gleichgewicht zwischen Rückfuß-Supination und Vorfuß-Pronation bei gleichzeitiger Entspannung der Längsmuskulatur. Variationen: Einbeinstand, geschlossene Augen, mit Theraband (wie Übung 8.6).

Dosierung: 3–5 Minuten, 1–3-mal täglich.

Kontrolle: die Lage der Leiste je nach Fußdeformität sinnvoll variieren.

Anker: funktionelle Entspannungsübung für zu Hause.

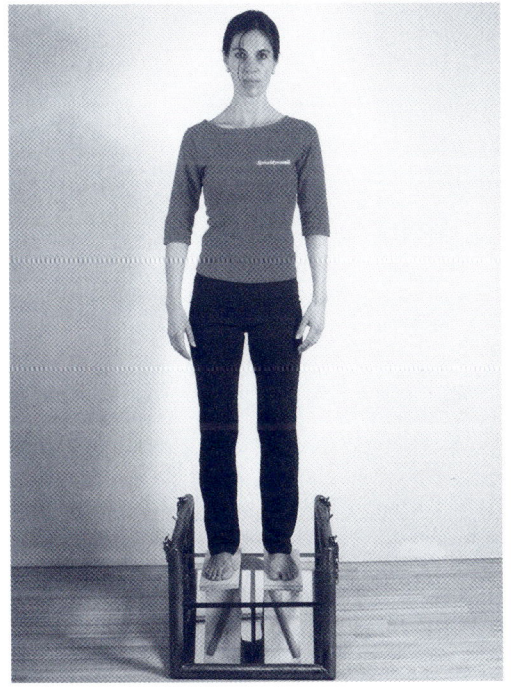

Übung 8.8 Wackelsandalen: Mit beiden Füßen auf die „Kipp- oder Wackelsandalen" stehen. Freihändig das Gleichgewicht halten – ohne abzukippen und ohne Verkürzung des Längsgewölbes. Die Übung erfordert und fördert das reflektorische Gleichgewicht zwischen Rückfuß-Supination und Vorfuß-Pronation bei gleichzeitiger Entspannung der Längsmuskulatur. Detailaufnahme → S. 117.

Funktionelle Integration: Gehen wie eine Raubkatze

Übung 8.9 – Koordinationstraining: Federgang

Ziel: Entspannung der Fußsohlenmuskeln beim Gehen.

Hilfsmittel: Zwei breite und weiche Blattfedern mit Tape an den Fußsohlen in Fußlängsrichtung befestigen. Alternativ genügt ein Stück Theraband, das über die Fußsohle in Längsrichtung gespannt und befestigt wird.

Start: langsames Gehen auf zwei Blattfedern.

Aktion: Schritt für Schritt das Nachgeben, Durchbiegen und Absinken des „künstlichen Längsgewölbes" spüren. Die nachgebenden Blattfedern oder das exzentrische Nachgeben des Therabands funktionieren als externe Wahrnehmungshilfe. Variation: rückwärts gehen.

Dosierung: 2–5 Minuten.

Kontrolle: In der Spielbeinphase die Eigenelastizität des Therabands nutzen, Muskelaktivität plantar meiden. Während der Standbeinphase und beim Abrollen den Fuß aktiv verlängern.

Anker: Bei Auftreten von Stresssymptomen – wie innere Unruhe, Zeitdruck oder Reizbarkeit – die nächsten zehn Schritte auf „imaginären" Blattfedern gehen: leichtfüßig, federnd und zentriert.

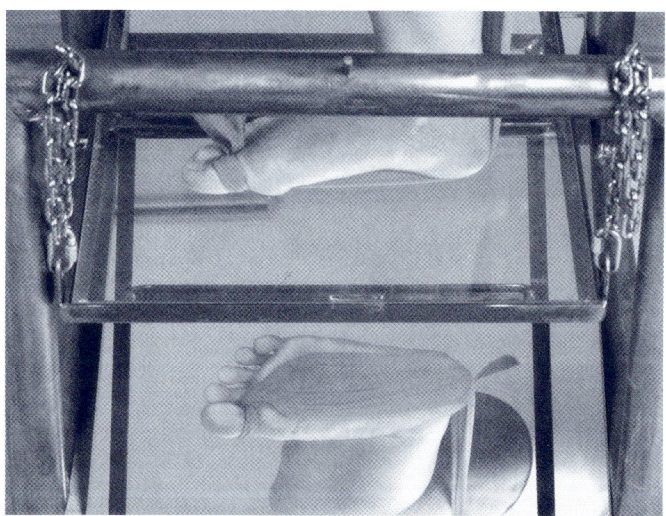

Übung 8.9 Federgang: Ein Stück Theraband wird über die Fußsohle in Längsrichtung gespannt und befestigt. Schritt für Schritt wird das Nachgeben und Absinken des „künstlichen Längsgewölbes" erspürt. Das Theraband funktioniert als externe Wahrnehmungshilfe.

Übung 8.10 – Koordinationstraining: Raubkatzengang

Ziel: aktive Entschraubung und Entspannung im Fuß unter erschwerten Bedingungen.

Hilfsmittel: Hindernis wie Treppen, Stufen, Balken oder Bälle, leichte Turnschuhe.

Start: Startbereitschaft vor dem ersten Hindernis.

Aktion: Als Raubkatze auf zwei Beinen die Hindernisse im Zeitlupentempo besteigen. Ferse geräuschlos aufsetzten – perfekte Stoßdämpfung des Fußes – geballte Sprungkraft mit weicher Landung auf Samtpfoten – Verinnerlichung der leichtfüßig federnden Qualitäten einer Raubkatze.

Dosierung: 2–5 Minuten, 1–3 Serien. Vorsicht! Unfallgefahr durch Abrutschen oder Umkippen von Hindernissen.

Kontrolle: Auf sichtbare elastische Qualität und akustisch hörbaren Aufprall achten. Orthograde Beinachsen und Fußstellung im Auge behalten.

Anker: Raubkatzengefühl beim Anblick jeder (Raub-)Katze – live oder als Bild.

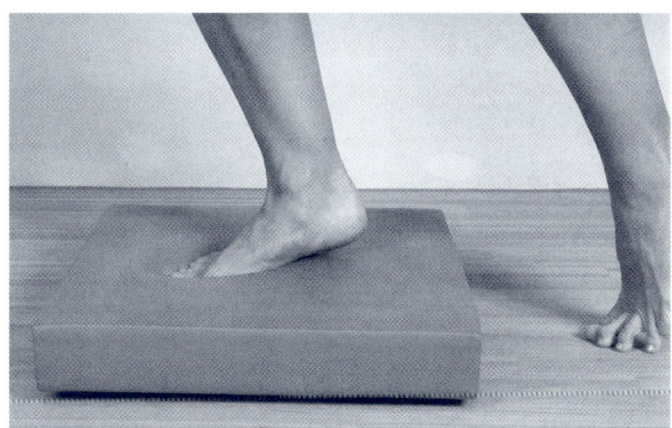

Übung 8.10 Raubkatzengang: Hindernisse im Zeitlupentempo und auf Samtpfoten besteigen. Ferse geräuschlos aufsetzen, Stoßdämpfung des Fußes erspüren, geballte Sprungkraft mit weicher Landung führen zur Verinnerlichung der leichtfüßig federnden Qualität einer Raubkatze.

8.7 Funktionelle Prävention: auf festem Boden bleiben

Präventive Biomechanik:
Hohlfüße als Fersenläufer

Die richtige Lauftechnik (→ S. 269): Vorfuß- oder Fersengang? Olympiasieger proklamieren das eine, die Schuhindustrie produziert das Gegenteil, die Medizin bleibt schlüssige Antworten schuldig. Tatsache ist: Beides ist möglich und beides wird praktiziert. Sprinter rollen über den Ballen, Langstreckenläufer rollen lieber über die Ferse ab, Barfußläufer setzen den ganzen Fuß am Boden auf. Der Ballengang per se hat Vor- und Nachteile. In Kombination mit einem Hohlfuß überwiegen die Nachteile. Die biomechanische Begründung liegt auf der Hand:

Beim Ballengang beginnt die Vorfußbelastung früher und dauert länger. Die progressive Entwicklung zum Hohlspreizfuß ist programmiert. Die neurologische Begründung folgt auf dem Fuße: spastische Plegien, Spitzfuß-Gangmuster und Verkürzung der Wadenmuskulatur werden verstärkt. Solche Fehlentwicklungen werden durch dogmatische Trainingsglaubenssätze wie „der Ballengang ist besser als der Fersengang" gefördert. Bei Hohl- und Spreizfußtendenz wirkt der Bodenkontakt der Ferse tonusregulierend – im Stehen, Gehen wie im Laufen.

9 Spreizfüße: Stoßdämpfer mit Verfallsdatum

9.1 Evidenz: Füße auf den Felgen

Spreizfuß:
Fußleiden Nummer eins

Der Spreizfuß ist das häufigste schmerzhafte Fußleiden überhaupt (Niethard 1992 a). Eine statische Fußdeformität mit Absenkung des Vorfußquergewölbes. Daraus resultiert eine chronische Fehlbelastung. Etablierte Risikofaktoren für den erworbenen Spreizfuß sind: genetische Disposition, Übergewicht, Beinachsenfehlstellungen, Rück- und Mittelfußdeformitäten, unzweckmäßiges Schuhwerk. Hinzu kommen die entzündlich-rheumatischen Erkrankungen mit Auflösung der ligamentären Strukturen im Vorfuß sowie die eingeschränkte Extensionsfähigkeit im oberen Sprunggelenk.

Risikofaktor OSG:
scharf am Limit

Die Entstehung des Spreizfußes ist mit der mechanischen Langzeitbeanspruchung des Vorfußes gekoppelt. Eingeschränkte Extensionsfähigkeit im OSG bedeutet beim Gehen eine verfrühte Ablösung der Ferse vom Boden. Verfrühte Fersenablösung verlängert zwangsläufig die Vorfußbelastungszeit. Während dieser Zeit muss der Vorfuß sozusagen im Alleingang alle Bodenkräfte absorbieren. Es gilt: wenig Fersenkontakt bedeutet automatisch viel Vorfußbelastung. Hohe Absätze, Ballenlauftechnik und verkürzte Wadenmuskulatur wirken spreizfußfördernd. Die eingeschränkte Extension im OSG nimmt heute epidemische Ausmaße an (Reimers 1995): Als eingeschränkt gilt medizinisch die großzügige Definition, dass im OSG kein rechter Winkel mehr erreicht werden kann. Vom Kleinkindalter bis zur Pubertät nimmt der Anteil der Kinder mit Extensionsdefizit im OSG von 24 % auf 62 % zu. Bei 13 % der Adoleszenten beträgt das Streckdefizit mindestens $-5°$. Angesichts der funktionellen Notwendigkeit von $+20°$ bis $+30°$ Dorsalextension für ein funktionelles Gehen stimmen solche Zahlen nachdenklich.

9.2 3D-Anatomie: Leichtigkeit des Aufpralls

Beinskelett:
Skelettfächer 1 – 2 – 3 – 4 – 5

Das Beinskelett ist eine sich distal auffächernde Knochensäule: Femur, zwei Unterschenkelknochen, drei proximale, vier distale Fußwurzelknochen und am peripheren Ende fünf Zehenstrahlen. Die knöcherne Aufsplitterung der menschlichen Extremitäten macht Sinn. Die periphere Feingliedrigkeit ermöglicht dem Fuß ein plastisches Anpassungsvermögen an die Unebenheiten des Bodens. Aber die Aufsplitterung der Knochentragsäule hat ihren Preis: Der Zugewinn an peripherer Mobilität geht mit einem Verlust an Stabilität einher. Der Vorfuß ist prädestiniert für Fehl- und Überbelastung. Eine komplexe Vorfußmuskulatur hält das aufgefächerte Fußskelett zusammen – für den Vorfuß übrigens kein Luxus, sondern eine Überlebensfrage. C-Bogen, exzentrische Stoßdämpfung und Impulsfunktion schützen den Vorfuß vor destruktiven Eingriffen in seine Statik.

Quergewölbe:
Fiktion oder Faktum

Analog zur Hand weist der Vorfuß ein Quergewölbe auf (Abb. 1.5 → S. 5). Von den Anatomen alter Schule ausführlich beschrieben und in seiner Bedeutung klar erkannt (Lang 1972 f) gerät die Existenz des Vorfußquergewölbes heute zunehmend unter Beschuss. Das Fazit der modernen Fußchirurgie: So etwas wie ein Vorfußquergewölbe gibt es gar nicht (Marlock 1997). Zur Begründung: Die Mehrheit der erwachsenen Bevölkerung zeigt beim Abrollen die höchsten Druckwerte in der Vorfußmitte, ergo kann es dort kein Quergewölbe geben. Statistisch gesehen ist das richtig, wissenschaftlich aber fragwürdig und funktionell unsinnig. Statistischer Durchschnitt und Funktionsprinzip sind zwei verschiedene Dinge. Von der statistischen Norm das Funktionsprinzip ableiten zu wollen ist bedenklich. Zur Ergründung eines optimalen Funktionsprinzips ist die Orientierung an den Randzonen der statistischen Verteilungskurve in vielen Fällen erfolgsversprechender als der normierte Durchschnittswert.

Metatarsalknochen:
anatomischer C-Bogen

Die Existenz eines Vorfußquergewölbes lässt sich anatomisch-funktionell herleiten. Form und Anordnung der Metatarsalknochen sprechen für einen flachen C-Bogen beim entlasteten gesunden Vorfuß: Der zweite Metatarsalknochen ist dünner, länger und proximal in der Fußwurzel stabil eingerastet. Als unbeweglichster aller Mittelfußknochen bildet er den First des Quergewölbes. Die starre Verankerung und die etwas höhere Lage schützen den zweiten Metatarsalknochen vor übermäßiger Beanspruchung (Lang 1972 f). Die Flexions-/Extensionsachsen des ersten und fünften Strahls – der beiden beweglichsten Mittelfußknochen – konvergieren schräg nach unten. Bei der Flexion gehen die Metatarsalköpfchen automatisch in Opposition und aufeinander zu (Kapandji 1985 c).

Abduktoren und Adduktoren:
Oppositionsbogen mit zwei Polen

Für die exzentrische Stoßdämpfung im Vorfuß arbeiten Abduktoren, Adduktoren und opponierende Muskeln synergistisch zusammen. Und so funktioniert es beim gesunden Vorfuß: Die zwei kugeligen Gelenkköpfe von MTP 1 und 5 stellen die beiden Pole des Vorfußquergewölbes dar. Die abduzierenden Muskeln ziehen die beiden Pole auseinander und stabilisieren so die Weite des Oppositionsbogens. Die transversal bis schräg laufenden Muskeln der Adduktion und Opposition rollen die beiden Pole zu einem C-Bogen ein. Abduktoren und Adduktoren arbeiten dabei als Synergisten zusammen. Die Abduktoren garantieren die Weite des Bogens, die Adduktoren sorgen für Einrollbewegung und transversale Verstrebung. Das Vorfußquergewölbe ermöglicht eine exzentrische Stoßdämpfung beim Aufprall des Fußes am Boden und anschließend eine konzentrische Propulsion.

Interossei und Lumbricales:
Stoßdämpfung und Propulsion

Im entlasteten Zustand besteht beim Vorfuß ein flaches Quergewölbe. Der nach oben konvexe C-Bogen ist an den fünf Fußknöcheln MTP 1–5 erkennbar. Genau genommen handelt es sich um eine flache Kuppel, die sich unter progressiver Belastung abflacht. Dabei wirken die transversalen und longitudinalen Anteile der kurzen Ballenmuskulatur exzentrisch nachgebend als Stoßdämpfer. Wichtigste Muskeln sind transversal der M. adductor hallucis caput transversum und longitudinal die Mm. interossei und die Mm. lumbricales. Der muskulär gefederte Vorfuß ist der wichtigste Stoßdämpfer des Fußes. Beim Abrollen wird er flach gedrückt, das Gewicht verteilt sich gleichmäßig auf den Vorfuß. Die exzentrisch gespeicherte Energie bleibt beim funktionell intakten Vorfuß erhalten und wird im Moment der Propulsion als konzentrischer Impuls freigesetzt. Exzentrische Stoßdämpfung wirkt gelenkschonend, konzentrische Propulsion ökonomi-

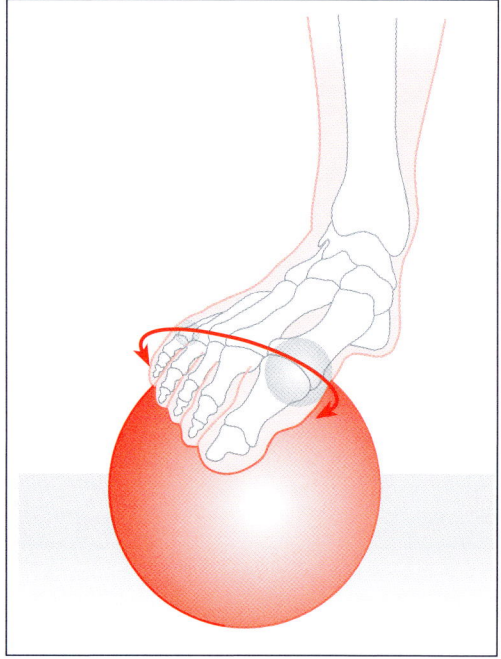

Abb. 9.1 Vorfußquergewölbe: Die drei Keilbeine bilden eine Nut, in welche die Basis des zweiten Mittelfußknochens eingezapft ist. Die starre Verankerung und die etwas höhere Lage weisen auf eine transversale Gewölbekonstruktion hin. Im Fußballen selbst dominiert die opponierende und flektierende Muskulatur. Das Vorfußquergewölbe wird unter Belastung flach gedrückt wird, die Ballenmuskulatur gibt dabei exzentrisch stoßdämpfend nach.

siert die Fortbewegung. Das strukturell angelegte Quergewölbe macht funktionell Sinn.

Lange Zehenmuskeln:
kurz-lang – lang-kurz

Krallen- und Hammerzehen werden häufig auf einen erhöhten Tonus der langen Zehenbeuger zurückgeführt. Die Erklärung greift zu kurz. Beim Spreizfuß sind Statik und Dynamik des gesamten (Vor-)Fußes schwer gestört. Die langen Zehenmuskeln können nicht mehr funktionell arbeiten – weder Beuger noch Strecker. Lange Zehenbeuger wie -strecker sind kurze Muskeln mit langen Sehnen. Sie sind auf eine funktionell konstante Länge angewiesen. Die Sehnen laufen über zwei Gelenke mit submaximalen Winkeländerungen während der Fortbewegung: Sprunggelenk und Zehengrundgelenke. Beim Abrollen legen die Zehenbeuger auf Höhe des nach plantar flektierten Sprunggelenks eine relativ kurze Strecke zurück und auf Niveau der extendierten Zehengrundgelenke eine vergleichsweise lange Strecke. Das bedeutet: einmal kurz und einmal lang. Bei den Zehenstreckern ist es analog umgekehrt: lange Strecke im plantarflektierten OSG, kurze Wegstrecke über den extendierten Zehengrundgelenken.

Lange Zehenbeuger und Strecker:
funktionelle Länge konstant

Unmittelbar nach der Propulsion kommt es dank der exzentrischen Vordehnung zur Plantarflexion der Zehengrundgelenke (Interossei und Lumbrikales) und zur Dorsalextension des Fußes (M. tibialis anterior). Die Winkelstellungen von OSG und MTP kehren sich genau um und damit auch die Wegstreckenverhältnisse für die Sehnen der langen Beuger und Strecker. Im Detail sieht das so aus. Beugesehnen beim Abrollen: OSG kurz und MTP lang; Beugesehnen in der Spielbeinphase: OSG lang und MTP kurz; Strecksehnen beim Abrollen: OSG lang und MTP kurz; Strecksehnen während der Spielbeinphase: OSG kurz und MTP lang. Kurzum: Die Sehnen der langen Zehenmuskeln legen während eines Schrittzyklus auf Niveau OSG und MTP jeweils eine kurze und eine lange Strecke zurück. Nimmt der Weg über einem Gelenk ab oder zu, sorgt die Gelenkstellung im zweiten Gelenk automatisch für den Längenausgleich. Dies erlaubt den langen Zehenbeugern und -streckern in einem konstanten Längenbereich zu arbeiten.

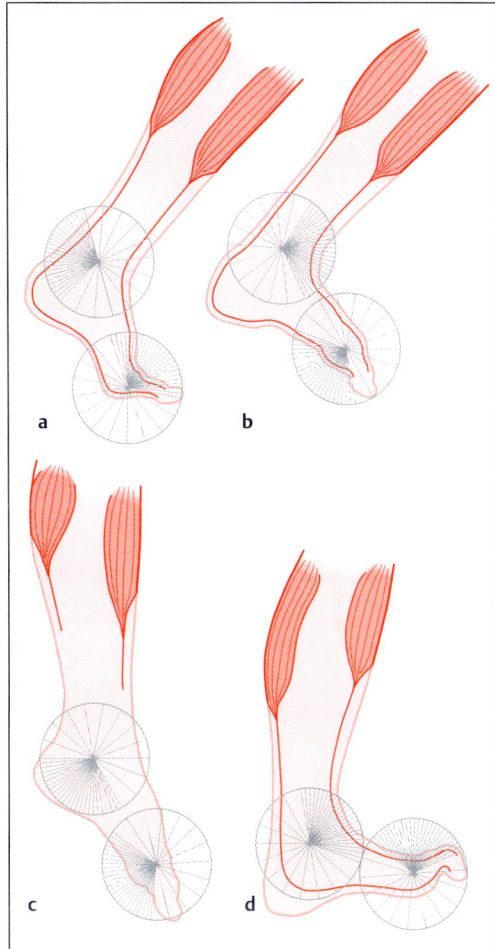

Abb. 9.2a–b   Lange Zehenmuskeln: kurze Muskeln – lange Sehnen. **a** Beim Abrollen legen die langen Zehenbeuger auf Höhe OSG eine kurze Strecke und auf Niveau MTP eine lange Strecke zurück; bei den Zehenstreckern ist es analog umgekehrt. **b** Nach dem Abstoßen kommt es zur Umkehr der Winkelstellungen mit Flexion der MTP Gelenke und Dorsalextension im OSG. Der Doppelwinkel mit „Wechselschaltung" erlaubt den langen Zehenmuskeln, in einem konstanten Längenbereich zu arbeiten.
Abb. 9.2c–d   Lange Zehenmuskeln: Muskeln mit kurzen Bäuchen und langen Sehnen sind auf einen konstanten Längenbereich angewiesen. Die „Gleichschaltung" im Doppelwinkel OSG und MTP führt **d** zu chronischer Hyperextension der Zehengrundgelenke mit kompensatorischer Flexion der Zehen zu Krallenzehen. **c** Beim Spitzentanz im Ballett findet sich die analog umgekehrte Situation – angesichts des intensiven Ausgleichstrainings allerdings selten ein Problem.

9.3 Programmierte Diagnostik: gespreizter Knochenfächer

Spreizfuß

Funktionelle Vorfußdiagnostik: Schritt für Schritt

Grundleiden: Ist ein Grundleiden bekannt?
- Ja, sekundäre Deformität: Trauma, Missbildung, Rheuma, Operation
- Ja, neuromuskuläres Grundleiden: z.b. Hohlspreizfuß
- Nein: statischer Spreizfuß

Metatarsalgien: Bestehen belastungsabhängige Schmerzen im Vorfuß?
- Ja, plantar: Hyperpression
- Ja, interdigitial: Morton Pseudoneurom
- Ja, metatarsal: Ermüdungsfraktur
- Nein: Spreizfuß schmerzlos

Fußdeformität: Liegt eine komplexe statische Deformität vor?
- Ja, komplexe Deformität: Knickhohlspreizfuß, Senkspreizfuß u. a.
- Ja, mit Beinachsenabweichung: O-Beine, X-Beine
- Ja, konsekutive Zehendeformitäten: Hallux valgus, Krallen- und Hammerzehen
- Nein: Spreizfuß isoliert

C-Bogen: passiver Gewölbeaufbau des Vorfußes eingeschränkt ($\rightarrow$ S. 147) ?
- Ja: Spreizfuß kontrakt oder teilkontrakt
- Nein: Spreizfuß flexibel

Instabilität: Verankerung erster Strahl „instabil"? transversal und sagittal ($\rightarrow$ S. 148)?
- Ja, Winkel MT 1–2 $\geq$ 10–15 °: transversale Instabilität MT 1
- Ja, Hyperextendierbarkeit $\geq$ 10 °: sagittale Instabilität MT 1
- Nein: Stabilität MT 1 transversal und sagittal

Drucküberlastung: Hinweise für plantare Hyperpression ($\rightarrow$ S. 149) im Vorfußbereich?
- Ja, Hornhautschwielen: Drucküberlastung klinisch
- Ja, Druckmessung: plantare Hyperpression quantifiziert
- Nein: plantare Druckbelastung und Verteilung normal

Ausschlussdiagnose: Normvarianten
- Breiter Vorfuß konstitutionell

Beeinflussbarkeit: Kann das Vorfußquergewölbe positiv beeinflusst werden?
- Ja, sichtbare Funktionsverbesserung: Therapiepotenzial vorhanden
- Nein: Spreizfuß über Kognition und Korrektur kaum beeinflussbar

Klinische Diagnostik Spreizfuß

MTP C-Bogen:
passiv und aktiv

Position: Das Vorfußquergewölbe mit beiden Händen retrokapital stützen und zu einem gleichmäßigen C-Bogen aufbauen. Beim flexiblen Vorfuß lassen sich alle Zehengrundgelenke nach plantar flektieren und zu einem flachen Oppositionsbogen modellieren. Beim aktiven C-Bogen ruhen die Füße unbelastet auf dem Boden. Der Patient baut mittels „Lumbrikalgriff der Zehen" sein Vorfußquergewölbe auf – ohne Zehenkrallen. Mithilfe einer Personenwaage kann die Belastungsstabilität des Vorfußquergewölbes geprüft und in Kilogramm gemessen werden.

Dokumentation: Die **m**eta**t**arso**p**halangealen Gelenke bilden einen C-Bogen. Die passive Formbarkeit des Vorfußes zum gleichmäßigen C-Bogen mit gut sichtbaren Fußknöcheln 1–5 wird dokumentiert. Ist der aktive Gewölbeaufbau möglich, wird die Belastungsstabilität in kg bestimmt.

Ziel: passiv gleichmäßiger C-Bogen, aktive Belastungsstabilität größer gleich Körpergewicht.

Norm: C-Bogen abgeflacht und instabil.

Pathologie:
– Gewölbeschwäche: C-Bogen passiv möglich, aktive Stabilisierung reduziert
– Gewölbeabflachung: Gewölbe zur Horizontalen abgeflacht, Flexionsdefizit MTP 1–5
– Quergewölbeinversion: MTP-Gelenke in hyperextendierter Stellung fixiert, passive Flexion in die Nullstellung nicht mehr möglich.

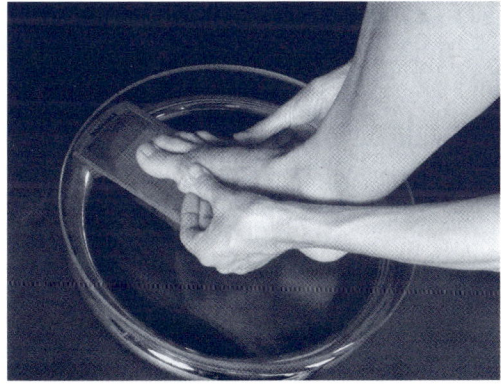

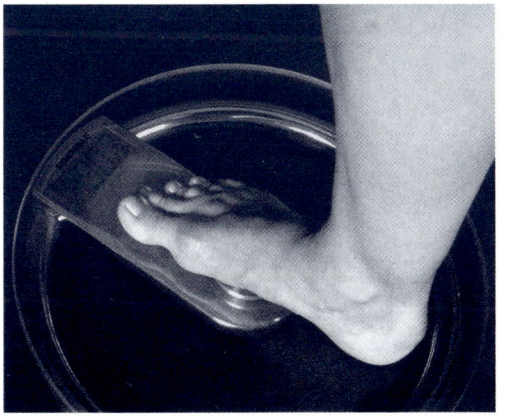

Abb. 9.3 Gewölbeaufbau: a Beim flexiblen Spreizfuß ist der C-Bogen passiv möglich, die aktive Stabilisierung ist reduziert. Beim kontrakten Spreizfuß mit invertiertem Vorfußquergewölbe sind die MTP-Gelenke in hyperextendierter Stellung fixiert. Eine passive Flexion der Zehengrundgelenke ist nicht mehr möglich.
b Das gesunde Quergewölbe kann aktiv und resistiv gegen die Belastungskräfte stabilisiert werden. Die aktive Belastbarkeit kann auf einer Personenwaage in kg abgelesen werden.

IMT 1–2-Winkel transversal:
Knochenfächer gespreizt

Position: Zweibeinstand, Metatarsalknochen 1–2 am Fußrücken einzuzeichnen.

Dokumentation: I**nter**m**eta**tarsalwinkel **1–2** unter Belastung bestimmen. Ein Röntgenbild unter Belastung erübrigt die klinische Messung.

Ziel: 5–10°.

Norm: Der intermetatarsale Winkel zwischen erstem und zweitem Strahl beträgt 5–10°

Pathologie:
- Transversale Instabilität IMT 1–2-Winkel: ≥ 10–15°, Spreizfuß
- Transversale Instabilität IMT 1–2-Winkel: ≥ 15–35°, massiver Spreizfuß.

MT 1-Extendierbarkeit sagittal:
tarsometatarsale Verankerung

Position: oberes Sprunggelenk in Dorsalextension. Jetzt wird die isolierte Extendierbarkeit des ersten Strahls gegenüber dem zweiten Strahl getestet.

Dokumentation: sagittale Extendierbarkeit von **M**etatarsale **1**.

Ziel: ≤ 10°, seitengleich stabile Verankerung von MT 1, funktionelle sagittale Stabilität.

Norm: Die Extendierbarkeit von MT 1 beträgt 5–10° je nach Bandlaxizität.

Pathologie:
- Sagittale Hypermobilität MT 1: je nach konstitutioneller Bandlaxizität
- Sagittale Instabilität MT 1: ≥ 10°.

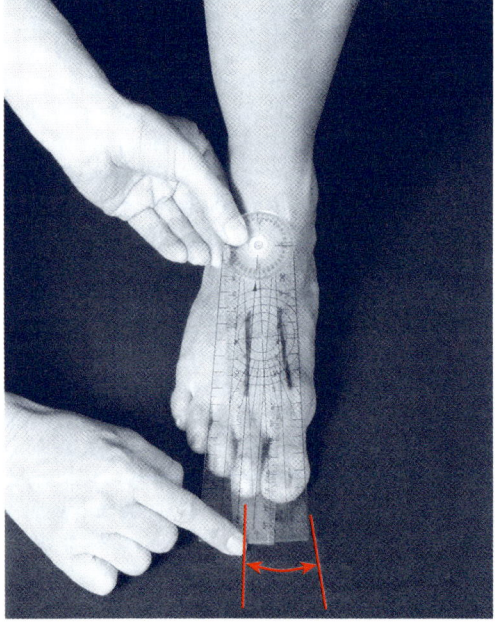

Abb. 9.4 IMT 1–2: Metatarsale 1–2 am Fußrücken eingezeichnet und unter Belastung messen. Normal beträgt der IMT 1–2-Winkel 5–10°. Beim Spreizfuß mit mäßiger bis massiver transversaler Instabilität nimmt die Spreizung des i**nter**m**eta**tarsalen Winkels **1–2** auf Werte von 15–35° zu.

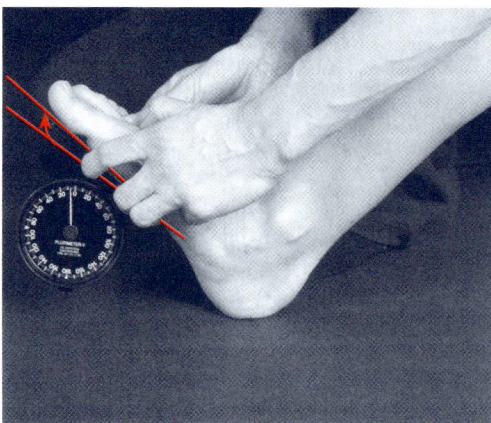

Abb. 9.5 MT 1-Extendierbarkeit: Die Extendierbarkeit des **M**e**ta**tarsale **1** gegenüber dem zweiten Strahl wird durch isolierte Dorsalextension getestet. Die Extendierbarkeit von MT 1 beträgt normalerweise 5–10°. Eine sagittale Instabilität des MT 1 liegt vor bei passiver Extendierbarkeit von mehr als 10°.

Plantare Hyperpression: Druckdolenz, Hyperkeratose, Belastungsschmerz

Position: Inspektion und Palpation der Fußsohlen in beliebiger Position. Anschließend wird der gesamte Vorfuß gleichmäßig auf einer Personenwaage belastet, bis zum Auftreten von Schmerzen im Vorfußbereich (vergleiche Abb. 9.3 → S. 147).

Dokumentation: Hornhautschwielen MTP-Gelenke 1–5; Druckdolenz MTP-Gelenke 1–5; Belastung in kg beim Auftreten von Vorfußschmerzen auf der Personenwaage

Ziel: normale Leistenhaut, keine Druckdolenz, kein Belastungsschmerz

Norm: individualspezifische Kombinationen und Ausprägung der Hornhaut. Kein Belastungsschmerz

Pathologie:
– Druckdolenz MTP Gelenke plantar: Metatarsalgie 1–5
– Druckdolenz interdigital: Morton-Pseudoneurom
– Kompressionsschmerz transversal: Morton-Pseudoneurom
– Hyperkeratose: Hinweis auf plantare Hyperpression MTP 1–5.
– Belastungsschmerz auf der Personenwaage ist immer pathologisch

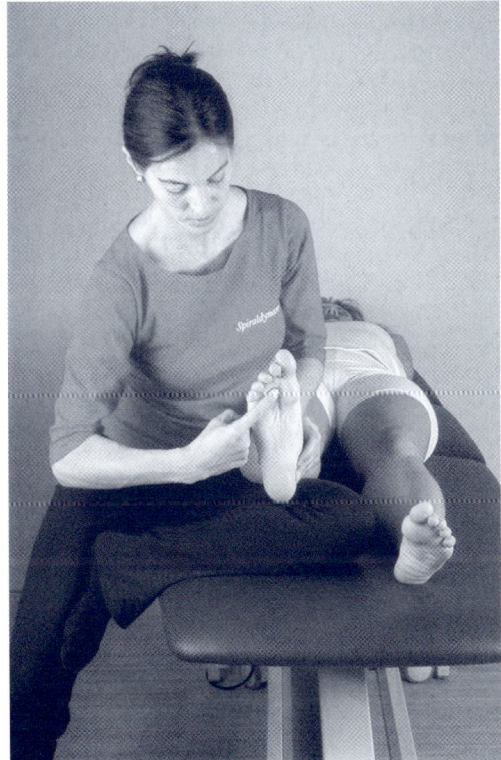
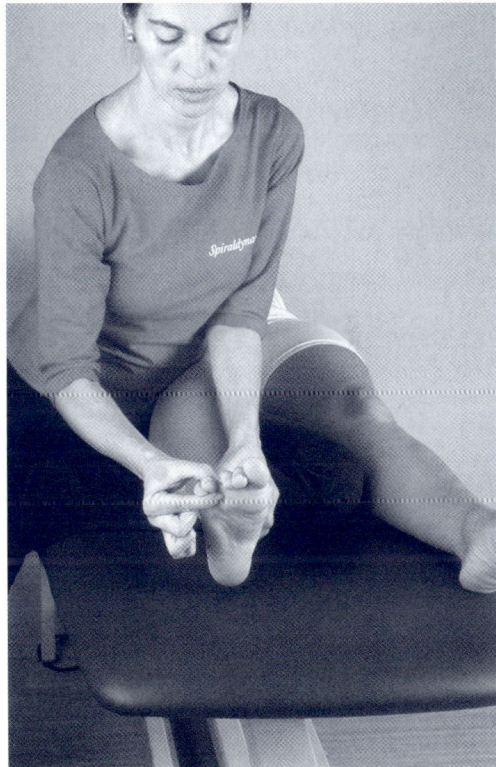

Abb. 9.6a–b Plantare Hyperpression: a Hyperkeratosen und Metatarsalgien mit Druckdolenz auf das Metatarsalköpfchen sind typisch für mechanische Überlastung des Vorfuß.

b Interdigitaler Kompressionsschmerz (im Bild) und transversaler Kompressionsschmerz sind charakteristisch für die Mortonneuralgie.

9.4 Funktionelle Therapiestrategien: Kognition – Mobilisation – Innervation – Stabilisation

Programmierte Therapie: Priorität

1. Priorität:
   Druckentlastung

Beim schmerzlosen flexiblen Spreizfuß stehen gezielte fußgymnastische Übungen zur Druckentlastung im Vordergrund. Beim schmerzhaften Spreizfuß stehen Einlagen zur Diskussion: bei Metatarsalgien infolge Drucküberlastung oder Morton-Neuralgie. In beiden Fällen spielt der mechanische Gewölbekollaps eine entscheidende Rolle. Durch Spreizung und Inversion des Vorfußquergewölbes kommt es zur chronischen schmerzhaften Fehl- und Überlastung im Vorfuß. Am gebräuchlichsten ist die retrokapitale Abstützung. Dadurch wird das Vorfußquergewölbes passiv gestützt, die Zehengrundgelenke entlastet, und es gibt mehr Platz für die interdigitalen Nerven. Spitzendruckwerte können so rund auf die Hälfte reduziert werden. Beim kontrakten Spreizfuß sind der retrokapitalen Gewölbeabstützung Grenzen gesetzt. Das Gewölbe lässt sich passiv nicht mehr nach oben drücken, die Pelotten drücken schmerzhaft auf gesunde Muskelbäuche. In solchen Extremfällen kommen Einlagen mit Erhöhung unter dem Groß- und Kleinzehengrundgelenk zum Einsatz. Die Vorfußmitte wird so wirkungsvoll druckentlastet, die Inversion des Quergewölbes nimmt allerdings noch mehr zu.

2. Priorität:
   Gewölbewiederaufbau

Am Anfang steht die Bewusstwerdung, der Nachvollzug von Gewölbekollaps und Wiederaufbau in Zeitlupe. Mit Worten, in Bildern, durch Eigenerfahrung. Die Analogie zur Hand ist hilfreich. Die Gewölbekuppel der Hand ist offensichtlich, die Wahrnehmung der Hand meist differenzierter. Die sensomotorische Koordination wird von der Hand auf den Vorfuß übertragen. Ein wichtiger Unterschied ist dabei zu beachten: Bei der Hand stellt der Oppositionsbogen das Punctum fixum dar, die Finger sind beweglich. Beim Vorfuß ist es genau umgekehrt. Das Punctum fixum ist distal. Die Zehen werden gestreckt am Boden stabilisiert, die Zehengrundgelenke werden manuell angehoben – der gewölbeaufbauenden Funktion der Mm. interossei und lumbricales entsprechend.

Programmierte Therapie: Prinzip

Mobilisation:
Flexion und Opposition

Der flexible Spreizfuß lässt sich plastisch formen und bedarf keiner weiteren Mobilisierung. Sie können direkt mit Innervationsschulung und Stabilisierung beginnen. Nicht so beim kontrakten Spreizfuß: die Zehengrundgelenke sind hyperextendiert. Dorsale Gelenkkapseln und Bänder schrumpfen. Das Flexionsdefizit der MTP-Gelenke macht ein normales Funktionieren des Vorfußes unmöglich. Die plantare Ballenmuskulatur – durch chronische Inaktivität atrophisch – hat gegen die dorsal verkürzten Bänder, Sehnen und Muskeln kaum Chancen. In diesem Stadium können durch konsequente Selbstmobilisation in Richtung Flexion und Opposition noch beachtliche Strukturveränderungen erreicht werden. In fortgeschritteneren Fällen reißt die plantare Sehnenplatte ein, die Zehen luxieren in ihren Grundgelenken nach plantar. Es kommt zur typischen Krallenzehenbildung. Durch die Luxation im Grundgelenk verläuft die Muskelzugrichtung der Mm. interossei und lumbricales jetzt dorsal des Drehmoments. Die funktionellen Korrekturmöglichkeiten sinken auf den Nullpunkt. Zu Recht postuliert die Fußchirurgie in fortgeschrittenen Fällen die Laufhilfe mit dem Skalpell: dorsales Weichteilrelease und Transfer der Extensorsehnen nach plantar.

Innervation:
Lumbrikalgriff der Zehen

Lässt der Widerstand des teilweise kontrakten Spreizfußes infolge konsequenter Selbstmobilisation nach, können die Zehen wieder Fuß fassen. In Analogie zur Hand geht es um das Wiedererlernen des Lumbrikalgriffs der Zehen. Durch subtile Innervationsschulung wird das chronisch hyperextendierte Fehlmuster sukzessive aufgelöst. Der größte Feind der funktionellen Wiederbelebung rigider Spreizfüße sind die langen Zehenbeuger und Strecker. Vor allem die Beuger krallen bei jeder passenden und unpassenden Gelegenheit reflexartig die Zehen ein. Genau hierin besteht die therapeutische Herausforderung: Innervationsschulung bedeutet Umschulung. Lumbrikalgriff statt Zehenkrallen. Die

9.4 Funktionelle Therapiestrategien: Kognition – Mobilisation – Innervation – Stabilisation

Tabelle 9.1   Grifftechnik: Opposition konzentrisch (Abbildung Übung 9.3 C-Bogen → S. 157).

Spreizfuß	Opposition	Polbewegung	Komplexbewegung
Varusstellung MT 1 Pronationsverlust MT 1	Antivarus MT 1 Pronation MT 1	Opposition MT 1	Opposition 1–5 konzentrisch
Abduktion MT 5 Oppositionsverlust MT 5	Adduktion MT 5 Opposition MT 5	Opposition MT 5	

Hinweis: Die dritte Dimension der MTP-Gelenke erfolgt in Abhängigkeit der Belastungsphase: Flexion beim unbelasteten Vorfuß, Neutralstellung beim belasteten Vorfuß, Extension während der Abrollphase.

langen Muskeln können ohne die stabilisierende Aktivität ihrer kurzen gelenknahen Partnermuskeln niemals funktionell arbeiten.

Stabilisation:
Impulsfunktion Vorfuß

Eigentlich schon fast logisch: Zuerst die Wahrnehmung, die Zielerkennung, das kognitive Erarbeiten der Zusammenhänge. Im zweiten Schritt wird der Widerstand verkürzter Strukturen durch Mobilisation und Detonisierung reduziert. Anschließend die entscheidende Innervationsschulung – manuelle Starthilfe für die intrinsische Muskulatur. Dann die Kräftigung. Kognition, Mobilisation, Innervation und Stabilisation sind die vier Stufen der konservativen Spreizfußtherapie – bis hin zur Wiedergewinnung einer funktionellen Belastungsstabilität im Vorfuß: exzentrische Stoßdämpfung und konzentrische Propulsion der Ballenmuskulatur. Dies ist die dynamische Impulsfunktion des Vorfußes beim Gehen.

Programmierte Therapie: Parameter

Klinische Parameter: wiederbelebte Stoßdämpfer

Brauchbare Parameter für den Wiederaufbau des Vorfußgewölbes sind:

Funktionelle Mobilität
– Flexion in allen Zehengrundgelenken (→ S. 147)
– Oppositionsbogen zwischen MTP 1–5 (→ S. 157)

Funktionelle Stabilität
– Lumbrikalgriff der Zehen unter Belastung (→ S. 147)

Strukturelle Parameter
– Sichtbare Fußknöchelreihe (→ S. 147)
– Vorfußbreite, Schuhbreite im cm

Globalfunktion
  Stoßdämpfung exzentrisch
– Propulsion konzentrisch

Instrumentierte Messung
– Abnahme der Spitzendruckwerte unter MTP 2–3
– Gleichmäßigere Druckverteilung im Vorfuß
– Verkürzung der Belastungszeit im Vorfuß

Programmierte Therapie: Fußplaner

Spiraldynamik-Fußplaner: Gewölbeaufbau

Die Wahrnehmungsschulung steht am Anfang, damit der Patient aktiv an der passiven Mobilisierung teilnehmen kann. Die funktionelle Rekonstruktion des C-Bogens wird so imaginativ und sensomotorisch angebahnt. Beim kontrakten Spreizfußes ist das Vorfuß-Quergewölbe wie ein Stempelkissen nach unten invertiert. Der kontrakte Vorfuß wird passiv zum weiten Oppositionsbogen mobilisiert. Ohne tägliche Selbstmobilisation läuft gar nichts. Mit wachsender Beweglichkeit in den Zehengrundgelenken werden die Lumbricales und Interossei aktiviert – assitiv, aktiv und schließlich resistiv. Erfolgsbestimmend ist bei der Innervation durch den Patienten die Differenzierung zwischen kurzer und langer Zehenmuskulatur. Fuß- und Beinachsen werden sukzessive einbezogen. Situativ können zu Beginn Einlagen mit retrokapitaler Abstützung eingesetzt werden. Sie führen häufig zu einer eindrücklichen Reduktion der belastungsabhängigen Schmerzen. Der Preis dafür ist allerdings hoch: Der Druck wird so von den Grundgelenken auf die dahinterliegenden Muskelbäuche der Interossei umverlagert. Die intrinsische Ballenmuskulatur wird so unsanft aus ihrem Dornröschenschlaf geweckt – eine Überbrückungsmaßnahme aber keine Dauerlösung.

Tabelle 9.2 Spiraldynamik-Fußplaner Spreizfuß schmerzhaft: w, 59, Spreizfüße kontrakt und schmerzhaft; absolute Gehzeit barfuß 1 min. Verkäuferin

Priorität	Prinzip	Methode	Parameter	Übungsplan
1. Analgesie	Druckentlastung Kognition	Einlagen; Erste Übungen; Ergonomie-Beratung Berufssituation	Schmerz VAS (→ S. 10) Gehzeit barfuß (→ S. 10) Gehzeit mit Einlagen (→ S. 10)	• Springbrunnen (→ S. 155) • Einlagen situativ
2. Kontrakturen lösen	Opposition MTP I–V Muskelaktivierung	Mobilisierung passiv, assistiv, Selbstmobilisation!	MTP C-Bogen (→ S. 147)	• Saugnapf (→ S. 156) • C-Bogen (→ S. 157)
3. Fersenbelastung	Axiale Belastung	Achstraining Gehen	Rückfußwinkel (→ S. 82)	• Flamingo (→ S. 94) • Nurejew (→ S. 99)
4. Vorfuß	Opposition MTP I–V Muskelaktivierung	Mobilisierung C-Bogen assistiv, aktiv	Gehzeit (→ S. 10) Plantare Pression (→ S. 149)	• C-Bogen (→ S. 157)
5. Vor-Rückfuß	Spiralprinzip	3D-(De-)Torsion Fuß	Fußabdruck (→ S. 124) Feiss-Linie (→ S. 103, 123)	• Fußspirale (→ S. 110)
6. Verkürzung der Belastungszeit	Funktionelle Mobilität OSG	Extensionstraining	Extension OSG (→ S. 85)	• Fersentraktion (→ S. 93) • Wadenstretch (→ S. 159) • Turmspringer (→ S. 96) • Spiraldynamik-Walking (→ S. 264)
7. Quergewölbe	Opposition MTP I–V	Stabilisierung Kräftigung	Gehzeit (→ S. 10) Plantare Pression (→ S. 149)	• Zehenraupen (→ S. 161) • Fußtrampolin (→ S. 162)
8. Fuß und Beinachsen	Spiralprinzip	Beinachsentraining	Patella orthograd (→ S. 220) Einbeinstand (→ S. 223)	• Secura-Flex (→ S. 237) • En-dehors (→ S. 209)
9. Druckentlastung funktionell	Opposition MTP I–V	Exzentrische Vordehnung Ballenmuskulatur	Plantare Pression (→ S. 149)	• Storch (→ S. 163) • Fußtrampolin (→ S. 162)
10. Nachhaltigkeit	Eigenverantwortung	Gangschule, Automatisierung, Integration Alltag	Gehzeit barfuß (→ S. 10) Gehzeit Einlagen (→ S. 10) IMT 1–2 Winkel (→ S. 148) Plantare Pression (→ S. 149)	• Sternensammler (→ S. 164) • Fußtrampolin (→ S. 162)

Fußplaner: weitere Beispiele unter www.fuss-schule.info

9.5 Patienteninformation: Stoßdämpfer mit Verfallsdatum

Prognostische Kriterien

Positive Faktoren:
Zeichen des Wiederaufbaus

- Vorhandene Flexibilität im Vorfuß
- Passiv korrigierbare Achsenfehlstellung im Vorfuß
- Passive Flexion der Zehengrundgelenke ohne Ankrallen
- Rasch erlernte Kontrolle der intrinsischen Fußmuskulatur zum Lumbrikalgriff
- Geringe Hyperkeratosen, geringe plantare Hyperpression
- Differenzierte Körperwahrnehmung, hohe Motivation

Negative Faktoren:
Grenzen der Machbarkeit

- Begleitende Fußdeformität (z. B. Hohlspreizfuß)
- Neuromuskuläres Grundleiden, Trauma, Operation oder Missbildung
- Kontrakter Spreizfuß mit Inversion des Quergewölbes
- Sekundäre Zehendeformitäten mit Durchbruch der plantaren Strukturen
- Plantare Hyperpression ≥ 80 N/cm^2; schwere Beschwielung, Ulkus
- Chronisches Schmerzhinken
- Metatarsalgien barfuß ab dem ersten Schritt
- Progression trotz Einlagen
- Ausbleibender Therapieerfolg nach zwölf Monaten

Psychologische Erweiterung

Entsprechung:
Füße auf den Felgen

Menschen mit Spreizfüßen neigen dazu, sich selbst zu übergehen – ohne Rücksicht auf mögliche Verluste. Wohldosierter Widerstand und Abgrenzung sind fast wie Fremdwörter. Konfliktbewältigung ist durch den Versuch gekennzeichnet, innerlich aufzugeben und äußerlich weiterzukämpfen. Diese Ambivalenz kann sportlichen Ehrgeiz, Karriere oder zwischenmenschliche Beziehungen betreffen. Die versteckte, innere Weichheit passt nicht zur nach außen getragenen Härte. Die negativen Auswirkungen machen sich typischerweise erst nach Jahren bemerkbar. Im entscheidenden Moment das Richtige tun – authentisch und ohne Fremdbestimmung – ist eine zentrale Lebensaufgabe. Immer wieder stellt sich die Frage: zupacken oder loslassen? Handeln oder warten? Nachgeben oder bestimmen?

Anregung:
sich selbst Gutes tun

Ihr Engagement für einen anderen Menschen, für ein Ziel oder für eine Idee ist wunderbar. Wenn Sie sich dabei allerdings aufopfern und schließlich auf den Felgen gehen, nützt das niemandem. Schon gar nicht Ihnen selbst oder Ihren Füßen. Gute Entscheidungen haben positive Auswirkungen für alle Beteiligten – Sie selbst eingeschlossen. Entdecken Sie die Instinktsicherheit, im richtigen Moment das Richtige zu tun.

Übungsqualität

Übungskriterien:
Patient

- Die fünf Fußknöchel bilden einen gleichmäßigen C-Bogen
- Die Zehengrundgelenke sind gebeugt, die Zehen selbst bleiben gestreckt
- Alle fünf Zehennägel bleiben sichtbar, kein Zehenankrallen

Übungskriterien:
Therapeut

- Die MTP-Gelenke 1–5 sind einzeln gut sichtbar und palpabel
- Die MTP-Gelenke 1–5 können passiv und aktiv flektiert werden
- Zehen bleiben gestreckt bis leicht gebeugt – Lumbrikalgriff
- Die MTP-Gelenke 1–5 bilden einen flachen Oppositionsbogen
- Sichtbares Anheben von MTP 2–4 bei am Boden fixierten Zehenspitzen
- Vorfuß wird schmäler, Intermetatarsalwinkel MT 1–2 nimmt ab
- Zehenankrallen: M. flexor digitorum longus statt Mm. interossei
- Vorfuß orthograd in Verlängerung der Fußlängsachse
- Hinweise für Überkorrektur: Fußverkürzung beim Hohlspreizfuß (longitudinale statt transversale Muskulatur)

9.6 Übungsprogramm: Stoßdämpfer mit Impulskraft

Wahrnehmungsschulung

Übung 9.1 – 3D-Wahrnehmung: Springbrunnen

Ziel: Gewölbedefizit erkennen, C-Bogen anbahnen.

Hilfsmittel: Wärmflasche mit handwarmem Wasser gefüllt.

Start: Sitzen auf dem Hocker, einen Fuß auf der Wärmflasche am Boden.

Aktion: Groß- und Kleinzehenballen rollen wie kleine Wellenbrecher der Wärmflaschenwölbung entlang nach unten. Ausführung langsam und ohne Kraft. Das Wasser in der Wärmflasche wird von beiden Seiten her in die Vorfußmitte verdrängt und von dort wie ein Springbrunnen zur Decke hoch. Diese Aufwärtsbewegung ist als feiner Impuls spürbar. Wärmflasche auf eine Tischplatte legen, gleiche Übung mit der Hand. Der Aufwärtsimpuls ist mit der Hand deutlicher zu spüren. Wahrnehmungstransfer von der Hand auf den Fuß. Der Wärmflaschenimpuls kann manuell verstärkt oder akzentuiert werden. Variationen: langsam ohne Kraft, langsam mit Kraft, impulsartig.

Dosierung: bis der Aufwärtsimpuls in der Vorfußmitte deutlich wahrgenommen wird.

Kontrolle: Kontrolle der Wassertemperatur bei Polyneuropathie, Diabetes (kein heißes Wasser!) u. a.; Zehenkrallen möglichst vermeiden.

Heimübung: zweimal täglich 3–5 Minuten.

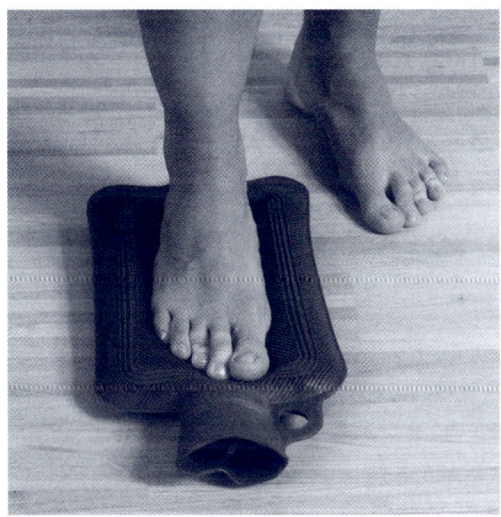

Übung 9.1 Springbrunnen: Groß- und Kleinzehenballen rollen der Wärmflaschenwölbung entlang nach unten, das Wasser in der Wärmflasche wird von beiden Seiten her in die Vorfußmitte verdrängt und von dort wie ein Springbrunnen zur Decke hoch. Die Aufwärtsbewegung ist als feiner Impuls spürbar. Wärmflasche auf eine Tischplatte legen, gleiche Übung mit der Hand. Der Aufwärtsimpuls ist mit der Hand deutlicher zu spüren. Wahrnehmungstransfer von der Hand auf den Fuß.

Übung 9.2 – 3D-Wahrnehmung: Saugnapf

Ziel: extern fazilitierte Wahrnehmung der intrinsischen Ballenmuskulatur.

Hilfsmittel: halbierter Tennisball.

Start: Sitz, Ferse am Boden, Vorfuß schwebt über dem halbierten Tennisball.

Aktion: Vorfuß langsam absenken, bis die Vorfußmitte die Kuppelspitze des Tennisballdoms berührt. Vorfuß auf allen Seiten der vorgegebenen Gewölbekuppel entlang nach unten gleiten lassen, ohne den Scheitelpunkt dabei einzudrücken. Die Einrollbewegung des ersten und fünften Strahles kann vom Patienten manuell unterstützt werden. Ebenso die Flexion aller Zehengrundgelenke. Der Vorfuß stülpt sich wie eine geschmeidige Kuppel über den Tennisball. Gelingt dies, kann der Vorfuß versuchen, die Filzhalbkugel anzusaugen.

Dosierung: 1–2 Minuten, 1–3 Serien.

Kontrolle: keine Zehenkrallen, orthograde Fersenstellung, Vorfuß-Pronation aufrechterhalten.

Heimübung: zweimal täglich 1–2 Minuten.

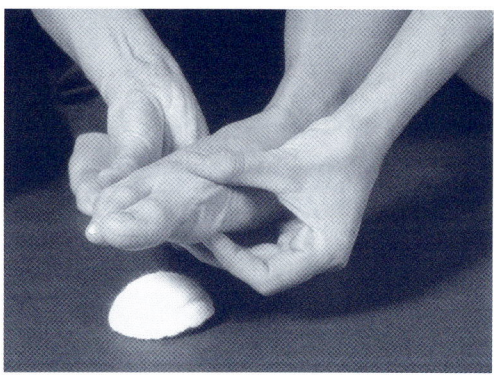

Übung 9.2 Saugnapf: Vorfuß schwebt über dem halbierten Tennisball; Vorfuß auf allen Seiten der vorgegebenen Gewölbekuppel entlang nach unten gleiten lassen, ohne den Scheitelpunkt dabei einzudrücken. Die Einrollbewegung des ersten und fünften Strahles kann vom Patienten manuell unterstützt werden.

Funktionelle Mobilisation: Feinmechanik an den Füßen

Übung 9.3 – 3D-Mobilisation: C-Bogen

Ziel: funktionelle Mobilisation Vorfußquergewölbe, Anleitung zur Selbstmobilisation. Das Erreichen des Ziels – fünf sichtbare Fußknöchel – wird protokolliert.

Hilfsmittel: keine.

Start: Patient sitzend mit Blick auf die eigenen Füße.

Aktion: rhythmische Oppositionsbewegung des Vorfußes zum C-Bogen:
- Großenzehengrundgelenk einrollen (Pronation), nach plantar beugen und zur Fußmitte hin führen (Antivarus).
- Kleinzehengrundgelenk spiegelsymmetrisch dagegen. So entsteht ein gleichmäßiger C-Bogen.
- Beim rigiden Vorfuß Zehengrundgelenke flektiert und Zehen gestreckt halten (Lumbrikalgriff). Mit den Fingerkuppen der anderen Hand die MTP-Gelenke retrokapital abstützen.

- Achsenabweichungen im Vorfuß mitkorrigieren. Beim Pes adductus z. B. wird die antivarisierende pronierende Komponente des ersten Strahls auf den ganzen Vorfuß übertragen. Achsenkorrekturen erfolgen durch Drehbewegungen, nicht mittels Valgus- oder Varusstress.

Bei Gewölbeanomalien wird der C-Bogen mit der 3D-Verschraubung im Fuß kombiniert: verkürzende 3D-Torsion beim Plattfuß (→ S. 112), verlängernde 3D-Detorsion beim Hohlfuß (→ S. 134).

Dosierung: Dauer 3–5 Minuten pro Fuß. Mobilisation und Entspannung im Rhythmus 3:1. Patienten anleiten, bis die Vorfußmobilisation selbstständig korrekt ausgeführt werden kann.

Kontrolle: Alle fünf Fußknöchel müssen sichtbar werden, keine Krallenzehen.

Anker: Visualisierung des C-Bogens beim Anblick von Hauseingängen, Regenbogen, Kuppelbauten

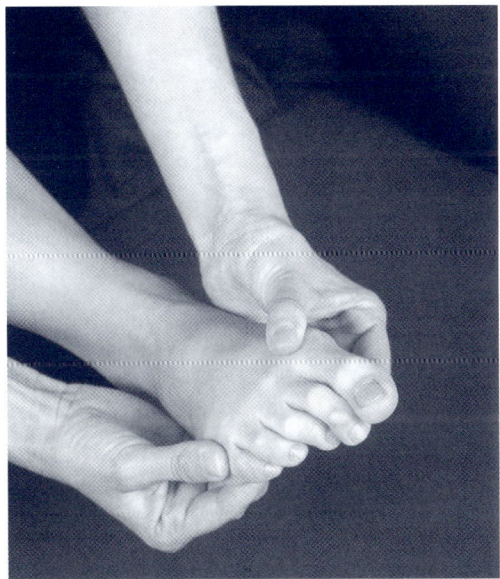 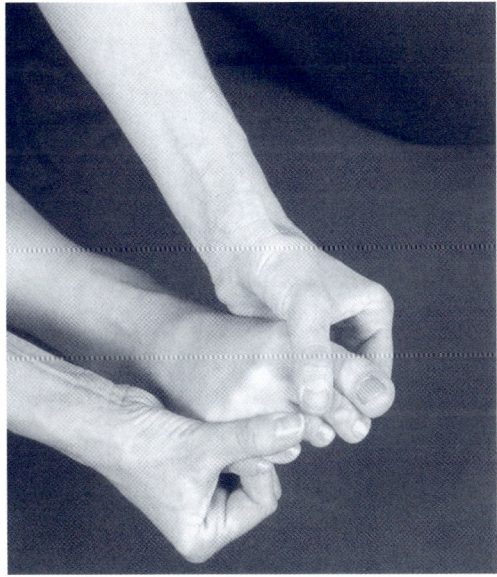

Übung 9.3 C-Bogen-Mobilisation: rhythmische Oppositionsbewegung des Vorfußes zum C-Bogen. **a** MTP 1 plantarwärts einrollen, MTP V spiegelsymmetrisch dagegen. So entsteht ein flacher und gleichmäßiger C-Bogen. **b** Beim kontrakten Vorfuß mit den Fingern retrokapitale Abstützung, Zehengrundgelenke flektiert und Zehen gestreckt halten.

Übungsvariante – 3D-Mobilisation: Pfeffer und Salz

Ziel: Vorfußquergewölbe passiv mobilisieren, aktiv halten.

Hilfsmittel: Salzstreuer.

Start: im Sitzen (auf Hocker, am Boden oder auf den Fersen), eine Fußsohle zeigt nach oben.

Aktion: Vorfußquergewölbe zum C-Bogen massieren (wie Übung 9.3). Mit den Fingern in der Vorfußmitte eine kleine Delle machen und eine Prise Salz hineinstreuen. Die Vertiefung von außen mit den Händen und von innen mit der intrinsischen Muskulatur stabilisieren.

Dosierung: Mobilisation 2–3 Minuten, 1 Minute halten.

Kontrolle: Die Vertiefung in der Vorfußmitte bleibt erhalten.

Anker: Visualisierung der Ballenvertiefung bei jedem Gebrauch von Salz oder Pfeffer.

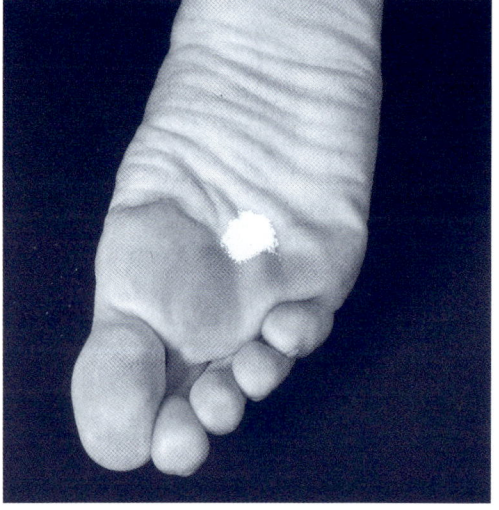

Übungsvariante 9.3 c   Pfeffer und Salz: Fersensitz mit Ball zwischen den Beinen; die Fußsohlen zeigen nach oben, eine Prise Salz in die Delle des Vorfußquergewölbes streuen. Die Delle mit der intrinsischen Muskulatur vertiefen und halten.

Übung 9.4 – OSG-Extension: Wadenstretch

Ziel: funktionelles Training für die OSG-Extension, Trizeps-Dehnung.

Hilfsmittel: Wand.

Start: Schrittstellung vor der Wand, mit beiden Händen an der Wand oder am Oberschenkel abstützen, das hintere Bein gestreckt, Ferse entlastet. Füße orthograd ausgerichtet.

Aktion: Gedehnt wird das hintere Bein *(Phase I)*. Ferse langsam und orthograd nach hinten-unten sinken lassen. Großzehengrundgelenk behält guten Bodenkontakt, die Ballenmuskulatur gibt exzentrisch nach, Außenrotatoren im Hüftgelenk aktivieren. Entfernung des hinteren Fußes zur Wand anpassen, bis eine optimale Dehnung der Wade erreicht wird. Rückseitige Beinmuskulatur während vierer Atemzüge in die Länge dehnen. Jetzt *(Phase II)* hinteres Knie spontan beugen, Ferse löst sich vom Boden, dabei die exzentrisch vorgedehnte Ballenmuskulatur als „Springbrunneneffekt" in der Vorfußmitte visualisieren (Übung 9.1). Ferse wieder nach hinten-unten sinken lassen und die Wade erneut dehnen. Dehnung und Lösung im rhythmischen Wechsel – z. B. vier Atemzüge lang dehnen und einen Atemzug lang lösen.

Dosierung: 2 – 3 Minuten pro Wade, 1 – 3 Serien.

Kontrolle: Fersen, Knie und Becken orthograd, hintere Ferse mit Bodenkontakt, hinteres Knie gestreckt, aber nicht durchgedrückt.

Anker: Beim Gehen die Fersenablösung bewusst hinauszögern. In der mittleren Standphase werden die Waden weich und lang, die Ferse bleibt lange und ohne Anstrengung am Boden. Dann Fersen lösen, abrollen, abstoßen.

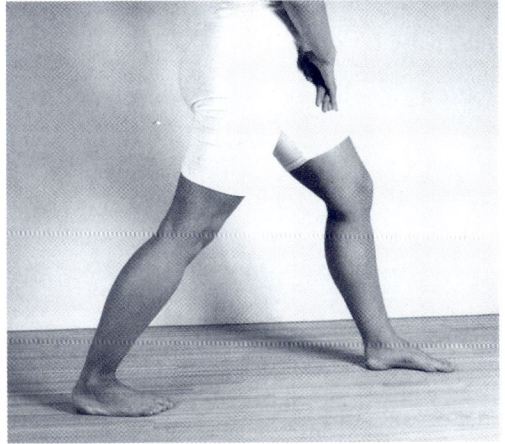

Übung 9.4 Wadenstretch: Schrittstellung gegen die Wand. Ferse langsam und orthograd absenken, das hintere Bein wird dorsal gedehnt, die Hüftaußenrotatoren aktiviert. In der zweiten Phase hinteres Knie beugen, Ferse vom Boden lösen und anschließend den „Springbrunneneffekt" in der Vorfußmitte wie in Übung 9.1 antizipieren. Diese Koordination bereitet auf Fersenablösung, Abrollen und Propulsionsimpuls des Vorfußes beim Gehen vor.

Funktionelle Stabilisation: muskelgefedertes Quergewölbe

Übung 9.5 – 3D-Stabilisation: Marionette

Ziel: stabiler C-Bogen unter Teilbelastung während 30 Sekunden. Erreichen des Ziels und Belastung in kg werden protokolliert.

Hilfsmittel: Uhr, Personenwaage (Abb. → S. 147).

Start: Einen Fuß auf die Waage stellen. Quergewölbe aufbauen; der Patient muss alle fünf Zehennägel sehen können.

Aktion: Quergewölbe im Sekundenrhythmus aufbauen und wieder loslassen. Die homolaterale Hand – mal Kugelhand mal Tellerhand – macht die Gewölbeaufbaubewegung phasensynchron mit. Manchen Patienten hilft die Vorstellung eines Silberfadens vom Scheitelpunkt des Vorfußes ins Innere der Hohlhand. Die Hand führt das Vorfußquergewölbe sozusagen wie eine Marionette. Jetzt das optimal aufgebaute Quergewölbe aktiv stabilisieren. Durch Gewichtsverlagerung oder manuellen Druck des Therapeuten wird die Druckbelastung auf den C-Bogen verstärkt. Quergewölbe bei konstanter Belastung während 30 Sekunden stabilisieren.

Dosierung: 30 Sekunden pro Seite, 3–5 Wiederholungen.

Kontrolle: keine Krallenzehen, Belastung in kg konstant halten.

Anker: Beim Treppen absteigen Tritt für Tritt auf einem stabilisierten Vorfußquergewölbe landen.

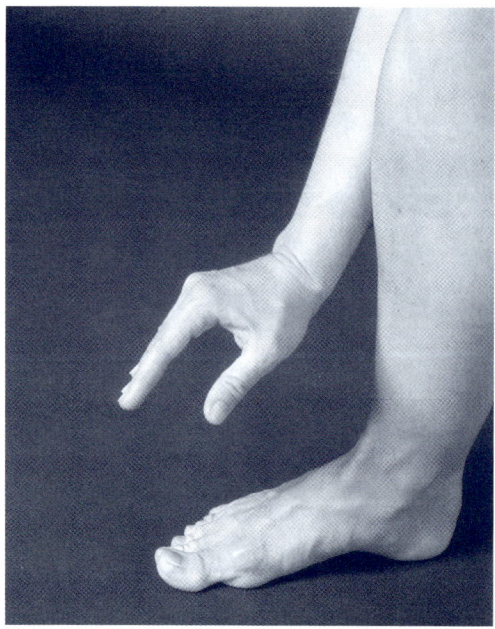 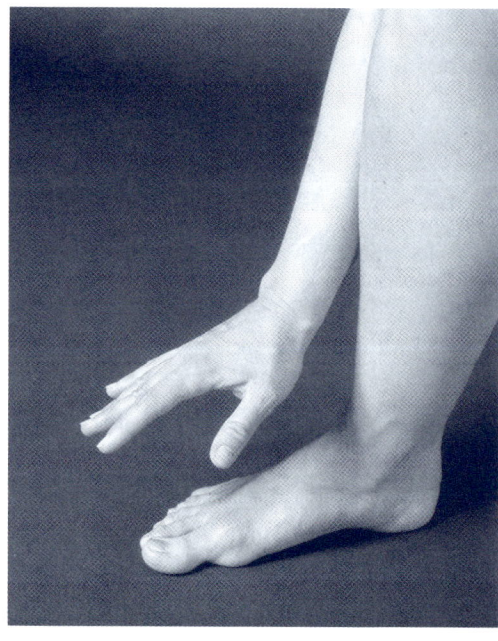

Übung 9.5   **Marionette:** Quergewölbe aufbauen. Die Hand schwebt über dem Vorfuß und leitet – mal **a** Kugelhand mal **b** Tellerhand. Variationen: Den Gewölbeaufbau von Hand und Vorfuß rhythmisch synchronisieren; das aufgebaute Quergewölbe durch Gewichtsverlagerung oder manuellen Druck aktiv stabilisieren.

Übung 9.6 – 3D-Stabilisation: Zehenraupen

Ziel: funktionelle Kräftigung der Lumbrikales und Interossei. Koordination von Quer- und Längsgewölbe beim Hohlspreizfuß oder beim Senkspreizfuß.

Hilfsmittel: keine.

Start: Halbkniestand, ein Fuß entspannt am Boden, Quergewölbeaufbau und Loslassen im Wechsel.

Aktion: Quergewölbe aufbauen und Veränderungen genau beobachten. Die Übung kann in zwei Richtungen ausgeführt werden: Beim Senkspreizfuß bewegen sich die Zehenraupen wie fünf kleine Raupen Richtung Ferse. Das Längsgewölbe nimmt zu, der Fuß wird kürzer. Beim Hohlspreizfuß ist es genau umgekehrt: Die Zehenraupen nehmen mittels Zehenspitzen Bodenkontakt auf, die Ferse bleibt am Ort. Beim Gewölbeaufbau ziehen die Lumbrikales und Interossei den Fuß nach vorne in die Länge.

Varianten: Manueller Druck auf das Quergewölbe erhöht den Kräftigungseffekt der intrinsischen Ballenmuskulatur. Den gleichen Effekt haben Teil- oder Vollbelastung des Vorfußes mit dem Körpergewicht.

Dosierung: Dauer 1–3 Minuten, Richtung der individuellen Gewölbeform anpassen.

Kontrolle: Zehen im „Lumbrikalgriff", keine Krallenzehen.

Anker: Zehenraupen beim Stehen in der Warteschlange.

Hinweis: Klassische Fußgymnastik mit Übungen wie „Handtuch raffen" oder „Bleistift greifen" ist überholt bis kontraindiziert. Hier werden die langen Zehenbeuger statt der kurzen Interossei angesprochen. Therapeutisch antrainierte Krallenzehen sind programmiert.

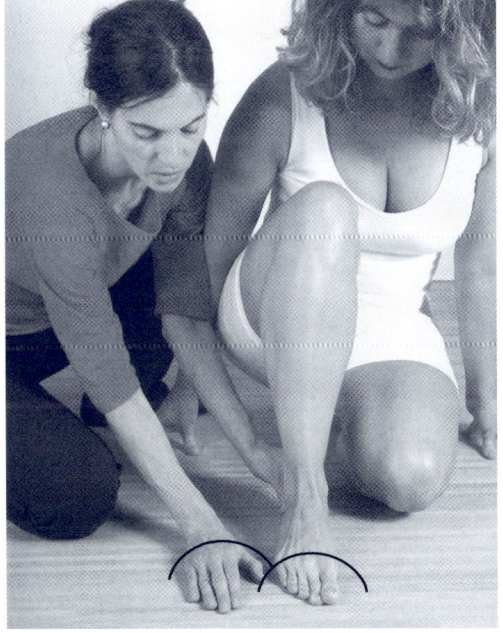

Übung 9.6 **Zehenraupen**: funktionelle Kräftigung der Mm. lumbricales und interossei durch aktives Aufbauen des Vorfußquergewölbes. Beim Senkspreizfuß bewegen sich die Zehen wie fünf kleine Raupen Richtung Ferse. Beim Hohlspreizfuß ist es genau umgekehrt, die Zehenspitzen nehmen Bodenkontakt auf und ziehen den Fuß in die Länge.

Funktionelles Training: Vorfußtraining Schritt für Schritt

Übung 9.7 – Exzentrisches Training: Fußtrampolin

Ziel: exzentrisches Training Ballenmuskulatur.

Hilfsmittel: Theraband, Treppe.

Start: Vorfuß mit einem Stück Theraband zirkulär umwickeln, mit Klebeband befestigen. Gehen in Zeitlupe.

Aktion: Ferse orthograd aufsetzen – Klein- und Großzehengrundgelenk berühren den Boden gleichzeitig. Jetzt kommt Gewicht drauf. Spüren wie Muskeln und Theraband exzentrisch gedehnt werden. Spannung während des Abrollens halten. Beim Abstoßen Vorfußquergewölbe impulsartig aufbauen. Das umwickelte Theraband unterstützt den Impuls. Geschwindigkeit bis zu normalem Gehtempo steigern. Impulsartige Rückgewinnung exzentrisch gespeicherter Muskelenergie im Moment des Abstoßens wahrnehmen. Die Ballenmuskulatur funktioniert wie eine Minisprungmatte. Gleiche Übung beim Treppe absteigen: Tritt für Tritt auf dem Minitrampolin im Vorfuß landen.

Dosierung: 2–5 Minuten – eine Seite – andere Seite – beidseitig.

Kontrolle: Beim Fersenkontakt ist das Vorfußquergewölbe aufgebaut.

Anker: zu Hause auf jeder Treppe.

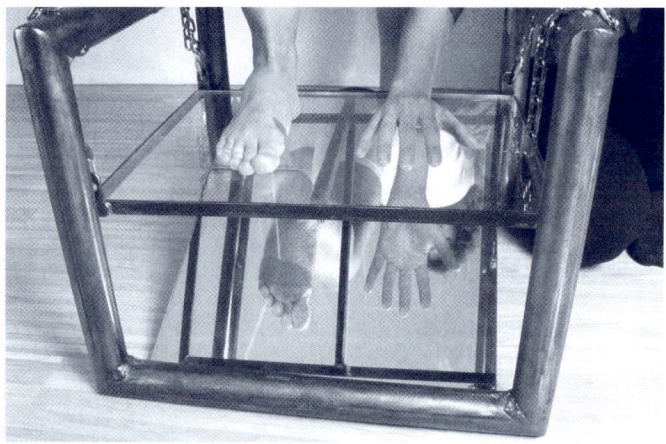

Übung 9.7 Fußtrampolin: Vorfuß mit einem Stück Theraband zirkulär umwickeln und mit Klebeband befestigen. Bei Vorfußbelastung wahrnehmen, wie Ballenmuskulatur und Theraband exzentrisch gedehnt werden. Nach dem Abrollen das Vorfußquergewölbe impulsartig aufbauen. Das Theraband unterstützt den Propulsionsimpuls im Vorfuß.

Übung 9.8 – Propriozeptives Training: Storch

Ziel: Propriozeptives Training der Ballenmuskulatur, Lumbrikalgriff der Zehen ohne Krallenzehen. Sekundär: Längsgewölbeaufbau, exzentrisches Trizeps-Training. 30 Sekunden Gleichgewicht halten, das Erreichen des Ziels wird protokolliert.

Hilfsmittel: Treppe.

Start: Mit beiden Vorfüßen auf die unterste Treppenstufe stellen, Fersen frei hängend.

Aktion: Fersen langsam orthograd absenken – zurück zur Horizontalen – im eigenen Rhythmus auf und ab wie beim Turmspringer (Übung 1.7). Je nach Können einbeinig und freihändig.

Dosierung: 1 – 3 Minuten, 1–3-mal täglich.

Kontrolle: Fersen gerade; keine Krallenzehen.

Anker: Training für zu Hause.

Hinweis: Eine weit verbreitete fußgymnastische Übung zur „Kräftigung des Fußgewölbes" ist das Auf und Ab im Ballenstand. Völliger Unsinn: Der Trizeps verkürzt, der Gewölbeaufbau erfolgt rein ligamentär nach dem Seilwindenprinzip (→ S. 121), der Spreizfuß wird vollends flachgedrückt. Storch und Turmspringer (→ S. 96) stellen funktionell durchdachte Alternativen dar. Der Trizeps arbeitet konzentrisch, Längs- und Quergewölbe werden muskulär aufgebaut.

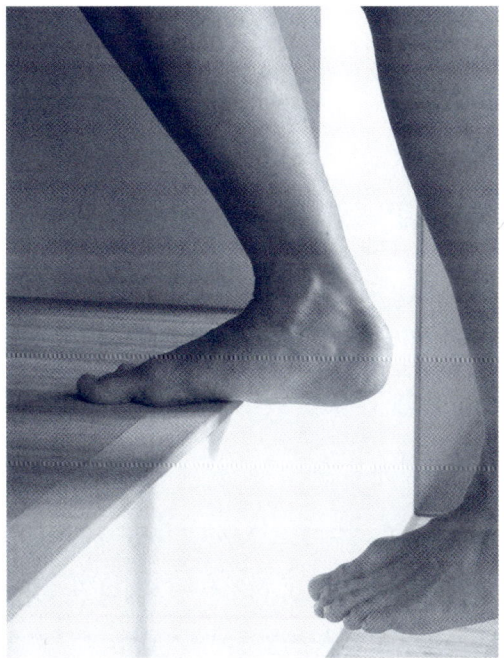

Übung 9.8 Storch: Rücklings auf unterster Treppenstufe stehen, Fersen frei hängend langsam orthograd absenken – zurück zur Horizontalen – und im eigenen Rhythmus auf und ab. Je nach Können einbeinig und freihändig. Zehenkrallen verboten, die Balancierung erfolgt über die intrinsische Ballenmuskulatur – den Lumbrikalgriff der Zehen.

Funktionelle Integration: Stoßdämpfer und Impulsgeber

Übung 9.9 – Koordinationstraining: Sternensammler

Ziel: Abstoßimpuls des Quergewölbes beim Gehen.

Hilfsmittel: mehrere Münzen.

Start: Schrittstellung, Ferse des vorderen Beins aufgesetzt, Vorfuß noch in der Luft. Eine Münze befindet sich am Boden, dort, wo jeden Moment die Vorfußmitte landen wird.

Aktion: Abrollen und die Münze „mitnehmen". Das Quergewölbe nimmt die Münze wie ein „Saugnapf" vom Boden mit. Abrollen – Saugnapf – Abstoßen – am bestem mit der Münze. Mehrmals wiederholen. Die Münze kann – je nach Hautfeuchtigkeit und Münzgröße – tatsächlich angesaugt und mitgenommen werden. Mehrere Münzen im Raum verstreuen und einsammeln. Die poetische Variante: das Einsammeln imaginärer Sterne.

Dosierung: 20 Wiederholungen zweimal täglich.

Kontrolle: Fußstellung orthograd, kein Zehenkrallen. Abstoßen und Einsammeln entwickeln sich aus dem impulsartigen Aufbau des Quergewölbes. Der Impuls kommt sichtbar und spürbar von unten, nicht von den Hüftbeugern.

Anker: Sterneeinsammeln beim flotten Gehen, Joggen oder Langlaufen.

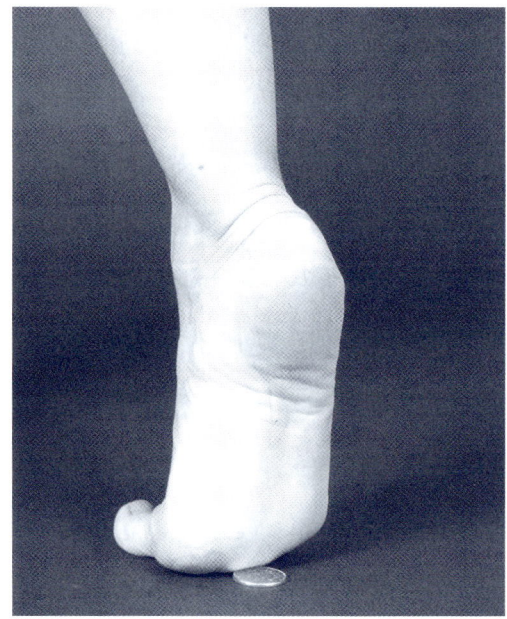

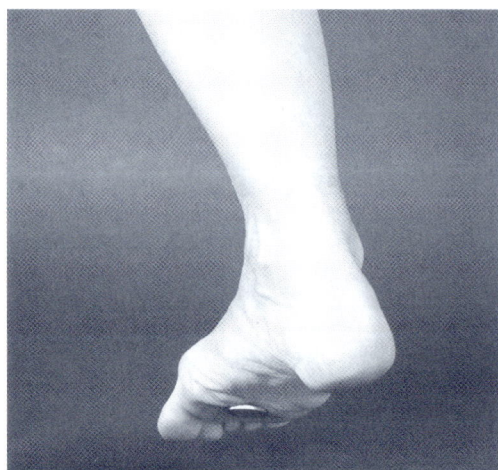

Übung 9.9 Sternensammler: a Abrollen und **b** Münze mitnehmen – die intrinsische Ballenmuskulatur nimmt die Münze wie ein „Saugnapf" vom Boden mit. Der Versuch die Münze in der Dynamik durch Ankrallen der Zehen aufzunehmen ist aussichtslos.

Übung 9.10 – Koordinationstraining: Sockenspeed

Ziel: spielerisches Erlernen des Vorfuß-Abstoßimpulses, Vitalisierung der Vorfüße.

Hilfsmittel: Baumwollstrumpf, rutschiger Boden (z. B. Parkett).

Start: Schrittstellung, ein Fuß mit Strumpf der andere ohne Strumpf.

Aktion: zügiges Gehen. Der Vorfuß mit Strumpf versucht, sich am Boden anzusaugen und energisch vom Boden abzustoßen. Die Socke rutscht, der Fuß „spult durch". Nach 1–3 Minuten Strumpf ausziehen und sofort mit gleichenergischem Abstoßen weitergehen. Spüren, wie der Vorfuß jetzt am Boden greift. Anschließend Seitenwechsel. Tempo variieren.

Dosierung: 1–3 Minuten je Seite, 1–2 Serien. Vorsicht! Unfallgefahr durch Ausrutschen.

Kontrolle: Vorfuß ansaugen, nicht Zehen ankrallen. Fuß nach dem Abstoßen nach dorsal extendiert, Zehen locker hängend. Keine Hyperextension der Zehengrundgelenke.

Anker: auf rutschiger Unterlage vorsichtig gehen, den Vorfuß tastend einsetzen und die Saugnäpfe aktivieren.

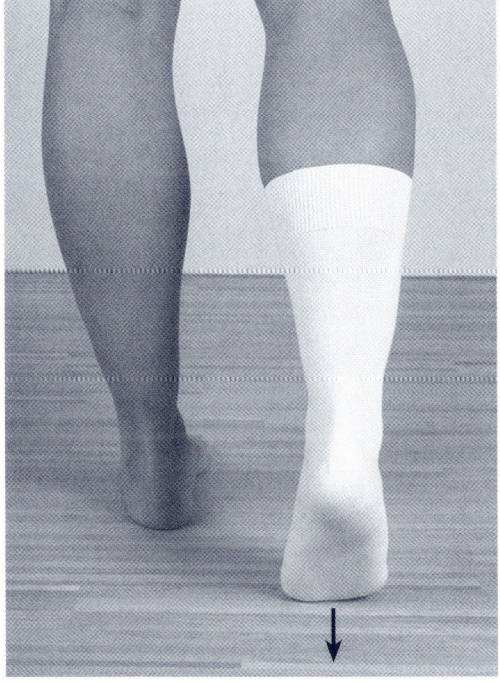

Übung 9.10 Sockenspeed: zügiges Gehen. Ein Fuß mit Strumpf, der andere ohne Strumpf. Der Vorfuß mit Strumpf versucht bei jedem Schritt, sich am Boden anzusaugen und kräftig abzustoßen. Die Socke rutscht, der Fuß „spult durch". Strumpf ausziehen und im genau gleichen Stil weitergehen. Der Unterschied ist frappant. Der Vorfuß greift jetzt am Boden.

9.7 Funktionelle Prävention: Stoßdämpfer auf Lebzeiten

Präventive Biomechanik:
idiopathische Zehengänger

Der typische idiopathische Zehengänger ist neurologisch unauffällig und hat mit 12 Monaten normal das Gehen erlernt. Allerdings direkt auf den Fußballen. Drei Therapievarianten wurden evaluiert (Eastwood 2000): Abwarten, Gips und Operation. Der Spontanverlauf sieht so aus: In 50 % findet spontan eine Besserung statt, in 50 % persistiert der Ballengang. Gipsschienen erwiesen sich gegenüber dem Spontanverlauf ohne Nutzen. Die Erfolgstatistik der operativen Eingriffe: 50 % der Kinder laufen besser, 26 % unverändert, 22 % normal und 2 % schlechter als vorher. Das ewige Dilemma der Chirurgie: einem von fünf Kindern ist geholfen, einem von fünfzig geschadet. Klare Operationsindikationen sind zu erarbeiten. In der Physiotherapie sind die Verhältnisse sozusagen umgekehrt: Fünfzig Zehengänger werden erfolglos therapiert oder werden von allein besser; fünf Kindern wird effektiv geholfen. Der therapeutische Ansatz: Meist ist die Dorsalextension erheblich eingeschränkt: Die Dorsalextension beträgt bei den einjährigen Zehengängern immerhin noch +12 °, bei Teenagern fehlen bereits −5 ° bis zur Nullstellung (Sobel 1997). Neue Einlagenkonzepte z. B. Nancy Hylton bieten innovative Ansätze.

10 Hallux-Pathologien: Großzehe auf Abwegen

10.1 Evidenz: Großzehe auf Abwegen

Hallux valgus:
Spitzenreiter im Operationssaal

Auf der Liste der häufigen Fußoperationen nimmt Hallux valgus in den deutschsprachigen Ländern eine führende Position ein. Beim Hallux valgus juvenilis dominieren die genetischen Faktoren. Die Fehlstellung ist meist weniger ausgeprägt, Ballenbildung und Arthrose fehlen. Beim Erwachsenen dominieren die statisch degenerativen Faktoren mit dem typischen Erscheinungsbild von X-Stellung, Ballenbildung und Arthrose im Grundgelenk. Risikofaktoren (Bruckner 1981) für die Entwicklung eines Hallux valgus sind: genetische Veranlagung, Hellhäutigkeit, weibliches Geschlecht, vorbestehende Spreizfußdeformität, Alter über 50, Übergewicht, Beinachsenfehlstellungen, Knickfüße sowie ein überlanger erster Mittelfußknochen. Bei Tänzerinnen übrigens tritt die Hallux valgus Deformität nicht häufiger auf als bei Nicht-Tänzerinnen (Einarsdottir 1995).

Hallux rigidus:
Großzeh am Limit

Der Hallux rigidus – die arthrosebedingte Einsteifung des Großzehengrundgelenks – ist die zweite häufige Pathologie der Großzehe. Bei Kindern und Jugendlichen kaum vorkommend, ist sie ab dem vierzigsten Lebensjahr häufig anzutreffen. Risikofaktoren sind: familiäre Disposition, relative Verkürzung des ersten Metatarsalknochens, Valgus- oder Varusfehlstellung im Rückfuß. Traumatische Verletzungen des Großzehengrundgelenks lassen sich in der Anamnese gehäuft nachweisen. Diagnostizierbare und behandelbare Ursachen von Entzündungen im Großzehengrundgelenk sind Gicht und Arthritiden aus dem rheumatischen Formenkreis. In den meisten Fällen aber erfolgt die isolierte Arthrose im MTP 1 ohne erkennbare Ursache. Die Einsteifung des Grundgelenkes verläuft langsam progredient – mit oder ohne Schmerzen. Ein differenzialdiagnostisches Problem des Hallux rigidus stellen Funktionsstörungen und Veränderungen der Sesambeine dar – meist im Zusammenhang mit chronischen Vorfußdeformitäten.

10.2 3D-Anatomie: Daumenzehe gibt nach

Erster Strahl:
fast die Hälfte der Belastung

Der erste Strahl ist der stärkste, weist den größten Knochendurchmesser auf und ist mit zwei Sesambeinen speziell verstärkt. Die Großzehe übernimmt 40 % der Gesamtlast beim Abrollen. Metatarsalköpfchen und Großzehe selbst teilen sich die Last ungefähr zu gleichen Teilen (Hayafune 1999). Alle fünf Zehen sind Bestandteil der belastbaren Vorfußfläche. Bei insuffizientem Bodenkontakt der Zehen verkleinert sich die belastbare Fläche. Daraus resultieren signifikante Druckanstiege und -spitzen unter den Zehengrundgelenken. Die praktische Konsequenz: Die Zehen gehören während des Abrollens frühzeitig und möglichst lange auf den Boden.

TMT 1-Gelenk:
von der Daumenzehe zur Großzehe

Das Tarso-Metatarsal-Gelenk des ersten Strahls entwickelte sich aus einem handähnlichen Greif- und Laufinstrument. Die wichtigsten Meilensteine dieser Entwicklung waren die spiralige 3D-Torsion des Fußskeletts, die starke Ausbildung des Kalkaneus zur Verbesserung der Hebelwirkung und die funktionelle Stabilisierung des ersten Strahls. Die Entwicklung der vormenschlichen Daumenzehe zur menschlichen Großzehe stellt aufgrund der unzureichenden Verankerung des ersten Strahls eine Schwachstelle dar. Durch 3D-Torsion – bedingt durch Rückfuß-Supination und Vorfuß-Pronation – kommt es zur Flexion und Pronation mit Verkeilung am tarsometatarsalen Übergang. Der erste Strahl wird so durch die Verschraubung aktiv stabilisiert.

MTP-Gelenk:
Luxusgelenk als Abrollhilfe

Für das Abrollen über den Vorfuß bedarf es rund 70–80° Extension im Großzehengrundgelenk. Die Plantarflexion beträgt etwa die Hälfte. Obschon morphologisch ein Kugelgelenk, erscheint das Abrollen auf den ersten Blick als reine Flexions-Extensions-Bewegung. Dazu passend die Halluxmuskulatur: Flexion und Extension dominieren die aktive Gelenkbewegung. Die Kugelgelenkfunktion wird *passiv* genutzt. Das Punctum fixum liegt distal. Die Gelenkpfanne der Grundphalanx ist am Boden fixiert, während sich die Gelenkkugel beim Abrollen dreidimensional darin bewegen und drehen kann. Die Vorteile sind offensichtlich: Der Fuß kann etwas zur Seite abkippen oder wegdrehen, ohne dass durch Hebelwirkung der Bodenkontakt verloren geht. Die Kugelgelenkfunktion ermöglicht dem Vorfuß einen stabilen Bodenkontakt bei gleichzeitiger dreidimensionaler Anpassungsfähigkeit des restlichen Fußes an Unebenheiten und Richtungsänderungen. Das Kugelgelenk ermöglicht bei distal fixierter Großzehe eine proximal variable Abrollbewegung des Fußes (Abb. 10.1d).

Mittelfuß und Zehen:
orientalische Längenformeln

Indische, griechische und ägyptische Zehen beziehen sich auf das Längenverhältnis von erster und zweiter Zehe. Bei griechischen und indischen Füßen ist die zweite Zehe länger als die erste. Beim ägyptischen Fuß ist die Großzehe am längsten. Die Zehenspitzen bilden hier einen lateral abfallenden Bogen. Von der Zehenformel zu unterscheiden ist die Mittelfußformel. Dabei geht es um den distalen Längenvergleich von erstem bis dritten Metatarsalknochen. Die distalen Ränder der fünf Mittelfußköpfchen bilden eine parabelähnliche Linie, der Winkel zwischen MT 1–2 und MT 2–5 beträgt rund 140° (van Lith 1998). Es gibt zwei Hauptabweichungen von dieser Idealanordnung: Der erste Mittelfußknochen ist „zu lang" oder „zu kurz". Beide Varianten – Plus- und Minusindex – werden mit verschiedenen Pathologien in Verbindung gebracht. Zehenformel und Mittelfußformel treten kombiniert auf. Eine überlange zweite Zehe beispielsweise kann durch eine überlange Phalanx, einen überlangen zweiten Mittelfußknochen oder durch beides bedingt sein.

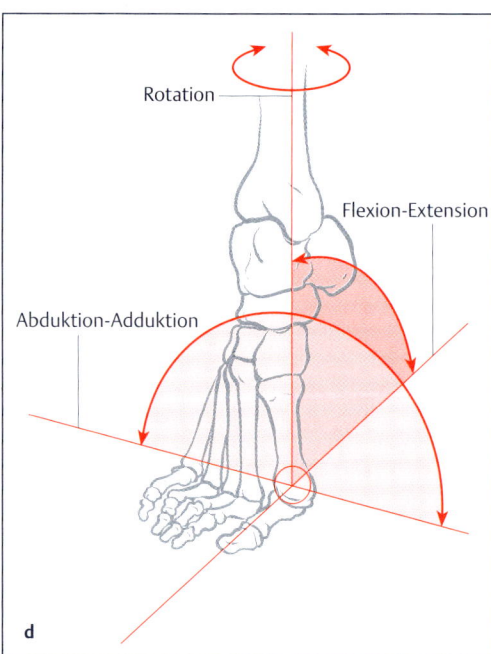

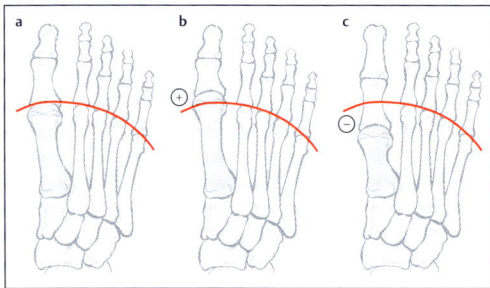

Abb. 10.1a–c Die MT-Köpfchen idealerweise auf einer Parabel; **b** Plus-Index mit überlangem und **c** Minus-Index mit verkürztem MT 1.

Abb. 10.1d **Das peripherste Kugelgelenk:** Beim Abrollen liegt das Punctum fixum distal. Großzehe und damit Gelenkpfanne sind am Boden fixiert. Die Gelenkkugel des ersten Metatarsalknochens kann sich dreidimensional darin bewegen und drehen. Der Vorfuß kann sich so den Unebenheiten des Bodens dreidimensional anpassen, ohne dass die Großzehe den Kontakt zum Boden verliert.

10.3 Programmierte Diagnostik: Großzehe auf Abwegen

Halluxprobleme

Funktionelle Halluxdiagnostik: Schritt für Schritt

Grundleiden: Existiert ein Grundleiden oder eine genetische Disposition?
– Ja, Grundleiden: neuromuskuläre Krankheit, Gicht, Trauma, Operation
– Ja, jugendliches Alter: Hallux valgus juvenilis
– Nein: statisch-degeneratives Geschehen

Schmerzen: Existieren typische Symptome an typischer Lokalisation?
– Ja, mediale Pseudoexostose: lokale Druckempfindlichkeit, Bursitis
– Ja, Abrollschmerz Großzehengrundgelenk: Arthrose MTP 1, Sesamoide
– Ja, Metatarsalgie: plantare Hyperpression, Morton-Neuralgie
– Nein: asymptomatisch

Fußdeformität: Liegt eine komplexe Vorfußdeformität vor?
– Ja, komplexe Fußdeformität: Knickhohlspreizfuß, Senkspreizfuß
– Ja, konsekutive Zehendeformität: Krallen- und Hammerzehen, Reiterzehe
– Ja, mit Beinachenabweichung: O-Beine, X-Beine
– Nein: Hallux Fehlstellung isoliert

Achsenabweichung: Besteht unter Belastung eine Achsenabweichung der Großzehe ($\rightarrow$ S. 171)?
– Ja, Hallux valgus $\geq 20°$: Hallux valgus statisch, juvenil
– Ja, Hallux varus $\geq 0°$: Hallux varus kongenital, postoperativ, idiopathisch
– Ja, Großzehengrundgelenk angehoben: MT 1 elevatus postraumatisch, postoperativ
– Nein: Großzehenachse funktionell

Lokalbefund: Liegen Osteophyten, Exostose, Kontrakturen oder Subluxation vor?
– Ja, Pseudoexostose medial: chronische Bursitis
– Ja, Entzündungszeichen: Bursitis, aktivierte Arthrose, Arthritis
– Ja, Osteophyten (-saum) Großzehgrundgelenk: MTP 1 Arthrose
– Ja, Lateralisation des Sehne-Sesamoidkomplexes: MTP 1 (Sub-)Luxation
– Ja, Großzehe unvollständig reponierbar: MTP 1 Weichteilkontrakturen
– Nein: Lokalbefund unauffällig

Mobilität: ungenügende Mobilität ($\rightarrow$ S. 168) im Großzehengrundgelenk?
– Ja, Extension MTP-1 $\leq 70-90°$: Hallux rigidus
– Ja, vollständig fehlend: Autofusion oder Arthrodese
– Nein: Abrollfunktion von Großzehe und Grundgelenk intakt

Instabilität: Verankerung erster Strahl „instabil"? transversal ($\rightarrow$ S. 148), sagittal ($\rightarrow$ S. 148)?
– Ja, IMT 1-2-Winkel $\geq 10-15°$: transversale Instabilität MT 1
– Ja, Hyperextendierbarkeit MT 1 $\geq 10°$: sagittale Instabilität MT 1
– Nein: Stabilität MT 1 transversal und sagittal

Mittelfußindex: Sind MT 1 und 2 ungleich lang ($\rightarrow$ S. 168, 173)?
– Ja, MT 1 ist deutlich länger als MT 2: Mittelfußindex Plus, Risikofaktor Hallux valgus
– Ja, MT 2 ist deutlich länger als MT 1: Mittelfußindex Minus, Risikofaktor Hallux rigidus
– Nein, MT 1 und MT 2 gleich lang: Mittelfußindex normal

Ausschlussdiagnose: Normvariante
- Hallux valgus als asiatische Normvariante

Beeinflussbarkeit: Kann das Hallux-Problem therapeutisch beeinflusst werden?
- Ja, nachweisbare Verbesserung der Fußstatik: Therapiepotenzial vorhanden
- Nein: Hallux-Problematik über Kognition und Korrektur kaum beeinflussbar

Sesambeinchen:
Druckpölsterchen aus Knochen

Die Sesambeine werden als plantare Faserknorpel-Kapselwand-Verdickung paarweise unter allen Zehengrundgelenken angelegt. Eine Verknöcherung unter der Großzehe findet sich in nahezu 100 % der Fälle, medial unter dem zweiten Zehengrundgelenk in 5 % und lateral unter dem Kleinzehengrundgelenk in 15 % der Fälle. Verknöcherungen der übrigen Sesambeine kommen selten vor. Die Sesambeine unter dem Großzehengrundgelenk sind starken Belastungen ausgesetzt. Nicht selten kommt es bei chronischer oder akuter Drucküberlastung zur Fraktur der Sesambeine. Davon abzugrenzen sind zwei- oder mehrteilige Anlagen der Sesambeine, wie sie in rund 10 % der Bevölkerung vorkommen. Sesambeine stellen eine Art knöchernen Gelenkschutz dar. Gleichzeitig verbessern sie den Krafthebel der ansetzenden Muskulatur.

Klinische Diagnostik Hallux

Anteromediale Insuffizienz:
Großzehe – Wackelzehe

Position: Zweibeinstand mit orthograder Fersenstellung.

Dokumentation: Erfassung des Großzehenbodenkontakts im Stehen und beim Abrollen. Ein Kontaktdefizit kann optisch erahnt aber nur instrumental gemessen werden. Infolge des verminderten Anpressdrucks berührt das Großzehengrundgelenk zwar den Boden – aber ohne Kraft. Bei aufgehobenem Bodenkontakt schwebt die Großzehe über dem Boden.

Ziel: guter Bodenanpressdruck des Großzehengrundgelenks im Stehen und Gehen.

Norm: ungenügender Anpressdruck des Großzehengrundgelenks mit Abrollen über den Vorfuß.

Pathologien:
- Hallux rigidus mit kompensatorischem Abrollen über den lateralen Vorfuß
- Hallux valgus mit funktioneller Instabilität des Großzehengrundgelenks
- Pes varus dekompensiert (z. B. Poliomyelitis)
- Pes valgus überkorrigiert – speziell bei kontraktem Knickfuß (z. B. Therapie, falsche Einlagen)
- Muskuläre Insuffizienz des M. peroneus longus (z. B. Parese peripher)
- Hochstand des ersten Metatarsalknochens (z. B. iatrogen nach Hallux valgus Chirurgie).

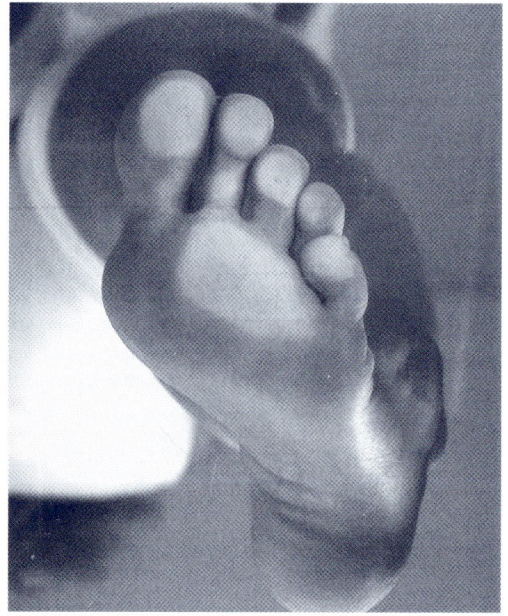

Abb. 10.2 Anteromediale Insuffizienz: Das Ziel ist ein guter Bodenabpressdruck des Großzehengrundgelenks und der Großzehe beim Abrollen. Ein Defizit kann visuell erahnt werden – beispielsweise indirekt beim Abrollen über den lateralen Vorfuß. Die Objektivierung erfolgt instrumentell mittels dynamischer Fußdruckmessung. Im Bild ist der fehlende Druck auf das MTP-1-Gelenk gut sichtbar.

Extension MTP 1:
Hallux rigidus Winkelmaß

Position: Vorfuß voll belastet, Ferse maximal angehoben, keine Ausweichbewegung auf den lateralen Vorfuß. Ein Holzbrettchen (oder ein dünnes Buch) wird der Fußsohle angelegt.

Dokumentation: maximale Dorsalextension im Großzehengrundgelenk unter Belastung.

Ziel: $\geq 70°$, für Tänzer $\geq 90°$.

Norm: Dorsalextension 70–90° (Plantarflexion 40–60°). Kinder haben meist eine Dorsalextension über 90°, nach dem 12. Lebensjahr nimmt die Dorsalextension sukzessive auf ein individuelles Maß ab.

Pathologie:
- Hallux rigidus beginnend: Extension MTP 1 $\leq 70°$
- Hallux rigidus massiv: Extension MTP 1 $\leq 40°$
- Arthrodese oder Autofusion: Extension MTP 1
- $\leq 10°$.

MTP 1-Winkel:
Hallux valgus Winkelmaß

Position: Messung im Stehen, Füße belastet. Einzeichnen der Längsachse von Metatarsale 1 sowie des Großzehengrundgliedes.

Dokumentation: gemessen und protokolliert wird die Winkelstellung zwischen Metatarsale 1 und Großzehengrundglied.

Ziel: gerade Großzehenachse.

Norm: 0–20° Valgus.

Pathologie:
- Hallux valgus: X-Stellung der Großzehe nach lateral $\geq 20°$
- Hallux varus: Fehlstellung der Großzehe nach medial $\geq 0°$.

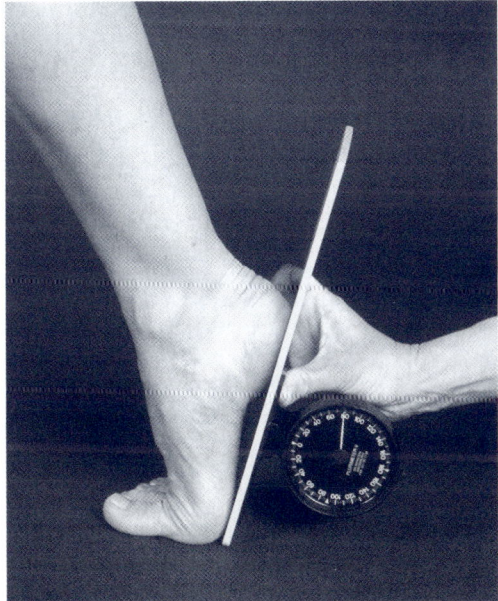

Abb. 10.3 Extension MTP 1: Beim Hallux rigidus ist die Extension des Großzehengrundgelenks eingeschränkt. Den Messwert 80° mit Winkelmesser oder Plurimeter ablesen: Vorfuß voll belastet, Ferse maximal angehoben – ohne das Großzehengrundgelenk anzuheben und ohne laterale Ausweichbewegungen.

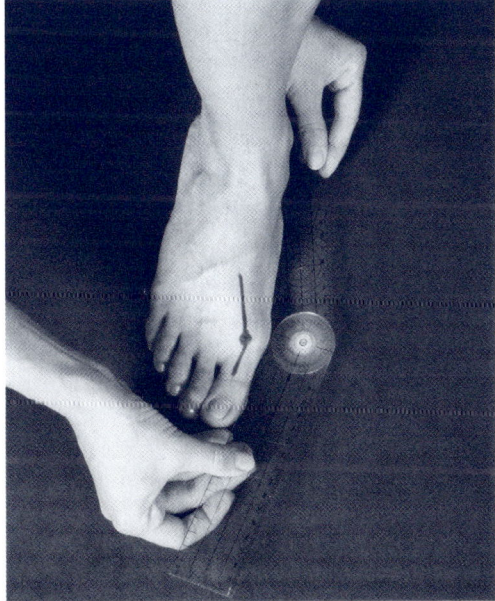

Abb. 10.4 Hallux valgus-Winkel: gemessen wird die Winkelstellung zwischen Metatarsale 1 und Großzehenphalanx am belasteten Fuß im Stehen. Längsachse von Metatarsale 1 palpieren und einzeichnen. Winkelmesser parallel anlegen und messen.

MTP 1-Reponierbarkeit:
passive Korrigierbarkeit

Position: Füße unbelastet. Die beiden Anteile des Großzehengrundgelenks werden passiv reponiert. Beim Hallux valgus ist auf vorgängige Korrektur der Fehlrotation zu achten: Der erste Metatarsalknochen wird proniert, die Großzehe selbst supiniert, bis das Nagelbett parallel zur Standfläche steht. Erst jetzt wird Valgusfehlstellung manuell korrigiert und mit dem Winkelmesser gemessen.

Dokumentation: verbleibender, manuell nicht-korrigierbarer Fehlwinkel zwischen MT 1 und Großzehe.

Ziel: passiver und aktiver Geradstand der Großzehe.

Norm: Die Großzehe kann passiv in die Nullstellung gebracht werden.

Pathologie:
- Fixierte Fehlstellung: Fehlstellung passiv kaum oder gar nicht korrigierbar
- Weichteilkontraktur: Fehlstellung passiv unvollständig korrigierbar
- Funktionelle Fehlstellung: Fehlstellung passiv vollständig korrigierbar

Variante: Messung der maximal möglichen Achsenkorrektur unter Belastung mit Hilfe von Taping-Verband und Videobildanalyse.

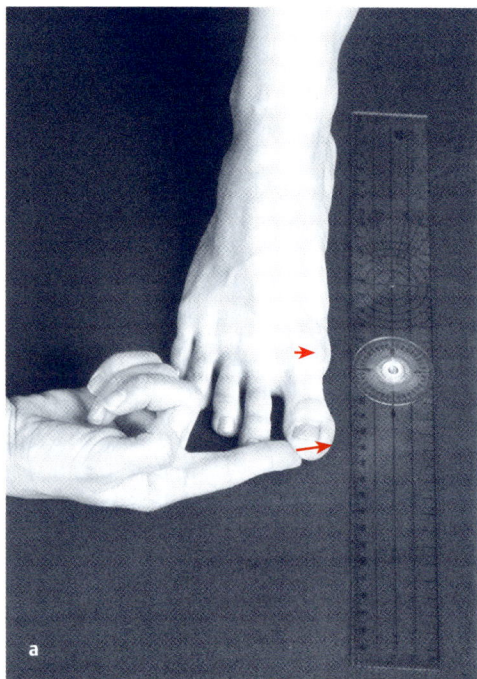
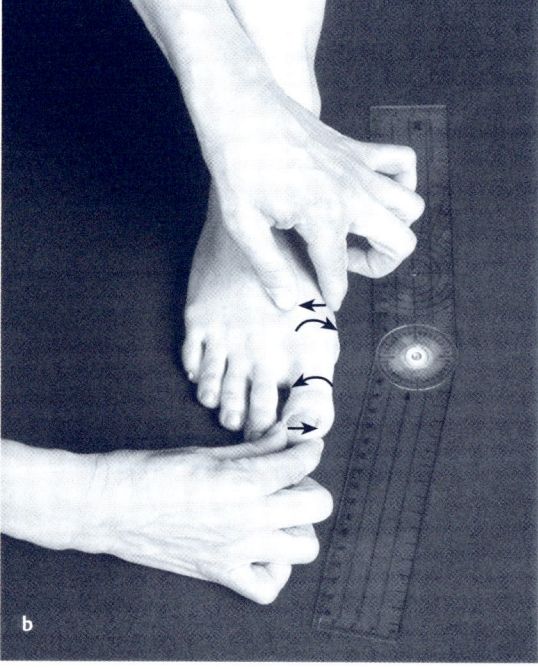

Abb. 10.5a–b Reponierbarkeit Großzehe: Bei der passiven Begradigung des Hallux valgus ist auf die Mitkorrektur der Fehlrotation zu achten, ansonsten fällt die Begradigung zu optimistisch aus. Sinnlose Achsenkorrektur **a** mit zusätzlicher Varisierung von MT 1. Nachtschienen ohne Widerlagerung funktionieren nach diesem Prinzip und schaden mehr als sie nützen. **b** Mit Korrektur der Fehlrotation: Dabei wird das MT 1 proniert und die Großzehe supiniert, bis das Nagelbett parallel zur Standfläche steht. In dieser Stellung wird der verbleibende Valguswinkel gemessen.

IMT 1–2-Winkel:
Knochenfächer gespreizt

Position: Zweibeinstand, Metatarsale 1–2 am Fußrücken einzuzeichnen.

Dokumentation: **I**nter**m**et**at**arsal**winkel 1–2** unter Belastung bestimmen. Ist ein Röntgenbild unter Belastung vorhanden, erübrigt sich die klinische Messung (Abb. 9.4 → S. 148).

Ziel: funktionelle transversale Stabilität.

Norm: Der **I**nter**m**et**at**arsal-Winkel zwischen erstem und zweitem Strahl beträgt 5–10°.

Pathologie:
- IMT 1–2-Winkel ≥ 10–15°: Spreizfuß
- IMT 1–2-Winkel ≥ 15–35°: massiver Spreizfuß.

MT 1-Extendierbarkeit:
tarsometatarsale Verankerung

Position: oberes Sprunggelenk in Dorsalextension. Jetzt wird die Extendierbarkeit des ersten Strahls gegenüber dem zweiten Strahl durch isolierte Dorsalextension getestet.

Dokumentation: Extendierbarkeit erste **M**et**at**arsale (Abb. 9.5 → S. 148).

Ziel: ≤ 10°, seitengleiche stabile Verankerung von MT 1, funktionelle sagittale Stabilität.

Norm: Die Extendierbarkeit von MT 1 beträgt 5–10°, je nach Bandlaxizität.

Pathologie:
- Sagittale Hypermobilität MT 1: 5–10° je nach Bandlaxizität
- Sagittale Instabilität MT 1: ≥ 10°.

Mittelfußindex:
Fuß- und Zehenformel individuell

Position: MTP-Gelenkspalt der Zehengrundgelenke 1–2 palpieren und einzeichnen. Dann Zweibeinstand, Kalkaneus orthograd ausgerichtet.

Dokumentation: Längenabweichungen innerhalb des ersten und des zweiten Strahls.

Ziel: Idealerweise liegen Zehenspitzen und Zehengrundgelenke je auf einem parabelähnlichen Bogen. Die Längenverhältnisse des Fußskeletts sind individuell vorgegeben. Überlange Knochen müssen beim Training und bei der Schuhwahl berücksichtigt werden.

Normvarianten: Die Normvarianten werden als Mittelfußindex bezeichnet. Analog dazu verhält es sich mit der Zehenlänge.
- Mittelfußindex normal: MT 1 und MT 2 in etwa gleich lang (zirka 50 %)
- Mittelfußindex Plus: MT 1 verlängert (in 30 %)
- Mittelfußindex Minus: Mittelfuß MT 1 verkürzt beziehungsweise MT 2 überlang
- Zehenformel ägyptisch: Großzehe am längsten, übrige Zehen gleichmäßig abfallend
- Zehenformel indisch oder griechisch: Die zweite Zehe ist am längsten.

Pathologien:
- Iatrogene Verkürzung oder Verlängerung des ersten Strahls: Seitenvergleich.

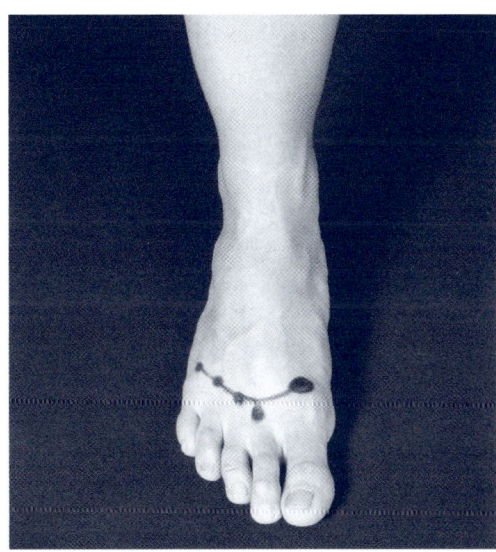

Abb. 10.6 Mittelfußindex: Die distalen Ränder der fünf Mittelfußköpfchen bilden im Idealfall eine parabelähnliche Linie. Es gibt zwei Hauptabweichungen davon: der erste Mittelfußknochen ist „zu lang" (Plusindex) oder „zu kurz" (Minusindex). Beide Abweichungen werden mit Großzehpathologien in Verbindung gebracht. (Schema → S. 168)

10.4 Funktionelle Therapiestrategien: Gerade, beweglich und stabil soll sie sein

Programmierte Therapie: Priorität

Priorität Hallux valgus:
OP Ja oder Nein?

Mehr als bei anderen Fußdeformitäten stellt sich mit Priorität die Frage nach einer operativen oder nichtoperativen Vorgehensweise. Früher oder später landet jeder Hallux valgus unter dem Skalpell, so das häufig zitierte Credo der Chirurgie. Mag sein. Aber lieber später als früher, lieber nur einmal als mehrmals und am liebsten überhaupt nicht. In vielen Fällen geht es ohne Laufhilfe mit dem Messer. Die nichtoperativen Behandlungsmöglichkeiten stehen erst am Anfang ihrer Entdeckung. Und noch etwas: Rund 20 % der Hallux-Chirurgie enden mit unbefriedigenden Resultaten: Hallux varus, Hochstand des Großzehengrundgelenks oder Transfermetatarsalgien sind typische Komplikationen. Aus funktionell-therapeutischer Sicht gibt es bestimmte Konstellationen, bei denen unbefriedigende Operationsresultate programmiert sind. Und umgekehrt gibt es bestimmte Situationen, in denen ein konservativer Therapieversuch ziemlich aussichtslos ist. Die Indikation zur Operation ist meist eine relative – abhängig vom Leidensdruck, den kosmetischen und den funktionellen Ansprüchen.

Priorität Hallux rigidus:
kleiner Hebel – große Wirkung

Die nichtoperative Therapie zielt darauf ab, die Abrollfunktion der Großzehe zu erhalten. Die Großzehe ist der wichtigste Hebel des Fußes. Beim Gehen wird der Körper über die Großzehe gehebelt. Die dabei wirkenden Kräfte betragen rund ein Viertel des Körpergewichts. Beim Laufen nimmt die Belastung um ein Vielfaches zu. Propulsionskraft, Schrittlänge und Bewegungsökonomie hängen direkt von einer intakten Funktion der Großzehe ab. Achsenabweichung, Instabilität, Extensionsdefizit, Mikrotraumatisierung und Schmerzen führen unmittelbar zu einer Beeinträchtigung der Gehfähigkeit. Je nach Art, Lokalisation und Intensität der Beschwerden können die Defizite therapeutisch behoben oder kompensiert werden. Behandelbare Krankheiten wie zum Beispiel die Gicht sind auszuschließen. Im häufigsten Fall des idiopathischen Hallux rigidus liegt eine primäre Arthrose vor. Priorität hat die Verlangsamung des arthrotisch degenerativen Prozesses durch Optimierung der Belastungsabläufe. Es gibt eine Reihe funktioneller Kompensationsmöglichkeiten, mit denen das Extensionsdefizit im Großzehengrundgelenk ausgeglichen werden kann. Die Steifigkeit der Schuhsohle bei längerem Gehen ist eine wichtige ergänzende Maßnahme.

Hallux valgus-Chirurgie:
Indikationen

In diesen Fällen ist die Indikation zu einem operativen Vorgehen gegeben:
– Hallux valgus mit Leidensdruck und nach Versagen der konservativen Maßnahmen.
– Hallux valgus mit Luxation der Sesambeine
– Hallux valgus passiv nicht reponierbar infolge massiver Osteophyten.

Hallux valgus-Chirurgie:
funktionelle Operation

– Korrekturosteotomie zur Achsenbegradigung
– Weichteilrelease bei Kontrakturen
– Tarsometatarsale oder intermetatarsale Arthrodese bei Instabilität des ersten Strahls
– Sehnentransfer bei fixierter Hyperextension der Zehengrundgelenke

Hallux valgus-Chirurgie:
Vorsicht geboten

In diesen Fällen dürfen postoperative Komplikationen nicht überraschen:
– Hallux valgus mit subklinischer plantarer Hyperpression: Transfermetatarsalgien
– Hallux valgus mit beginnender MTP 1 Grundgelenkarthrose: Progression durch Trauma
– Isolierte Korrekturosteotomie bei instabilem ersten Strahl TMT: Instabilität wird nicht behoben
– Isolierte Korrekturosteotomie bei rigidem Spreizfuß: Dekompensation, Metatarsalgien
– Resektion intakter Metatarsalköpfchen 2–5: Funktionsverlust des Vorfußes
– Hallux valgus juvenilis: Rezidiv, Epiphysenfugenverletzung
– Konstitutionelle Hyperlaxizität und junges Alter: Rezidiv

- Professionelle Tänzer und Sportler: Nutzen-Risiko-Analyse
- Doppelte Sesamoidresektion: Klauenzehe programmiert
- Sudeck-Dystrophie in der Anamnese: Sudeck-Rezidiv.

Hallux rigidus-Chirurgie:
Indikationen und Vorgehen

Gelenktoilette: Ein Hallux rigidus mit dorsalen Randzacken, schmerzhafter Bewegungseinschränkung und erhaltenem Gelenkknorpel ist die klassische und bewährte Indikation für ein operatives Vorgehen. Die bewegungslimitierenden und schmerzhaften Osteophyten können durch eine subtile Gelenktoilette abgetragen werden. Progredienz und Grundleiden werden nicht beeinflusst.

Arthroplastik: Fortschritte des künstlichen Gelenkersatzes geben Anlass zur Hoffnung, arthrotisch veränderte Großzehengrundgelenke durch Kunstgelenke vollwertig ersetzen zu können. Gegenwärtig werden nur in bestimmten Fällen gute Resultate erzielt. Die häufigste Komplikation ist die postoperative Einsteifung des Gelenks. Kapsel- und Weichteilschrumpfungen werden prä- und postoperativ durch intensive Physiotherapie angegangen.

Programmierte Therapie: Prinzip

Hallux valgus:
funktionelle Stabilität

Ist die Entscheidung zu Gunsten eines konservativen Therapieversuchs gefallen, muss die Achsenfehlstellung der Großzehe im funktionellen Kontext des gesamten Fußes behandelt werden. Achsenkorrektur der Großzehe bei fortgesetzter Fehlbelastung des Fußes ist ohne Aussicht auf Erfolg.

Zuerst das Umfeld. Zuerst müssen die Voraussetzungen für eine funktionelle Belastung geschaffen werden. Die Therapie des Umfeldes lässt sich zwanglos von den individuell vorliegenden Fehl- und Überlastungen ableiten.

Dann die Großzehe: Erst jetzt folgt die eigentliche Arbeit am ersten Strahl: Wiedererlangen der funktionellen Mobilität und aktive Stabilisierung im Großzehengrundgelenk mit anschließender Eins-zu-eins-Umsetzung im Alltag.

Hallux rigidus:
funktionelle Mobilität

Die Prinzipien der konservativen Therapie des Hallux rigidus lassen sich auf eine einfache Dreipunkte-Formel bringen: Mobilisieren – Optimieren – Kompensieren:

Mobilisieren: Die 3D-Mobilisation des MTP 1-Kugelgelenks ermöglicht es, neue Knorpelzonen für die Belastung zu gewinnen und sekundäre Weichteilkontrakturen zu verhindern. Im Hinblick auf künftige Möglichkeiten der Arthroplastik kommt der passiven Erhaltung der Gelenkbeweglichkeit in ausgesuchten Fällen eine entscheidende Bedeutung zu.

Optimieren: Durch das Angehen bestehender Fehlbelastungen werden die Bewegungsabläufe im Großzehengrundgelenk optimiert. Die arthrogene Wirkung chronischer Fehlbelastung kann so minimiert werden.

Kompensieren: Bei zunehmender Einsteifung müssen bewegungsökonomische Kompensationen für das fehlende Abrollvermögen der Großzehe entwickelt werden. Verkürzung der Schrittlänge, frühzeitige seitliche Verlagerung des Körpergewichts oder vermehrte Außenrotation der Beinachse im Hüftgelenk kommen situativ zum Einsatz. Schuhe mit steifer Sohle reduzieren den Extensionsanspruch an das Grundgelenk erheblich.

Tabelle 10.1 Grifftechnik: 3D-Mobilisierung Großzehengrundgelenk. Abbildung (→ S. 182)

Hallux valgus	MTP-Mobilisation	Polbewegung	Komplexbewegung
• Varusfehlstellung MT 1	• Antivarisierung MT 1		
• Pronationsdefizit MT 1	• Pronation-Opposition MT 1	Antivarus-Pronation MT 1	
• Bodenkontaktdefizit MT 1	• Bodenkontakt MT 1		3D-Mobilisation MTP 1
• Valgusfehlstellung P 1	• Antivalgisierung P 1		
• Hyperpronation P 1	• Supination P1	Antivalgus-Supination P 1	
• Extensionstendenz P 1	• Flexion P 1		

Programmierte Therapie: Parameter

Klinische funktionelle Stabilität der Großzehe

Parameter für funktionelle Achsenstabilität des Großzehenstrahls sind:

Funktionelle Mobilität
- 3D-Reponierbarkeit der Großzehe bei widerlagertem MT 1 (→ S. 172)
- Oppositionsbogen zwischen MTP 1–5

Funktionelle Stabilität
- Großzehachse orthograd in der Statik (→ S. 171)
- Großzehachse orthograd beim Abrollen
- Anteromediale Stabilität transversal (→ S. 148)
- Sagittale Stabilität erster Strahl (→ S. 148)

Programmierte Therapie: Fußplaner

Spiraldynamik-Fußplaner: Hallux valgus

Beispiel: Hallux valgus 40°, schmerzlos. Am Anfang steht die pathomechanisch orientierte Behandlung des Fußes als Ganzes. Die Teilschritte sind logisch aufeinander abzustimmen:

- *Knickfuß*: orthograde Rückfußbelastung Beinachsentraining
- *Senkplattfuß*: Ausgleich Pronationsdefizit, 3D-Torsion aktiv
- *Hohlfuß*: verlängernde Mittelfußmobilisation
- *Spreizfuß teilweise kontrakt*: Flexion und Opposition der Zehengrundgelenke
- *Spreizfuß flexibel*: muskulärer Aufbau der Ballenmuskulatur, exzentrische Stoßdämpfung

Dann folgen die spezifischen Behandlungsmaßnahmen am ersten Strahl – mit Integration in die Globalfunktionen und Eins-zu-eins-Umsetzung im Alltag:
- *Mobilisierung MTP 1*: widerlagernde 3D-Mobilisierung des Großzehengrundgelenks
- *Stabilisierung MT 1*: Pronation, Antivarus, Opposition
- *Stabilisierung erster Strahl*: aktive Achsenstabilisierung der Großzehe
- *Beinachsentraining*: Drehrichtungen und Achsentraining
- *Gangschulung*: Optimierung der Fuß- und Großzehenbelastung im Alltag

Tabelle 10.2 **Spiraldynamik-Fußplaner Hallux valgus schmerzlos**: w, 26-jährig, rechts 40°, links 30°

Priorität	Prinzip	Methode	Parameter	Übungsplan
1. Nachhaltigkeit	Eigenverantwortung	Gespräch, Fragebogen	Eigenmotivation	• Anhang 1–2 (→ S. 288)
2. Ferse	Axiale Belastung	Achsentraining Gehen	Rückfußwinkel (→ S. 82)	• Flamingo (→ S. 94)
3. Längsgewölbe	Spiralprinzip	Aktive Verschraubung	Feisslinie (→ S. 103, 123)	• Fußschraube (→ S. 114)
4. Vorfuß Quergewölbe	Opposition MTP I–V	Stabilisierung; Einlage	Plantare Pression (→ S. 149)	• Marionetten (→ S. 160) • Zehenraupen (→ S. 161)
5. Meilenstein	Kognition	Gespräch; Ergonomie	Erfolgserlebnis	• Wackelsandale (→ S. 117)
6. Vorfuß Quergewölbe	Opposition MTP I–V	Stabilisierung Dynamik	Plantare Pression (→ S. 149)	• Fußtrampolin (→ S. 162)
7. Kontrakturen MTP	Opposition MTP I–V	Mobilisierung; Einlage	MTP C-Bogen (→ S. 147)	• Saugnapf (→ S. 156) • C-Bogen (→ S. 157)
8. Beinachsen	Spiralprinzip	Beinachsentraining	Patella orthograd (→ S. 220)	• Secura-Flex (→ S. 237) • En dehors (→ S. 209)
9. Verhalten	Globalfunktion	Gangschule	Integration Alltag	• Fuß-Fit (→ S. 260)
10. Nachhaltigkeit	Eigenverantwortung	Automatisierung	MTP1-Winkel (→ S. 171) IMT 1–2-Winkel (→ S. 148)	• Sternensammler (→ S. 164) • situativ

Fußplaner: weitere Beispiele unter www.fuss-schule.info

10.5 Patienteninformation: Großzehe im X-Format

Prognostische Kriterien

Positive Faktoren:
Schiefzehe auf gerader Bahn

- Passive Reponierbarkeit der Hallux valgus-Fehlstellung
- Ligamentäre Laxizität bei guter Muskelkraft
- Stabile Verankerung der ersten Strahls
- Aktive Flexion der Zehengrundgelenke ohne Ankrallen (Lumbrikalgriff)
- Erhaltene Sehnenverankerung über dem Großzehengrundgelenk
- Korrigierbare chronische Fehlbelastung: Innenrotation der Beinachsen, Knickfußstellung
- Abnahme des Hallux valgus-Winkels durch Hüftaußenrotation des belasteten Beines
- Rasch erlernte Kontrolle der intrinsischen Fußmuskulatur, hohe Motivation

Negative Faktoren:
Grenzen der Machbarkeit

- Schwere Hallux valgus-Deformität ≥ 40°
- Fixierte und nicht reponierbare Fehlstellung
- Massive Instabilität des ersten Strahls
- Luxation der Sesambeine, Lateralisierung der Beuge- und Strecksehnen
- Insuffizienz der intrinsischen Ballenmuskulatur
- Kontrakter Spreizfuß
- Rezidiv nach operativer Korrektur
- Begleitende Fußdeformität z. B. Hohlspreizfuß
- Spreizfuß nach Trauma, Operation oder Missbildung
- Sekundäre Zehendeformitäten
- Rezidivierende Entzündungen der Pseudoexostose
- Fortgeschrittene Arthrose im Grundgelenk
- Chronisches Schmerzhinken
- Fortgesetzte chronische Fehlbelastung
- Ausbleibender Therapieerfolg nach zwölf Monaten

Positive Faktoren:
Hallux rigidus in Bewegung

- Behandelbare Ursache (z. B. Gicht)
- Weichteilkontrakturen ohne knöcherne Limitierung
- Langsame Progression
- Chronische Fehlbelastung mit potenzieller Korrigierbarkeit
- Schmerzfreiheit

Negative Faktoren:
Hallux rigidus

- Nicht oder schwer behandelbare Ursache (z. B. rheumatische Krankheiten)
- Randosteophyten
- Rasche Progression
- Entzündlich schmerzhafte Arthroseschübe
- Trauma des Großzehengrundgelenks in der Anamnese

Psychologische Erweiterung

Entsprechung:
Sand im Getriebe

Die Fortbewegung und damit das Vorwärtskommen durch reibungslos elegantes Abrollen ist beeinträchtigt. Die Wurzeln stehen quer, haben an Stabilität und an Mobilität verloren. Abweichungen von der Geradlinigkeit werden schmerzhaft spürbar, Blockierungen müssen durch Ausweichen kompensiert werden. Selbstüberforderung ist ein zentrales Thema: Ressourcen werden unökonomisch in den Sand gesetzt, Fortschritte werden auf Kosten der soliden Basis erzielt. Beim Sprung nach vorne geht ein beträchtlicher Teil der Energie verloren. Entweder die Zielrichtung stimmt nicht ganz oder versteckte Blockierungen sorgen für unerwartete Hindernisse und Probleme.

Anregung:
geradlinige Schritte

Der Umweg ist selten das Ziel. Entdecken Sie Ihre Geradlinigkeit. Gehen Sie Abweichungen von der Norm bewusst und nicht zufällig oder gar ahnungslos ein. Verschaffen Sie Ihren Wurzeln mehr Platz – mehr Raum für Ihre ureigenen Bedürfnisse und Visionen. Nutzen Sie den Sprungbretteffekt. Nutzen Sie die Abwärtsenergie gekonnt für das Hochkommen. Prüfen Sie Entwicklungsschritte in Ihrem Leben auf den inneren Wahrheitsgehalt, realisieren Sie Veränderungen Schritt für Schritt.

Übungsqualität

Übungskriterien:
Patient

- Vorfußquergewölbe mit C-Bogen beim unbelasteten Fuß
- Der Vorfuß verschraubt sich gegen den Rückfuß – die Großzehe voran
- Die Daumenzehe kann wie der Daumen Richtung Kleinzehe greifen
- Die Zehengrundgelenke sind gebeugt, die Zehen selbst bleiben gestreckt
- Alle fünf Zehennägel bleiben sichtbar, kein Zehenankrallen
- Beim Gehen Kniescheibe und Füße gerade in der Fortbewegungsrichtung halten

Übungskriterien:
Therapeut

- Kräftigung M. adductor hallucis: mit sichtbarer Adduktion und Opposition von MT 1
- Kräftigung M. flexor hallucis longus: mit kraftvoller Flexion von MT 1
- Kräftigung M. peroneus longus: mit Vorfußpronation gegen Widerstand
- Fersenkontakt: Zehen leicht flektiert, Lumbrikalgriff am Fuß
- Belastungsphase: gleichzeitiger Bodenkontakt von MTP 1–5
- Belastungsphase: exzentrische Stoßdämpfung, Druckverteilung MTP 1–5
- Abrollphase: Ferse orthograd, keine Rückfußsupination nach Fersenablösung
- Abrollphase: Patella orthograd, keine Beinacheninnenrotation nach Fersenablösung
- Abrollphase: Dorsalextension MTP 1 $\geq 70°$; kein Valgusknick der Großzehe
- Abrollphase: keine Ausweichbewegung mit Abrollen über den lateralen Vorfuß
- Überkorrektur: Bodenkontaktverlust MTP 1 bei orthograder Fersenausrichtung
- Überkorrektur: Verstärkung des Hohlfußes bei Quergewölbeaufbau
- Überkorrektur: Krallenzehen beim krampfhaften Versuch, das Quergewölbe aufzubauen

10.6 Übungsprogramm: Fingerspitzengefühl bis in die Zehenspitze

Wahrnehmungsschulung: die Großzehe fest im Griff

Übung 10.1 – 3D-Wahrnehmung: Großzehe – Hüftgelenk

Ziel: Erleben des funktionellen Zusammenhangs Großzehe-Hüftgelenk.

Hilfsmittel: keine.

Start: Zweibeinstand, Füße hüftbreit.

Aktion: Beide Handflächen auf die Oberschenkel legen. Mithilfe der Hände beide Hüftgelenke in eine leichte Außenrotation führen, die Füße bleiben am Boden. Im eigenen Rhythmus beide Oberschenkel abwechselnd nach innen und nach außen führen. Dabei die Stellung der Großzehe beobachten. Die Rotation im Hüftgelenk überträgt sich auf die Großzehe: Mit der Innenrotation nehmen Knickfuß und Hallux valgus zu, mit der Außenrotation findet eine Achsenkorrektur statt. Bei ausgeprägter Innenrotationsfehlstellung der Kniegelenke, bei Knickfüßen und bei lockeren Bändern sind die sichtbaren Veränderungen ausgeprägter.

Dosierung: bis der funktionelle Zusammenhang Großzehe-Hüftrotation optisch und kinästhetisch wahrgenommen wird.

Kontrolle: Das Großzehengrundgelenk darf den Bodenkontakt nicht verlieren.

Heimübung: zweimal täglich 1–2 Minuten, am besten mit aktiver Vorfußpronation kombinieren.

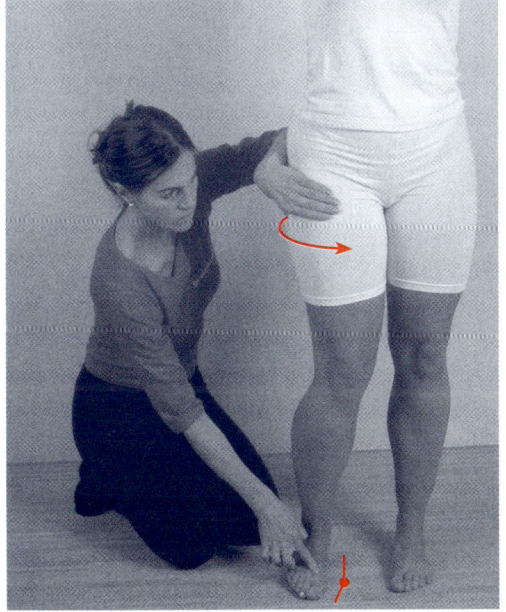 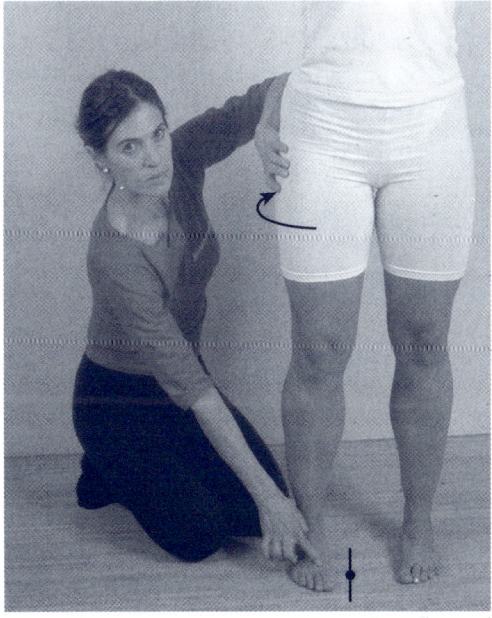

Übung 10.1 Großzehe–Hüftgelenk: Der funktionelle Zusammenhang zwischen Beinachse und Großzehe wird erlebbar. Oberschenkel abwechselnd nach **a** innen und nach **b** außen führen. Dabei die Stellung und Bodenkontakt der Großzehe beobachten. Die Rotation im Hüftgelenk überträgt sich auf die Großzehe: mit der Innenrotation nehmen **a** Knickfuß und Hallux valgus zu, mit der Außenrotation findet **b** eine Achsenkorrektur statt.

Übung 10.2 – 3D-Wahrnehmung: Spurtreue

Ziel: Exploration der Wirkung verschiedener Gangarten auf das Großzehengrundgelenk.

Hilfsmittel: keine.

Start: Gehen mit Tempovariationen von Zeitlupe bis Normaltempo.

Aktion: In Zeitlupe über den Fußballen und die Großzehe abrollen. Dabei – optisch und kinästhetisch – wahrnehmen, ob der Fuß orthograd abrollt und so seine Spurtreue hält. Ausweichbewegungen über den lateralen Vorfuß – der Fuß „sichelt" – bewusst wahrnehmen. Genauso das vermehrte Einknicken des Rückfußes nach innen mit vermehrten medialen Schub- und Scherkräften im Vorfuß. Nacheinander verschiedene Gangarten und deren Einfluss auf das Abrollen im Großzehengrundgelenk ausprobieren. Schrittlänge: kleine Schritte vermindern die Belastungskräfte beim Abrollen, das neue Standbein übernimmt früher gewichttragende Funktion. Spurbreite: Liniengang und Überkreuzen der Ganglinie erfordern mehr Dorsalextension im Grundgelenk als eine hüftbreite Gangspur.

Dosierung: bis der Einfluss von Schrittlänge und Spurbreite auf die Abrolldynamik klar wahrgenommen wird.

Kontrolle: orthogrades Abrollen. Laterale Ausweichbewegungen bei Hallux rigidus bewusst wahrnehmen.

Heimübung: zweimal täglich 1–2 Minuten.

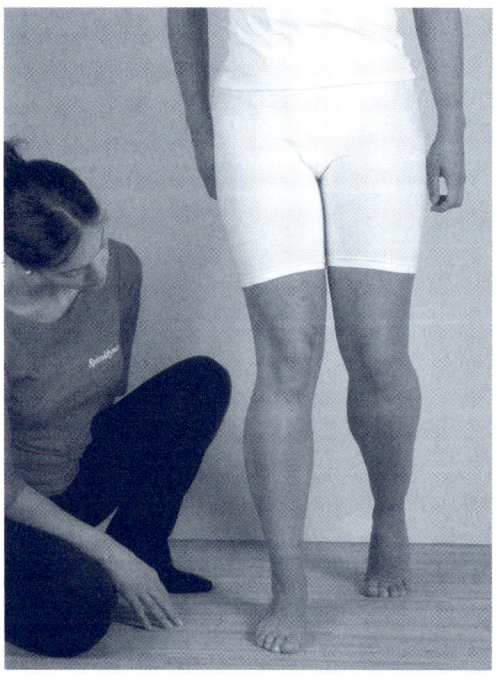 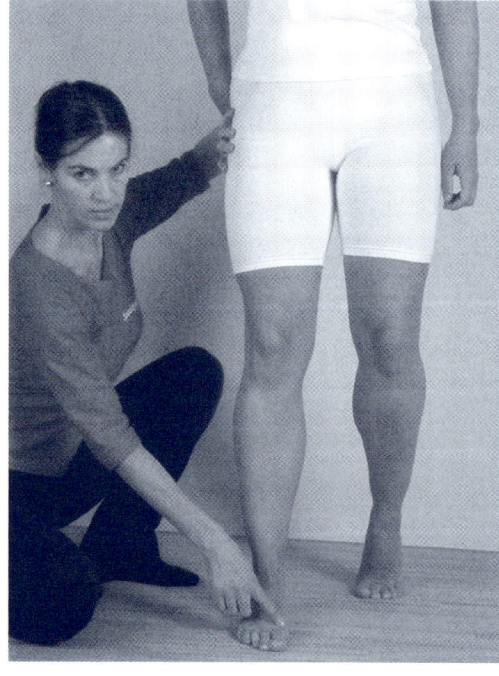

Übung 10.2 Spurtreue: In Zeitlupe über den Fußballen und die Großzehe abrollen. **a** Einknicken der gesamten Bein- und Fußachse nach innen mit vermehrten medialen Schub- und Scherkräften. **b** Orthograges Abrollen über die Großzehe.

Funktionelle Mobilisation: Kugelgelenk spiralig mobilisieren

Übung 10.3 – 3D-Mobilisation Hallux valgus: Antivalgus-Mobilisation

Ziel: funktionelle Mobilisation Großzehengrundgelenk, Anleitung zur Selbstmobilisation. Das Erreichen des Ziels – die achsengerade Großzehe – wird protokolliert. Je nach Ausmaß der Weichteilkontrakturen wird dieses Ziel auf Anhieb, erst nach Monaten oder gar nicht erreicht. Zielsetzungen entsprechend anpassen.

Hilfsmittel: keine.

Start: Patient sitzt, mit Blick auf die Füße.

Aktion: rhythmisch sanfte und achsengerechte 3D-Mobilisierung des Großzehengrundgelenks:
– MT 1 einrollen (Pronation, Opposition), plantar beugen (Flexion TMT 1) und transversale Annäherung an den zweiten Strahl (Antivaruskorrektur MT 1).
– Die Großzehe supinieren, leicht plantar beugen (Flexion MTP 1) und achsengerecht einstellen (Antivalguskorrektur P 1).
– Begleitenden Knickfuß, Spreizfuß, Hohlfuß u. a. gleich mitkorrigieren.

Dosierung: Dauer 3–5 Minuten pro Fuß. Mobilisation und Entspannung im Rhythmus 3:1. Patienten anleiten, bis die Mobilisation selbstständig korrekt ausgeführt wird.

Kontrolle: Drehrichtungen, Antivarus MT 1 *und* Antivalgus P 1.

Anker: Visualisierung gerader Großzehen beim An- und Ausziehen der Schuhe.

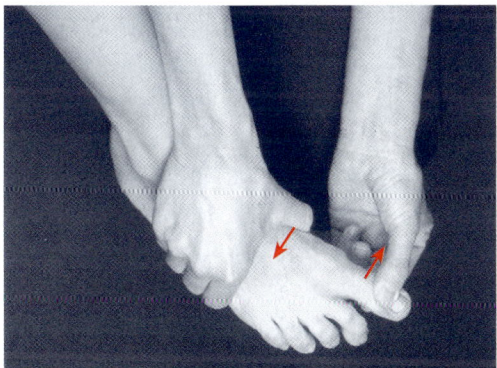 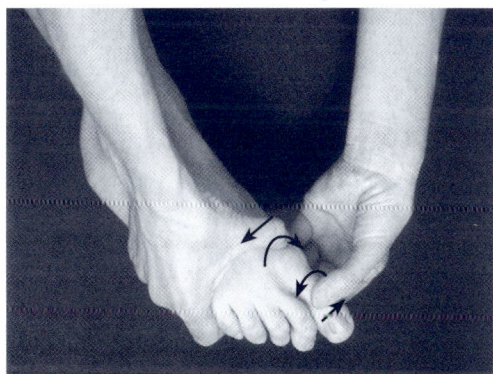

Übung 10.3 Antivalgus-Mobilisation: funktionelle 3D-Mobilisierung von MTP 1. **a** Sinnlos ist eine plane 1D-Mobilisierung mit Abduktion der Großzehe bei gleichzeitiger Widerlagerung des ersten Metatarsalknochens.

b Die funktionelle Mobilisation sieht so aus: MT 1 Köpfchen mit Opposition, Abduktion und leichter Plantarflexion. Die Großzehe wird dreidimensional dagegen verschraubt: Flexion, Abduktion, Supination.

Übung 10.4 – 3D-Mobilisation: Antirigidus-Mobilisation

Ziel: funktionelle Mobilisation des Großzehengrundgelenks in Extension. Anleitung zur Selbstmobilisation. Das Erreichen des Ziels von 70° Extension wird protokolliert. Je nach Schweregrad der Arthrose wird dieses Ziel spontan, erst nach Monaten und oft gar nicht (Randosteophyten) erreicht. Zielsetzungen entsprechend anpassen.

Hilfsmittel: keine.

Start: Patient sitzt, mit Blick auf die Füße.

Aktion: rhythmisch achsengerechte 3D-Mobilisierung des Großzehengrundgelenks in Hyperextension:

– MT 1-Pronation-Flexion (M. peroneus longus) und Antivarus (M. adductor hallucis)
– P 1-Supination-Antivalgus bei progressiver Dorsalextension im Grundgelenk.

Dosierung: Dauer 2–5 Minuten pro Fuß. Mobilisation und Entspannung im Rhythmus 1:2. Patienten anleiten, bis die Mobilisation selbstständig korrekt ausgeführt wird. Varianten: Mobilisation unter Traktion, assistiv beim Abrollen mit Teilbelastung.

Kontrolle: funktionelle Drehrichtungen, Antivarus MT 1 *und* Antivalgus P 1.

Anker: Visualisierung beweglicher Großzehengrundgelenke beim An- und Ausziehen der Schuhe.

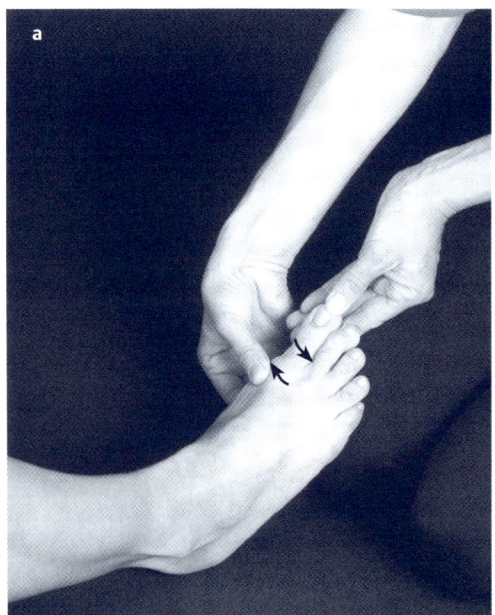
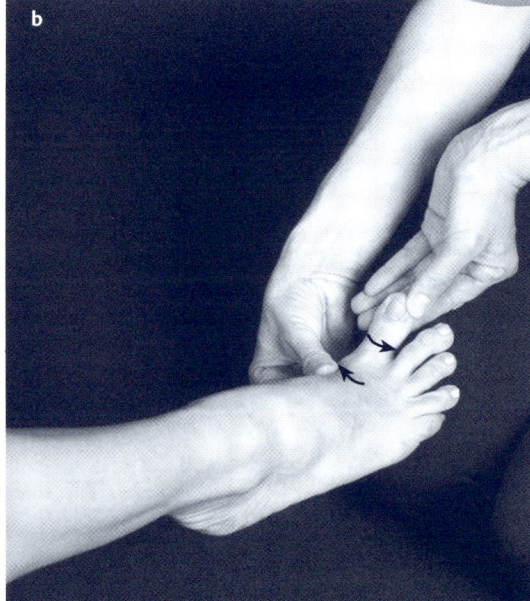

Übung 10.4 Antirigidus-Mobilisation: Achsengerechte 3D-Mobilisierung des Großzehengrundgelenks mit **a** 3D-Mobilisierung MTP 1-Gelenk in Flexion und **b** 3D-Mobilisierung MTP 1-Gelenk in Hyperextension entsprechend der Abrollphase. Die Großzehe stellt das Punktum fixum dar.

Funktionelle Stabilisation: von der Daumenzehe zur Großzehe

Übung 10.5 – 3D-Stabilisation: Hallux-Print

Ziel: orthograde Stabilisierung des ersten Strahls unter Teilbelastung während 30 Sekunden. Erreichen des Ziels und Belastung in kg werden protokolliert.

Hilfsmittel: Uhr, Personenwaage.

Start: Einen Fuß auf die Waage stellen, das Körpergewicht bleibt auf dem anderen Bein. Fuß optimal einstellen: Ferse orthograd, Vorfußquergewölbe, Zehen mit Bodenkontakt.

Aktion: Aktivierung von M. peroneus longus, M. adductor hallucis, M. abductor hallucis und M. flector hallucis. Das Großzehengrundgelenk wird transversal und rotatorisch stabilisiert; die Muskelkraft wirkt dem Weggleiten (Varisierung) und dem Wegdrehen (Supination) von MT 1 entgegen. Jetzt Teilbelastung des Fußes: Den ersten Strahl bei konstanter Belastung während 30 Sekunden aktiv stabilisiert halten; Belastung in kg ablesen. Varianten: Kräftigung gegen manuellen Widerstand oder gegen Theraband; Teilbelastung impulsartig während 1–2 Sekunden.

Dosierung: 30 Sekunden pro Seite, 3–5 Wiederholungen.

Kontrolle: keine transversale oder sagittale Instabilität von MT1, Belastung in kg konstant halten.

Anker: Beim Ergreifen von Gegenständen mit Opposition des Daumens synchron die „Daumenzehe" stabilisieren. Links und rechts üben.

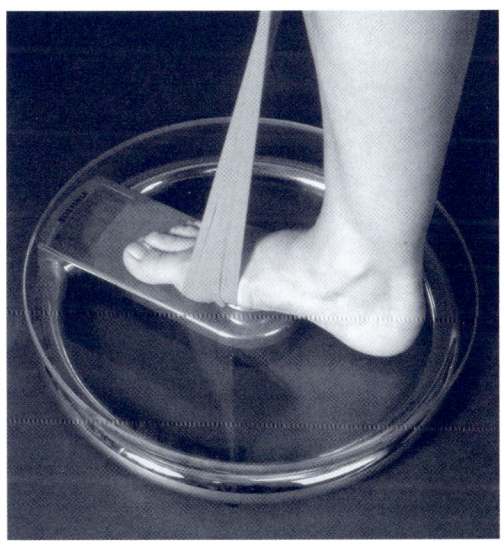

Übung 10.5 **Hallux-Print:** Aktivierung von M. peroneus longus und der ab-, adduzierenden und flektierenden Großzehen-Muskulatur. Das MTP 1 Gelenk wird transversal, sagittal und rotatorisch stabilisiert. Gleichzeitige Kräftigung der interossären und transversalen Ballenmuskulatur. Belastung isometrisch oder rhythmisch. Parameter sind Belastungskraft in Kilogramm und Belastungszeit in Sekunden.

Übung 10.6 – 3D-Stabilisation: Relevé

Ziel: Mobilisation und Stabilisierung von MTP 1 und OSG; Prävention Supinationstrauma.

Hilfsmittel: bei Standunsicherheit Geländer.

Start: Zweibeinstand hüftbreit.

Aktion: Aus dem Stand langsam in den Ballenstand mit symmetrischer Gewichtsverteilung im Vorfuß. Ein Sicheln der Füße mit Gewichtverlagerung auf den lateralen Vorfuß vermeiden. Pronation und guter Bodenkontakt MTP 1 (M. peroneus longus). Die transversale Ballenmuskulatur bleibt unter zunehmender Belastung exzentrisch aktiv.

Dosierung: 20 Wiederholungen. Intensität der individuellen Belastbarkeit anpassen. Schonvariante beim Hallux rigidus: Ausführung einseitig mit Teilentlastung bis unterhalb der Schmerz- und Beweglichkeitsgrenze, keine forcierte Extension, knöchernen Anschlag (Osteophyten) meiden.

Kontrolle: orthograde Vorfuß- und Großzehenstellung.

Anker: Beinachsentraining bei jedem „Zehenstand".

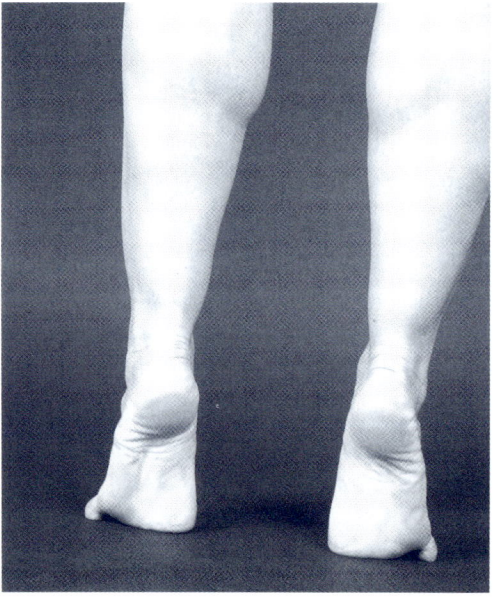

Übung 10.6 Relevé: Aus dem Stand langsam in den Ballenstand, symmetrische Gewichtsverteilung im Vorfuß. Der erste Strahl bleibt tendenziell in Opposition ausgerichtet, achten Sie auf guten Bodenkontakt des MTP 1. Die Ferse bleibt orthograd.

Funktionelles Training:
Vorfußtraining Schritt für Schritt

Übung 10.7 – Konzentrisches Training: Fußdäumling

Ziel: konzentrisches Training zur Stabilisierung des ersten Strahls.

Hilfsmittel: Theraband lang.

Start: Großzehengrundgelenk mit dem freien Ende des Therabands umwickeln, einmal vorne am Schienbein vorbei, hinten um den Oberschenkel und von medial nach lateral zum Trochanter major. Das andere Ende mit der homolateralen Hand auf Hüftgelenkhöhe straffen und festhalten. Gehen in Zeitlupe.

Aktion: Ferse orthograd aufsetzen – Vorfuß und MT 1 gegen den Widerstand des Therabands aktiv pronieren – Klein- und Großzehengrundgelenk berühren den Boden gleichzeitig – Jetzt Gewicht darauf geben - Varisierung von MT 1 exzentrisch kontrollieren – orthograde Achse während des Abrollens halten – maximale Extension im MTP ohne Sicheln der Füße. Beim Abstoßen Vorfußquergewölbe impulsartig und mit gerader Großzehe aufbauen. Geschwindigkeit sukzessive bis zu normalem Gehtempo steigern.

Dosierung: 2–5 Minuten – eine Seite – andere Seite – beidseitig.

Kontrolle: Fuß- und Großzehenachse: Extension im Grundgelenk.

Anker: beim Tragen von Einkaufstaschen, Koffern usw.

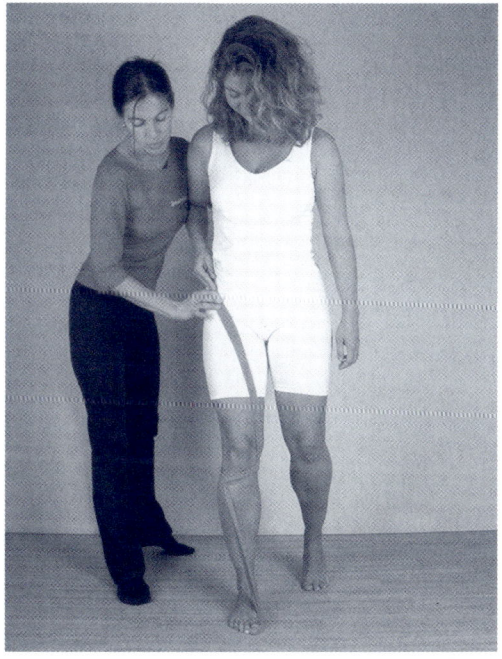

Übung 10.7 Fußdäumling: Gehen in Zeitlupe. Das anatomisch-funktionell angelegte Theraband (M. tibialis anterior; M. sartorius) fordert und fördert die aktive Vorfußpronation mit Opposition der Großzehe. Vorfuß orthograd aufsetzen und aktiv gegen den Widerstand des Therabands pronieren; orthogrades Abrollen. Das so vorgedehnte Theraband macht die muskuläre Vordehnung in Fuß und Bein zu Beginn der Spielbeinphase erlebbar.

Übung 10.8 – Propriozeptives Training: In-Shoe-Training

Ziel: Achsentraining im Schuh. Abnehmende Vorfußbreite beim Spreizfuß wird protokolliert und ist beim nächsten Schuhkauf zu berücksichtigen.

Hilfsmittel: Alltags- und Turnschuhe, evtl. Tape.

Start: langsames Gehen in Schuhen.

Aktion: Transversale Muskelspannung im Vorfuß aufrechterhalten – Schritt für Schritt. Unkontrollierte Varusspreizung des MT 1 verhindern. Das Ziel ist erreicht, wenn der Spreizfuß nachweislich abnimmt. Die aktuelle Breite des belasteten Vorfußes kann barfuß in Zentimetern gemessen werden mithilfe von Druckmessplatte, Farbabdruck, Negativabdruck oder Strichmarkierungen. Variante: Vorfuß (Opposition) und Großzehe (Achse) können bei Extrembelastung beispielsweise im Tanz oder im Laufsport mit Tapeband stabilisiert werden.

Dosierung: 10 Sekunden mehrmals täglich.

Kontrolle: im Schuh Kontrolle unmöglich.

Hinweis: Die gleiche Übung in Modeschuhen wird anspruchsvoll. Selbst im Spitzentanz ist eine achsengerade Stellung der Großzehe möglich! Der Vorfuß wird vom Ballettschuh in Opposition gefasst, die Großzehe steht achsengerecht. Valgusknick der Großzehe und das Stehen auf dem plantar flektierten Endglied sind tanztechnisch falsch.

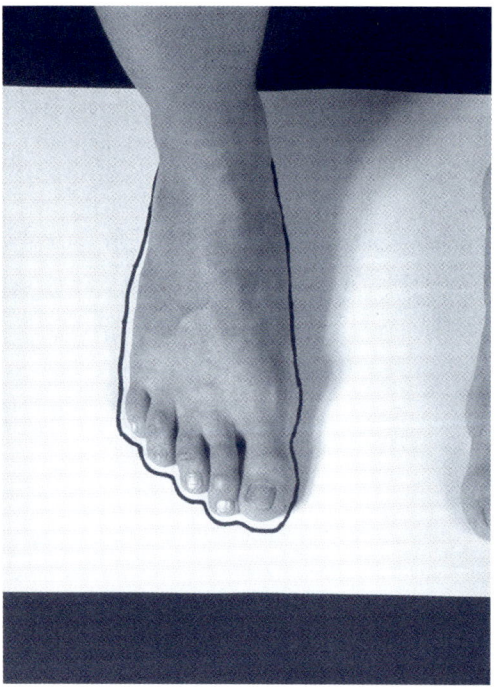
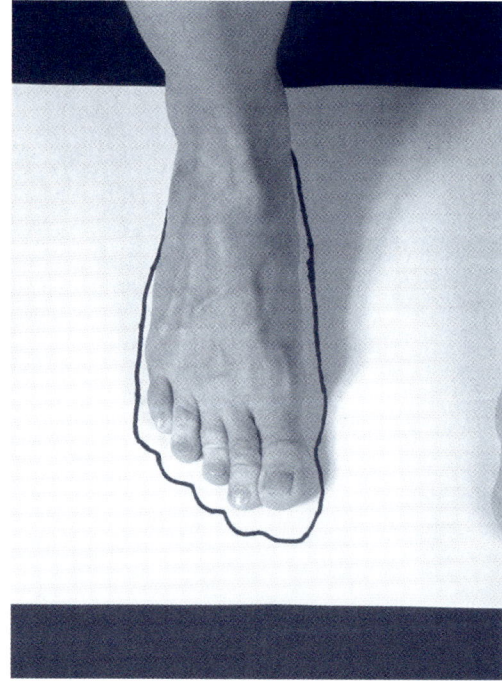

Übung 10.8 In-Shoe-Training: Fuß belastet. **a** Vorfuß gespreizt. **b** transversale Vorfußmuskulatur aktiv, der Vorfuß ist deutlich schmäler.

Funktionelle Integration: Stoßdämpfer und Impulsgeber

Übung 10.9 – Koordinationstraining: Strandläufer

Ziel: Das Gehen mit mobilem Grundgelenk und stabiler Großzehenachse lässt sich auf weichem Untergrund (Sand) ideal üben.

Hilfsmittel: Sandstrand in den Ferien, weiche Schaumstoffmatte.

Start: barfuß gehen auf der Schaumstoffmatratze bzw. im Sand.

Aktion: orthogrades Abrollen über den Vorfuß – volle Extension im Grundgelenk – Stabilisierung der Großzehenachse. Beim Gehen auf instabilem Untergrund können Streckdefizit (Hallux rigidus) und Achsenknick (Hallux valgus) dosiert und kontrolliert angegangen werden. Der weiche Untergrund sorgt automatisch für dreidimensionale Belastungsvielfalt.

Dosierung: zwei- bis dreimal 2–5 Minuten täglich.

Kontrolle: orthograde Abrollen von Fuß und Großzehe.

Anker: Strandläufergefühl beim Barfußgang über flauschige Wollteppiche.

Übung 10.10 – Koordinationstraining: Balkengänger

Ziel: Gleichgewichtsschulung und Großzehenkoordination auf einem Balken.

Hilfsmittel: knapp fußbreiter Balken.

Start: Schrittstellung auf dem Balken.

Aktion: langsames Gehen über den Balken, orthogrades Abrollen über Vorfuß und Großzehe – Schritt für Schritt. Tempo variieren.

Dosierung: ein- bis zweimal 1–3 Minuten; Vorsicht: Unfallgefahr durch Abrutschen!

Kontrolle: volle Extension und achsengerechte Stellung im Zehengrundgelenk, orthograde Ausrichtung der Fersen.

Anker: das gerade Abrollen auf geradlinigen Straßenmarkierungen üben, am besten in normalem Gehtempo.

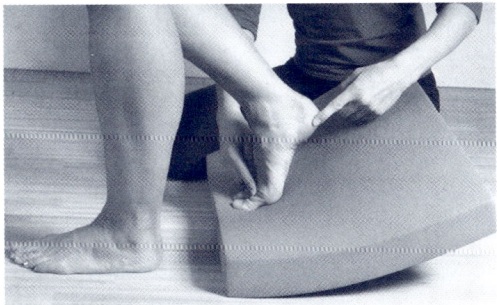

Übung 10.9 **Strandläufer:** orthograde Abrollen über den Vorfuß. Beim Gehen auf einer nachgiebigen Unterlage können volle Extension und Achsenstabilität des Großzehenstrahls dosiert und kontrolliert trainiert werden.

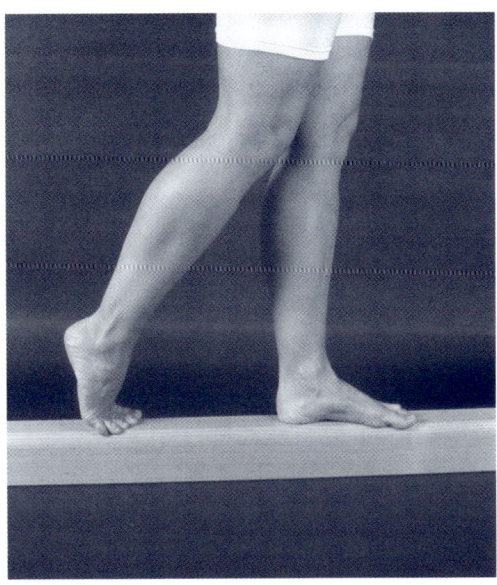

Übung 10.10 **Balkengänger:** Gleichgewichtsschulung und Großzehenkoordination auf dem Balken. Aufsetzen des Fußes, Belastungsphase, Abrollen. Auf volle Extension und achsengerechte Stellung von Fuß und Großzehe achten.

10.7 Funktionelle Prävention: beweglich, gerade und stark

Präventive Biomechanik:
hoher Preis für hohe Hacken

Und es gibt sie doch – die wissenschaftlichen Argumente für hohe Absätze (Snow 1994). Mit Hochgeschwindigkeitskameras haben sich passionierte Forscher den hohen Absätzen an die Fersen geheftet und Erstaunliches gefunden. Fersen auf sieben Zentimeter hohen Absätzen knicken deutlich weniger ein! Auf den zweiten Blick schon fast logisch: auf ebenem Boden und in flachen Schuhen stehen selbst Knickfüße recht komfortabel. Auf hohen Hacken aber macht sich jede Fehlstellung der Ferse sofort bemerkbar! Auf hohen Hacken kommt es zur Spontankorrektur von Knickfußfehlstellung. Den Preis zahlt allerdings der Vorfuß. Mit Großzehenabweichungen machen Stilettos kurzen Prozess: Die Großzehe wird in eine Valgusfehlstellung gezwungen, die Schubkräfte besorgen den Rest.

Medizinische Pädagogik:
Modeschuh – Überlebenstraining für Füße

Beim Tragen „ungesunder" Schuhe ist die Tragzeit entscheidend! Nicht jeden Tag von acht Uhr morgens bis elf Uhr abends. Das hält der gesündeste Fuß nicht aus. Die Zauberformel für den Ausgleich lautet: für jeden Abend mit *High Heels* zehn Minuten spezifisches Fußtraining. Füße und Großzehen können gezielt trainiert werden, um in anatomisch schlecht konzipierten Luxuspantoffeln nicht gleich unterzugehen. Richtig trainierte Füße überleben gar eine professionelle Ballettkarriere in Spitzenschuhen!

11 Hüftgelenk: Angelpunkt der Aufrichtung

11.1 Evidenz: kugelrund mit Dellen

Koxarthrose:
Zahlen

Erkrankungen des Hüftgelenks nach Hüftdysplasie, Epiphysiolysis, Perthes-Krankheit, avaskulärer Nekrose, Gelenkfrakturen u. a. machen gerade 10 % aller Hüftarthrosen aus. Die anderen 90 % entstehen primär – ohne erkennbare Ursache. Die Hüftarthrose ist in unseren Breitengraden eine Volkskrankheit erster Ordnung: 2–3 % der über 65-jährigen Bevölkerung leiden an einer mittelschweren bis schweren Koxarthrose! Eine Gelenkspaltverschmälerung als Frühzeichen findet sich bei 15 % der Bevölkerung. Die primäre Koxarthrose gilt heute als eigenständiges Krankheitsbild.

Koxarthrose:
multifaktorielle Risiken

Körperliche Schwerarbeit erhöht das Risiko. Beruflich-bedingtes regelmäßiges Heben schwerer Lasten vervierfacht das Risiko (Yoshimura 2000). Intensive sportliche Tätigkeit vervierfacht das Hüftarthroserisiko ebenfalls (Vingard 1993). Sportarten mit hohen Belastungskräften und Stop-and-Go-Impulsen setzen dem Hüftknorpel besonders zu. Berufliche und sportliche Exposition addieren sich und lassen das relative Risiko um einen Faktor 8 steigen. Neben den mechanischen sitzen genetische Faktoren auf der Anklagebank (Lanyon 2000). Ernährungsfaktoren sind bisher kaum untersucht. Hingegen steigt das Arthroserisiko nach Gelenkverletzungen dramatisch auf das 20- bis 40-fache an (Lau 2000). Kurzum: Genetik, Mechanik und Trauma sind Schlüsselfaktoren bei der Entstehung der Hüftarthrose.

Koxarthrose:
Kunstgelenke im Vormarsch

Schwere Hüftarthrose = künstliches Hüftgelenk. Diese Gleichung erscheint auf den ersten Blick logisch und in ihrer Umsetzung unbestritten. Auf den zweiten Blick: Nur 15 % der Patienten mit schwerer Arthrose sind willens, sich einer Operation zu unterziehen (Hawker 2000, 2001). Viele Patienten mit schwerer Koxarthrose zögern, bevor sie dem Einbau eines Kunstgelenks zustimmen. Ist der Leidensdruck groß genug, willigt der Patient aus innerer Überzeugung und Notwendigkeit ein. Diese Strategie der selbstständigen Entscheidungsfindung verfolgen heute immer mehr Ärzte und Therapeuten, wenn sie um ihre Meinung gefragt werden.

11.2 3D-Anatomie: Kugelgelenk mit Spirale

Femur-Antetorsion:
eingebauter Drehwinkel

C-Bogen, S-Bogen und Torsion lautet die geometrische Definition der Schraubenspirale (→ S. 4). Diese Kriterien treffen auf den Femur zu: C-Form in der Sagittalebene, S-Form in der Frontalebene und Antetorsion in der Horizontalebene. Die Drehung des Femurkopfs gegenüber der Kniegelenkquerachse nach vorne beträgt beim Erwachsenen +12° bei einer mittleren Streubreite von +4 bis +20° (Lang 1972 g). Mit anderen Worten: Der Femur ist ein spiralförmiger Knochen par excellence. Und dies auch gleich in seinem Inneren. Die Knochenbalkenstruktur richtet sich nach den Zug- und Druckbelastungskräften. Dabei entstehen im Inneren des Femurkopfs dreidimensionale Spiralschlaufen (Benninghoff 1985 a).

11 Hüftgelenk: Angelpunkt der Aufrichtung

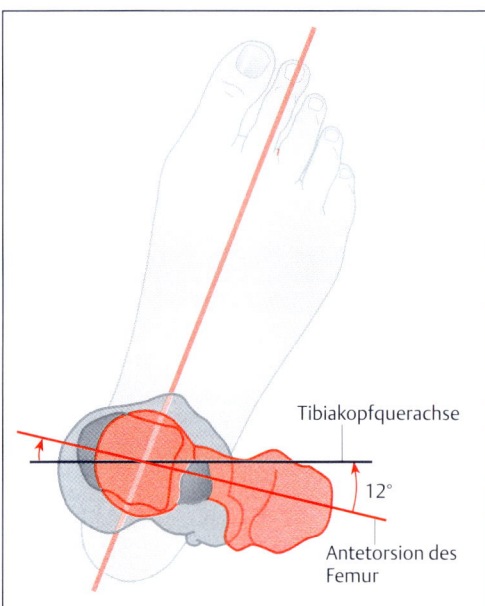

Abb. 11.1a Antetorsion: Das Femur ist ein in sich spiralig gedrehter Knochen. Neben dem bekannten Torsionswinkel (Rotation) weist er einen S-Bogen (Frontalebene) und einen C-Bogen (Sagittalebene) auf. Der Antetorsionswinkel ist der Winkel des Schenkelhalses gegenüber der Tibiakopf-Querachse.

Bandschraube: 3D-Bewegungsführung

Die spiralige Bandschraube stellt eine dreidimensionale Führungshilfe der Hüftextension dar. Es ist genau wie beim Segeln: Ein Segel erfüllt nur dann seinen Zweck, wenn der Wind hinein bläst und das Segel straff gespannt ist. Bei den Bändern ist es analog: Ein Band kann nur dann seine Funktion ausüben, wenn es gespannt wird. Bei der Lendenlordose beispielsweise nähern sich die Fazetten der kleinen Wirbelgelenke einander. Alle Bänder sind entspannt, schlaff, ohne Stabilisierungs- und Führungsfunktion. Die Gelenke sind labilisiert, die Bandsicherung ausgeschaltet. Genau so bei der Hüfte: Die Bandschraube kann ihre Funktion „Stabilisierung des Hüftgelenks in der Dynamik" nur wahrnehmen, wenn alle drei Bänder während der Extension gleichmäßig angespannt werden und angespannt bleiben. Mit anderen Worten: Von der 3D-Anordnung der Bandschraube lässt sich die 3D-Biomechanik der Hüftextension beim Laufen ablesen.

Bandschraube Hüftgelenk: Presssitz und Zentrierung

Die drei Hauptverstärkungsbänder laufen vorne zusammen. Das iliofemorale Band kommt senkrecht von oben, das pubofemorale Band schräg von medial, und das ischiofemorale Band umschlingt den Femurhals von hinten kommend. Die Anordnung erfüllt eine einfache Funktion: Während der Hüftextension werden alle drei Bänder sukzessive angespannt. Das Kugelgelenk erhält so im belastungsintensiven Moment des Abstoßens den erforderlichen Halt. Der Kugelkopf wird sozusagen in seine Pfanne gepresst und stabilisiert. Gleichzeitig entsteht durch die Bandschraube ventral eine „ligamentäre Pfanne". Die Propulsionskräfte des Beines sind nach vorne-oben-innen gerichtet. Medial und oben befindet sich die Pfanne. Nach vorne hin wird das Hüftgelenk ligamentär gesichert. Die dreifache Bandsicherung vermag die ventralgerichteten Kräfte elastisch abzufedern. Kurzum: Die Bandschraube des Hüftgelenks ermöglicht Anpressdruck, Zentrierung und elastische Federung im entscheidenden Moment.

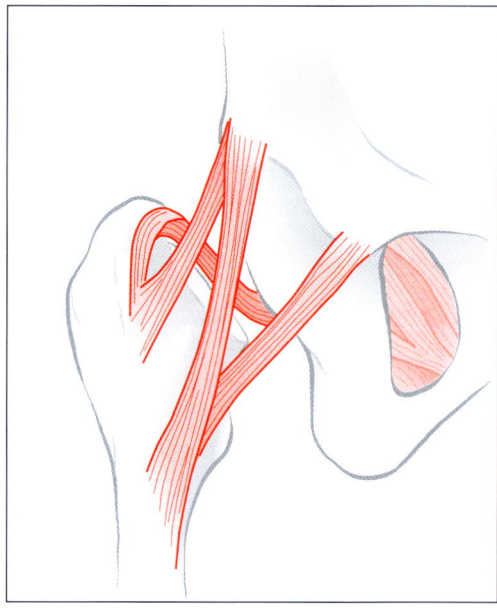

Abb. 11.1b Bandschraube am Hüftgelenk

Hüftextension:
Segeln ohne Wind

Um kontinuierliche Bandführung und Hüftextension optimal zu gewährleisten, gibt es aus funktioneller Sicht eine Möglichkeit: Das Becken dreht zur Standbeinseite (proximale Innenrotation) und senkt sich auf der Standbeinseite (proximale Abduktion). Durch die Beckenrotation zum Standbein entspannt sich das pubofemorale Band. Durch den funktionellen Beckentiefstand wird die funktionelle Überdachung des Hüftgelenkkopfs verbessert, und das iliofemorale Band entspannt sich. Die 3D-Beckenbewegung bewirkt so während der Hüftstreckung eine sukzessive Entspannung der extensionslimitierenden Kapselbänder und ermöglicht so ein Plus an Hüftextension. Für das normale Gehen ist eine Hüftextension von 10–20° über die Nullstellung hinaus erforderlich. In der Endstreckung zählt jedes Grad. Kurzum: Funktioneller Tiefstand und Rotation zur Standbeinseite ermöglichen während des Gehens eine kontinuierlich bandgesicherte und maximale Extension im Hüftgelenk. Alles andere ist wie Segeln ohne Wind.

Hüftrotation:
klare Dominanz

Die Machtverhältnisse sind eindeutig geregelt: klare Dominanz der Außenrotation! Der M. iliopsoas als Hauptbeugemuskel bewirkt neben der Flexion eine Außenrotation im Hüftgelenk. Die Kraftentfaltung der Mm. glutaei – der stärksten Muskelgruppe des menschlichen Körpers – kombiniert die Extension überwiegend mit einer Außenrotation. Die dritte Muskelgruppe des Hüftgelenks ist die Gruppe der pelvitrochanteren Außenrotatoren. Der Name sagt alles. Kurzum: Bei den Beugern, Streckern und Rotatoren überwiegt im Hüftgelenk zahlen- und kräftemäßig die Außenrotation. Das Hüftgelenk ist von der Form her ein Kugelgelenk. Von der Funktion her ist es ein Kugelgelenk mit definierter Rotation. Die Drehrichtung im Kugelgelenk ist anatomisch vorgegeben und in seiner Grundfunktion nicht umkehrbar. Kenntnis und Berücksichtigung der Drehrichtungen sind für die funktionelle Therapie des Hüftgelenks und das funktionelle Beinachsentraining bei Kniegelenkproblemen entscheidend.

Synergismus:
Funktion ohne Widerspruch

Knochen, Bänder und Muskeln bilden zusammen eine funktionelle Einheit. Sie dürfen sich gegenseitig nicht widersprechen. Antetorsionswinkel im Femur, ligamentäre Bandschraube und funktionelle Dominanz der Außenrotatoren sprechen die gleiche Sprache: Sicherstellung der distalen Außenrotation des belasteten Beines. Die anatomisch funktionelle Drehrichtung des Femurs ist vorgegeben: Außenrotation. Die Anordnung der Dermatome illustriert die Spirale im Bein in perfekter Weise. Kurzum: Knochen, Bänder, Muskeln und Nerven im Bein sind spiralig aufgebaut. Davon lässt sich ein grundlegendes Bewegungsprinzip ableiten: Beuge- und Streckbewegungen des Beines sind mit Rotationskomponenten gekoppelt. Die Drehrichtungen sind anatomisch-funktionell vorgegeben.

11.3 Programmierte Diagnostik: 3D-Mobilität auf dem Prüfstand

Hüftgelenk

Funktionelle Hüftgelenk-Diagnostik: Schritt für Schritt

Beschwerden: Bestehen (belastungsabhängige) Hüftschmerzen?
– Ja, gesamte Differenzialdiagnose Hüftschmerz: z. B. Arthrose, Arthritis, muskulär, radikulär
– Nein: Hüftproblem schmerzfrei

Grundleiden: Ist ein Hüftleiden bekannt?
– Ja, Grundleiden: z. B. Koxarthrose, Rheuma, Trauma, Missbildung, Limbuspathologie
– Nein: kein Grundleiden bekannt

Füße und Beinachsen: begleitende Fuß- oder Beinachsendeformität?
– Ja, Fußdeformität: z. B. Hohlspreizfuß, Knicksenkspreizfuß
– Ja, Beinachsenabweichung: z. B. O-Beine, X-Beine, Innenrotationsfehlstellung
– Nein: Hüftproblem isoliert

Ganganalyse: blickdiagnostische Gangauffälligkeiten der Standbeinhüfte?
– Ja, Trendelenburg-Hinken: gluteale Insuffizienz Standbeinhüfte
– Ja, Duchenne-Hinken: gluteale Insuffizienz Standbeinhüfte
– Ja, Lordosierung beim Abrollen: Extensionsdefizit Standbeinhüfte
– Ja, Standbeinfuß dreht beim Abrollen nach außen weg: Innenrotationsdefizit Standbeinhüfte
– Nein: funktionelles Gangbild Standbeinhüfte

Hüftmobilität: Besteht ein Streck- (→ S. 193), Beuge- (→ S. 194) oder Rotationsdefizit (→ S. 195)?
– Ja, Hüftextension ≤ 10°: Streckdefizit
– Ja, Hüftflexion ≤ 110°: Flexionsdefizit
– Ja, Hüftabduktion ≤ 45°: Abduktionsdefizit
– Ja, Rotation ROM in Extension ≤ 60°: Rotationsdefizit global
– Ja, Außen- oder Innenrotation ≤ 30°: Rotationsdefizit selektiv
– Nein: funktionelle Hüftmobilität

Hüftstabilität: Wird das Becken in der Dynamik ungenügend stabilisiert?
– Ja, Becken kippt nach ventral: muskuläre Insuffizienz proximale Hüftextension (Abb. 11.8a → S. 199)
– Ja, Becken sinkt auf Spielbeinseite ab: muskuläre Insuffizienz proximale Hüftabduktion (Abb. 11.6 → S. 197)
– Ja, Beinachse und Patella drehen nach innen: muskuläre Insuffizienz distale Außenrotation (Abb. 10.2 → S. 180)
– Nein: funktionelle Hüftstabilität

Femurantetorsion: Besteht eine relevante Abweichung der Femurantetorsion (→ S. 196)?
– Ja, Innenrotation größer als Außenrotation: V. a. Femurantetorsion verstärkt
– Ja, Außenrotation größer als Innenrotation: V. a. Femurantetorsion vermindert
– Nein, Femurtorsion im Normbereich um 20° (Streubreite 5–35°)

Beeinflussbarkeit: Kann das Hüftproblem therapeutisch positiv beeinflusst werden?
– Ja, nachweisbare Funktionsverbesserung: Therapiepotenzial vorhanden
– Nein: Hüftproblem über Kognition und Korrektur kaum beeinflussbar

Klinische Diagnostik Hüftgelenk

Thomas-Handgriff:
funktionelle Extension entscheidend

Position: Untersuchungsliege in Rückenlage, beide Beine gebeugt, die Oberschenkel symmetrisch gegen den Rumpf gezogen. Der Handgriff frei nach Thomas: Das Becken bleibt symmetrisch, ein Bein gegen den Oberkörper fixiert, das andere Bein wird langsam bis zu dem Moment gestreckt, in dem das Kniegelenk spontan flektiert.

Dokumentation: Gemessen wird der Winkel zwischen Oberschenkel und Tischebene im Moment des spontanen Wechsels von „Hüftextension bei gestrecktem Knie" zu „fixiertem Hüftgelenk mit einsetzender Knieflexion". Protokolliert wird die passive Hüftextension beidseitig.

Ziel: funktionell vollständige Hüftextension ohne kompensatorische LWS Lordose.

Norm: Hüftextension 10–20°.

Pathologie:
– Hüftstreckdefizit: Extension ≤ 10° bzw. Seitendifferenz ≥ 10°
– Hüftbeugekontraktur: Extension ≤ 0°.

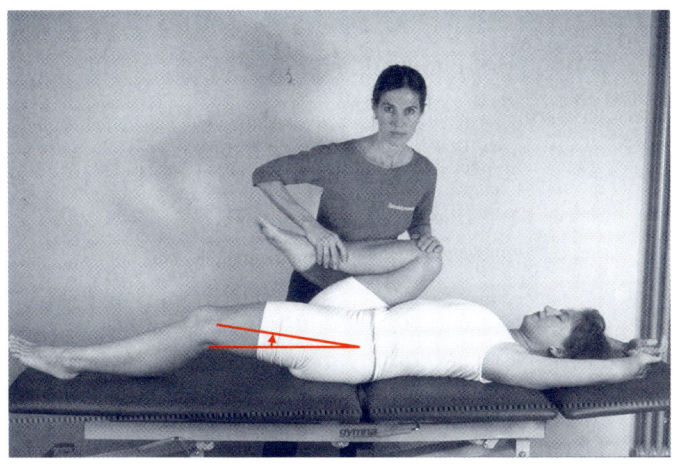

Abb. 11.2 Thomas Handgriff: einseitige Hüftflexion fixiert das Becken in aufgerichteter Stellung. Auf der anderen Seite wird die Hüftextension geprüft: Bei einem Hüftstreckdefizit bleibt das (im Bild linke) Bein in Hüft- und Kniegelenk gebeugt, das Hüftstreckdefizit kann mittels Plurimeter direkt abgelesen werden. Im Bild Hüftkontraktur zirka –15° links.

Hüftflex-Defizit:
Gehen erfordert 100°

Position: Rückenlage, beide Beine gestreckt. Ein Bein wird im Hüftgelenk passiv gebeugt – ohne Mitbewegung des Beckens oder des anderen Beines. Die freie zweite Hand registriert am Beckenkamm den Übergang von reiner Hüftflexion auf eine Beckenmitbewegung.

Dokumentation: gemessen wird der Winkel zwischen Oberschenkel und Tischebene im Moment der maximalen reinen Hüftflexion.

Ziel: freie Hüftflexion ≥ 110°. Für normales Gehen und Treppensteigen braucht es im Alltag mindestens 100–110° Flexion.

Norm: 110–130°.

Pathologie:
– Hüftflexionsdefizit: ≤ 110°

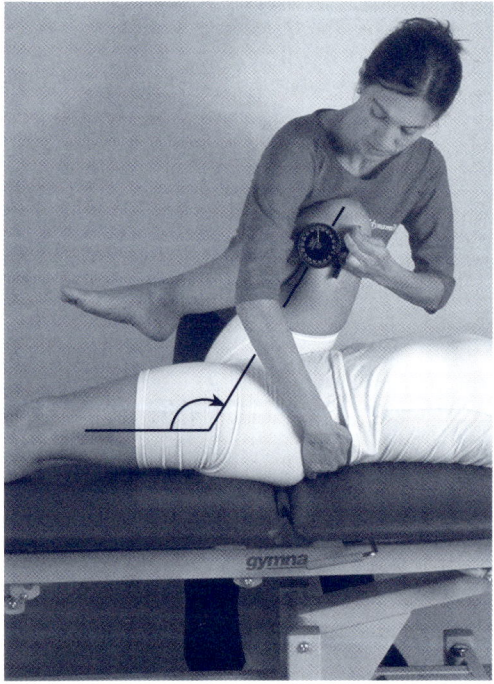

Abb 11.3 Hüftflexion: Prüfung der Hüftflexion in Rückenlage. Die rechte Hand liegt dem Becken an, um Mitbewegungen des Beckens sofort wahrzunehmen. Die linke Hand führt das rechte Knie langsam in die Hüftflexion bis es zur Mitbewegung des Beckens kommt. Genau vor diesem Moment wird die Hüftflexion gemessen.

Hüftrot-Defizit:
Messung in Extension!

Position: Bauchlage, ein Knie flektiert, Unterschenkel senkrecht, das Becken manuell auf der Unterlage fixiert, um Mitbewegung bei der Hüftrotationsprüfung zu verhindern.

Dokumentation: gemessen wird der Winkel des schrägstehenden Unterschenkels zum Lot. Protokolliert werden Innen- und Außenrotation beider Hüftgelenke in Extension.

Ziel: symmetrische Hüftmobilität in Extension. Innen- und Außenrotation gleich groß, geringe Links-rechts-Unterschiede. Das Verhältnis von Innen- zu Außenrotation hängt stark vom individuellen Antetorsionswinkel des Femurs ab. Beckenrotationen führen regelmäßig zu einer „symmetrischen" Verschiebung der Rotationsbeweglichkeit: Beckenrotation nach links beispielsweise führt zu mehr Außenrotation rechts und mehr Innenrotation links.

Norm: Außenrotation 30–60°, Innenrotation 30–60°, Summe von Innen- und Außenrotation pro Hüftgelenk ≥ 60°, Links-rechts-Differenz ≤ 10°. Globale Hypermobilität ist konstitutionell oder durch intensives Training bedingt.

Pathologien:
- Globale Hypomobilität: Innen-Außenrotation ROM ≤ 60°
- Innenrotationsdefizit: Innenrotation ≤ 30°
- Außenrotationsdefizit: Außenrotation ≤ 30°
- Femur-Antetorsion verstärkt: Innenrotation ≥ 30° und Außenrotation ≤ 30°
- Femur-Retrotorsion: Außenrotation ≥ 30° und Innenrotation ≤ 30°
- Beckenrotation: „spiegelsymmetrischer" Links-rechts-Unterschied (z. B. links 50/0/40, rechts 40/0/50)
- Funktionsstörung einseitig: Links-rechts-Differenz ≥ 10° (z. B. links 20/0/20, rechts 40/0/40)
- Koxarthrose progredient: Rotationsverlust ≥ 10° in zwölf Monaten.

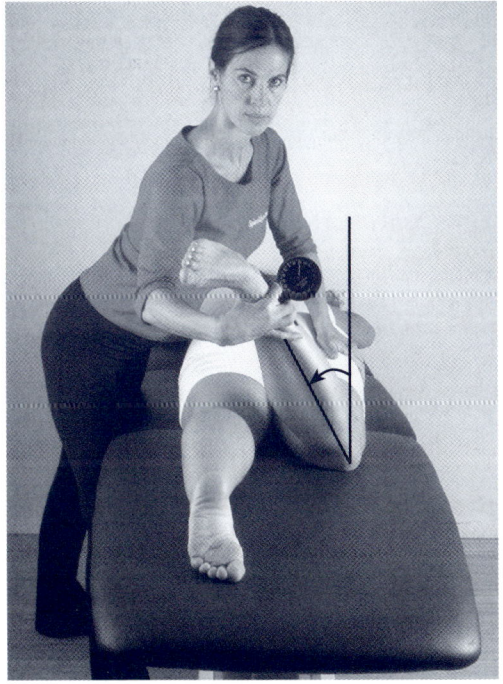 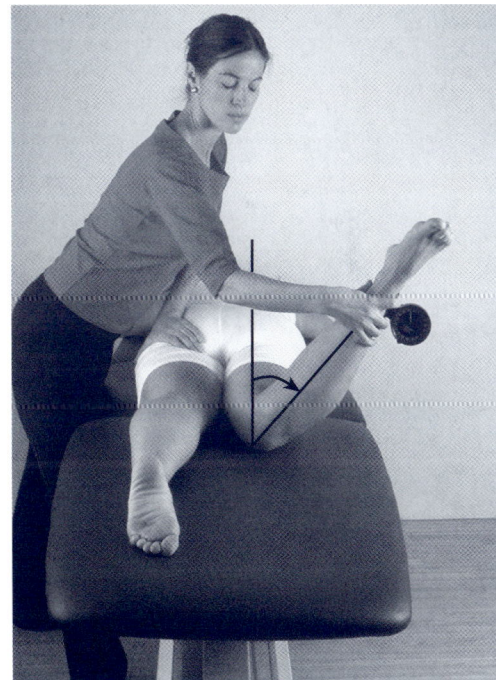

Abb. 11.4a–b Hüftrotation: Prüfung der passiven Rotationsfähigkeit beider Hüftgelenke bei gestreckter Hüfte in Bauchlage und manuell fixiertem Becken. Gemessen wird der Winkel des schräg stehenden Unterschenkels zum Lot. Rechte Hüfte **a** Außenrotation und **b** Innenrotation.

Femurtorsion:
klinischer Anhaltspunkt

Position: Bauchlage, ein Knie flektiert, den Unterschenkel senkrecht nach oben. Das Becken auf der Unterlage fixiert, um Mitbewegung zu verhindern. Mit der freien Hand wird der Trochanter major palpiert. Durch Hin- und Herbewegen des Unterschenkels wird im Hüftgelenk innen- und außenrotiert, bis der Trochanter major maximal lateralisiert ist.

Dokumentation: Gemessen wird der Winkel des schrägstehenden Unterschenkels zum Lot bei maximal lateralisiertem Trochanter major. Bei einem Antetorsionswinkel von 20° im Oberschenkelhals muss der Femur 20° nach innen rotiert werden, um die maximale Lateralisierung des Trochanters major zu erreichen. Mit anderen Worten: Die so gemessene Innenrotation im gestreckten Hüftgelenk entspricht näherungsweise dem Antetorsionswinkel des Femurs. Eine Retrotorsion des Femurs ergibt eine Außenrotationsstellung im gestreckten Hüftgelenk.

Hinweis: Die klinische Bestimmungsmethode erlaubt nur eine sehr grobe Schätzung.

Ziel: ausgeglichene Torsionsverhältnisse im gesamten Beinskelett (→ S. 222).

Norm radiologische Werte: Femurantetorsion: 20° (Streubreite 5–35°), Seitenunterschied ≤ 5° (Strecker W 1997).

Pathologien:
– Femurantetorsion verstärkt ≥ 35°
– Femurantetorsion vermindert: ≤ 5°, Femurretrotorsion: ≤ 0°
– Seitenvergleich: ≥ 5°.

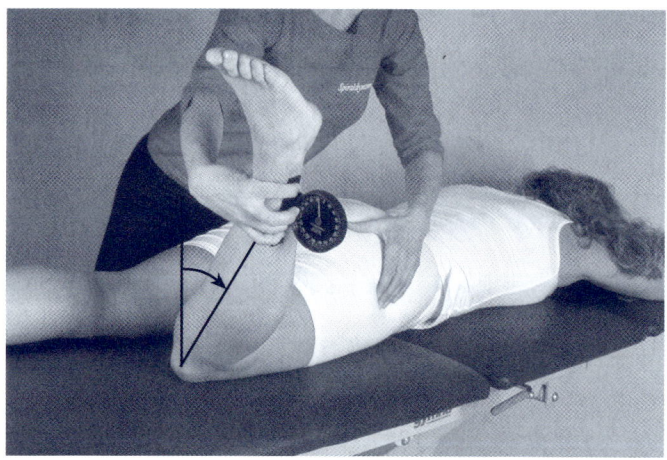

Abb 11.5 Antetorsion: Grobbestimmung des Antetorsionswinkels im extendierten Hüftgelenk. Der Unterschenkel wird innen-außen rotiert, bis der Trochanter major maximal lateralisiert ist. Die Innenrotationsstellung von 20° entspricht einem normalen Antetorsionswinkel von 20°. Ein Retrotorsionswinkel führt entsprechend zu einer Außenrotation.

Trendelenburg-Muskeltest:
Abduktion insuffizient

Position: Zweibeinstand, ein Bein anheben, Hüft- und Kniegelenk rechtwinklig gebeugt. Beobachtet wird die Beckenbewegung in der Frontalebene unmittelbar nach dem Anheben des Beines. Statischer Trendelenburg-Muskeltest: Der Patient erhält jetzt den Auftrag, das Becken während 30 Sekunden waagrecht zu halten. Dynamische Variante: das Becken der Spielbeinseite im Sekundenrhythmus anheben und wieder zur Horizontalen absenken – 30 Wiederholungen in 30 Sekunden.

Dokumentation: Anzahl Sekunden, während derer das Becken ununterbrochen und ohne Absinken horizontal gehalten werden kann. Dynamischer Trendelenburg-Muskeltest: Die Anzahl Sekunden entspricht der Anzahl erfolgter Wiederholungen im Sekundentakt.

Ziel: funktioneller Beckenschrägstand im Einbeinstand.

Norm: Kraftausdauer der Hüftabduktoren isometrisch und dynamisch ≥ 30 Sekunden.

Pathologien:
– Beckendyskoordination: Absinken des Beckens auf der Spielbeinseite ohne Muskelschwäche
– Statische Insuffizienz Standbeinabduktion: ≤ 30 Sekunden (Trendelenburg-Muskeltest)
– Dynamische Insuffizienz Standbeinabduktion: ≤ 30 Sekunden (modifizierter Trendelenburg-Muskeltest).

Hinweis: Vergleiche Übung 11.5 – das Anti-Trendelenburg-Training (→ S. 208).

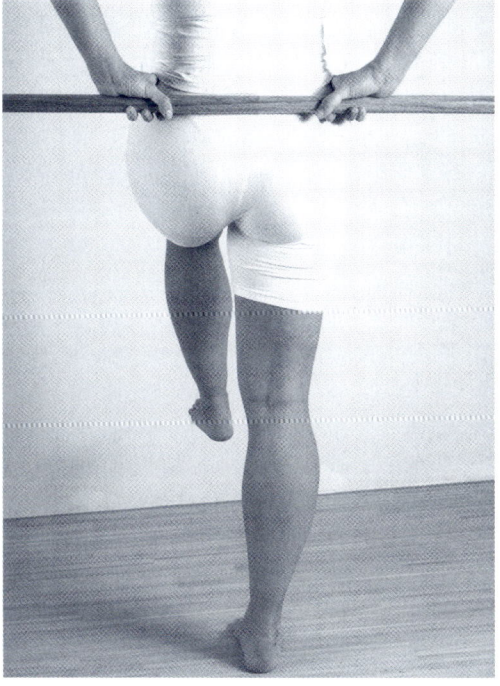

Abb 11.6 Hüftabduktoren: Prüfung der funktionellen Stabilität des Beckens im Einbeinstand. Das Becken während 30 Sekunden waagrecht halten. Das Absinken auf der Spielbeinseite spricht für muskuläre Insuffizienz oder Parese auf der Standbeinseite.

COX-AR-Test:
Außenrotation insuffizient

Position: Coxa = Hüfte, AR = **A**ußen**r**otation. Seitlage auf der Untersuchungsliege, unteres Bein gestreckt, oberes Bein parallel zur Unterlage und in Hüft- und Kniegelenk 90° flektiert. Die Außenrotatoren leisten in dieser Stellung abduktorische Haltearbeit. Das Kniegelenk wird an Ort und Stelle gehalten, der Fuß bewegt sich im Sekundenrhythmus auf und ab (konzentrisch-exzentrische Aktivität der Innenrotatoren, Haltearbeit der Außenrotatoren). Der Rumpf wird aktiv stabilisiert, das Becken nicht nach dorsal wegdrehen, den Fuß nicht auf der Unterlage abstellen. *Variante*: Der Außenrotation kann manuell oder mithilfe eines Therabands Widerstand entgegengesetzt werden. Die pelvitrochanteren Außenrotatoren leisten so Haltearbeit und resistive Bewegungsarbeit.

Dokumentation: gezählt und protokolliert werden die Anzahl möglicher Wiederholungen – ohne Unterbrechung und ohne Ausweichbewegungen. Die Anzahl der Wiederholungen entspricht der Anzahl Sekunden.

Ziel: funktionelle Koordination der Hüftgelenkmuskulatur mit exzentrischem Loslassen der Innenrotatoren und Kräftigung der pelvitrochanteren Außenrotatoren.

Norm: mindestens 20 Wiederholungen pro Seite im Sekundentakt.

Pathologien:
– muskuläre Insuffizienz der rotatorischen Hüftmuskulatur: ≤ 20 Wiederholungen.

Hinweis: Vergleiche Übung 11.8 zur Kräftigung der Hüftaußenrotatoren (→ S. 211).

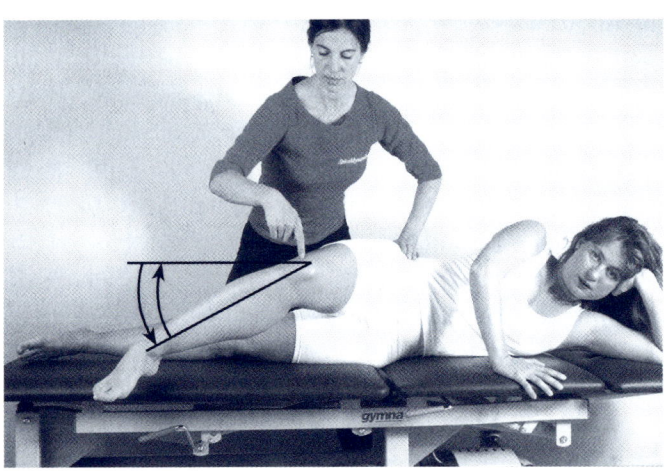

Abb. 11.7 Hüftaußenrotatoren: Koordination der Hüftinnen- und Außenrotatoren. Das obere Bein flektiert und parallel zum Boden, das Knie ortstabil. Der Fuß bewegt sich im Sekundenrhythmus rauf und runter. Die rotatorische Hüftmuskulatur leistet konzentrisch-exzentrische bzw. isometrische Arbeit.

3D-Beckenanalyse:
Beckenbewegung beim Gehen

Position: Gehen in normalem Gehtempo. Blickdiagnostische Bewegungsanalysen brauchen Erfahrung. Videoaufnahmen mit Slow-Motion-Abspielfunktion sind hilfreich. Beurteilt werden die Beckenbewegungen in den drei Hauptebenen für das linke und das rechte Hüftgelenk.

Dokumentation: Pathologische Befunde werden qualitativ-visuell erfasst. Pathologische Bewegungsmuster des Beckens werden für jedes Hüftgelenk getrennt und um alle drei Achsen erfasst.

Ziel: funktionelle Beckenbewegung beim Gehen.

Norm: Beckenbewegung um die:
- Transversalachse: das Becken bleibt in aufgerichteter Neutralstellung
- Sagittalachse: funktioneller Beckentiefstand auf der Standbeinseite
- Longitudinalachse: Beckenrotation zur Standbeinseite bei orthograder Fußachse.

Pathologien Standbeinseite:
- Funktionelles Streckdefizit: Ventralkippen des Beckens in der späten Standphase
- Funktionelles Abduktionsdefizit: Absinken des Beckens auf Spielbeinseite (Trendelenburg)
- Funktionelles Rotationsdefizit: fehlende Beckenrotation zum Standbein, ungenügende Innenrotation der Standbeinhüfte mit Auswärtsdrehung des Fußes in der späten Standphase.

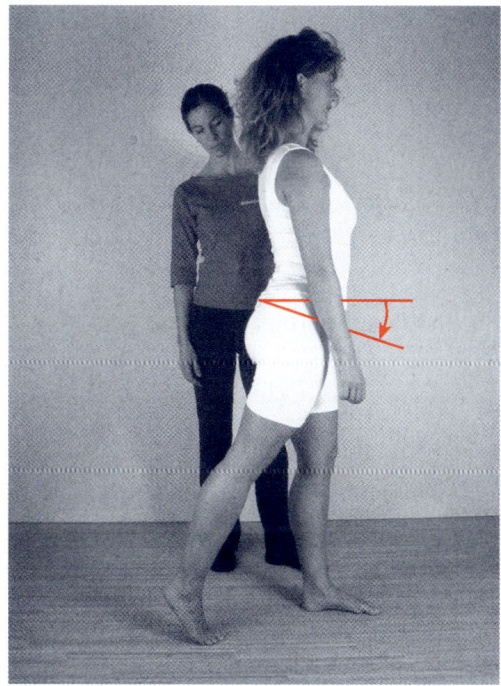 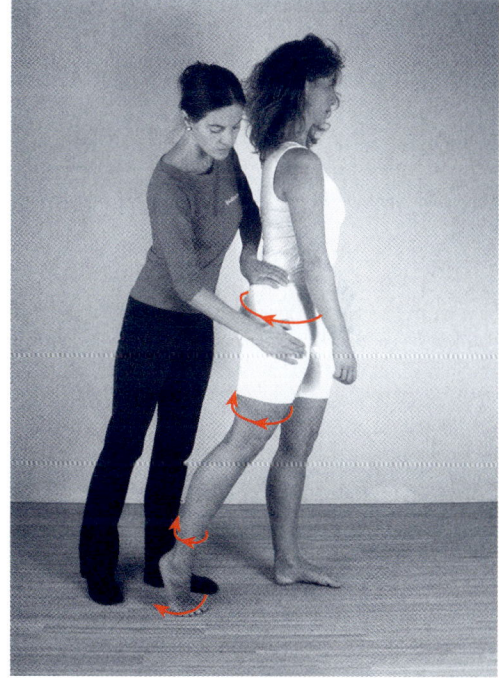

Abb. 11.8a–b 3D-Beckenbewegung: blickdiagnostische Beurteilung der funktionellen 3D-Beckenbewegungen beim Gehen. **a** Streckdefizit der hinteren Standbeinhüfte mit kompensatorischem Ventralkippen des Beckens beim Abstoßen.

b Fehlende Hüft-Innenrotation auf der Standbeinseite führt zur kompensatorischen Ausdrehung der gesamten Bein- und Fußachse.

11.4 Funktionelle Therapiestrategien: runder Gang

Programmierte Therapie: Priorität

1. Priorität:
3D-Kugelprinzip

Normale Bewegungsabläufe im Hüftgelenk haben Priorität! Das bedeutet proximal funktionelle Beckenbewegungen und distal gerade unverdrehte Beinachsen. Die 3D-Hüftkoordination wird im Alltag geankert. Das Treppensteigen eignet sich hervorragend als Übungsfeld: Auf der Spielbeinseite werden Flexion und Außenrotation mobilisiert, auf der Standbeinseite werden funktioneller Beckentiefstand und Kräftigung der Glutealmuskeln trainiert. Auch beim normalen Gehen lässt sich das dreidimensionale Gleitrollen des Beckens über den belasteten Femurkopf üben.

2. Priorität:
Flamingoprinzip

Der funktionelle Zusammenhang zwischen Fuß und Hüfte ist einfach: Fehlstellung und Fehlbelastung der Füße müssen in den Knie- und Hüftgelenken kompensiert werden – und umgekehrt. Funktionelle Mobilität der Hüftgelenke ist notwendige Voraussetzung für gesunde Füße. Fehlstellung und Blockierungen der Hüftgelenke pflanzen sich zwangsläufig bis ans distale Ende des Beines fort und führen dort zu chronischer Fehlbelastung. Es ist genau wie beim Flamingo, der auf einem Bein steht: Verschiebungen des Schwerpunkts können innerhalb der gegebenen Toleranzgrenzen kompensiert werden. Rumpfbewegungen bei eingeschränkter Hüftmobilität bringen das Einfuß-Fundament rasch zum Einstürzen.

Programmierte Therapie: Prinzip

3D-Hüftmobilität:
Funktionsverluste angehen

Das Hüftgelenk ist das beweglichste Gelenk des menschlichen Körpers. Mit zunehmendem Alter nimmt die Beweglichkeit ab und unterschreitet das funktionell notwendige Minimum. Therapie und Prävention zielen darauf, die funktionelle Mobilität der Hüftgelenke zu erhalten und zu fördern. Die Mobilisierung orientiert sich am Anforderungsprofil der Laufbewegung: Flexion kombiniert mit proximaler Außenrotation – mit Beckendrehung zur Standbeinseite hin. Extension kombiniert mit Innenrotation – mit Beckendrehung zur Standbeinseite hin. Mobilitätsfördernde Übungen eignen sich ideal für ein tägliches Heimübungsprogramm. Durch die gewonnene Mobilität werden die Beckenbewegungen beim Gehen verbessert und damit die Belastungsverteilung auf den Hüftgelenkknorpel optimiert.

3D-Hüftstabilität:
Mobilität gezielt stabilisieren

Mit der funktionell gerichteten Mobilität kommt die funktionell gerichtete Stabilität. Fehlt die aktive und funktionell dreidimensional gerichtete Hüftstabilisierung während der Standbeinphase, kommt es automatisch zu mehr oder weniger pathologischen Ausweichbewegungen: Trendelenburg-Zeichen bei insuffizienter Abduktion, Ventralkippung mit kompensatorischer Lendenlordose beim Streckdefizit, Beckenstarre beim Rotationsdefizit. Ausweich- und Fehlbewegungen sind isoliert betrachtet ohne Krankheitswert. In ihrer Gesamtheit und über Jahrzehnte hinweg addieren sie sich zu pathomechanisch wirksamen Faktoren. Der Alltag ermöglicht ein funktionelles Training der Rumpf- und Beinmuskulatur. Gesäß- und Bauchmuskulatur – insbesondere der M. transversus abdominis – werden gekräftigt. Notorisch verkürzte Muskeln wie der M. quadratus lumborum oder der M. psoas major werden funktionell detonisiert und verlängert. Bewegungsabläufe werden optimiert, Gang- und Bewegungsqualität werden langfristig verbessert.

Grifftechnik:
3D-Flexion Hüftgelenk (stehend)

3D-Flexion distal
- Femur bewegt nach vorne (Flexion distal)
- Unterschenkel im Lot (Rotationsstabilität distal)
- Patella orthograd nach vorne (Ab-/Adduktionsstabilität distal)

3D-Flexion proximal
- Beckenschaufel dreht nach ventral (Flexion proximal)
- Becken dreht vom Spielbein weg (Außenrotation proximal)
- Beckenhochstand auf der Spielbeinseite (Adduktion proximal).

Grifftechnik:
3D-Extension Hüftgelenk (stehend)

3D-Extension distal
- Femur bewegt nach hinten (Extension distal)
- Patella orthograd nach vorne (Rotationsstabilität distal)
- Femur in der funktionellen Beinachse (Ab-/Adduktionsstabilität distal)

3D-Extension proximal
- Beckenschaufel dreht nach dorsal (Extension proximal)
- Becken dreht zum Standbein hin (Innenrotation proximal)
- Beckentiefstand auf der Standbeinseite (Abduktion proximal)

Programmierte Therapie: Parameter

Klinische Parameter: Freiheit für das Kugelgelenk

Brauchbare Parameter für die 3D-Bewegungskoordination des Hüftgelenks:

Funktionelle Mobilität
- Hüftflexion-Extension (→ S. 193–4)
- Hüftaußen- und -innenrotation bei gestrecktem Hüftgelenk (→ S. 195)

Funktionelle Stabilität
- Einbeinstand mit funktionell stabilem Becken (→ S. 197)
- Einbeinstand mit funktionell stabiler Beinachse (→ S. 223)
- Einbeinstand mit funktionellen Fußachsen (→ S. 221)

Strukturelle Parameter
- Femurtorsion (→ S. 196) nur während Knochenwachstum
- Unterschenkeltorsion (→ S. 83) nur während Knochenwachstum

Globalfunktion
- Gehen mit 3D-stabilem Becken (→ S. 199)
- Gehen mit funktionell stabiler Beinachse (→ S. 180)
- Gehen mit funktionell stabiler Fußachse (→ S. 82, 239)
- Ausmaß der Beschwerden
- Gehzeit schmerzfrei (→ S. 10)

Programmierte Therapie: Fußplaner

Spiraldynamik-Fußplaner: Antiknickfuß-Effekt von oben

Viele Fußprobleme hängen direkt mit dem Hüftgelenk zusammen. Die Innenrotationsfehlstellung (Abb. 10.2a → S. 180) ist ein häufiges Problem: Die gesamte Beinachse bis zur Malleolengabel ist nach innen gedreht. Die Folge: Hyperpronation des Rückfußes. Der Fuß hat keine Chance gegen Fehlbelastung von oben. Der erste Schritt: Förderung der 3D-Beweglichkeit im Hüftgelenk. Am besten im funktionellen Kontext in Seitenlage oder auf der Treppe. Die neu gewonnene Mobilität wird mit einer 3D-Stabilisierung des Beckens beim Gehen gekoppelt. Dann folgen die Rotationsstabilität der Beinachsen, die orthograde Stellung der Fersen, der feste Bodenkontakt des Großzehengrundgelenks. Bis zum entscheidenden Aha-Erlebnis, dem Antiknickfußeffekt der gezielten Hüftaußenrotation.

11 Hüftgelenk: Angelpunkt der Aufrichtung

Tabelle 11.1 Spiraldynamik-Fußplaner Hüftgelenk: w, 37, Extensionsdefizit mit Innenrotationsfehlstellung der Beinachse, Knicksenkfüße

Priorität	Prinzip	Methode	Parameter	Übungsplan
1. Nachhaltigkeit	Eigenverantwortung	Gespräch, Fragebogen	Motivation VAS (→ S. 10)	
2. Hüftgelenk	Entspannung Spiralprinzip	Wahrnehmungsschulung	Thomas-Handgriff (→ S. 193) Patella orthograd (→ S. 220)	• En-dehors (→ S. 209) • Psoas-Relax (→ S. 205) • Leistenöffner (→ S. 204)
3. Hüftgelenk	Mobilität	Mobilisierung Flexion-Extension ROM mit Außenrotation	Thomas-Handgriff (→ S. 193) Hüftrot-Defizit (→ S. 195)	• 3D-Hüftflexion (→ S. 206) • 3D-Hüftextension (→ S. 207)
4. Rückfuß	Stabilität	Stabilisierung Ferse in Statik und Dynamik	Rückfußwinkel (→ S. 82)	• Flamingo (→ S. 94) • Sumo (→ S. 95)
5. Hüftgelenk	Stabilität Training	Aktive Stabilisierung der Beinachse in beiden Hüftgelenken	COX-AR-Test (→ S. 198)	• En-dehors (→ S. 209) • Außenrotatoren-Training (→ S. 211) • Teleskop (→ S. 236)
6. Becken	Stabilität Koordination	Funktionelle Beckenbewegung in der Dynamik	Beckenanalyse (→ S. 199) Trendelenburg (→ S. 197)	• Anti-Trendelenburg (→ S. 208) • 3D-Beckendynamik (→ S. 213)
7. Beinachsen	Spiralprinzip	Stehen und Gehen	Patella orthograd (→ S. 220)	• Kriegerstand (→ S. 210) • SD-Hüftöffner (→ S. 212)
8. Fuß- und Beinachsen	Reflextraining	Propriozeptives Training mit rotationsstabilen Beinachsen	Einbeinstand (→ S. 223)	• Flamingo (→ S. 94) • En-dehors (→ S. 209)
9. Globalfunktion	Fortbewegung	Gangschule, Automatisierung, Integration Alltag	Thomas-Handgriff (→ S. 193) Patella orthograd (→ S. 220)	• Treppensteigen (→ S. 259) • Spiral-Walking (→ S. 264)
10. Nachhaltigkeit	Eigenverantwortung		Situativ	• situativ

Fußplaner: weitere Beispiele unter www.fuss-schule.info

11.5 Patienteninformation: Kugelgelenk braucht Bewegung

Prognostische Kriterien

Positive Faktoren:
bewegliche Hüften

- Erhaltene dreidimensionale Beweglichkeit beider Hüftgelenke
- Aktive Stabilisierung des Beckens
- Rasch erlernte Kontrolle der Beckenstabilisierung
- Funktionelle Schwäche der Hüftabduktion und Hüftaußenrotation infolge Trainingsmangel
- Sichtbare Verbesserung der Fußdeformität durch Beinachsenkorrektur

Negative Faktoren:
Grenzen der Machbarkeit

- Bekanntes Hüftleiden mit schwerer Bewegungseinschränkung
- Neurologisches Grundleiden mit Parese der Glutealmuskulatur, Trendelenburg-Hinken
- Schwere Koxarthrose, familiäre Belastung mit Koxarthrose
- Sonstige Polyarthrose
- LWS-Hyperlordose mit fixierter Ventralkippung des Beckens, Hüftbeugekontraktur
- Massive Innenrotationsfehlstellung Hüftgelenk

Psychologische Erweiterung

Entsprechung:
Aufrichtung der Mitte

Das Hüftgelenk ist der Angelpunkt der Aufrichtung – in evolutionsgeschichtlicher wie in individueller Perspektive. Das Hüftstreckdefizit ist körperliches Symbol für die Schwierigkeiten der vollständigen Aufrichtung. Aufrichtung und Aufrichtigkeit gehen Hand in Hand. Dabei geht es um die letzten paar Prozente einer vollständigen Ehrlichkeit – nicht um die Grundsatzfrage ehrlich oder unehrlich. Eingeschränkte Hüftbeweglichkeit steht für körperliches Einrosten, berufliche Unbeweglichkeit, festgefahrene Situationen oder erstarrte Beziehungen. Bei der schweren und schmerzhaften Bewegungseinschränkung ist jeder Fortschritt mit Schmerzen verbunden. Innere Weiterentwicklung und äußerliche Veränderungen sind schmerzhaft eingeschränkt.

Anregung:
Erdmitte des Menschen

Aufrichtung und Aufrichtigkeit im Visier, konsequente Ehrlichkeit sich selbst und anderen gegenüber. Akzeptanz der Tatsache, dass Fortschritte mit Schmerzen verbunden sein können. Angesagt sind Weiterentwicklung und Problemlösung in steten aber kleinen Schritten. Große Schritte oder gar große Sprünge sind gegenwärtig nicht möglich. Den Schmerz, die Bewegungseinschränkung und autobiografische Hintergründe akzeptieren und innerlich verarbeiten. Sobald dieser Prozess abgeschlossen ist, Mut für einschneidende Veränderungen sammeln. Unbegründete Zweifel an den Nagel hängen, ein positives Endresultat visualisieren.

Übungsqualität

Übungskriterien:
Patient

- Standbein: kein Wegdrehen des Fußes nach außen
- Spielbein: Anheben des Beckens mit den Bauchmuskeln, nicht den Rückenmuskeln
- Gehen: Das Becken bleibt aufgerichtet; Becken nicht nach vorne schieben
- Gehen: kein Absinken des Beckens auf der Spielbeinseite
- Gehen: Knie und Füße bleiben geradeaus nach vorne gerichtet

Übungskriterien:
Therapeut

- Standbeinseite: Becken bleibt aufgerichtet, kein Ventralkippen
- Standbeinseite: Beckenschrägstand, kein Trendelenburg infolge glutealer Insuffizienz
- Standbeinseite: Beckenrotation zur Standbeinseite, kein Mitdrehen von Fuß und Beinachse
- Standbeinseite: lokale Einziehung im Bereich der Hüftaußenrotatoren sichtbar
- Spielbeinseite: Unterschenkel bleibt im Lot (Kontraktion oder Kontraktur der Innenrotatoren)
- Spielbeinseite: Beckenanheben mit schräger Bauchmuskulatur, nicht mit Rückenmuskulatur
- Überkorrektur: Becken wird translatorisch nach vorne geschoben statt aufgerichtet

11.6 Übungsprogramm: Kugelgelenke in Topform

Wahrnehmungsschulung: kugelrund und voll mobil

Übung 11.1 – 3D-Wahrnehmung: Leistenöffner

Ziel: taktiles und kinästhetisches Erleben der funktionellen Hüftextension.

Hilfsmittel: keine.

Start: langsames Gehen.

Aktion: Während des Gehens mit einer oder mit beiden Händen subtil die Leistengegend ertasten. Am Ende der Hüftextension wird der Femurkopf unter den Fingerspitzen fühlbar – ein harter knöcherner Widerstand, der von innen gegen die Fingerspitzen drückt. Bewusst zwischen zwei Alternativen wechseln: Gehen mit „spürbarer und vollständiger Streckung des Hüftgelenks" und „Gehen im Stehsitz mit unvollständig Hüftstreckung". In diesem Fall bleibt der Femurkopf in der Tiefe der unvollständig extendierten Leiste verborgen und kann nicht palpiert werden. Wahrnehmungsschulung zuerst auf einer Seite, dann auf der anderen, dann beidseitig. Gehtempo und Schrittlänge variieren.

Dosierung: bis die volle Hüftextension auf beiden Seiten wahrgenommen wird.

Kontrolle: Lokalisation der Finger; bei kompensatorischem Ventralkippen des Beckens Schrittlänge verkürzen.

Heimübung: 1–2 Minuten zweimal täglich.

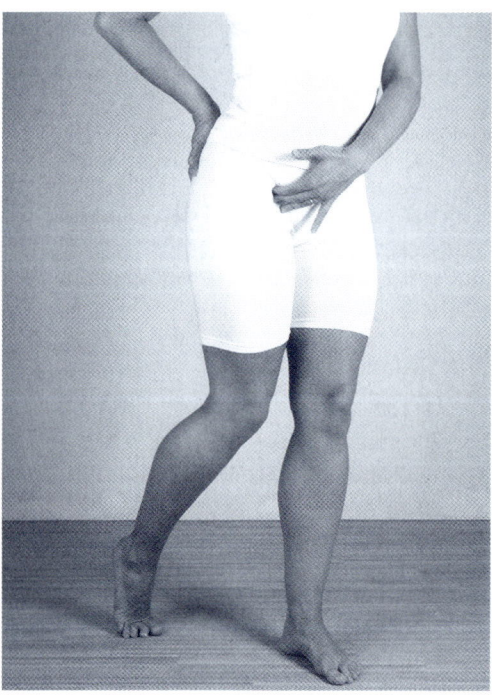
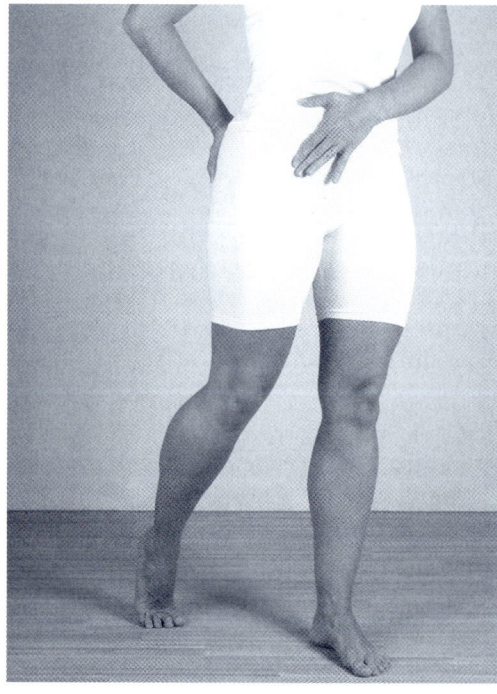

Übung 11.1 **Leistenöffner:** während des Gehens die Leistengegend ertasten. **a** Beim strukturellen oder funktionellen Streckdefizit kippt das Becken kompensatorisch nach ventral, die prominente Knochenkugel entzieht sich den palpierenden Fingern am Ende der Extension. **b** Bei voller Hüftextension wird die Knochenkugel unter den Fingerspitzen palpabel.

Übung 11.2 – 3D-Wahrnehmung: Psoas-Relax

Ziel: exzentrische Aktivität des M. psoas, präzise Wahrnehmung von Hüftrotationsbewegungen bei gestrecktem Bein.

Hilfsmittel: Strümpfe, nicht-rutschfester Boden.

Start: Rückenlage, beide Beine aufgestellt.

Aktion: langsames Ausstrecken eines Beines, der Fuß bleibt am Boden. Infolge geringer Haftreibung rutscht der Fuß wie von alleine in die Extension, der M. psoas bremst und kontrolliert die Streckbewegung im Hüftgelenk – in Zeitlupe bis zur vollständigen Beinstreckung. Jetzt den M. psoas vollständig entspannen. Dasselbe Bein wieder anwinkeln und die Psoas-Relax-Übung wiederholen. Relaxation im Anschluss an exzentrisches Training bahnt die normale Funktion an. Variante: Das gestreckte Bein im Anschluss an die Streckung und Entspannung alternierend nach innen und nach außen rotieren, mit den Fingerspitzen die rotierende Gelenkkugel in der Leiste palpieren.

Kontrolle: keine Lendenlordose, orthograde Fußstellung beider Beine.

Heimübung: 1–2 Minuten zweimal täglich.

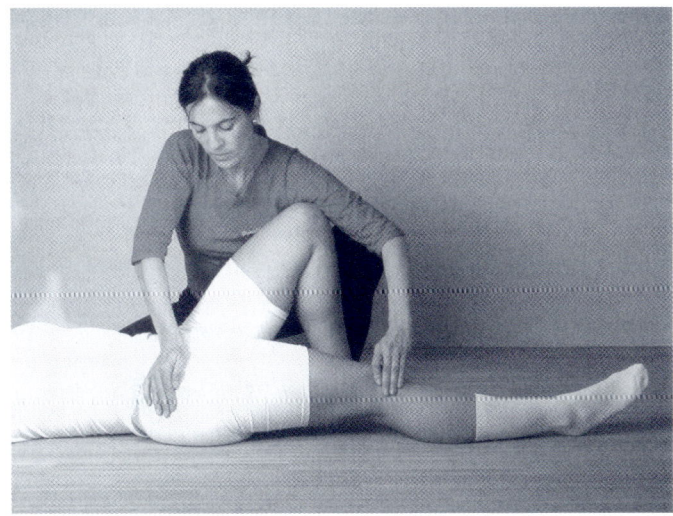

Übung 11.2 Psoas-Relax: exzentrisches Nachgeben und postexzentrische Relaxation des M. psoas. Der M. psoas dosiert exzentrisch die Streckbewegung im rechten Hüftgelenk bis zur vollständigen Beinstreckung. Danach vollständige Entspannung.

Funktionelle Mobilisation: Kugelgelenke spiralig mobilisieren

Übung 11.3 – 3D-Mobilisation Hüftgelenk: 3D-Hüftflexion

Ziel: funktionelle 3D-Flexion Hüftgelenk. Das Erreichen des Ziels von mindestens 100° Flexion wird protokolliert. Je nach Ausmaß der Bewegungseinschränkung wird dieses Ziel auf Anhieb, erst nach Monaten oder nie erreicht. Zielsetzungen entsprechend anpassen. Anleitung zur dreidimensionalen Selbstmobilisation.

Hilfsmittel: Matte oder Liege, Softball (zirka 30 cm Durchmesser).

Start: Patient in Seitenlage, oberes Bein parallel zum Boden, Hüft- und Kniegelenk 90° flektiert, das Knie auf dem Ball. Therapeut eine Hand am distalen Oberschenkel, die andere an der Ferse.

Aktion: den Oberschenkel über den Ball rollend und unter dosierter Traktion vorziehen, das Becken dabei „Bauch Richtung Boden" drehen, den Fuß langsam zum Boden senken. So wird der Femur aus dem Hüftgelenk flektierend herausgedreht. Zurück in die Ausgangsstellung; die Außenrotation-Abduktion-Flexion-Schraubenbewegung wiederholen. Das Ausmaß der Flexion fächerförmig zwischen 50–130° variieren – immer kombiniert mit einer Außenrotation. Über die Ballhöhe lassen sich Ab-Adduktion variieren. Patienten zur 3D-Selbstmobilisation der Hüftgelenke anleiten und Bewegungssequenzen frei variieren lassen

Dosierung: Dauer 3–5 Minuten pro Hüftgelenk. Patienten anleiten, bis die Ballmobilisation selbstständig ausgeführt wird.

Kontrolle: keine Kyphose der LWS, auf Bewegungsvielfalt achten.

Anker: 3D-Bewegungsfreiheit beim Schuhe binden.

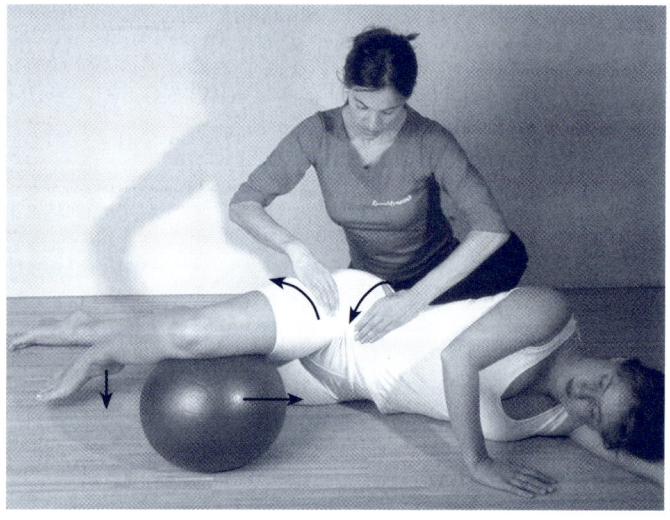

Übung 11.3   3D-Hüftflexion: funktionelle Hüftflexion in Seitlage und Zeitlupe. Der Oberschenkel rollt über den Ball (distale Flexion), das Becken dreht Nabel Richtung Boden (proximale Abduktion und Außenrotation), der Fuß sinkt zum Boden (distale Außenrotation). Flexionsfächer von 50–130° mit Schraubbewegung.

Übung 11.4 – 3D-Mobilisation: **3D-Hüftextension**

Ziel: funktionelle 3D-Extension Hüftgelenk. Das Erreichen des Ziels von mindestens 0° Extension wird protokolliert.

Hilfsmittel: Matte oder Liege, Softball (zirka 30 cm Durchmesser).

Start: Patient in Seitenlage, das obere Bein gestreckt auf dem Ball, der Standbeinseite entsprechend, unteres Bein rechtwinklig gebeugt. Therapeut auf der Rückseite des Patienten, freie Stellungswahl.

Aktion: 3D-Extension des oberen Hüftgelenks. Eine Hand am Becken, die andere am oberen Bein:
- Das Knie nach hinten bewegen: So entsteht die distale Hüftextension. Der Femurkopf wird in der Leiste palpabel, Fußstellung und Beinachse bleiben orthograd ausgerichtet.
- Drehung des Hüftbeins um die Transversalachse nach dorsal: So entsteht die proximale Hüftextension. Die **S**pina **i**liaca **a**nterior **s**uperior (SIAS) bewegt sich nach kranial.
- Fersenstoß des oberen Beines: So entsteht die proximale Hüftabduktion mit funktionellem Beckentiefstand der „Standbeinseite".
- Beckendrehung nach dorsal: So entsteht bei orthograder Fußstellung die proximale Innenrotation. Variante für selbstständiges Üben: Seitenlage mit dem Rücken zur Wand, so dass bei der Beckendrehung die **S**pina **i**liaca **p**osterior **s**uperior (SIPS) die Wand berührt.

Dosierung: Dauer 2–5 Minuten pro Hüftgelenk. Mobilisation und Entspannung im Rhythmus 3:1. Patienten zur selbstständigen Mobilisation anleiten.

Kontrolle: orthograde Fußstellung parallel zum Boden, keine Lendenlordose, keine Lendenkyphose.

Anker: 3D-Hüftextension kombiniert mit Drehdehnbewegung des Rumpfes frühmorgens im Bett vor dem Aufstehen.

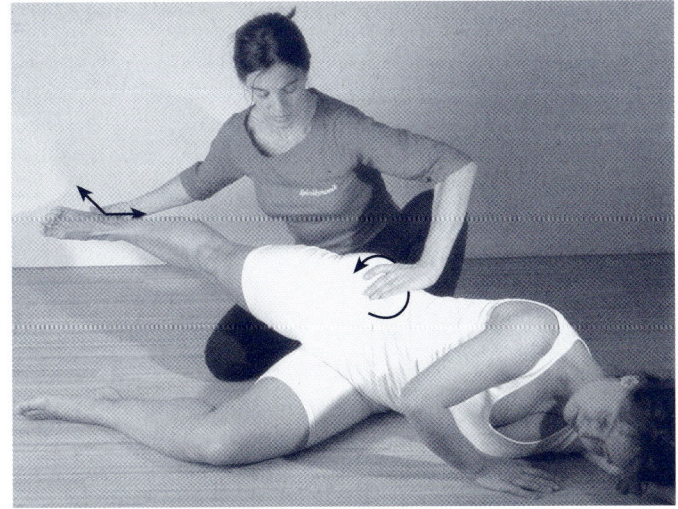

Übung 11.4 **3D-Hüftextension:** funktionelle Hüftextension in Seitlage und Zeitlupe. Das obere Knie bewegt nach hinten (distale Hüftextension), der Femurkopf translatorisch nach vorne. Drehung des Hüftbeins um die Transversalachse nach dorsal (proximale Hüftextension). Aktiver Fersenstoß des oberen Beines führt zur proximalen Hüftabduktion mit funktionellem Beckentiefstand auf der „Standbeinseite".

Funktionelle Stabilisation: lebendiges Becken

Übung 11.5 – 3D-Stabilisation: Anti-Trendelenburg

Ziel: funktionelle Stabilisierung des Beckens im Einbeinstand während 30 Sekunden. Erreichung des Ziels wird protokolliert.

Hilfsmittel: Wand oder Geländer bei Gleichgewichtsproblemen.

Start: Einbeinstand mit orthograder Fußstellung. Knie- und Hüftgelenk der Spielbeinseite im rechten Winkel.

Aktion: funktionelle 3D-Beckenbewegung mit 3D-Hüftextension der Standbeinseite – bestehend aus:
- Becken aufrichten (proximale Hüftextension),
- Becken auf der Standbeinseite senken (proximale Hüftabduktion),
- Beckenrotation zum Standbein (proximale Hüftinnenrotation); Thorax bleibt geradeaus gerichtet.

Variante: Becken der Spielbeinseite im Sekundenrhythmus hochheben und wieder zur Horizontalen absenken. Dabei sind die schrägen Bauchmuskeln aktiv, nicht der M. quadratus lumborum. Diese Variante entspricht dem dynamischen Trendelenburg-Muskeltest zur Diagnose der Abduktoreninsuffizienz (→ S. 197).

Dosierung: 30 Sekunden, 3–5 Wiederholungen.

Kontrolle: kein Trendelenburg, kein Hohlkreuz, keine Hyperaktivität des M. quadratus lumborum.

Anker: Die ersten zwei Stufen jeder Treppe bewusst mit 3D-Hüftextension und Beckentiefstand auf der Standbeinseite besteigen.

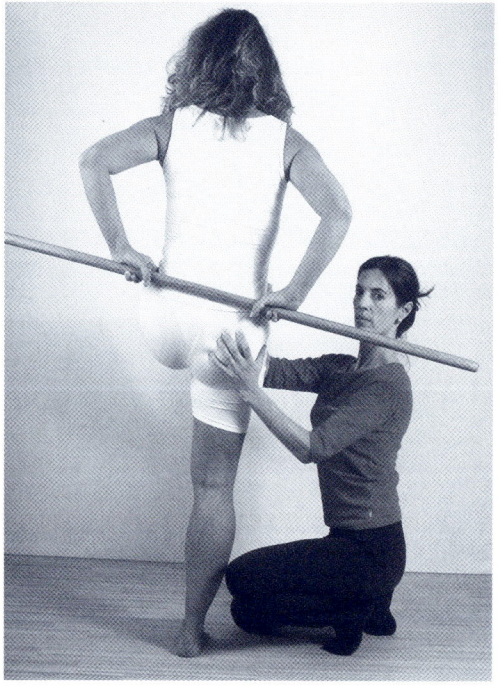

Übung 11.5 Anti-Trendelenburg: funktionelle 3D-Beckenbewegung Standbein. Becken aufgerichtet (proximale Hüftextension), zur Standbeinseite gesenkt (proximale Abduktion) und zum Standbein rotiert (proximale Innenrotation). Genau darauf kommt es bei der Fortbewegung an.

Übung 11.6 – 3D-Stabilisation: En-dehors

Ziel: funktionelles Beinachsentraining mit Schwerpunkt Hüftrotation.

Hilfsmittel: keine.

Start: Zweibeinstand mit divergierenden Fußachsen, Becken horizontal und orthograd.

Aktion: Hüftgelenke abwechselnd nach innen und nach außen drehen. Dabei:
- Hüfte-Großzehe-Verbindung: Synchron zur Außenrotation im Hüftgelenk den Bodenkontakt des Großzehengrundgelenks durch Pronation des Vorfußes intensivieren.
- Fehlstatik: Bei innenrotiertem Hüftgelenk schielt die Kniescheibe nach innen, die Knickfußtendenz nimmt zu. Fehlstatik bewusst wahrnehmen und durch Hüftaußenrotation und Vorfußpronation wieder auflösen.
- Mittelstellung bewusst wahrnehmen: Die Kniescheibe ist orthograd nach vorne gerichtet.

Varianten: Fußstellung variieren – von parallel bis ganz nach außen. Übung auf instabiler Unterlage, Übung im Einbeinstand – anspruchsvoll.

Dosierung: 1–2 Minuten pro Seite, 2–3 Wiederholungen.

Kontrolle: vermeiden von Beckenmitbewegungen, in der Mittelstellung Fersenbein gerade und Kniescheibe immer in Richtung der 2. Zehe!

Anker: beim Anstehen in Warteschlangen.

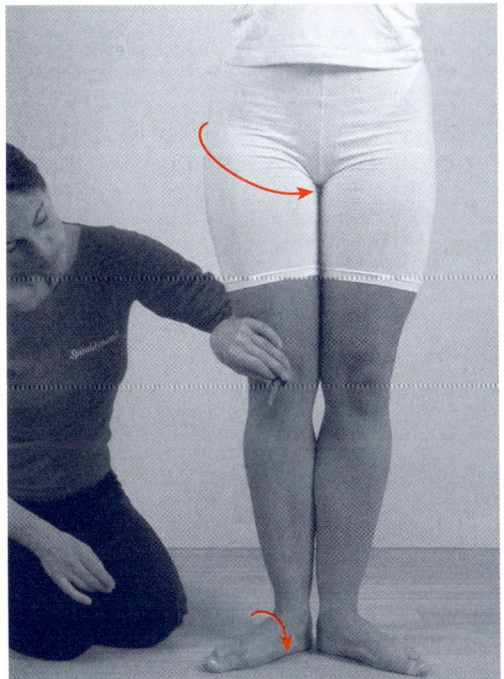 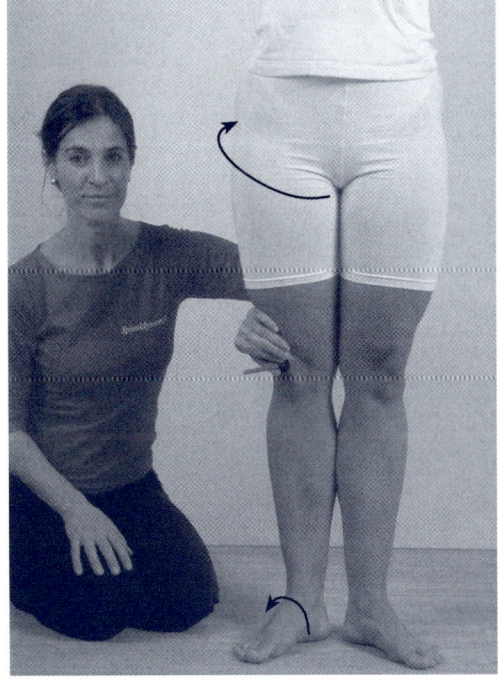

Übung 11.6 En-dehors: Beim klassischen En-dehors im Ballett wird das Beinachsentraining anspruchsvoll. Der häufigste Technikfehler: Die Füße werden weiter auswärts gedreht als die Hüftaußenrotatoren aktiv zu stabilisieren vermögen.

a Fehlstatik: Hüftgelenk und Beinachse innenrotiert, die Kniescheibe schielt einwärts, Knickfuß. **b** Orthograde Beinachsenstellung, Kniescheibe nach vorne in Richtung Fuß.

Funktionelles Training: Aufrichtung in Zeitraffer

Übung 11.7 – Exzentrisches Training: Kriegerstand

Ziel: Hüftextension im hinteren Bein, aktive Beckenstabilisierung.

Hilfsmittel: Stuhl.

Start: Ausfallschritt: vorderes Bein mit senkrechtem Unterschenkel, hinterer Fuß im Ballenstand; Oberkörper aufgerichtet, Blick horizontal geradeaus, Becken maximal aufgerichtet.

Aktion: Becken absenken – ohne lumbale Hyperlordose. Durch das Tiefertreten des Beckens kommt es zur distalen Hüftextension, durch die Beckenaufrichtung zur proximalen Hüftextension. Leiste mit jeder Ausatmung öffnen und weich dehnen.

Varianten: Teilentlastung durch Aufstützen auf einer Stuhllehne. Ein großer Ausfallschritt macht die Übung anspruchsvoller.

Dosierung: 2 Minuten pro Seite, 1–2 Wiederholungen.

Kontrolle: Becken horizontal und orthograd ausgerichtet, keine lumbale Hyperlordose, kein Knickfuß.

Anker: Heimübung.

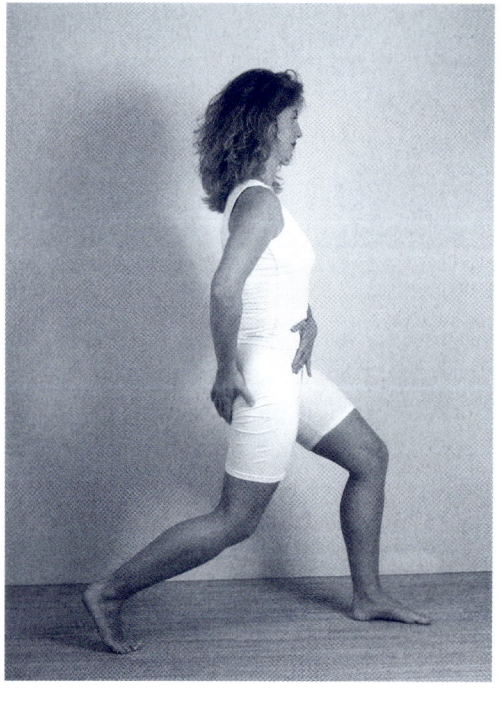

Übung 11.7 Kriegerstand: 3D-Hüftflexion und Extension. Ausfallschritt, Becken aufrichten und langsam absenkend. Durch das Tiefersinken des Beckens kommt es zur distalen Hüftextension, durch die Beckenaufrichtung zur proximalen Hüftextension.

Übung 11.8 – Koordinatives Training: Außenrotatoren-Training

Ziel: Koordination der Hüftaußen- und -innenrotatoren. Anzahl möglicher Wiederholungen wird protokolliert.

Hilfsmittel: keine.

Start: Seitlage auf Matte oder Teppichboden, unteres Bein gestreckt, oberes Bein parallel zur Unterlage, Hüft- und Kniegelenk 90° flektiert. Die Außenrotatoren leisten in dieser Stellung abduktorische Haltearbeit. Hand auf Gesichtshöhe am Boden aufstellen.

Aktion: Das Kniegelenk wird an Ort und Stelle gehalten, der Fuß bewegt sich im Sekundenrhythmus nach unten (exzentrische Aktivität der Innenrotatoren) und wieder herauf. Fuß nicht abstellen, das Becken bleibt ventral gedreht, der Rumpf aktiv stabilisiert (Abb. 11.7 → S. 198).

Variante: Den Fuß am Boden aufstellen und das Knie maximal zur Decke heben (konzentrische Aktivität der Hüftaußenrotatoren). Durch Variation der Fußstellung ändert sich die Hüftflexion fächerförmig zwischen 0–130°. Die Außenrotatoren werden so in verschiedenen Gelenkstellungen trainiert. Die Variation der Beckenrotation verändert das Ausmaß der Abduktion. Situativ Training gegen Widerstand – manuell oder Theraband (Abb. unten).

Dosierung: 2–5 Minuten pro Seite.

Kontrolle: Becken bleibt nach ventral gedreht.

Anker: Seitenlage im Bett, vor dem Einschlafen.

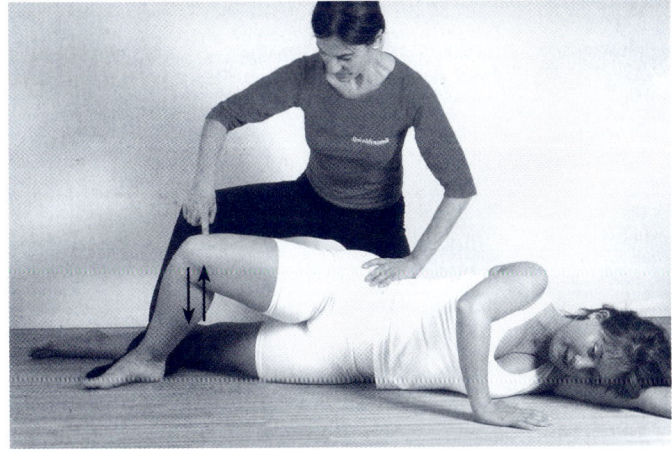

Übung 11.8 Außenrotatoren-Training: Fuß am Boden, Knie zur Decke und zurück erfordert die konzentrisch-exzentrische Aktivität der Hüftaußenrotatoren. Hüftflexion fächerförmig zwischen 0–130°.

Funktionelle Integration: Schritte der persönlichen Evolution

Übung 11.9 – Koordinationstraining: Spiraldynamik-Hüftöffner

Ziel: funktionelle Hüftextension beim Gehen; Weiterführung der Übung 11.1 Leistenöffner (→ S. 204).

Hilfsmittel: keine.

Start: langsames Gehen.

Aktion: Während des Gehens mit einer Hand die Leistengegend palpieren. In der späten Standbeinphase Schritt für Schritt die Leiste öffnen, das Vortreten des Femurkopfs ertasten. Jetzt kommen die 3D-Beckenbewegungen dazu: Mit den Fingern der anderen Hand die **S**pina **i**liaca **a**nterior **s**uperior (SIAS) ertasten. Kurz vor Zehenablösung die SIAS nach kranial führen. So kommt es in der späten Standbeinphase zu einer kombinierten distalen und proximalen Hüftextension. Analoges Üben der Beckenrotation: In der späten Standphase rotiert die SIAS zum Standbein hin.

Dosierung: 1–2 Minuten pro Seite, links und rechts alternierend.

Kontrolle: Gehtempo konstant halten, keine Verlangsamung infolge Wahrnehmungsschulung. Die Schrittlänge nimmt infolge verbesserter Hüftextension typischerweise spontan zu. Beinachse orthograd halten, keine Innen- oder Außenrotation des Standbeines.

Heimübung: 1–2 Minuten mehrmals täglich.

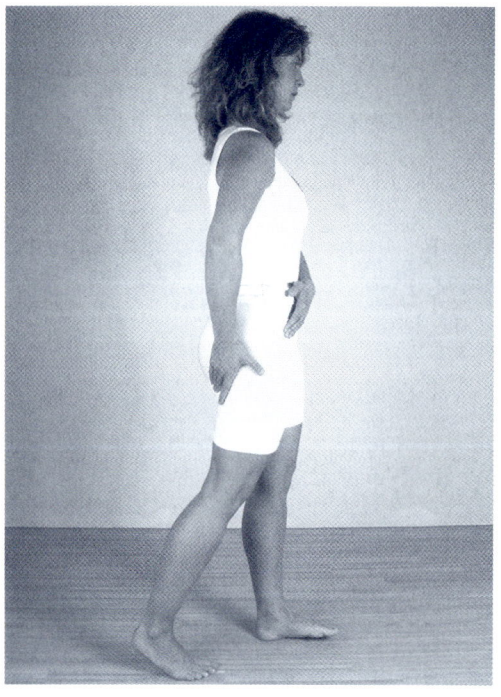

Übung 11.9 Spiraldynamik-Hüftöffner: funktionelle Hüftextension beim Gehen. In der späten Standbeinphase – wie in der Übung 11.1 Hüftöffner (→ S. 204) – Schritt für Schritt die Leiste öffnen. Mit der freien Hand die 3D-Beckenbewegungen führen. Den vorderen Darmbeinstachel nach oben führen, die Beckenschaufel kippt nach hinten-unten-außen – entsprechend einer proximalen Hüftextension, Abduktion und Innenrotation.

Übung 11.10 – Koordinationstraining: 3D-Beckendynamik

Ziel: 3D-Beckenkoordination beim Treppensteigen.

Hilfsmittel: Treppe oder Kurztreppe, notfalls Stufe.

Start: rechter Fuß auf unterster Stufe, der linke Fuß orthograd eine Stufe höher. Beide Hände in den „Hüften" einstützen, um so das Becken dreidimensional führen zu können.

Aktion: Treppensteigen in Zeitlupe. Mit der Schwerpunktverlagerung über das „neue" rechte Standbein wird das linke Bein entlastet. Während sich das rechte Bein streckt und das linke Bein vorschwingt, wird die rechte Beckenschaufel manuell nach „hinten-unten-außen" geführt (Abb. 11.10a):
– Hinten: Beckenaufrichtung mit proximaler Extension rechts
– Unten: funktioneller Beckentiefstand mit proximaler Hüftabduktion rechts
– Außen: Beckenrotation nach rechts mit proximaler Innenrotation.

Anschließend analog die 3D-Extension des linken Hüftgelenks (Abb. 11.10b), Tempo bis zum Normaltempo steigern; Handführung sukzessive weglassen.

Dosierung: ≥ 5 Treppen pro Tag.

Kontrolle: orthograde Kniestellung, keine Hyperaktivität des M. quadratus lumborum.

Anker: erste und letzte Stufe jeder Treppe.

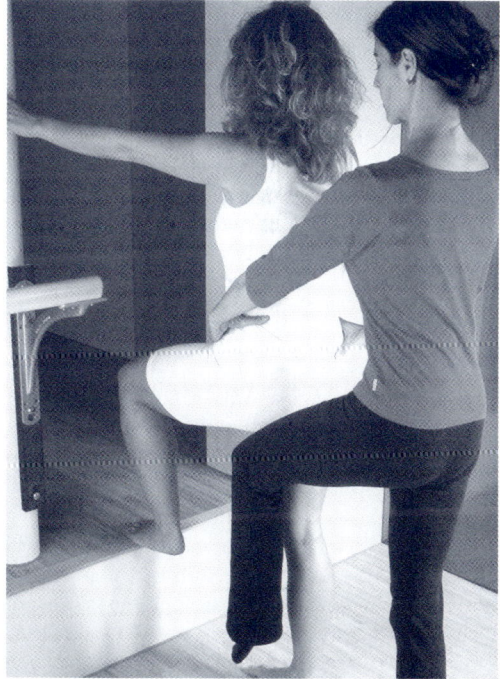 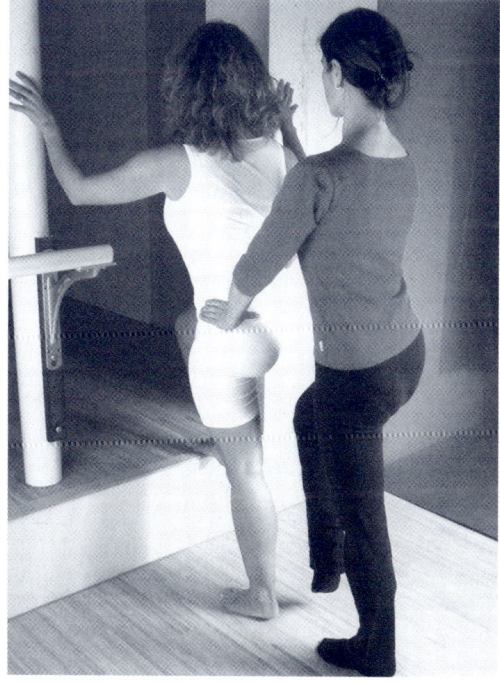

Übung 11.10 Spiraldynamik-Beckendynamik: 3D-Beckenkoordination auf der Treppe. **a** Spielbeinphase links, das linke Becken wird nach vorne-oben-innen geführt (proximale Flexion-Adduktion-Außenrotation). **b** Standbeinphase links, das linke Becken wird nach hinten-unten-außen geführt (proximale Extension-Abduktion-Innenrotation).

12 Beinachsen: der Trick mit der Spirale

12.1 Evidenz: Überlastung durch Fehlbelastung

Gonarthrose:
Zahlen und Risikofaktoren

Bei den über 55-Jährigen leiden 25% an persistierenden Knieschmerzen, und 10% (Prävalenz) haben eine schmerzhafte und einschränkende Gonarthrose (Peat 2001). Bei zwei von drei Frauen mit Kniegelenkarthrose beginnt die Symptomatik in der Zeit um die Menopause (Nadkar 1999). Der klinischen Manifestation gehen regelmäßig radiologische Frühzeichen voraus: Bei den 40-jährigen lassen sich kombiniert an Händen und Kniegelenken degenerative Veränderungen nachweisen.

Die Gonarthrose ist eine langsam progrediente degenerative Erkrankung mit multifunktioneller Genese. Wichtigste Risikofaktoren sind alte Kniegelenkverletzungen und Übergewicht. Der Risikofaktor Sport wird heftig und kontrovers diskutiert. Die ursächliche Abgrenzung zwischen verletzungsbedingter Arthrose, chronischen Überlastungsschäden und primärer Arthrose ist schwierig und bis heute nur unvollständig geglückt. Weitere etablierte Risikofaktoren: berufliches Tragen schwerer Lasten, regelmäßige sportliche Aktivität (Cooper 2000), Rauchen und hormonelle Umstellungen in der Menopause und das Tragen hoher Schuhe bei Frauen.

Knietrauma:
Akute und chronische Überlastungen

Akute Verletzungen des Kniegelenks stellen die häufigste schwere Verletzungsart eines großen Gelenks dar. Unterschieden werden innerliche und äußerliche Risiko- und Unfallfaktoren. Ausrüstung, Bodenbelag, Sportart oder Wettkampfsituation sind äußere Faktoren. Bei den intrinsischen Faktoren stehen Trainingszustand, Erfahrung und technisches Können im Vordergrund. Entscheidend sind hier Muskelkraft, Ausdauer, Flexibilität und Bewegungskontrolle. Eine vorbestehende Schwäche der Quadrizepsmuskulatur gilt als wichtigster eigenständiger Risikofaktor für Knieverletzungen. Bei chronischen Überlastungsschäden sitzen die gleichen Risikofaktoren auf der Anklagebank. Hinzu kommen Beinachsenfehlstellungen, muskuläre Dysbalancen, Bewegungsdefizite, hohes Leistungsniveau und exzessives Training.

12.2 3D-Anatomie: Gelenk mit Spiralscharnier

Drehscharniergelenk:
medial drehen – lateral gleiten

Das Kniegelenk ist ein klassisches Drehscharniergelenk. Die Kondylen bewegen und drehen auf dem Tibiaplateau. Dazwischen die Menisken. Die funktionellen Drehrichtungen sind entscheidend: Das mediale Tibiaplateau ist eine flache Kugelmulde. Ganz anders das laterale Tibiaplateau: Seitlich besitzt es ebenfalls Muldenform, in anterioposteriorer Richtung hingegen ist es nach oben konvex geformt. Mit anderen Worten: Das mediale Tibiaplateau ist bikonkav – ein flaches Kugelgelenk; das laterale Tibiaplateau ist konkav-konvex – ein flaches Sattelgelenk. Von der Beschaffenheit lässt sich die Funktion ableiten: Scharnier-Drehfunktion medial und Scharnier-Gleitfunktion lateral. Bei der Knieflexion verlagert sich der mediale Kondylus relativ wenig gegenüber dem medialen Tibiaplateau, er bleibt sozusagen an Ort und Stelle, während der laterale Kondylus um eine beträchtliche Wegstrecke auf dem Tibiaplateau nach dorsal gleitet. Laterales Dorsalgleiten im Kniegelenk bedeutet Außenrotation des Femurs um seine Längsachse. Die Drehrichtungen der Knieflexion sind anatomisch-funktionell vorgegeben: Femur dreht nach außen, Unterschenkel nach innen.

Meniskus:
ligamentäre Verankerung nur medial

Ein spiralig verschraubtes Körpervolumen – genau wie im Handtuchmodell – hat einen inneren und einen äußeren Krümmungsradius. Durch alternierende Torsion und Detorsion kommt es beim Handtuch außen automatisch zu größeren Gleitbewegungen während innen die Drehbewegungen dominieren. Diese Prinzip lässt sich auf das Kniegelenk übertragen. Lateral überwiegen die Gleitbewegungen, medial die Drehkomponenten. So gesehen macht die topografische Beziehung von Meniskus und Seitenband Sinn. Die Menisken sind transportable Gelenkpfannen im Kniegelenk.

Bei der Flexion dreht der mediale Kondylus an Ort und Stelle; der laterale Kondylus gleitet im Sinne der Femuraußenrotation nach hinten. Die Meniskusverlagerung lateral ist doppelt so groß wie medial. Dank seiner örtlichen Stabilität kann der mediale Meniskus mit dem medialen Seitenband verwachsen sein. Der laterale Meniskus hingegen muss weitläufig gleiten können. Eine Verwachsung mit dem lateralen Seitenband wäre fatal. Genauso fatal ist die Umkehr der funktionellen Drehrichtungen im Kniegelenk. Sie erfordert vom medialen Meniskus eine Gleitfähigkeit, die anatomisch unmöglich ist.

Kreuzbänder:
Rotationsstabilität von innen

Noch einmal: die funktionellen Drehrichtungen des flektierten Kniegelenks sind Femuraußenrotation und Tibiainnenrotation. Genau in diesem Richtungssinne funktionieren die Kreuzbänder im Inneren des Kniegelenks. Beim Blick von vorne ins Kniegelenk sind die Kreuzbänder deutlich überkreuzt. Durch vermehrte Innenrotation der Tibia und Außenrotation des Femurs werden die Kreuzbänder umeinandergewickelt und spannen sich gegenseitig an (Kapandji 1985 d). Die Rotationsstabilität im Kniegelenk wird so erhöht. Und genau darauf kommt es an. Bei Inversion der Drehrichtungen – Unterschenkel dreht nach außen, Femur dreht nach innen – wickeln sich die Kreuzbänder auseinander. Sie stehen paralleler zueinander, das passive Anspannen der Kreuzbänder fällt weg. Ein nicht-angespanntes Band ist wie ein Segel, das halb im Wind flattert – ineffizient. Das gebeugte Kniegelenk wird so rotatorisch labilisiert und entsprechend verletzungsanfällig.

M. sartorius:
Leitmuskel der Beinflexion

Der M. sartorius – der längste Muskel des menschlichen Körpers. Gemäß Spiraldynamik-Konzept ein klassischer Leitmuskel – ein langer mehrgelenkiger Muskel mit geringem Durchmesser. Kraftentwicklung kann seine Hauptaufgabe nicht sein. Der M. sartorius koordiniert die funktionellen Drehrichtungen beim gebeugten Kniegelenk. Doppelflexion in

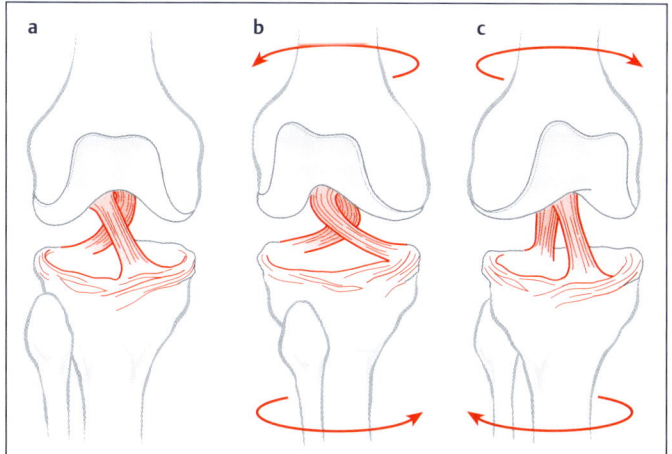

Abb. 12.1a–b Kreuzbänder: Die funktionellen Drehrichtungen im flektierten Knie sind anatomisch vorgegeben.
a Nullstellung; **b** Durch Tibiainnenrotation und Femuraußenrotation werden die Kreuzbänder umeinander gewickelt, die Rotationsstabilität im Gelenk wird so erhöht. **c** Bei Inversion der Drehrichtungen wickeln sich die Kreuzbänder auseinander, das gebeugte Kniegelenk wird rotatorisch labilisiert, die akute Verletzungsgefahr und chronische Überlastung nehmen zu.

Hüft- und Kniegelenk mit umgekehrten Drehrichtungen in diesen beiden Gelenken: Außenrotation im Hüftgelenk und Innenrotation im Kniegelenk. Dem entspricht übrigens auch die Funktion des einzigen monoartikulären Kniegelenkmuskels, des M. popliteus. Er flektiert das Knie mit Außenrotation des Femurs und Innenrotation der Tibia. Dazu passt auch das zahlen- und kräftemäßige Überwiegen der Innenrotatoren bei den Kniebeugern. Die Semigruppe mit M. gracilis, M. sartorius auf der einen Seite. Auf der anderen Seite steht ein einziger Muskel, der M. biceps femoris. Kurzum: Beim Hüftgelenk überwiegen die Außenrotatoren, beim Kniegelenk die Innenrotatoren.

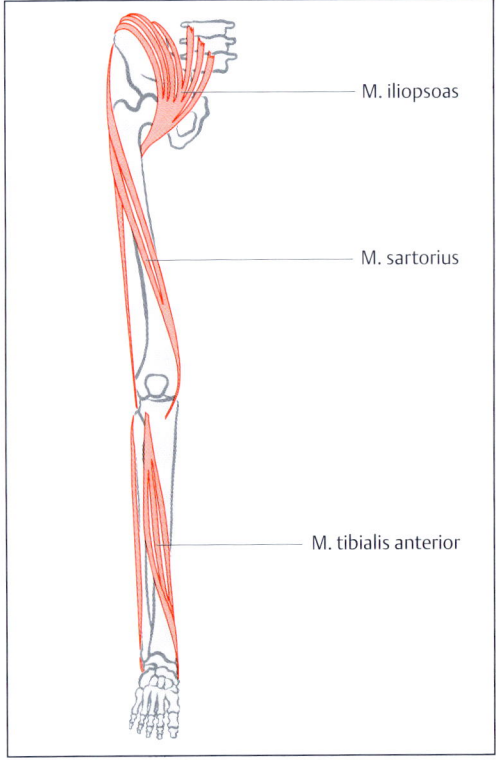

Abb. 12.2 Leitmuskelkette der Flexion: 3D-Leitmuskeln des flektierten Kniegelenks. Der M. sartorius als mehrgelenkiger Leitmuskel und der M. popliteus als monoartikulärer Muskel wirken im Kniegelenk gleichsinnig. Sie koordinieren die funktionellen Drehrichtungen im gebeugten Kniegelenk: Femur dreht nach außen, Tibia nach innen.

Passive Schlussrotation:
Presssitz dank Seitenbändern

Bei der Extension kehren sich die funktionellen Drehrichtungen um; allerdings erst auf den letzten Graden der Endstreckung. Bedingt durch die Kondylenform kommt es zur zwangsläufigen Schlussrotation im Knie um wenige Grade – Außenrotation der Tibia bei offener Muskelkette und passive Innenrotation der Femurkondylen bei geschlossener Muskelkette. Die aktive muskuläre Sicherung – insbesondere im belastungsintensiven Moment des Abstoßens – erfolgt gegensinnig: Femuraußenrotation durch den M. gluteus maximus und Tibiainnenrotation durch den M. peroneus longus. Die ossär-ligamentäre Schlussrotation wird muskulär widerlagert. Für die Praxis bedeutet dies: Die Schlussrotation muss *nicht* geübt werden. Im Gegenteil: Das gestreckte Kniegelenk wird orthograd noch vorne stabilisiert. Durch den passiven Drehverschluss erhält es maximale Belastungsstabilität. Rotatorischer und seitlicher Spielraum gehen gegen Null. Verantwortlich für den Presssitz in der Endstreckung sind die Seitenbänder. Durch ihre schräge Anordnung werden die Seitenbänder durch die Schlussrotation maximal angespannt.

Beinachsen:
funktionelle Drehrichtungen entscheidend

Knochen, Gelenkdynamik, Bänder und Muskeln des Kniegelenks arbeiten synergistisch. Die in den einzelnen Systemen enthaltenen Information dürfen sich nicht widersprechen. In Bezug auf das Kniegelenk spricht die 3D-Anatomie eine klare Sprache: Antetorsionswinkel, Bandschraube und Dominanz der Außenrotatoren sind Ausdruck der distalen Außenrotation im Hüftgelenk. Tibiaplateau und Kondylenrolle, Kreuzbänder und Seitenbänder, Leitmuskel M. sartorius und M. popliteus – die funktionellen Drehrichtungen im Kniegelenk lassen sich unschwer davon ableiten: Femur nach außen und Tibia nach innen für die Flexion. Und umkehrt in der Endstreckung. Nur für die Endstreckung! Sobald das Kniegelenk mehr als 10–15° gebeugt ist, gelten die Spielregeln der Flexion mit Aktivierung der Außenrotatoren im Hüftgelenk und der Innenrotatoren im Kniegelenk. Diese funktionellen Drehrichtungen sind anatomisch vorgegeben, funktionell entscheidend und medizinisch-therapeutisch ein wichtiger Schlüssel zu schmerzfreien und verletzungssicheren Kniegelenken.

12.3 Programmierte Diagnostik: krumm und verdreht

Bein- und Fußachsen

Funktionelle Beinachsendiagnostik: Schritt für Schritt

Beschwerden: Bestehen belastungsabhängige Kniebeschwerden?
– Ja, Knieschmerz: gesamte Differenzialdiagnose
– Ja, Hüftschmerz: gesamte Differenzialdiagnose
– Ja, Fußschmerz: gesamte Differenzialdiagnose
– Nein: Beinachsenproblem schmerzfrei

Grundleiden: Ist ein Grundleiden bekannt?
– Ja, Grundleiden: z. B. Arthrose, Rheuma, Trauma, Missbildung, Operation
– Ja, komplexe Beinachsen- und Fußdeformität: z. B. Spastik, Polio, Missbildung
– Nein: Beinachsenproblem ohne Grundleiden

Fußachsen: Sind die Fußachsen (→ S. 221) auffällig?
– Ja, konvergierende Fußachsen je ≤ 10°: Hüftinnenrotation↑, Femurantetorsion↑, Unterschenkeltorsion↓, pes adductus
– Ja, divergierende Fußachsen je ≥ 30°: Hüftaußenrotation↑, Femurantetorsion↓, Unterschenkelaußentorsion↑, Knickfuß evertiert, Vorfuß abduziert
– Nein, Fußinnenränder parallel bis leicht divergierend: Fußachsen normal

Beinachsen: Liegt ein klassischer Beinachsenfehler (→ S. 219) vor?
– Ja, interkondylärer Abstand ≥ 0 cm: Genua vara
– Ja, intermalleolärer Abstand ≥ 0 cm: Genua valga
– Ja, Wadenabstand ≥ 0 cm: Tibiae varae (Unterschenkel-O-Beine)
– Nein: gerade Beinachsen

Kniescheiben: Ist die gesamte Beinachse fehlrotiert vor? Die Kniescheiben beim gestreckten Bein dienen als Orientierungshilfe (→ S. 220).
– Ja, Innenrotationsfehlstellung mit konvergenten Kniescheiben: Hüftinnenrotationsstellung↑, Femurantetorsion↑, Beckenrotation kontralateral, pes valgus
– Ja, Außenrotationsfehlstellung mit divergenten Kniescheiben: Hüftaußenrotationsstellung↑, Femurantetorsion↓, Beckenrotation ipsilateral, pes varus
– Nein: orthograde Beinachsen

Beinachsenmobilität: Streck- oder Beugedefizit der großen Gelenke?
– Ja, Hüftflexion ≤ 110°, Extension ≤ 10°: Mobilität↓ Hüfte (→ S. 194)
– Ja, Knieflexion ≤ 140°, Extension ≤ 0°: Mobilität↓ Knie (→ S. 224)
– Ja, OSG-Flexion ≤ 50°, Extension ≤ 30°: Mobilität↓ OSG (→ S. 85)
– Ja, MTP 1-Extension ≤ 70°: eingeschränkte Mobilität MTP 1 (→ S. 171)
– Nein: ausreichende Mobilität der Gelenkkette des Beines

Beinachsenstabilität: Ist die Beinachse im Einbeinstand/Einbeinhüpfen funktionell instabil (→ S. 219)?
– Ja, X-Beinstellung: muskuläre Insuffizienz Hüftaußenrotation, M. tibialis posterior
– Ja, O-Beinstellung: muskuläre Insuffizienz Hüftadduktoren, M. peroneus longus
– Nein: Beinachsen funktionell stabil

Ossäre Torsion: Bestehen besondere Torsionsverhältnisse (→ S. 222) von Femur und Tibia?
– Ja, Femur: Antetorsion ≥ 35 ° (Coxa antetorta) oder ≤ 5 ° (Coxa retrotorta)
– Ja, Unterschenkel: Außentorsion verstärkt ≥ 20 ° oder vermindert ≤ 0 °
– Ja, Summationseffekt von Femurantetorsion ↑ und Unterschenkeltorsion ↓: Beinachse innenrotiert, Fußachse konvergierend
– Ja, Summationseffekt von Femurantetorsion ↓ und Unterschenkeltorsion ↑: Beinachse außenrotiert, Fußachse divergierend
– Ja, Seitenunterschied: Femur- oder Tibiatorsionsdifferenz links – rechts ≥ 10 °
– Nein: normale ossäre Torsionsverhältnisse

Q-Winkel: Liegt ein pathologischer Q-Winkel (→ S. 225) vor?
– Ja, Q-Winkel ≥ 20 °: X-Bein, Innenrotationsfehlstellung Kniegelenk, Kombinationseffekt Femurantetorsion ↑ und Unterschenkelaußentorsion ↑, Patella subluxiert mit lateralem Kompressionssyndrom; Dysplasien von Femurkondylen und Patella
– Ja, Q-Winkel ≤ 10 °: O-Bein, Kombinationseffekt von Femurretrotorsion und verminderter Unterschenkeltorsion; Dysplasien von Femurkondylen und Patella
– Nein: Q-Winkel normal; Zugrichtung M. quadriceps femoris funktionell

Weichteile: Besteht ein chronisch asymmetrischer Zug (→ S. 226) auf die Kniestrukturen?
– Ja, laterale Kontraktur: Tonus antero- und posterolateral größer als medial
– Ja, mediale Kontraktur: Tonus antero- und posteromedial größer als lateral
– Nein, funktionelles Gleichgewicht mediolateral

Beeinflussbarkeit: Ist das Beinachsenproblem therapeutisch beeinflussbar?
– Ja, nachweisbare Verbesserung: Therapiepotenzial vorhanden
– Nein: Beinachsenproblem über Kognition und Korrektur kaum beeinflussbar

Klinische Diagnostik Beinachsen

Beinachsen-X-O:
Abstand interkondylär und intermalleolär

Position: Zweibeinstand, Parallelstand, Knie und Füße berühren sich.

Dokumentation: Gemessen werden der interkondyläre, der intermalleoläre Abstand sowie die Distanz zwischen den Wadenmuskeln.

Ziel: gerade Beinachsen.

Norm:
- Interkondylärer Abstand: 0 cm
- Intermalleolärer Abstand: 0 cm
- Berührungspunkt des M. triceps surae links und rechts: 0 cm.

Pathologie: Achsenfehler
- Genua vara: Interkondylärer Abstand ≥ 1 cm bei intermalleolärem Abstand = 0
- Genua valga: Intermalleolärer Abstand ≥ 1 cm bei interkondylärem Abstand = 0
- Tibia vara: Trizepsabstand ≥ 1 cm mit Säbeldeformierung der Unterschenkel.

Hinweis: Arthroserisiko durch Achsenabweichungen:
- Genua valga: Risikofaktor für laterale Gonarthrose
- Genua vara: Risikofaktor für mediale Gonarthrose
- Torsionsverhältnisse als Risikofaktor siehe (→ S. 222).

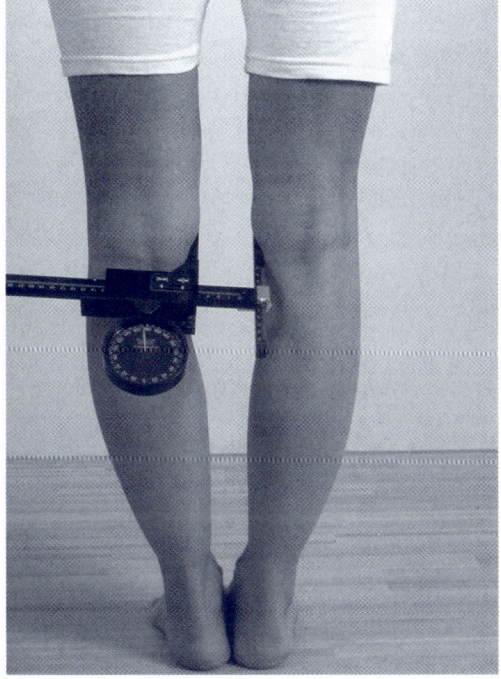 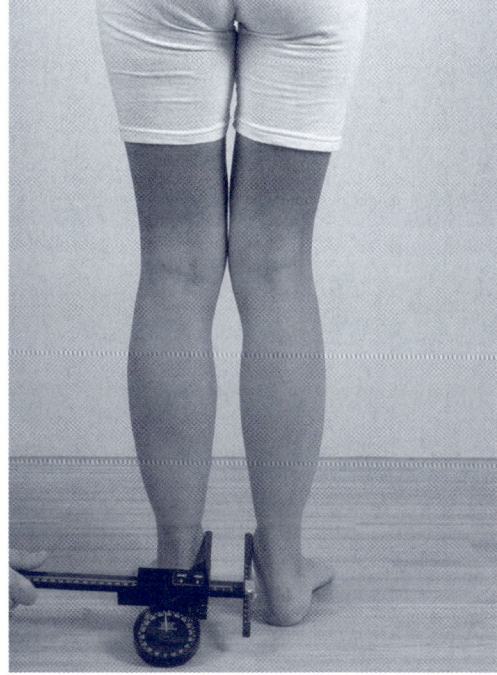

Abb. 12.3a–b Beinachsen: O- und X-Beine. Gemessen wird die Distanz zwischen Femurkondylen, Malleolen und zwischen den Wadenmuskeln. Bei geraden Beinachsen berühren sich Knie, Waden und Innenknöchel. **a** O-Beine (genua vara) mit vergrößertem interkondylären Abstand; **b** X-Beine (genua valga) mit vergrößertem intermalleolären Abstand. Bei den säbelartigen Unterschenkel-O-Beinen (Tibiae varae) gehen die Waden-Berührungspunkte weit auseinander (kein Bild).

Patella orthograd:
Beinachsen rotationsneutral

Position: spontaner Zweibeinstand. Beim gestreckten Kniegelenk ist die Patella ein brauchbarer Indikator für die Rotationsstellung der Beinachsen, beim flektierten Kniegelenk die orthograd nach vorne gerichtete Patella für eine funktionelle Beinachsenstabilität.

Dokumentation: gemessen wird die Einstellung der Patella bei gestrecktem und bei gebeugtem Kniegelenk. Die Grobeinteilung in orthograd, auswärts oder einwärts erfolgt blickdiagnostisch.

Ziel: funktionelle Ausrichtung der Patella über der Vorfußmitte.

Norm: Kniescheibe orthograd nach vorne gerichtet, Kniescheibe über der Vorfußmitte.

Pathologie:
- Innenrotierte Beinachsen gestreckt: bei gestrecktem Bein Patella nach innen schielend z. B. bei verstärkter Femurantetorsion, Innenrotationsfehlstellung Hüftgelenk, fehlender Tibiaaußentorsion
- Außenrotierte Beinachsen gestreckt: bei gestrecktem Bein Patella nach außen schielend z. B. bei Retrotorsion des Femurs, Außenrotation im Hüftgelenk, verstärkter Außentorsion der Tibia
- Innenrotierte Beinachsen flektiert: bei gebeugtem Knie Patella nach innen schielend z. B. bei ungenügender Kniestabilisierung, funktionelle X-Beinachsen oder bei Ferse in Knickfußstellung
- Funktionelle O-Beinachsen flektiert: bei gebeugtem Knie Patella nach außen schielend z. B. bei ungenügender Kniestabilisierung, funktionelle O-Beinachsen oder bei Ferse in Varusfehlstellung.

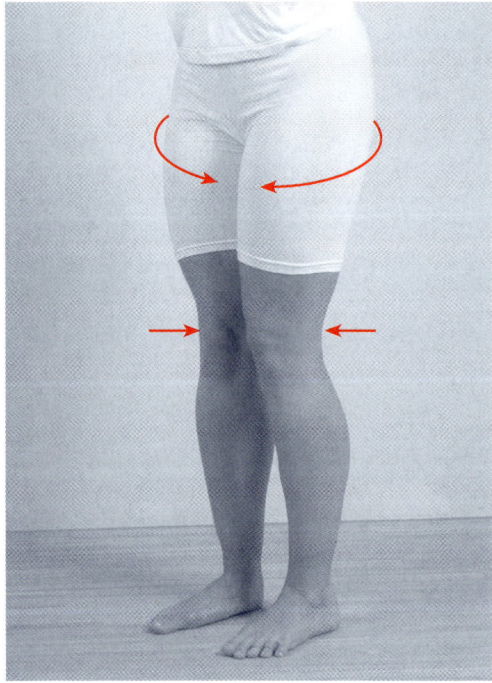 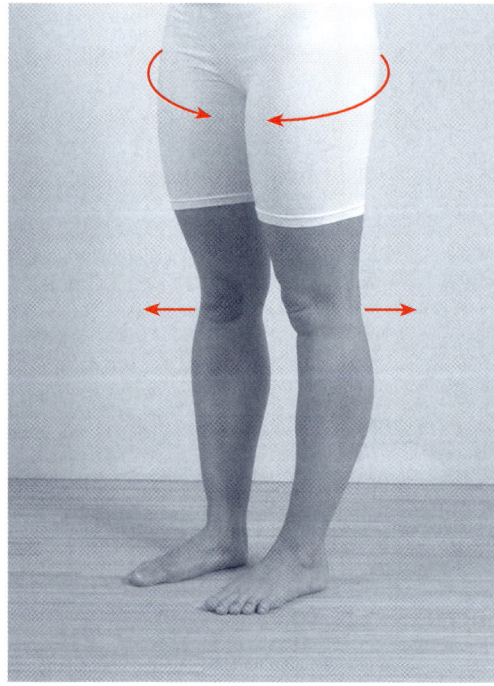

Abb. 12.4a–b Patella orthograd: Rotationsstellung der Beinachsen. **a** X-Beine bzw. **b** O-Beine in beiden Fällen (a + b) mit nach innen schielenden Kniescheiben. X- wie O-Beine finden sich häufig mit Fehlrotation kombiniert. Andere Kombination sind möglich. Mögliche Ursachen für die Rotationsfehlstellung sind ossär verstärkte Femurantetorsion, Fehlstellung im Hüftgelenk, pathologischer Q-Winkel, fehlende ossäre Tibiaaußentorsion u. a.

Fußachsen:
diskret divergierend

Position: Zweibeinstand mit orthograder Ausrichtung der Kniegelenke nach vorne.

Hinweis: Beim Gehen werden die Fußachsen am besten von vorne beurteilt. Eine quantitative Bestimmung ohne instrumentierte Ganganalyse ist schwierig. Eine Grobeinteilung in die Kategorien orthograd, auswärts oder einwärts gerichtet ist blickdiagnostisch möglich.

Dokumentation: gemessen wird der Winkel der Fußachse im 2. Strahl zur Richtung geradeaus.

Ziel: funktionelle Ausrichtung der Fußachsen unter Berücksichtigung der Torsionsverhältnisse im Beinskelett. Funktionelle Fußachse entsprechend der Unterschenkeltorsion.

Norm: Bei orthogradem Kniegelenk und einer Unterschenkeltorsion von 10° nach außen entsteht eine Auswärtsdrehung der Fußachse von ebenfalls 10°. Die Fußinnenränder bieten einen einfachen blickdiagnostischen Anhaltspunkt. Bei einer Unterschenkeltorsion von 10° nach außen stehen die Fußinnenränder in etwa parallel bis leicht divergierend zueinander.

Pathologie:
– Divergierende Fußachse: ≥ 20° im zweiten Strahl. Offensichtlich divergierende Fußinnenränder lassen eine vermehrte Außentorsion des Unterschenkels, eine Retrotorsion des Femurs oder eine außenrotierte Beinachse vermuten
– Konvergierende Fußachse: ≤ 0° im zweiten Strahl; offensichtlich konvergierende Fußinnenränder lassen eine verminderte Außentorsion des Unterschenkels, eine verstärkte Antetorsion des Femurs oder eine innenrotierte Beinachse vermuten.

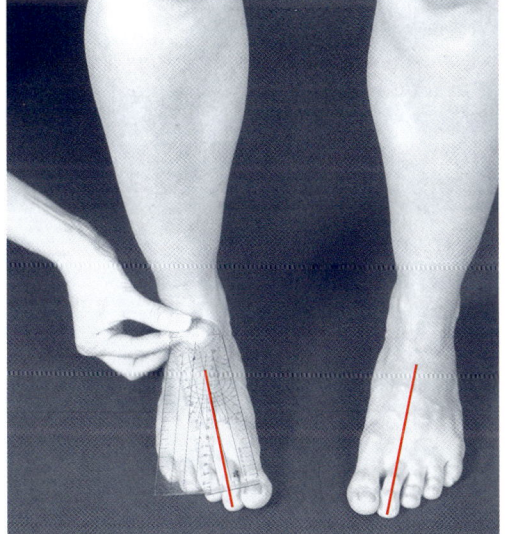 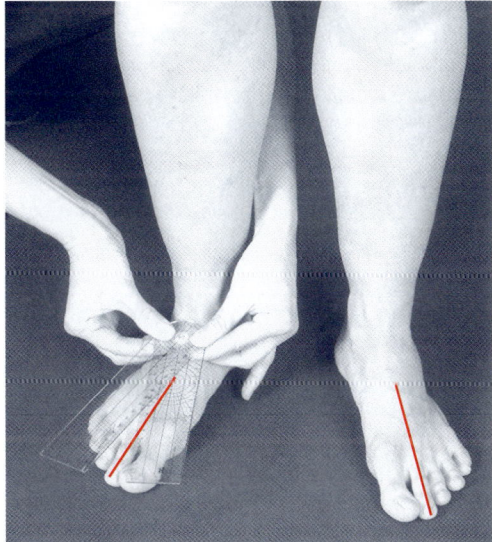

Abb. 12.5a–b Fußachsen: Nach Lehrbuch weisen funktionelle Fußachsen – gemessen am zweiten Strahl – eine leichte Divergenz auf. Die Fußinnenränder stehen parallel bis leicht divergent. In der Praxis wird die Funktionalität der Fußachsen unter Berücksichtigung der ossären Torsionsverhältnisse im Beinskelett individuell bestimmt. **a** Konvergierende und **b** divergierende Fußachsen.

Knochentorsion Beinachsen:
Fehler und Missverhältnisse

Hinweis: Messung der Unterschenkeltorsion siehe → S. 83, Messung der Femurtorsion siehe → S. 196.

Dokumentation: Unterschenkeltorsion und Femurtorsion werden in Winkelgrad gemessen. Das Summenverhältnis von Unterschenkeltorsion und Femurtorsion wird berechnet.

Ziel: Femurtorsion und Unterschenkeltorsion ergänzen sich zu funktionellen Bein- und Fußachsen, geringe Links-rechts-Unterschiede.

Norm (Strecker W 1997):
– Femurantetorsion: 20° (Streubreite 5–35°)
– Unterschenkelaußentorsion: 10° (Streubreite 0–20°)
– Isolierte Tibiaaußentorsion, nur radiologisch erfassbar: 35° (Streubreite 20–50°).

Pathologien Torsionsfehler:
– Femurantetorsion verstärkt: ≥ 35°
– Femurantetorsion vermindert: ≤ 5° (Femurretrotorsion: ≤ 0°)
– Unterschenkelaußentorsion verstärkt: ≥ 20°
– Unterschenkelinnentorsion: ≤ 0°.
– Summationseffekt Fehlstellung nach außen: Eine Femurretrotorsion von beispielsweise -8° (Norm +20°) ergibt eine ossär bedingte Außenrotation der Beinachse um +28°. Eine verstärkte Unterschenkelaußentorsion von 30° (Norm 10°) ergibt eine zusätzliche strukturelle Außenrotation der Fußachse von 20°. Die Fehlstellungen von Femurretrotorsion und Unterschenkelaußentorsion summieren sich (+28° plus +20°) und ergeben eine ossär bedingte Außenrotationsfehlstellung der Beinachse von +48° gegenüber dem mittleren Normwert.
– Summationseffekt Fehlstellung nach innen: Eine verstärkte Femurantetorsion von +39° (Norm +20°) ergibt eine ossär bedingte Innenrotation der Beinachse von -19°. Eine verminderte Unterschenkelaußentorsion von -5° (Norm +10°) ergibt eine zusätzliche strukturelle Innenrotation der Fußachse von -15°. Die Fehlstellungen von Femurantetorsion und Unterschenkelinnenrotation summieren sich (-19° plus -15°) und ergeben eine ossär bedingte Innenrotationsfehlstellung von -34° gegenüber dem mittleren Normwert.

Hinweis: Arthroserisiko (Goutallier D 1997)
– O-Beine: Risikofaktor für mediale Gonarthrose
– X-Beine: Risikofaktor für laterale Gonarthrose
– Tibiaaußentorsion > Femurantetorsion: mediale Gonarthrose
– Femurantetorsion > Tibiaaußentorsion: laterale Gonarthrose.

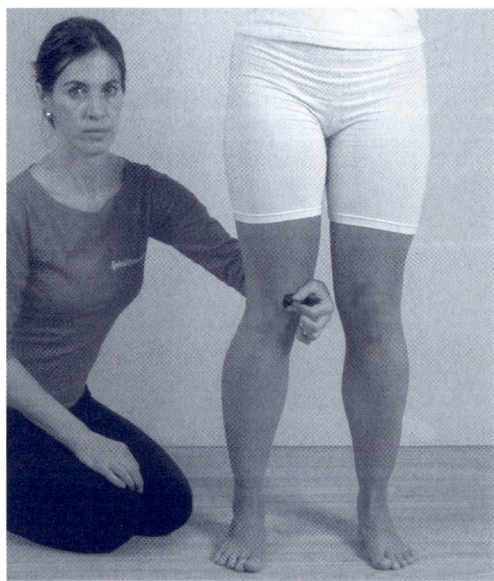 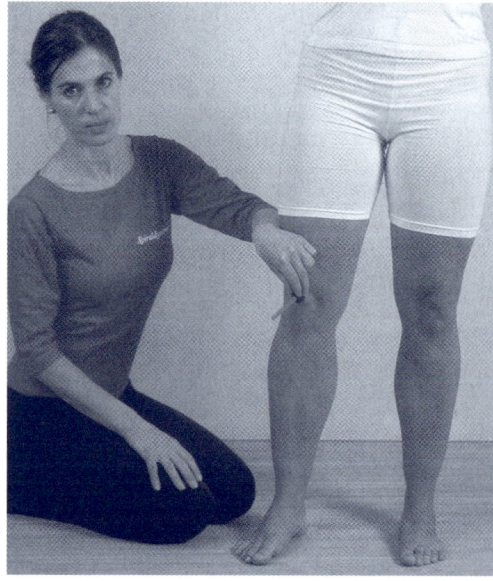

Abb. 12.6a–b Knochentorsion: Fehlstellungen potenzieren oder neutralisieren sich gegenseitig. **a** Femurantetorsion von 30° und fehlende Unterschenkelrotation von 0° summieren sich ossär zur Innenrotationsfehlstellung der Kniegelenke mit konvergierenden Fußachsen. **b** Retrotorquierter Schenkelhals und verstärkte Unterschenkelaußentorsion ergeben analog umgekehrt divergierende Fußachsen.

Einbeinstand:
Rotationsstabilität Beinachse

Position: aus dem Zweibeinstand mit leicht gebeugten Kniegelenken in den Einbeinstand übergehen – möglichst freistehend. Sportliche Variante: Einbeinhüpfen. Propriozeptive Variante: auf instabiler Unterlage.

Dokumentation: Qualitativ erfasst und protokolliert werden vier typische Zeichen einer funktionell instabilen Beinstatik. Einbeinstand und Einbeinhüpfen spiegeln das Organisationsmuster des Beines während der Fortbewegung.

Ziel: Einbeinstand mit gerader und unverdrehter Beinstatik.

Norm: Einbeinstand mit Valgusknick in Knie und Fuß.

Pathologien:
- Trendelenburg: funktionelle Insuffizienz der Hüftabduktoren Standbeinseite
- Innenrotation der Beinachse: funktionelle Insuffizienz der pelvitrochanteren Hüftaußenrotatoren
- X-Beinstellung: funktionelle Insuffizienz der Hüftabduktoren und Hüftaußenrotatoren
- Knickfuß: funktionelle Insuffizienz des M. tibialis posterior.

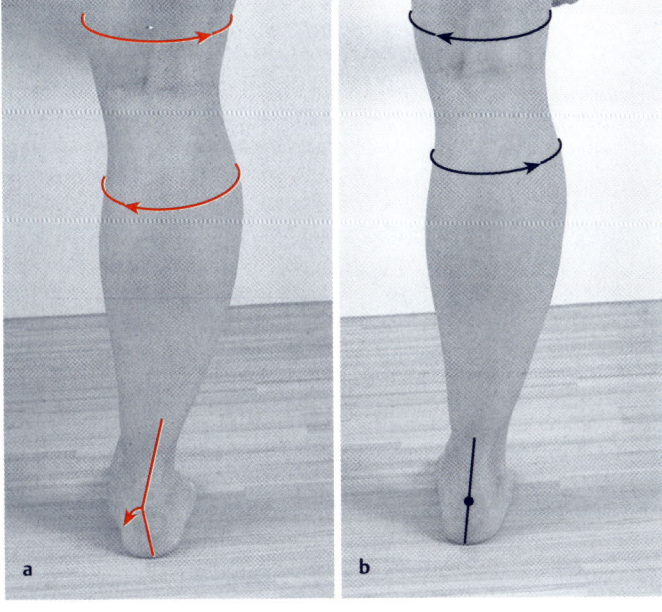

Abb. 12.7a–b Rotationsstabilität Beinachse: funktionelle Beinachsenstabilität im Einbeinstand. **a** Rotatorisch instabile Beinachsen mit Insuffizienz der pelvitrochanteren Außenrotatoren, innenrotierter Patella, durchgedrückten Kniegelenken, Pes valgus und Trendelenburg Phänomen. **b** Rotationsstabile Beinachsen mit orthograder Patella, Pes rectus und Beckengeradstand.

Gelenkkette Bein:
Mobilität auf dem Prüfstand

Position: Rückenlage auf Untersuchungsliege, sitzend, stehend.

Dokumentation: Gemessen werden Flexion-Extension des Kniegelenks in Rückenlage sowie die Rotation des gebeugten Kniegelenks sitzend.

Hinweis: Extension Sprunggelenk (→ S. 85) und Extension Großzehengrundgelenk (→ S. 171) werden unter Belastung im Stehen gemessen.

Ziel: volle Mobilität der gesamten Gelenkkette des Beines.

Norm:
- Hüftgelenk: Flexion-Extension ROM ≥ 110/0/10°
- Kniegelenk: Flexion-Extension ROM ≥ 140/0/0°
- Kniegelenk flektiert: Außen-Innenrotation ROM ≥ 30/0/30°
- Sprunggelenk: Flexion-Extension ROM ≥ 50/0/30°
- Großzehengrundgelenk: Flexion-Extension ROM ≥ 30/0/70°.

Pathologie:
- Hüfte Flexionsdefizit ≤ 110°, Extensionsdefizit ≤ 10°
- Knie Flexionsdefizit ≤ 140°, Extensionsdefizit ≤ 0°
- Knie Innenrotationsdefizit ≤ 30°, Außenrotationsdefizit ≤ 30°
- OSG Flexionsdefizit 50°, Extensionsdefizit ≤ 30°
- MTP 1 Flexionsdefizit ≤ 30°, Extensionsdefizit ≤ 70°.

Q-Winkel:
Fehlstellung im Kniegelenk

Position: Sitzen auf Untersuchungsliege mit gestreckten Knien, Gelenkquerachse orthograd zur Decke ausgerichtet. Anschließend beide Beine über den Rand der Liege frei hängen lassen.

Dokumentation: Gemessen wird der Q-Winkel bei gestrecktem Kniegelenk: Winkel zwischen Quadrizeps-Zugrichtung (SIAS – Patellazentrum) und Patellarsehne (Patellazentrum – Tuberositas tibiae). Anschließend wird der Q-Winkel analog bei gebeugtem Knie und hängendem Unterschenkel bestimmt.

Ziel: gerade und unverdrehte Beinachsen.

Norm (Magee 1992 d):
- Q-Winkel in Extension: 10–20° (bei Frauen 18°, bei Männern 13°).
- Durch Anspannen des Quadrizeps reduziert sich der Q-Winkel auf ≤ 10°.
- Q-Winkel in Flexion: 0°. Ein sichtbarer Q-Winkel beim gebeugten Knie ist pathologisch.

Pathologie:
- Q-Winkel vergrößert: ≥ 20° bei gestrecktem bzw. ≥ 0° bei gebeugtem Kniegelenk. Mögliche Ursachen sind Genu valgum, Innenrotationsfehlstellung im Kniegelenk, verstärkte Femurantetorsion, verstärke Tibiaaußenrotation
- Q-Winkel verkleinert: ≤ 10° bei gestrecktem Kniegelenk. Mögliche Ursachen sind Genu varum, Femurretrotorsion, verminderte Tibiaaußenrotation, (sub-)luxierte Patella.

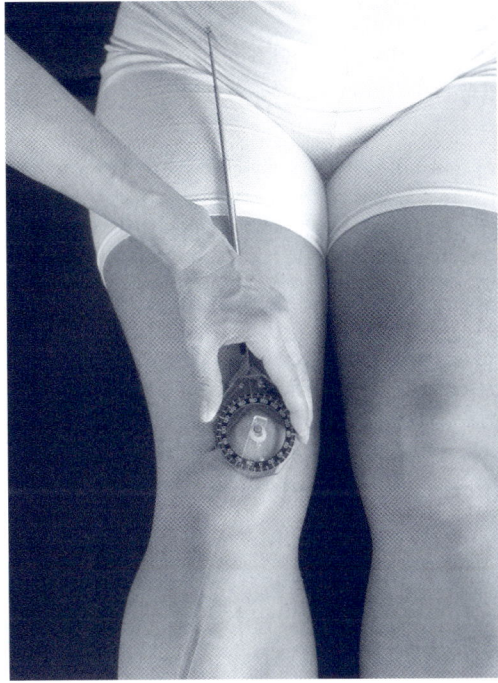

Abb. 12.8 Q-Winkel: Hinweis auf strukturelle oder funktionelle Rotationsmissverhältnisse im Kniegelenk. Gemessen wird die Quadrizeps-Zugrichtung vorderer oberer Darmbeinstachel >> Patellazentrum >> Tuberositas tibiae: im Bild: Q-Winkel beim gestreckten Knie.

Hamstrings:
Hypertonus M. biceps femoris

Position: Sitzend, Knie gebeugt, Füße am Boden aufgestellt, Beinmuskulatur entspannt.

Dokumentation: Am gebeugten Knie mit entspannter Muskulatur den Sehnentonus palpieren. Lateral des M. biceps femoris und medial der Semigruppe. Protokolliert wird, ob der Tonus seitengleich ist oder nicht – die Seite der Tonuserhöhung wird notiert.

Ziel: ausgeglichener Tonus zwischen lateralen und medialen Kniekehlenmuskeln.

Norm: Die Innenrotatoren sind im Kniegelenk funktionell dominant. Diese funktionelle Dominanz wird häufig durch einen verkürzten und hypertonen Bizepsmuskel kompromittiert.

Pathologien:
– Dominanz lateral: Tonus lateral größer als medial. Die funktionelle Dominanz der Außenrotatoren begünstigt pathomechanisch das Entstehen von Rotationsfehlstellung im Kniegelenk, Progression Q-Winkel, Patellaluxation, Patellahyperkompression lateral, femuropatellare Arthrose u. a.
– Dominanz medial: Tonus medial größer als lateral. Kommt nur selten vor.

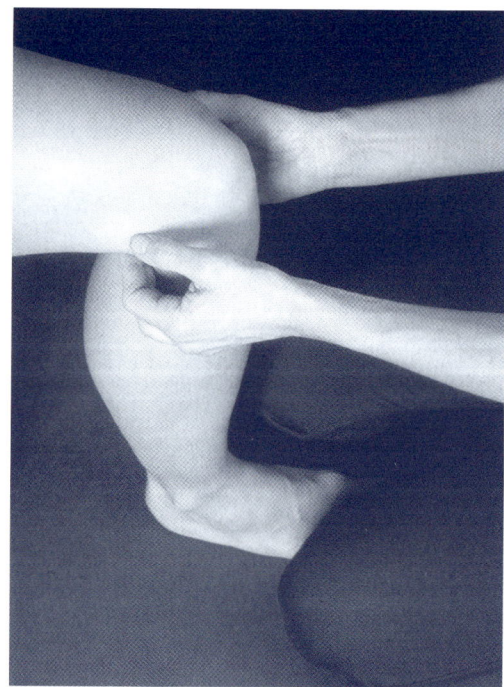

Abb. 12.9 Hamstrings: Palpatorisch wird der Tonus der medialen und lateralen rückseitigen Oberschenkelmuskulatur miteinander verglichen.

12.4 Funktionelle Therapiestrategien: lange Hebel gezielt nutzen

Programmierte Therapie: Priorität

1. Priorität:
Therapie mit Langzeitwirkung

Fehlbelastung führt zu Fehlform und umgekehrt. Diese Langzeit-Adaptationsprozesse lassen sich in der Fußtherapie gezielt einsetzen. Die Änderungen des Bewusstseins führen zu veränderten Belastungsgewohnheiten. Dies ermöglicht eine sukzessive Verschiebung der physikalischen Kräfte und formativen Reize in Richtung Funktionalität. Die Struktur folgt der Funktion – ein Prozess der Zeit braucht. Bei einer Unterschenkeltorsion von 45° stehen die beiden Füße im rechten Winkel auseinander. Eine erzwungene Parallelstellung der Füße führt zu einer akuten Torsion von mehr als 30° pro Kniegelenk. Akute Probleme sind programmiert. Eine Therapie mit eingebauter Langzeitperspektive bietet maximale Chancen für dauerhafte Resultate – bedingt allerdings, dass der Patient zum Know-how-Träger wird!

2. Priorität:
Therapie mit Hebelwirkung

Die Mehrzahl aller Knieprobleme wurzelt in Hüft- und Fußproblemen. Dieser Grundsatz gilt für viele Unfälle und für die meisten chronisch-degenerativen Überlastungssyndrome. Beim Knickfuß beispielsweise kommt es zwangsweise zur nach innen gedrehten Fehlstellung der Malleolengabel mit ungünstigen Torsionsmomenten im Kniegelenk. Durch Innenrotationsfehlstellung im Hüftgelenk verändert sich der funktionelle Q-Winkel des gebeugten Knies. Distorsionen im Kniegelenk sind programmiert. Beweglichkeitsdefizite und Fehlstellungen von Fuß und Hüftgelenk müssen im Kniegelenk kompensiert werden. Hüftgelenk und Fuß wirken mit ihren überlangen Hebelarmen auf das funktio-

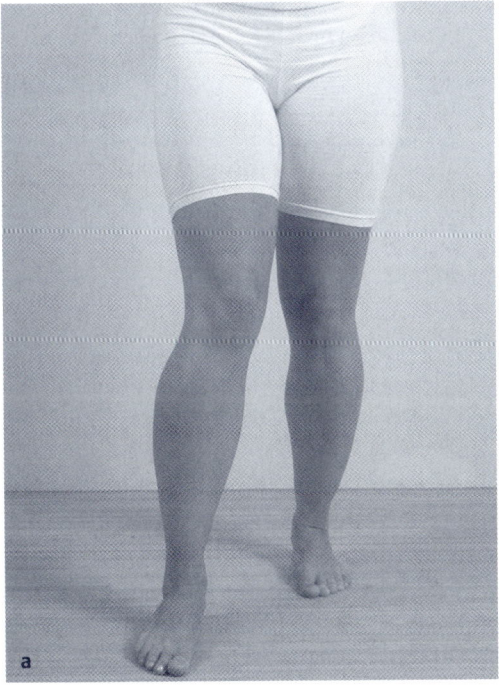 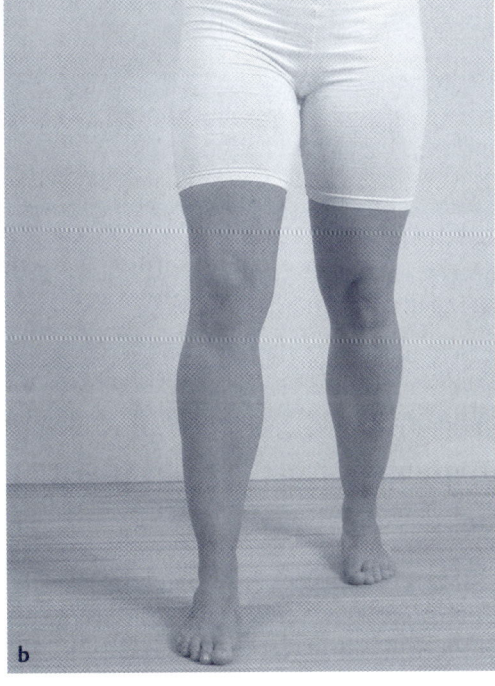

Abb. 12.10a–b Funktionelles Beinachsentraining: Der funktionelle Zusammenhang zwischen Drehrichtung und Beinachse wird deutlich. **a** Vollbild der „invertierten Beinspirale" mit X-Beinstellung, Innenrotationsfehlstellung im Kniegelenk, Knickplattfuß. **b** Gleiche Patientin ein paar Sekunden später: sichtbare Begradigung der Beinachsen mittels Aktivierung der pelvitrochanteren Außenrotatoren und aktiver Vorfußpronation.

nelle Geschehen im Kniegelenk. Kurzum: Die Therapie chronischer Kniegelenkschmerzen beginnt mit der orthograden Belastung der Füße, dem 3D-Beweglichkeitstraining der Hüftgelenke und dem funktionellen Beinachsentraining. Und umgekehrt: Eine funktionelle Belastung der Füße setzt gerade und vor allem unverdrehte Beinachsen voraus.

Programmierte Therapie: Prinzip

Drehrichtungen:
Keine Knie Kosmetik

Die Mehrheit chronisch-degenerativer Knieprobleme geht mit einer Umkehr der funktionellen Drehrichtungen im Bein einher. Medialer Meniskus, mediales Seitenband und laterale Patellarückfläche werden chronisch fehlbelastet. Die Wiederherstellung der funktionellen Drehrichtungen ist das primäre Prinzip bei der Behandlung chronischer Knieprobleme. Ein Fallbeispiel: Ein junges Mädchen – Tochter einer Ärztin – mit mehrmaliger Patellaluxation. Physiotherapeutisch wurde mehrmals der M. vastus medialis isoliert auftrainiert. Der Misserfolg war programmiert: Muskeltraining ohne Korrektur des knöchernen Bezugsrahmens ist Muskelkosmetik. Aus funktioneller Perspektive sieht die langfristige Lösung so aus: Durch aktive Hüftaußenrotatoren und durch Vermeiden auswärts gedrehter Fußachsen beim gebeugten Kniegelenk kann der funktionelle Q-Winkel im Alltag verbessert (reduziert) werden. Das Reluxationsrisiko sinkt. Der M. vastus medialis wird so automatisch trainiert und kann seine Funktion besser erfüllen.

Beinachsentraining:
Hilfe von oben

Fehlstellungen der Beinachsen entwickeln sich über Jahre. Chronische Fehlbelastungen führen zu langsam progredienten Achsenabweichung. Die Wiederherstellung funktioneller Drehrichtungen ist Voraussetzung für jede Achsenkorrektur. Damit schlagen Sie gleich zwei Fliegen auf einmal: Eine verbesserte Funktion im Kniegelenk und eine bessere Belastungsverteilung im Fuß. Das funktionelle Beinachsentraining ist elementarer Bestandteil der Fußtherapie.

Grifftechnik:
Kniegelenk

3D-Flexion (Spiralprinzip: Torsion)
– Flexion Femur proximal, Flexion Tibia distal
– Femurkondylen-Außenrotation, Tibiaplateau Innenrotation
– Valgus varus-Tendenz im Gleichgewicht

3D-Extension (Spiralprinzip: Detorsion)
– Extension Femur proximal, Extension Tibia distal
– Femur-Innenrotation (gering), Tibiaplateau Außenrotation (gering)
– Valgus varus-Tendenz im Gleichgewicht

Programmierte Therapie: Parameter

Klinische Parameter:
Führung für das Drehscharniergelenk

Brauchbare Parameter für die 3D-Bewegungskoordination des Kniegelenks sind:

Funktionelle Mobilität
– Knieflexion-Extension ROM (→ S. 224)
– Außen- und Innenrotation beim flektierten Kniegelenk (→ S. 224)

Funktionelle Stabilität
– Mediolaterale Beinachsenstabilität
– Anterioposteriore Beinachsenstabilität
– Rotatorische Beinachsenstabilität
– Q-Winkel beim flektierten Kniegelenk (→ S. 225)
– Patella-Position orthograd über der Vorfußmitte (→ S. 209, 220, 227)

Strukturelle Langzeitparameter
– Beinachsenabweichung bei gestrecktem Kniegelenk (→ S. 219)
– Q-Winkel bei gestrecktem Kniegelenk (→ S. 225)

Globalfunktion
– Ausmaß der Beschwerden
– Gehzeit schmerzfrei

Programmierte Therapie: Fußplaner

Spiraldynamik-Fußplaner:
Knie gerade und unverdreht

Füße lieben starke, gerade und unverdrehte Beinachsen. Sie erleichtern den Füßen das Leben ungemein. Und umgekehrt: Beinachsenfehler zwingen den Füßen Fehlbelastungen auf. X-Beine mit Innenrotationsfehler beispielsweise erzwingen im Rückfuß eine Hyperpronation und führen zu erheblichem Valgusstress im Kniegelenk. Unter Belastung – etwa beim Lauftraining – werden X-Beintendenz und Knickfuß massiv verstärkt. Die Therapie zielt auf Optimierung der Beinachsen zur Entlastung von Knie und Fuß. In diesem Fall beginnt die Therapie mit der funktionellen Aktivierung der pelvitrochanteren Hüftaußenrotatoren. Der teilweise kontrakte Knickfuß wird passiv mobilisiert, ebenso die lateral verkürzten Kniestrukturen. Es folgen in klassischer Weise das Beinachsentraining – kognitiv durch Wahrnehmungsschulung, reflektorisch durch propriozeptives Training. Nach der erfolgreichen Integration in den Alltag macht eine medizinische Kräftigungstherapie Sinn. Anschließend die Integration des Bein- und Fußachsentrainings in das Lauftraining.

Tabelle 12.1 Spiraldynamik-Fußplaner Beinachsen: f, 34, Läuferin, Überlastung mediales Seitenband rechts, Genua valga mit Innenrotationsfehlstellung, typischer Hyperpronierer

Priorität	Prinzip	Methode	Parameter	Übungsplan
1. Nachhaltigkeit Kognition	Eigenverantwortung Spiralprinzip	Gespräch, Fragebogen Wahrnehmungsschulung; Trainingsanalyse, ev. Einlagen	Motivation VAS (→ S. 10) Trainingszeit absolut und relativ (→ S. 10)	• Anhang 1–2 (→ S. 288) • Spieglein Spieglein (→ S. 232) • Trainingsplan anpassen • Einlagen situativ
2. Hüfte	Spiralprinzip	Außenrotationstraining	COX-AR-Test (→ S. 198)	• Außenrotatoren-Training (→ S. 211) • En-dehors (→ S. 209)
3. Beinachsen	Spiralprinzip	Beinachsentraining: funktionelle Drehrichtung	Patella orthograd (→ S. 220) Q-Winkel (→ S. 225)	• Scheibenwischer (→ S. 233) • Teleskop (→ S. 236)
4. Kniegelenk	Mobilisation, Tonusregulation, Relaxation	Laterale Kniestrukturen detonisieren, mediale tonisieren	Hamstrings (→ S. 226)	• Pferdekopf (→ S. 234) • Tensor-Stretch (→ S. 235)
5. Beinachsen	Achsenprinzip	Beinachsentraining	Beinachsen-X-O (→ S. 219)	• Secura-Flex (→ S. 237) • Kriegerstand (→ S. 210)
6. Rückfuß	Stabilität	Stabilisierung Ferse in Statik und Dynamik	Rückfußwinkel (→ S. 82)	• Flamingo (→ S. 94) • Sumo (→ S. 95)
7. Bein- und Fußachsen	Koordination, Achsenprinzip, Rhythmus	Angewandtes Bein- und Fußachsentraining	Ganganalyse Standbein (→ S. 223) Ganganalyse Treppe (→ S. 213)	• Treppensteigen (→ S. 259) • Velofahren (→ S. 238)
8. Gehen	Kognition	Gangschule	Patella orthograd (→ S. 220)	• Zeitlupengang (→ S. 239) • Spiraldynamik Walking (→ S. 258)
9. Gehen, Laufen	Training	Gang- und Laufschule	Lauftechnik (→ S. 272) Laufstil (→ S. 272)	• Fuß-Fit (→ S. 260) • Ortho-Jogging (→ S. 281)
10. Prävention Verletzungen	Eigenverantwortung	Medizinische Tipps zur Vermeidung von Laufverletzungen	Lauftempo und Wochenkilometer ohne Beschwerden	• Ortho-Jogging (→ S. 281) • situativ

Fußplaner: weitere Beispiele unter www.fuss-schule.info

12.5 Patienteninformation: beide Beine beingerade

Prognostische Kriterien

Positive Faktoren:
Achsenkorrektur

- Potenziell korrigierbares chronisches Beinachsenproblem
- Funktionell inverse Drehrichtung ohne strukturelle Binnenschäden im Kniegelenk
- Rasch erlernte Kontrolle der Beinachsenstabilisierung
- Funktionelle Schwäche Quadrizepsmuskulatur infolge Trainingsmangel
- Sichtbare Verbesserung der Fußdeformität durch Beinachsenkorrektur

Negative Faktoren:
Grenzen der Machbarkeit

- Erhebliche Beinachsenabweichung mit O- oder X-Beinstellung.
- Massive Rotationsfehlstellung oder Torsionsanomalie der Beinachsen
- Neurologisches Grundleiden mit Parese der Beinmuskulatur (z. B. Polio)
- Schwere Gonarthrose, familiäre Belastung, sonstige Polyarthrose

Psychologische Erweiterung

Entsprechung:
auf Umwegen zum Ziel

Die Beine sind Symbol für Fortbewegung und Sprungkraft, Geschmeidigkeit und Geschwindigkeit. Mit Ihren Beinen können Sie auf etwas zulaufen oder von etwas weglaufen. Offensichtliche Fehlstellung der Beinachsen finden ihre Entsprechung in fehlender struktureller Klarheit und mangelhafter Abstützung. Das Fundament ist stabil, aber die Wände stehen schief. Effiziente Fortbewegung und Entwicklungsschritte sind durchaus möglich, aber nicht ökonomisch. Reserven müssen frühzeitig angegriffen werden. Oftmals besteht ein schonungsloser Umgang mit der eigenen Gesundheit – von der offenen Selbstaufopferung bis zum versteckten Suchtverhalten. Mit der Zeit sind die Ressourcen immer rascher aufgebraucht. Die Regenerationsfähigkeit nimmt ab. Erschöpfung, innere Unsicherheit, Orientierungslosigkeit bis hin zur schmerzhaften Einschränkung der eigenen Fortbewegung stellen sich ein.

Anregung:
Klarheit der inneren Struktur

Stabilität, klare Strukturen und sorgfältiger Aufbau sind wichtige Elemente für das eigene Vorwärtskommen – in allen Lebenslagen und Beziehungen. Veränderungen brauchen einen soliden Unterbau. Nehmen sie die Werkzeuge unter die Lupe, mit denen Sie ihren eigenen Fortschritt zimmern: Glaubenssätze und Prinzipien, an denen Sie festhalten, Beziehungen, die Sie einsetzen. Überprüfen Sie ihre wichtigsten Wertvorstellungen einzeln auf Geradlinigkeit und langfristige Gültigkeit. Abweichungen vom inneren Lebenskurs möglichst frühzeitig erkennen und korrigieren. Manchmal macht man sich über lange Zeit etwas vor. Erst unter Belastung tritt der Unterschied deutlich zu Tage: echte Verankerung wächst an der Belastung, vorgetäuschte Stabilität zerbricht. In diesem Sinne sind Krisen Herausforderungen – perfekte Momente für Kurskorrekturen.

Übungsqualität

Übungskriterien:
Patient

- Beinachsen möglichst gerade in einer Linie
- Kniegelenk senkrecht über der Vorfußmitte
- Kniescheibe geradeaus nach vorne
- Fußachsen parallel bis leicht auseinander

Übungskriterien:
Therapeut

- Beinachsen: Drehrichtungen einstellen und stabilisieren
- Beinachsen: Kein Valgusknick im Knie oder Rückfuß durch fehlende Beinachsenstabilität
- Fußachsen: funktionelle Ausrichtung gemäß Beinachsentorsion, individuelle Unterschiede
- Patella: orthograd nach vorne gerichtet, möglichst über der Vorfußmitte
- Knieinnenrotation: Tibiavorderkante oder Malleolengabel dreht sichtbar nach innen
- Vorfuß: guter Bodenkontakt des Großzehengrundgelenks am Boden
- Überkorrektur Patella dreht mit nach innen: insuffiziente Hüftaußenrotation, Knickfußstellung
- Überkorrektur Patella dreht mit nach außen: übertriebene Hüftaußenrotation, Fersensupination oder insuffiziente Vorfußpronation
- Überkorrektur divergierende Fußachsen: ballettgemäß übertriebene Hüftaußenrotation, Verdrehung im Kniegelenk bei hyperaktivem Beinbizeps, Hyperpronation im Rückfuß mit Eversion im USG.
- Überkorrektur konvergierende Fußachse: insuffiziente Hüfaußenrotation

12.6 Übungsprogramm: der Trick mit der Spirale

Wahrnehmungsschulung: richtig herum gewickelt

Übung 12.1 – 3D-Wahrnehmung: Spieglein Spieglein

Ziel: Wahrnehmungskontrolle im Kniegelenk.

Hilfsmittel: Spiegel.

Start: Patient steht frontal zum Spiegel und betrachtet seine Knie.

Aktion: mit dem rechten Bein einen Schritt vor und wieder zurück. Beobachtung und Verbalisierung durch den Patienten: Bleibt das Knie beim Landen lotrecht über dem Fuß zentriert, oder weicht es in eine X-Beinstellung mit Knickfußtendenz ab? Oder drehen die Oberschenkel nach außen wie bei Fußballerbeinen? Anschließend Analyse des hinteren Standbeines: Dreht die Kniescheibe nach innen, nach außen oder bleibt das hintere Knie orthograd nach vorne gerichtet? Dann Seitenwechsel: linkes Bein vor.

Dosierung: verschiedene Möglichkeiten spielerisch ausprobieren. Bewegung situationsgerecht dosieren. Valgusstellung und Innenrotation bedeuten erhöhte Verletzungsgefahr.

Kontrolle: Eichung jener Kniegelenkstellung, die das Gefühl von kräftigen und stabilen Knien vermittelt.

Heimübung: Zweimal täglich 1–2 Minuten vor dem Spiegel. Blitzübung zum Beispiel bei der Kleideranprobe.

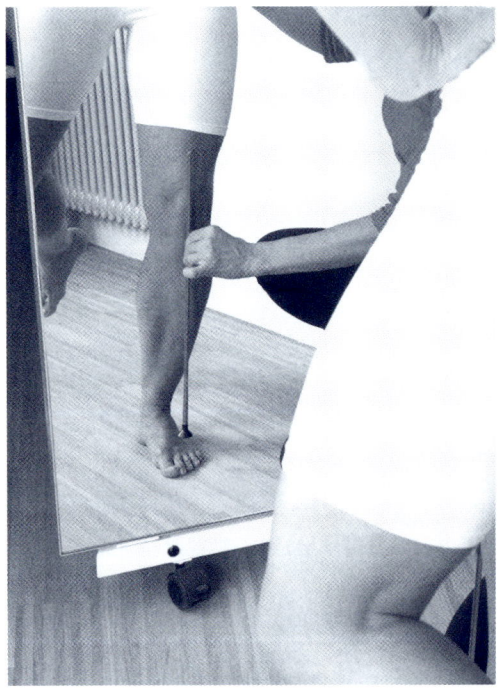

Übung 12.1 **Spieglein-Spieglein:** optische Wahrnehmungskontrolle im Kniegelenk. Das gebeugte Knie bleibt lotrecht über dem Fuß zentriert. Ferse in orthograder Stellung.

Übung 12.2 – 3D-Wahrnehmung: Scheibenwischer

Ziel: Wahrnehmungsschulung der Fußachsen.

Hilfsmittel: Wand.

Start: Rückenlage mit den Füßen zur Wand, beide Füße an der Wand aufgestellt, zusammengerolltes Frotteetuch unter den Knien, Augen geschlossen.

Aktion: Die Füße wischen wie zwei Scheibenwischer im Gleichtakt der Wand entlang nach links und nach rechts. Oder beide synchron nach innen und nach außen. Bewegungen langsam kleiner werden lassen, bis sich das Gefühl einstellt: So stehen die Fußinnenränder in etwa parallel. Hier anhalten. Augen öffnen, Kopf heben und die Fußachsen kontrollieren. Überprüfung, ob subjektive Wahrnehmung mit der objektiven Realität übereinstimmt.

Variation: Anpassung der Fußachse an die individuelle Unterschenkeltorsion nach der Formel: Die funktionelle Fußachse durch den zweiten Strahl entspricht der Unterschenkeltorsion bei senkrecht zur Decke gerichteten Knien. Bei stark divergierenden oder konvergierenden Fußachsen in 10°-Schritten parallelisieren.

Kontrolle: keine Überkorrektur, die individuellen Torsionsverhältnisse berücksichtigen.

Heimübung: 1–2 Minuten zweimal täglich.

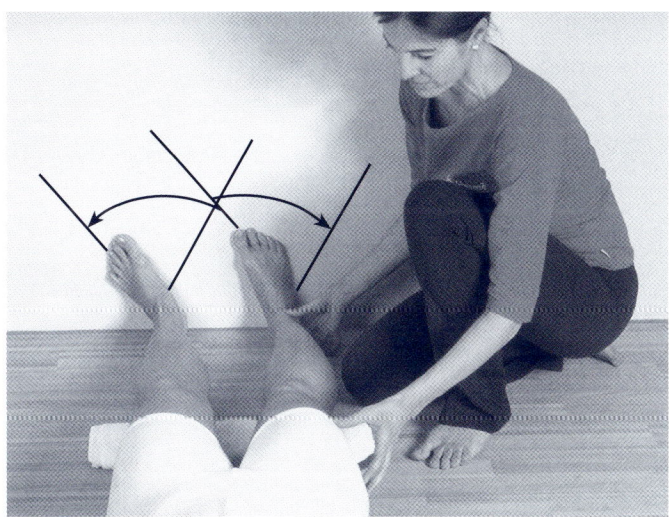

Übung 12.2 Scheibenwischer: Wahrnehmungsschulung Fußachsen. Die Füße wischen wie zwei Scheibenwischer im Gleichtakt nach links und rechts. Oder synchron nach innen und nach außen mit konvergierenden bzw. divergierenden Fußachsen. Mit geschlossenen Augen die individuell optimale Fußstellung in Ruhe finden.

Funktionelle Mobilisation: den Knien auf die Beine helfen

Übung 12.3 – 3D-Mobilisation Beinachsen: Pferdekopf

Ziel: Flexion-Innenrotation im Kniegelenk. Innenrotation von mindestens 10° bei 90° Flexion, Tonusausgleich der lateralen und medialen Kniebeuger. Anleitung zur Selbstmobilisation.

Hilfsmittel: Hocker, glatter Boden, Strumpf.

Start: Patient sitzt auf Hocker. Ein Fuß steht auf dem Strumpf, damit er nicht am Boden haften bleibt. Oberschenkel leicht nach außen gedreht.

Aktion: Eine Hand massiert außen entlang der Oberschenkelrückseite vom Ansatz des M. biceps femoris nach proximal. Anschließend den Bizeps kontrahieren lassen, der äußere Kniebeuger zieht das Tibiaplateau – wie ein Zügel den Pferdekopf – nach außen. Der Fuß dreht entspannt mit. Jetzt die Innenseite: den M. biceps femoris langsam und vollständig entspannen, die inneren Kniebeuger stimulieren, der Unterschenkel dreht bei entspanntem Bizeps nach innen – genau darauf kommt es an!

Dosierung: 3–5 Minuten pro Knie. Patient zur Selbstmobilisation anleiten: Schienbeinkopf mit beiden Händen nach innen führen.

Kontrolle: Tibiavorderkante als Referenz für die Unterschenkelrotation. Fuß dreht passiv mit.

Anker: Pferdekopfübung zwischendurch beim Sitzen – bei jedem Blick auf die Uhr.

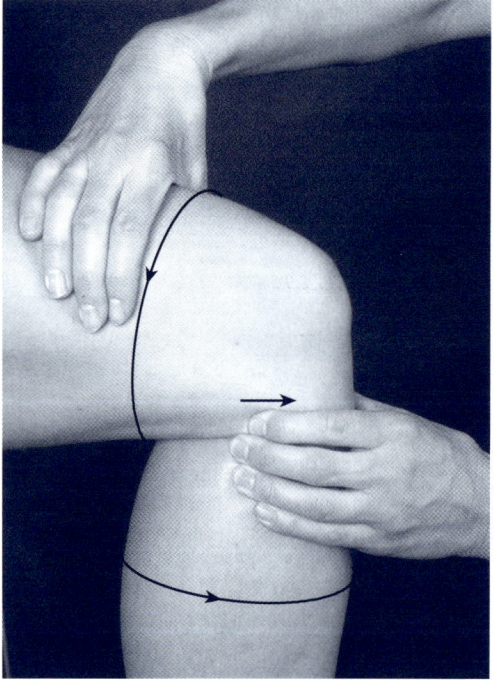

Übung 12.3 Pferdekopf: Koordination Flexion-Innenrotation im Kniegelenk. Ausgangsstellung: Der Bizeps ist leicht kontrahiert, Tibia nach außen gedreht. Aktion (Bild): M. biceps femoris entspannt, Tibiaplateau dreht nach innen. Die Hamstrings steuern wie Zügel den Pferdekopf. Patient zur Selbstmobilisation anleiten.

Übung 12.4 – 3D Mobilisation: Tensor-Stretch

Ziel: exzentrische Verlängerung, Entspannung und Weichteiltechnik des Tensor-Traktus-Komplexes.

Hilfsmittel: Rolle.

Start: Patient in Seitenlage, unteres Bein gebeugt, untere Lende mit Rolle unterlagern bis die Wirbelsäule parallel zum Boden liegt: oberes Bein gestreckt und aktiv gehalten, Becken aufgerichtet.

Aktion: obere Taille aktiv verlängern, Becken Richtung ausgestreckte Ferse stoßen. Gleichzeitig das gestreckte obere Bein langsam exzentrisch Richtung Boden sinken lassen, bis der Fußinnenrand knapp über dem Boden schwebt. Nachgebend-verlängernde Haltearbeit des Tensors bewusst wahrnehmen lassen. *Variation*: das Bein auf den Boden legen und entspannen. Den gesamten lateralen Oberschenkel mit situativ angepassten Weichteiltechniken bearbeiten.

Dosierung: mehrere Zyklen pro Seite mit 10 Sekunden exzentrisch nachgeben und 1–2 Minuten Weichteiltechniken.

Kontrolle: Becken bleibt stabil, Taille bleibt „ohne Tunnel" am Boden.

Anker: abends vor dem Zubettgehen Tensor entspannen und Traktus dehnen.

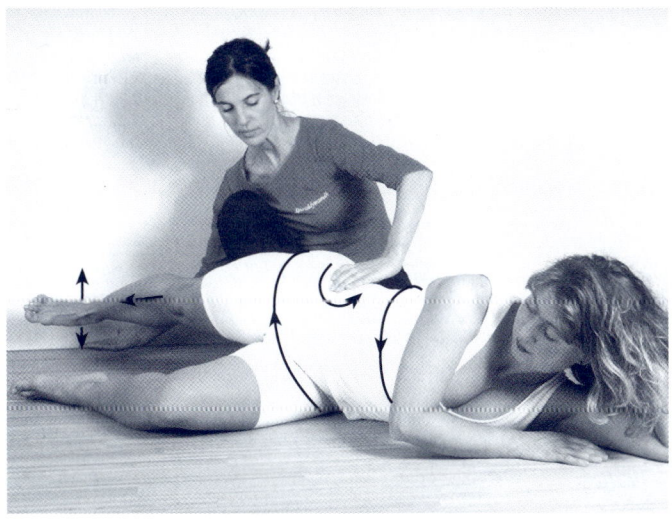

Übung 12.4   **Tensor-Stretch:** rhythmische Relaxation des Tensor-Traktus-Komplexes. Seitenlage, das obere Bein gestreckt, das Becken zur ausgestreckten Ferse verlängern (proximale Abduktion). Ausgestrecktes Bein bei aufgerichtetem Becken langsam exzentrisch auf den Boden sinken lassen (distale Adduktion). Kompensatorische LWS-Hyperlordose bei Tensor-Verkürzungen vermeiden.

Funktionelle Stabilisation: Spiraldynamik-Beinachsentraining

Übung 12.5 – 3D-Stabilisation: Teleskop

Ziel: funktionelle Stabilisierung der Beinachsen bei der Beinstreckung. Das Erreichen des Ziels wird protokolliert.

Hilfsmittel: Wand, Hautmalstift, Frottetuch

Start: Langsitz, Füße parallel an der Wand, gerolltes Frotteetuch unter den leicht gebeugten Knien. Patella und proximale Tibiavorderkante mit Hautmalstift einzeichnen und orthograd zur Decke richten.

Aktion: Eine Ferse leicht gegen die Wand drücken. Gleichzeitig den Hüftkopf von der Wand wegschieben. Das Bein wie ein Teleskop aktiv verlängern. Beinachsentraining: Das Bein auf der Außenseite zur Ferse hin verlängern, die Knieinnenseite entlang einer imaginären Hosennaht zum Körper hin ziehen. Rotationstraining: Beckenboden und Hüftaußenrotatoren spannen den Oberschenkel Richtung Außenrotation, Vorfußpronation hält dagegen. Spielerischer Wechsel zwischen Achsentraining und Drehrichtungen. Die ossären Torsionsverhältnisse des Beinskeletts (→ S. 222) sind individuell zu berücksichtigen.

Varianten: beide Beine gleichzeitig.

Kontrolle: Ferse und Patella orthograd, gleichmäßige Druckverteilung auf ganzen Vorfuß. Kräftegleichgewicht zwischen Hüftaußenrotation und Knieinnenrotation.

Anker: Achsentraining und Drehrichtungen bei jedem Aufstehen vom Stuhl.

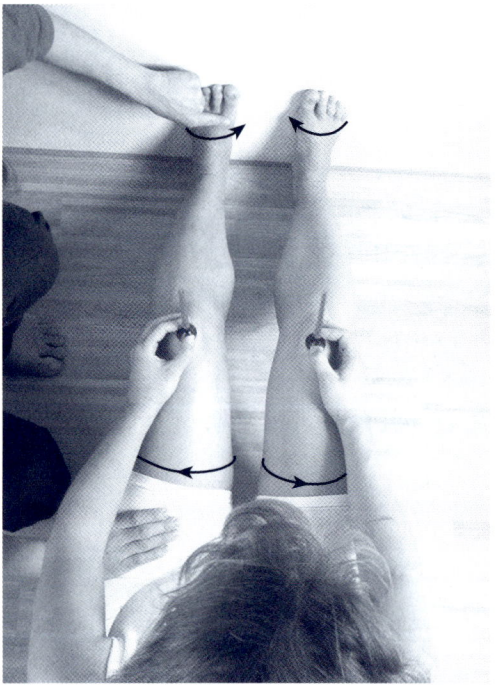

Übung 12.5 Teleskop-Training: Funktionelles Training der Beinachsen. Das Bein in axialer Richtung verlängern; Beckenboden und Hüftaußenrotatoren rotieren den Oberschenkel nach außen; Vorfußpronation hält dagegen, Kniescheiben orthograd zur Decke gerichtet. Spielerischer Wechsel zwischen Achsentraining und funktionellen Drehrichtungen.

Übung 12.6 – 3D-Stabilisation: Secura-Flex

Ziel: Achsenstabilität und funktionelle Drehrichtungen beim gebeugten Knie.

Hilfsmittel: Stuhl.

Start: Zweibeinstand mit dem Rücken zum Stuhl; Füße hüftbreit parallel, Becken zentriert, Wirbelsäule aufgerichtet.

Aktion: Verlagerung des Beckens nach hinten und des Oberkörpers nach vorne – Fersen „felsenfest" am Boden verankert, Vorfüße wie „Saugnäpfe" am Boden, Knie bleiben orthograd ausgerichtet, Beckenbodenimpuls und – hinsetzen! Bewegungsablauf mehrmals wiederholen. Anschließend Fuß- und Beinstellungen variieren. Kein Mensch steht mit paralleler und hüftbreiter Fußstellung auf. Konsequent auf Achsenstabilität und funktionelle Drehrichtungen achten, bis diese verinnerlicht werden. Ablenkung erhöht den Schwierigkeitsgrad, instabile Unterlagen schulen die propriozeptiven Reflexe.

Variante: auf instabiler Unterlage, stehend

Dosierung: 3 – 5 Minuten jede Seite.

Kontrolle: Kniescheibe orthograd und lotrecht über der Vorfußmitte. Auf das zweite Bein achten.

Anker: bei jedem Hinsetzen.

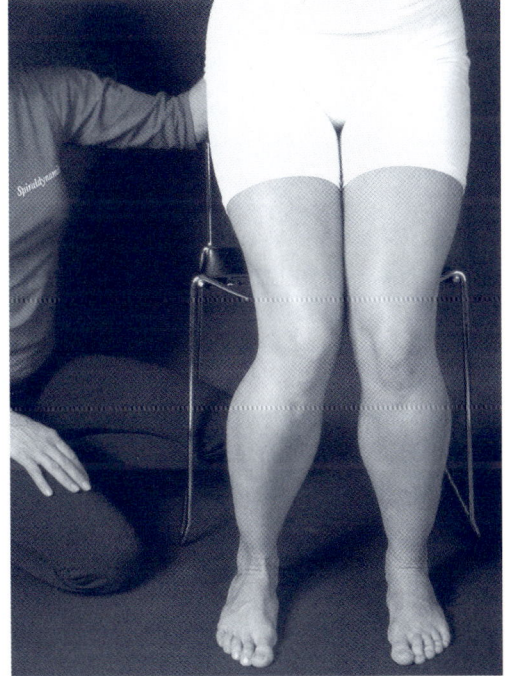 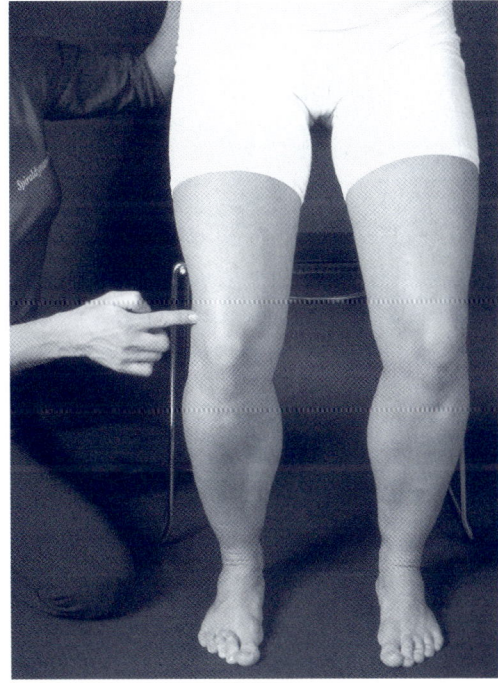

Übung 12.6 a unkoordiniert, b koordiniert. Knie-Security: Kongruenz von Kniestellung und Fußachse. Achsenstabilität und funktionelle Drehrichtungen beim Hinsitzen und beim Aufstehen. Störmanöver und Ablenkung erhöhen den Schwierigkeitsgrad.

Funktionelles Training: Kraft ohne Anstrengung

Übung 12.7 – Ausdauertraining: Velofahren

Ziel: Beinflexion und -extension unter Beibehaltung der funktionellen Drehrichtungen.

Hilfsmittel: Hometrainer, Fahrrad oder Rudergerät.

Start: Bei einer Frequenz von 60 Hz in die Pedale treten.

Aktion: Während der zyklischen Bewegungswiederholung auf folgende Punkte achten:
– Gleichmäßige Druckverteilung im Vorfuß
– Fersenstellung gerade aufgerichtet
– Knie bleibt in der Sagittalebene durch das Hüftgelenk
– Hüftaußenrotation und Vorfußpronation im Kräftegleichgewicht

– Beckenbodenimpuls zu Beginn der Tretphase
– Aktive Beckenstabilisation nach vorne.

Varianten: Beim Rudergerät ist insbesondere in der Endstreckung auf orthograde Ausrichtung der Patella zu achten.

Dosierung: situativ.

Kontrolle: Beinachsen und Drehrichtungen. Kein „Eiern" zwischen Adduktion und Abduktion der Kniegelenke.

Anker: Heimübung.

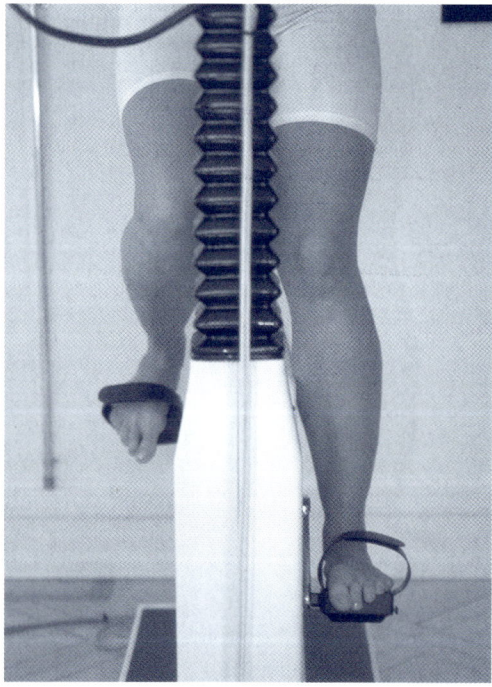 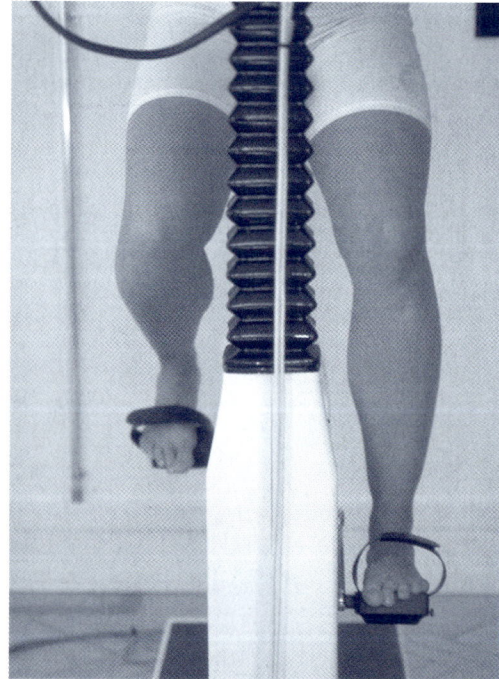

Übung 12.7 **Velofahren:** alternierende Beinflexion und Extension auf dem Fahrrad. **a** unkoordinierte Version und **b** koordinierte Version mit: gleichmäßige Druckverteilung auf das Pedal, Fersen gerade, Knie in der Sagittalebene des Hüftgelenks, volle Kraftentfaltung der Beinstrecker mit Hüftaußenrotation und Vorfußpronation im Kräftegleichgewicht.

Übung 12.8 – Koordinatives Training: Zeitlupengang

Ziel: funktionelles Beinachsentraining. Korrekt ausgeführte Punkte werden protokolliert.

Hilfsmittel: keine.

Start: Gehen im Zeitlupentempo.

Aktion: phasengekoppelte Lerninhalte (in Klammern das typische Problem). Zu Beginn nur ein Bein und nur einen Lerninhalt. Schrittzyklus von Fersenkontakt zu Fersenkontakt:
– Bodenkontakt: Ferse gerade aufsetzen (Knickfuß)
– Vorfuß aufsetzen: C-Bogen Vorfuß (Spreizfuß)
– Belastung: 3D-Torsion (Plattfuß) bzw. 3D-Detorsion (Hohlfuß)
– Mittlere Standbeinphase: Vorfußpronation und Hüftaußenrotation (Achsenfehlstellung)
– Abrollen: orthograde Patella des gestreckten Beines (Rotationsfehlstellung)
– Abstoßen: lumbrikalmäßiger Vorfußimpuls (Zehendeformität)
– Frühe Spielbeinphase: Unterschenkel hängt lotrecht (Traktussyndrom mit Lateralisierung des Fußes gegenüber dem Lot durchs Kniegelenk).
– Mittlere Standbeinphase: Beckenquerachse bleibt horizontal (Trendelenburg)
– Späte Spielbeinphase: Becken bleibt aufgerichtet (Hüftstreckdefizit mit Ventralkippung des Beckens).

Varianten: verschiedene Phasenkoppelung der Lerninhalte, Tempovariationen.

Dosierung: 1–2 Minuten pro Seite, 1–2 Serien.

Kontrolle: Beinachsen und Drehrichtungen.

Anker: selbstsicheres Gehen in feierlichen Momenten.

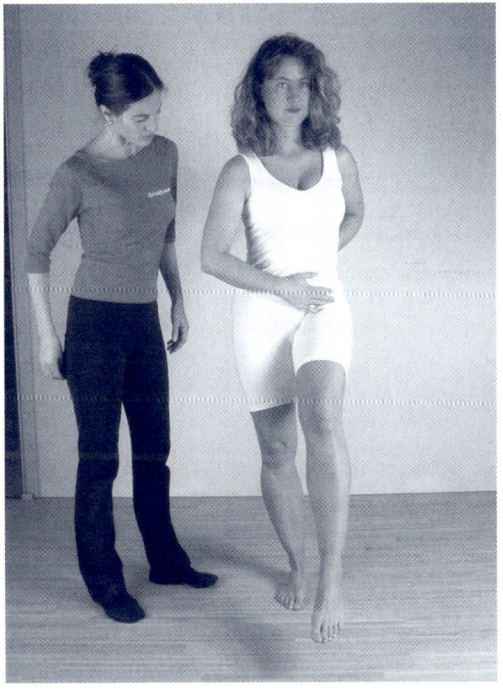

Übung 12.8 Zeitlupengang: Spiraldynamik-Gangschule mit den Schwerpunkten funktionelles Beinachsentraining und 3D-Beckenkoordination.

Funktionelle Integration: gerade Beine – Schritt für Schritt

Übung 12.9 – Schwerpunktskontrolle: Menschen-Mitte

Ziel: Wahrnehmungserlebnis und -kontrolle der Ganzkörperstatik – perfekt zentriert

Hilfsmittel: keine

Start: Patient steht aufrecht, Füßen parallel, Augen halb geschlossen

Aktion: Langsam-rhythmische Schwerpunktverlagerung im Sprunggelenk vor und zurück. Die Pendelbewegungen langsam kleiner werden lassen. Den Beckenschwerpunkt – die Erdmitte des Menschen – über die Mitte der Standfläche einpendeln bis gleichviel Gewicht auf Vor- und Rückfuß ruht. Einen Moment so bleiben. Dann Pendelbewegung nach links und nach rechts. Langsam kleiner werdend in die eigene Mitte finden, Zentrierung des Beckenschwerpunkts über die Mitte der Standfläche, symmetrische Gewichtsverteilung vorne-hinten und links-rechts. Einen Moment so in sich ruhen. Analog dazu die Pendelbewegung nach innen und nach außen: Zuerst supinieren beide Fersen nach außen, dann pronieren beide Vorfüße aktiv nach innen. Aktive Verschraubung nach außen und nach innen ein paar Mal wiederholen, kleiner werdend, bis der Gleichgewichtspunkt im Fuß gefunden ist – mit symmetrischer Gewichtsverteilung vorne-hinten, links-rechts und posterolateral-anteromedial. Einen Moment so in sich ruhen – aufgerichtet und zentriert.

Variation: Pendelrhythmus kann mit Atemrhythmus synchronisiert werden.

Kontrolle: Becken lotrecht über der Standfläche. Gleichmäßige Gewichtsverteilung vorne-hinten, links-rechts und innen-außen. Hinweise für ungleiche Gewichtsverteilung sind Zehenkrallen, Kontaktverlust der Zehen zum Boden, Pes varus oder valgus sowie Innen- oder Außenrotationsfehlstellungen der Beinachsen.

Heimübung: Zweimal täglich 1–2 Minuten. Die Zentrierungsübung kann jederzeit als Blitzübung in einer Warteschlange praktiziert werden.

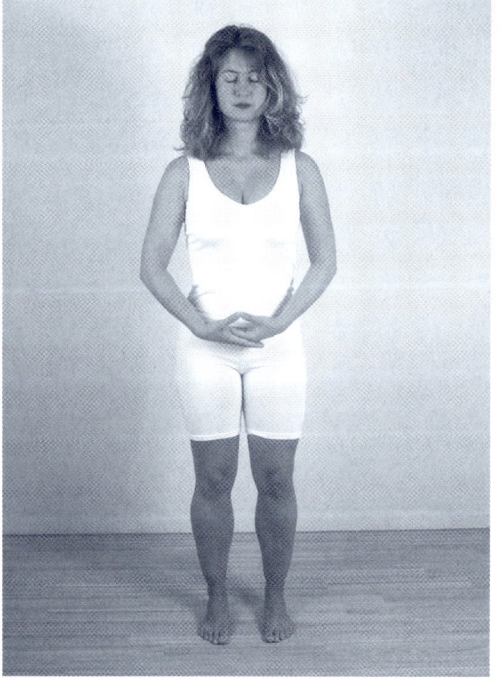

Übungs 12.9 Menschen-Mitte: Schwerpunktkontrolle und Standfläche. Langsam-rhythmische Schwerpunktverlagerung in den Sprunggelenken; Pendelbewegung nach links und nach rechts, langsam kleiner werdend in die eigene Mitte finden. Zentrierung des Beckenschwerpunkts über der Mitte der eigenen Standfläche.

Übung 12.10 – Aufstehübung: Get-up!

Ziel: kontrolliertes Aufstehen und Hinsetzen

Hilfsmittel: stabiler Stuhl und Tisch

Start: Patient sitzt bequem auf dem Stuhl vor dem Tisch

Aktion: Patient rutscht zur Vorderkante der Sitzfläche vor. Beide Füße nach hinten stellen. Beinachsen orthograd ausrichten, funktionelle Drehrichtung aktivieren – guter Großzehbodenkontakt, leichte Hüftaußenrotation. Bei Bedarf Abstützen auf Tischplatte oder Armlehnen. Jetzt den eigenen Schwerpunkt kontrolliert nach vorne verlagern um den ‚Abdruckpunkt' für ein leichtes Aufstehen zu finden. Den Abdruckpunkt bewusst wahrnehmen. Unmittelbar davor den Beckenboden kräftig anspannen und in einer fließenden Bewegung aufstehen. Die Rumpfkontrolle bewusst erleben. Gleiches Manöver umgekehrt zurück auf den Stuhl: Elastisch in die Tiefe gehen. Mit einer oder beiden Händen abstützen, Schwerpunkt kontrolliert nach dorsal verlagern, Beckenboden anspannen und langsam kontrolliert hinsetzen. Übung vier- bis achtmal wiederholen.

Varianten: Ein Fuß nach vorne versetzt. Mit dem Aufstehen soll der Bauch die Tischkante berühren. Gegenüberliegenden Arm zur Decke strecken. Der linke Fuß ist beispielsweise vorversetzt, der rechte Fuß bleibt hinten. Die rechte Hand wird angehoben, der rechte Hemithorax gerät so in eine Dreh-Dehn-Haltung. Der Blick folgt der Handbewegung nach oben.

Kontrolle: Ferse und Patella orthograd, Beinachsen unverdreht. Kein unkontrolliertes Schwungholen, Rumpfkontrolle zu jedem Zeitpunkt der Bewegung. Defizite differenzieren: kognitives Problem, Beinachseninstabilität, Muskelschwäche, propriozeptives Defizit u. a.

Anker: Die Schwerpunktkontrolle bei jedem Hinsetzen und Aufstehen praktizieren.

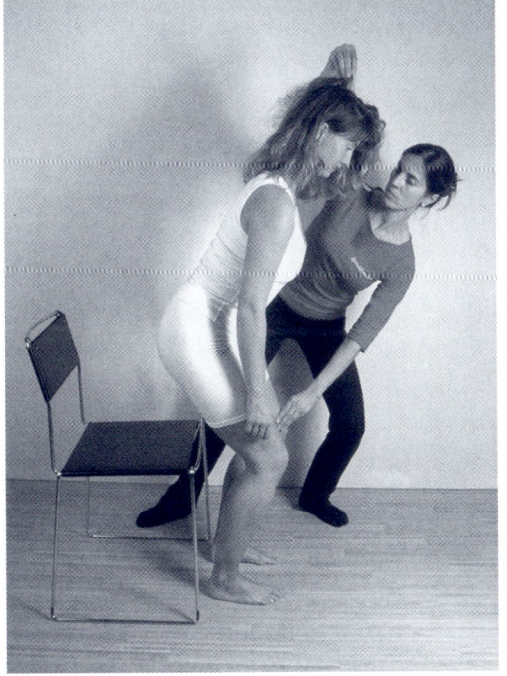

Übungs 12.10 Get-up: Den eigenen Schwerpunkt kontrolliert nach vorne verlagern um den ‚Abdruckpunkt' für ein leichtes Aufstehen zu finden. Beckenboden kräftig anspannen und in einer fließenden Bewegung aufstehen. Die Rumpfkontrolle bewusst erleben.

13 Walking: Gangschule für Füße – ewige Wanderschaft

13.1 Evidenz: Füße ohne Auslauf

Walking:
Jungbrunnen für Senioren

Ein Drittel der hiesigen Bevölkerung ist so gut wie nie körperlich aktiv. Ein körperlich aktiver Senior hat heute immer noch Seltenheitswert. Eigentlich schade. Auf ältere Damen und Herren warten gute Trainingsresultate (Hamdorf PA 1999). *Walking* – zügiges Gehen nach Urgroßväter-Sitte – stellt eine perfekte Trainingsmöglichkeit im hohen Alter dar. Der Hauptnutzen liegt in der Erhaltung der Selbstständigkeit. Bewegungsmangel ist für das Bewegungssystem der Super-GAU. Herzkreislaufrisiko, Bluthochdruck, Übergewicht, Muskelschwund, Osteoporose, metabolische Symptome wie erhöhte Blutlipidwerte, periphere Insulinresistenz, Verlust von immunoaktiven Schutzfaktoren und depressive Verstimmungen gehen auf das Konto des scheinbar harmlosen Bewegungsmangels.

Psyche:
zu Fuß zur Operation

Walking wirkt antidepressiv und anxiolytisch (Lee RE 2001). Ein paar Monate regelmäßiges Walking genügt – und schon stellt sich der Gesundheitsbonus ein. Mit der guten Laune kommt auch die Lebensenergie zurück. Beim Surfen in der medizinischen Literatur zum Thema ‚Gesundheitsförderung und Walking' findet sich – neben der Bestätigung des Selbstverständlichen – eine Fülle ausgefallener Fälle. Beispielsweise die psychischen Auswirkungen des Transportmodus zum Operationssaal. Ob ein Patient zu Fuß geht oder auf der Trage in den Operationssaal gerollt wird, macht einen großen Unterschied (Turnbull LA 1998). Fast ausnahmslos wird von der wohltuenden und entspannenden Wirkung des Gehens während der präoperativen Krisenstimmung berichtet.

13.2 3D-Anatomie: die Füße in Gang setzen

Die Kunst des Gehens:
Qualität wird messbar

Der Schlüssel von Ganganalyse und Gangschule liegt in der Quantifizierbarkeit globaler Bewegungsabläufe. Die Bewegungsökonomie ist ein brauchbarer Gesamtparameter. Die **f**unktionell **i**nstrumentierte **G**ang**a**nalyse (FiGA; Seichert N 2000) gilt als innovative und vielversprechende Möglichkeit zur Bestimmung von Bewegungsökonomie und Gangqualität. Mit ihr lassen sich die funktionellen Auswirkungen nahezu aller Gangstörungen innerhalb von fünf Minuten objektivieren. Und so funktioniert es im Detail: Mithilfe von Messplatten und einer komplexen Software werden wie üblich Kadenz, Kontaktzeiten, Schwungzeit u. a. gemessen. Innovativ ist die Messung der dreidimensional wirkenden Brems- und Beschleunigungskräfte sowie die Ermittlung der räumlichen Schwerpunktlage zu jedem Zeitpunkt. Jetzt der springende Punkt: Die Kräfte können in kinetische und in potenzielle Energie differenziert werden. Die geleistete Muskelarbeit kann so in einen antigravitatorischen und einen antriebsspezifischen Anteil differenziert werden. Diese Analyse liefert klare Werte für Bewegungsökonomie und Belastungsfaktor. Daraus lässt sich die Gangqualität als Zahlenwert berechnen: Hohe Ökonomie und geringe Belastung ergeben eine hohe Gangqualität.

Software:
lernfähige Systemsoftware

Was der Mensch zum Gehen braucht sind über 100 Gelenke, 700 Muskeln und eine entsprechende Software. Das ganze funktioniert nach dem Prinzip der „dynamischen Selbstorganisation komplexer Subsysteme". Subsysteme sind einfach Teile des menschlichen Bewegungssystems (z. B. Skelettsystem, die Muskelkräfte, das Nervensystem). Sie stellen in ihrer Gesamtheit ein offenes, lernfähiges und sich selbst organisierendes Gesamtsystem dar. Psychomotorische Entwicklung und Lernfähigkeit des Menschen folgen dem Prinzip der dynamischen Selbstorganisation. Hier der experimentelle Beweis für die dynamische Systemtheorie:

Ein sieben Monate alter Säugling tapst – gestützt durch die Hände der Untersucherin – im „Schreitreflex" über das Laufband. Auf das Laufband gestellt, antwortet er sofort mit alternierenden Schreitbewegungen. Das Laufband kann in Längsrichtung gespalten werden, mit getrenntem Laufband für den linken und den rechten Fuß. Jetzt das Experiment: Auf einer Laufbandseite wird die Geschwindigkeit verdoppelt. Wie reagiert der junge Erdenbürger angesichts des evolutionsgeschichtlichen Novums einer seitengetrennten Laufgeschwindigkeit? Der Säugling löst das Problem mit Bravour und ohne Zögern: Der Bewegungszyklus wird sofort einseitig beschleunigt, um die alternierend gleichmäßige Fortbewegung aufrecht zu halten (Thelen E 1987).

Hardware:
100 Gelenke – 700 Muskeln

Abwechselnd wird jeweils ein Fuß vor den Körperschwerpunkt gestellt, mit Bewegungsschwung gleitet der Rumpf von neuer Standfläche zu neuer Standfläche. Dabei bewegt sich der Massenschwerpunkt wellenförmig rauf und runter. Um Energieverlust und Aufprallenergie zu minimieren, beugen und strecken sich die großen Bein- und Fußgelenke in synchronisierter Abfolge. Im Moment des Abstoßens beispielsweise wirken propulsive Kräfte auf das Bein, wir befinden uns auf den Zehenspitzen, verlängern so künstlich das Bein und vermindern damit die Talfahrt des Schwerpunkts. Beim Aufsetzen mit der Ferse zu Beginn der Standbeinphase ist es analog, nur wirken bremsende Kräfte. Der Kraftfluss wirkt in beiden Fällen ziemlich genau entlang der Beinachsen – vom Fuß bis zum Massenschwerpunkt knapp oberhalb der Hüftgelenke. Die gute Übereinstimmung von Struktur und Belastungskräften bietet enorme Vorteile: Die parallel zum Skelett in Längsrichtung angeordneten Muskeln und Sehnen können als Energiezwischenspeicher genutzt werden – eine entscheidende Größe für Ökonomie und Qualität beim Gehen.

Lange Sehnen:
Top-Energiespeicher

Muskeln können durch exzentrische Arbeit Energie speichern. Muskeln sind aber im Vergleich zu Sehnen wenig elastisch. Sehnen funktionieren wie elastische Federn und speichern dabei Energie. Die einwirkende Kraft multipliziert mit der Verlängerungsstrecke der Sehne ergibt die gespeicherte Energie. Die zurückgewonnene Energie folgt – abzüglich des Wärmeverlusts – der gleichen Berechnungsformel. Der Wirkungskoeffizient der Sehnen als Energiezwischenspeicher erreicht beim Laufen traumhafte 93 %. Nur gerade 7 % gehen durch Wärmeverlust verloren. Über 90 % der Brems- und Federungsenergie stehen so für den Antrieb automatisch wieder zur Verfügung. Die wahren Meister der exzentrischen Energiespeicherung sind die Sehnen – nicht die Muskeln (Alexander RM 1992).

Tonische Muskeln:
Top-Ausdauerleistung

Der Top-Energiespeicher Sehne verringert nicht automatisch die Muskelarbeit. Die Quergestreiften müssen hart arbeiten, aber die Raum-Zeit-Verhältnisse sind dank der langen Sehnen viel günstiger. Kurze Muskeln können dank langen Sehnen in einem konstanten Längenbereich arbeiten. Für einen Muskel ist es einfacher, während der Belastungsphase eine bestimmte Spannung aufrechtzuerhalten, als sich bei jedem Schritt zu verlängern und sich gleich anschließend wieder massiv zu verkürzen. Lange Wegstrecken in kurzer Zeit erfordern ultimativ phasische Muskelarbeit. Die Aufrechterhaltung der Muskelspannung bei kurzer Wegstrecke hingegen ermöglicht tonische Muskelarbeit. Für die Ausdauerleistung der Füße ist die Konstellation „hohe Energierückgewinnung dank langer Sehnen" und „tonische Muskulatur dank kurzer Wegstrecke" unschlagbar (Abb. 9.2 → S. 145).

13.3 Programmierte Diagnostik: gut zu Fuß

Ganganalyse

Ganganalyse: Schritt für Schritt – Blick für Blick

Eindruck: Ist das qualitative Gangbild auffällig ($\rightarrow$ S. 296)?
– Ja, symmetrisch auffällig: Gangstörung beidseitig
– Ja, asymmetrisch auffällig: Gangstörung einseitig
– Nein: Gangbild normal

Blickdiagnose: Liegt ein klassisches Hinken vor ($\rightarrow$ S. 297)?
– Fallfuß: Parese peripher
– Zirkumduktion: Spastik
– Kleinschrittigkeit: Parkinson
– Duchenne: Parese gluteal, Koxarthrose
– Trendelenburg: Parese gluteal, Laufsteg-Gang
– Ataxie: vestibulär-zerebelläre Affektion
– Nein: Blickdiagnose nicht möglich

Belastungszeit: Ist die Belastungszeit einseitig verkürzt?
– Ja, Entlastungshinken: Schmerz bedingt
– Ja, Instabilitätshinken: chronische Bandläsion
– Ja, Verkürzungshinken: Mobilitätsdefizit Hüft-, Knie-, Sprung- oder Großzehengelenk
– Nein: von Auge seitengleiche Belastungszeit

Rumpf: Abnorme Bewegungen von Rumpf oder Armen?
– Ja, Taumeln, Fallneigung: ganzes Spektrum ataktischer Gang
– Ja, situative Ausgleichbewegungen Rumpf-Arme: Gangunsicherheit, Sturzgefahr
– Nein: Rumpf- und Armbewegungen unauffällig

Standbein: Streckdefizit während später Standbeinphase ($\rightarrow$ S. 246)?
– Ja, Extensionsdefizit Standbeinhüfte: Koxarthrose, Limbusaffektion, Kontraktur
– Ja, Extensionsdefizit Standbeinknie: Gonarthrose, Kontraktur, Spastik
– Ja, Extensionsdefizit OSG: Arthrose, Achillodynie
– Ja, Extensionsdefizit OSG mit Genu recurvatum: Parese zentral oder peripher
– Ja, Extensionsdefizit MTP 1: Hallux rigidus
– Nein: Extension Standbeinphase unauffällig

Spielbein: Flexionsdefizite während Spielbeinseite ($\rightarrow$ S. 247)?
– Ja, Flexionsdefizit Spielbeinhüfte: Koxarthrose, Psoasaffektion
– Ja, Flexionsdefizit Kniegelenk: Gonarthrose, Arthrodese, spastische Zirkumduktion
– Ja, Fußheberdefizit: Fallfuß bei peripherer Parese, Sehnenriss, Arthrodese
– Nein: Flexion Spielbeinphase unauffällig

Sturzrisiko: Gibt es Hinweise für ein erhöhtes Sturzrisiko ($\rightarrow$ S. 248)?
– Ja, Get-up-and-go-Test pathologisch: gesamte Differenzialdiagnose
– Nein: Sensomotorik unauffällig

Gehtempo: Liegen die objektiven Gangparameter wie Gehtempo ($\rightarrow$ S. 245) außerhalb der Norm?
– Ja, Gehtempo verlangsamt: Gangunsicherheit, PAVK
– Ja, Schrittlänge verkürzt: Schmerz, eingeschränkte Mobilität
– Ja, Schrittfrequenz erhöht: neuromuskuläre Erkrankung

- Ja, Gehprobe drei Minuten (→ S. 14) pathologisch: PAVK
- Nein: objektive Gangparameter im Normbereich

Walking-Test: Ist die Gehfähigkeit über zwei Kilometer eingeschränkt (→ S. 249)?
- Ja, Walking-Test pathologisch: Ausdauerleistung unterdurchschnittlich
- Nein: Ausdauerleistung durchschnittlich

Beeinflussbarkeit: Kann die Gangstörung therapeutisch beeinflusst werden?
- Ja, Therapiepotenzial vorhanden: Balancetraining, Propriozeption, Krafttraining, Gangschule
- Nein: Gangstörung durch Gangschule kaum beeinflussbar

Funktionelle Diagnostik Gangstörungen

Ganganalyse:
die ersten Schritte

Aktion: Mehrmaliges Durchlaufen einer freien Gehstrecke zur blickdiagnostischen Analyse.

Dokumentation: Gesamteindruck, zeitliche Symmetrie und pathologische Ausgleichbewegungen werden qualitativ erhoben.

Ziel: Identifikation klinisch fassbarer symmetrischer oder asymmetrischer Gangstörungen.

Norm: Symmetrisch flüssiges und sicheres Gangbild, Mitschwingen der Arme.

Pathologie:
- Gangunsicherheit: Ausgleichbewegungen von Rumpf und Armen, Fallneigung u. a.
- Symmetrisches Hinken: ataktisch, paraspastisch u. a.
- Asymmetrisches Hinken: Lähmung, Schmerz, Verkürzung, Versteifung u. a.

Hinweis: tabellarische Aufstellung im Anhang (→ S. 296)

Gehtempo:
Insulaner und Großstadtmenschen

Aktion: Durchlaufen einer standardisierten Gehstrecke von 7 Metern – zuzüglich Anlauf- und Auslaufstrecke.

Dokumentation: gemessen wird mit der Stoppuhr:
- Gehtempo: Gehstrecke geteilt durch benötigte Zeit mal 3,6 ergibt das Gehtempo in km/h. Für eine 7-Meter-Strecke in 5 Sekunden ergibt sich z. B. 7 : 5 × 3,6 = 5.04 km/h Gehtempo
- Schrittfrequenz: Anzahl Schritte durch Anzahl Sekunden mal 60 ergibt die Anzahl Schritte pro Minute. 10 Schritte in 5 Sekunden ergeben z. B. 10 : 5 × 60 = 140 Schritte pro Minute
- Schrittlänge: Gehstrecke in cm geteilt durch Anzahl Schritte ergibt die Schrittlänge. Für eine 7-Meter-Strecke mit 10 Schritten ergibt sich z. B. 700 : 10 = 70 cm Schrittlänge.

Ziel: Erhebung der objektiven Gangparameter für Diagnostik und Verlauf.

Norm: Die Normwerte für Tempo, Schrittfrequenz und Schrittlänge sind kulturell, individuell und situativ verschieden. Das „normale Gehtempo" beispielsweise variiert von 3 km/h in mediterranen ländlichen Gebieten bis 6 km/h in der Großstadt. Durchschnittliche 5 km/h entsprechen 1,4 Meter pro Sekunde. Eine Gehgeschwindigkeit von 1 m/s entspricht 3,6 km/h.

Norm: Die Schrittlänge variiert je nach Alter und Körpergröße zwischen 50–70 cm.

Norm: Die Schrittfrequenz variiert zwischen 90 bis 140 Schritten pro Minute.

Pathologie:
- Gehtempo: verlangsamt ≤ 5 km/h
- Schrittfrequenz: ≤ 90 Schritte pro Minute
- Schrittlänge: asymmetrisch oder verkleinert ≤ 50 cm bei normaler Körpergröße.

Hinweis: Einfache Raum-Zeit-Parameter wie Gehtempo und Schrittfrequenz haben nachweislich eine sehr hohe Korrelation zur klinisch-funktionellen Klassifizierung von Gangstörungen (Holden MK 1984). Mit anderen Worten: Gehtempo und Schrittfrequenz sind aussagekräftiger als manche subjektiven Parameter und stellen unabdingbare Verlaufsparameter dar.

Ganganalyse Standbein:
Tripleextension im Visier

Aktion: Mehrmaliges Durchlaufen einer freien Gehstrecke zur blickdiagnostischen Analyse. Der Schwerpunkt zur Beurteilung der funktionellen Gelenkbeweglichkeit liegt auf der Standbeinphase.

Hinweis: Videogestützte Analysen auf dem Laufband vereinfachen die Analyse der Gelenkbewegungen erheblich. Mithilfe von Standbildfunktion und Plurimeter oder Winkelmesser können die Winkel der einzelnen Gelenke rasch und zuverlässig gemessen werden.

Dokumentation: erhoben werden die funktionellen Streckdefizite der großen Gelenke.

Ziel: Identifikation offensichtlicher Defizite der großen Gelenke oder eine Überbeweglichkeit im Kniegelenk.

Norm Standbein:
– Hüftgelenk späte Standbeinphase: Extension 0–10° ohne kompensatorische LWS-Lordose
– Kniegelenk späte Standbeinphase: Extension = 0°
– OSG vor Fersenablösung: Dorsalextension ≥ 20–30° (Unterschenkel zum Lot)
– MTP 1 beim Abrollen: Extension ≥ 70° (Fersen-Boden-Winkel)
– OSG Abrollen: Plantarflexion ≥ 30–50°.

Pathologie Standbein:
– Hüftgelenk-Extensionsdefizit: Extension ≤ 10° erzwingt LWS-Lordose
– Kniegelenk-Extensionsdefizit: Extension ≤ 0°
– Durchgedrücktes Kniegelenk: Extension ≥ 0°
– OSG vor Fersenablösung: Dorsalextension ≤ 20–30° erzwingt vorzeitige Fersenablösung
– OSG beim Abrollen: Plantarflexion ≤ 30°
– MTP 1 beim Abrollen: Extension ≤ 70° (Hallux rigidus).

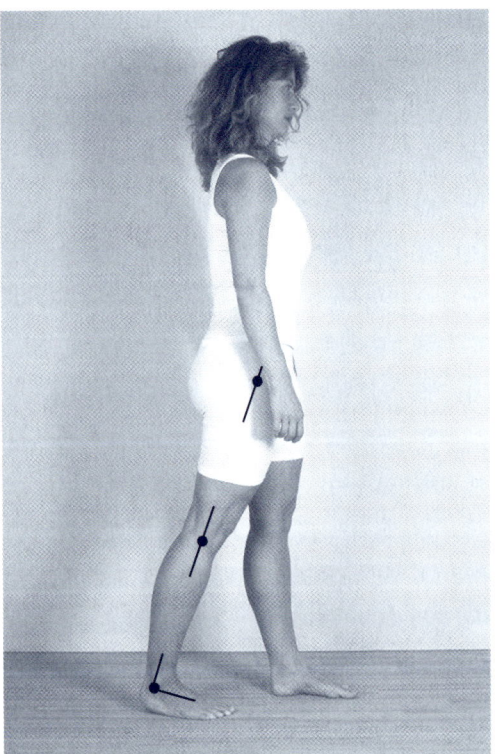

Abb. 13.1 Triple-Extension: Ganganalyse Standbein. Die hintere Standbeinphase vor der Fersenablösung erfordert eine Streckung im Hüftgelenk, eine Knieextension bis in die Nullstellung und eine Dorsalextension von 20–30° im OSG. Für das Abrollen kommen im OSG Plantarbewegung und im MTP 1 Extension hinzu.

Ganganalyse Treppe:
Gelenkmobilität Spielbein

Aktion: mehrmaliges Durchlaufen einer freien Gehstrecke. Alternativ lässt sich funktionelle Mobilität des Spielbeins gut beim Treppensteigen beurteilen.

Hinweis: Videoanalyse und Plurimeter siehe Analyse Standbein (→ S. 246).

Dokumentation: erhoben werden die funktionellen Flexionsdefizite der großen Gelenke.

Ziel: Identifikation offensichtlicher Flexionsdefizite oder eines Fallfußes.

Norm Spielbein:
- Hüftgelenk Treppensteigen: Flexion ≥ 80 – 110 °
- Kniegelenk Treppensteigen: Flexion ≥ 80 – 110 °
- OSG Treppensteigen: Dorsalextension ≥ 0 °
- MTP Gelenke: Flexion ≥ 0 °

Pathologie Spielbein:
- Hüftgelenk Flexion ≤ 80 – 110 °: Flexionsdefizit
- Kniegelenk Flexion ≤ 80 – 110 °: Flexionsdefizit
- OSG Treppensteigen Plantarflexion: Extensionsdefizit, Fallfuß
- MTP Gelenke Hyperextension: Krallenzehen, inaktiver Vorfuß

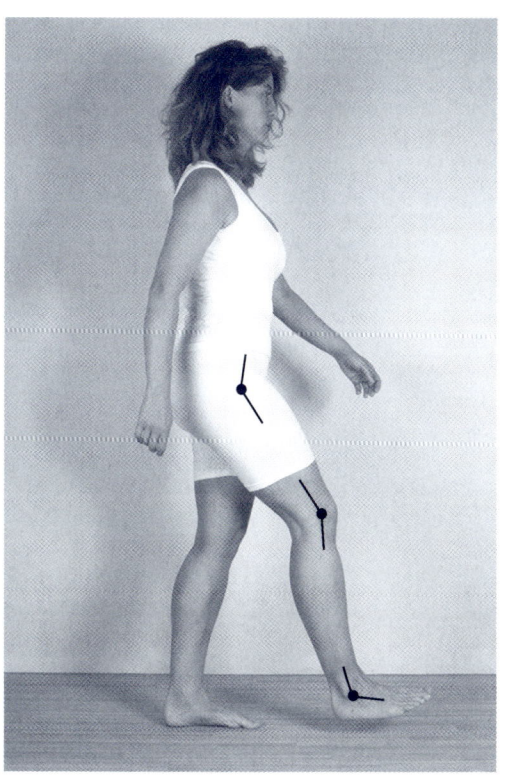

Abb. 13.2 Triple-Flexion: Ganganalyse Spielbein. Die mittlere Spielbeinphase erfordert eine genügende Flexion im Hüftgelenk ohne kompensatorisches Anheben des Beckens, eine Knieflexion plus ein Anheben des Fußes im OSG. Die Zehen bleiben dabei entspannt – in ihren Grundgelenken plantar flektiert.

Get-up-and-go-Test:
Sturzrisiko

Position: Patient sitzt auf Stuhl mit Armlehne. Es folgt die Aufforderung: Aufstehen, still stehen, drei Meter gehen, 180° drehen, zurückgehen, 180° drehen, hinsetzen.

Dokumentation: Das Sturzrisiko wird anhand einer Punkteskala protokolliert.

Ziel: Abschätzung des effektiven Sturzrisikos beim geriatrischen Patienten (Mathias S 1986).

Norm: Punkteskala 1–2
– 1 Normal: Kein Hinweis auf Sturzrisiko während des Tests
– 2 Gering gestört: übermäßige Langsamkeit, Zögern

Pathologien: Punkteskala 3–5
– 3 Leicht gestört: abnorme Bewegungen von Stamm oder unteren Extremitäten
– 4 Mittel gestört: taumeln, stolpern
– 5 Schwer gestört: effektives Sturzrisiko während des Tests vorhanden.

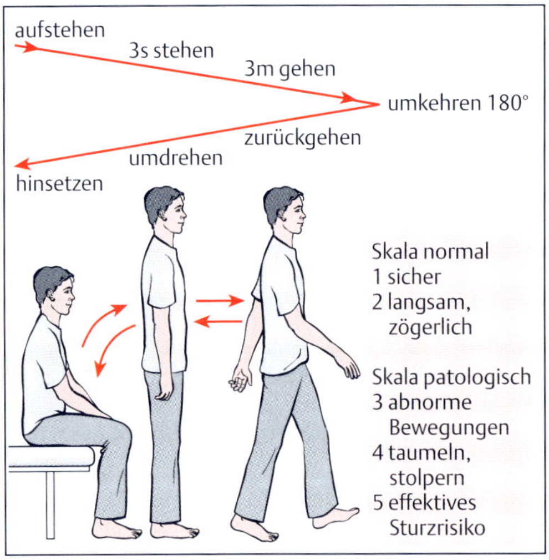

Abb. 13.3 Get-up-and-go-Test: Der Test, der sich zur klinischen Erfassung des Sturzrisikos bewährt hat. Vom Stuhl aufstehen >> einen Moment still stehen >> drei Meter gehen >> dann 180° Kehrtwende >> zurückgehen >> wieder 180° drehen und >> hinsetzen. Das effektive Sturzrisiko wird anhand einer Punkteskala bewertet.

2-km-Test:
Walking-Test

Hinweis: Der 2-km-Test kann mit oder ohne Pulsvorgabe durchgeführt werden. Ohne Pulsvorgabe wird die Ausdauerleistung gemessen. Mit Pulsvorgabe kann der Trainingsfortschritt bei einer bestimmten Herzfrequenz gemessen werden. Durch das Pulsmonitoring kann die kardiale Sicherheit erhöht werden. Die Zielpulsfrequenz richtet sich nach dem Alter, dem Trainingsziel und dem Gesundheitszustand des Probanden.

Aktion: Der Proband geht möglichst gleichmäßig zwei Kilometer auf einer ebenen zuvor vermessenen Strecke. Die ideale Pulsfrequenz beim Herzgesunden liegt bei 75–80 % der maximalen Herzfrequenz (220 minus Alter). Die Pulskontrolle ist empfehlenswert – am besten mittels Pulsmessgerät. Eine Pulsfrequenzvorgabe erfolgt situativ.

Dokumentation: protokolliert wird die Zeit, die für das Zurücklegen der 2-km-Strecke benötigt wird. Zudem wird die Pulsfrequenz unmittelbar nach dem Test notiert. Der 2-km-Walking-Test wird vor Beginn des Trainings gemessen. Monatliche Wiederholungen zur Erfolgskontrolle.

Ziel: einfacher Test zur Dokumentation der Ausdauerleistung und deren Verbesserung.

Norm: Die Normwerte für das Walking sind abhängig von Alter, Geschlecht, Gesundheits- und Trainingszustand.

Pathologien:
- Verlängerte Gehzeit für 2-km-Test: Ausdauerleistung unter dem Altersdurchschnitt
- Pulsfrequenz ≤ 80 % des Maximalpulses: Einsatz ungenügend bzw. topp trainiert
- Pulsfrequenz ≥ 85–95 % des Maximalpulses: Überanstrengung
- Ausbleibende Leistungssteigerung bei regelmäßigem Training: Trainingsfehler.

Pulskontrolle:
am besten mit Pulsmessgerät

Aktion: Pulsmessung während körperlicher Aktivität am besten mittels Pulsmessgerät. Ober- und Untergrenze für den Trainingsbereich werden vorher festgelegt.

Dokumentation: Trainingszeit, mittlere Pulsfrequenz während des Trainings, Über- und Unterschreiten der Grenzwerte.

Ziel: Dokumentation des Trainingsfortschritts; kardiale Sicherheit.

Norm: maximale Herzfrequenz = 220 minus Alter in Lebensjahren.

Kennwerte der Pulskontrolle:
- Spaziergang: 50 % der maximalen Herzfrequenz
- Gesundheitsgehen: 60 % der max. Herzfrequenz
- Fettverbrennung: 70 % der max. Herzfrequenz
- Kardiotraining: 80 % der max. Herzfrequenz
- Anaerober Bereich: 90 % der max. Herzfrequenz.

Kenngrößen des Walkingtrainings:
- 30 Minuten Walking täglich
- 5-mal pro Woche
- Puls 60–80 % der maximalen Herzfrequenz.

Tabelle 13.1 Altersabhängige Normzeiten (min:sec; Zeiten von – bis) 2-km-Walkingtest bei Männern und Frauen

Alter	Männer		Frauen		Idealer Testpuls = 80 % der maximalen Herzfrequenz
20	13:45	15:15	15:45	17:15	160
30	14:15	15:45	16:00	17:30	152
40	14:45	16:15	16:15	17:45	144
50	15:15	16:45	16:30	18:00	136
60	15:45	17:45	16:45	18:15	128
70	16:45	18:15	17:15	18:45	120

Die Gehgeschwindigkeit für diese Normwerte reichen von 6,4 km/h bis 9,2 km/h
Berechnungsformel: Kilometerstundengeschwindigkeit = 120 geteilt durch Anzahl benötigter Minuten.

13.4 Funktionelle Therapiestrategien: Walking ... aber richtig!

Programmierte Therapie: Priorität

1. Priorität Leistung:
Spaziergang reicht nicht

Die minimale gesundheitswirksame Bewegungsdosis darf nicht unterschritten werden (Duncan JJ 1991). Beschleunigte Atmung, erhöhte Herzfrequenz und leichtes Schwitzen signalisieren die gesundheitswirksame Belastung beim Menschen. Liegt die Belastungsintensität darunter, ist kein kardioprotektiver Nutzen zu erwarten. Auf den Punkt gebracht: Spaziergang genügt nicht. 2000 kcal wöchentlich durch Joggen zu verbrennen ist gesundheitswirksam. Der Verbrauch von 2000 kcal pro Woche durch gemütliches Gehen und Treppensteigen hingegen erwies sich als unwirksam (Leon AS 1996). Das sind täglich 45 Minuten Gehen bei einem Gehtempo von fünf Stundenkilometern plus 10 Stockwerke Treppensteigen. Entscheidend für den Gesundheitsbonus ist die Leistung, die geleistete Arbeit pro Zeit. Beim Spazierengehen werden rund 50 % der maximalen Herzfrequenz erreicht, beim Joggen über 75 %. Die minimale gesundheitswirksame Bewegungsdosis verlangt: Schleichgang raus und auf zum fröhlichen Power-Walk.

2. Priorität Wirkung:
lebenslänglich im Quadrat

Für die körperliche Fitness zählen die pro Zeit verbrannten Kalorien. Egal, ob die Kalorien auf dem Golfplatz, im Walking-Outfit oder in Form eines flotten Bergauf-Spaziergangs verbrennen. Die positiven Langzeitauswirkungen des regelmäßigen Walkings sind belegt: gesünder, fitter, weniger Herzkrankheiten (2 % statt 12 %), weniger Stürze, weniger Klinikeinweisungen, weniger Operationen u. a. (Pereira MA 1999). Egal, ob Golfing, Walking oder Hiking – Hauptsache der Mensch bringt beim Gehen seinen Organismus auf Touren. Am besten täglich – ein Leben lang. Im physikalischen Sinn ist „Wirkung" das Produkt aus Energie mal Zeit (1 Js = 1 Nms). Das entspricht der Leistung multipliziert mit der Zeit im Quadrat (1Js = 1 Ws^2). So lässt sich eine Art physikalischer Gesundheitsbilanz des Walkings im Verlaufe eines Menschenlebens erstellen: Walking-Leistung mal totale Gehzeit im Quadrat.

Programmierte Therapie: Prinzip

1. Prinzip Funktionalität:
Training und Sicherheit

Funktionalität ist das Grundprinzip der Bewegung und gilt für das Gehtraining wie für die therapeutische Gangschule. Die Funktionalität des Gehens beginnt mit den Füßen. Fehlstellung und Fehlbelastung im Fundament haben unweigerlich Komplikationen und Kompensationen auf höheren Etagen zur Folge. Das Abrollen über den lateralen Vorfuß beispielsweise erhöht die Gefahr für ein Supinationstrauma. Die Knickfußstellung im Rückfuß belastet den medialen Meniskus. Der Spreizfuß kann den Aufprall am Boden schlecht dämpfen und belastet so den Hüftgelenkknorpel u. a. Die Schlüsselelemente der Funktionalität, Verletzungsprävention und Wohlbefinden beim Walking sind:
– Orthograde Ausrichtung der Fußachsen
– Gerade und unverdrehte Beinachsen
– Aktivität der Ballenmuskulatur.

2. Prinzip Intensität:
Dosis-Wirkung-Kurve

Für den Zusammenhang Bewegung und Gesundheit beim Menschen gibt es eine einfache Dosis-Wirkungs-Beziehung: Jede Steigerung des Energieverbrauchs durch körperliche Aktivität verspricht gesundheitlichen Nutzen. Die Dosis-Wirkungs-Kurve verläuft nicht linear; nach oben hin flacht sie zunehmend ab. Im Leistungssportbereich lassen sich nur noch geringe gesundheitliche Vorteile erzielen. Besonders großer Nutzen hingegen ist bei sportlich inaktiven oder nur sporadisch aktiven Menschen zu erwarten. Der Trainingsaufbau erfolgt nach den Regeln der Kunst: niedrig dosiert beginnen, regelmäßig trainieren, stete Erfolgs- und Gesundheitskontrolle, das Pensum über Monate langsam steigern.

3. Prinzip Dosisaufteilung:
einmalig oder fraktioniert

Die minimale Dosis mit nachgewiesenem gesundheitswirksamen Effekt ist eine halbe Stunde körperliche Aktivität mittlerer Intensität pro Tag. Diese Dosis kann als Einmaldosis absolviert oder in ein-

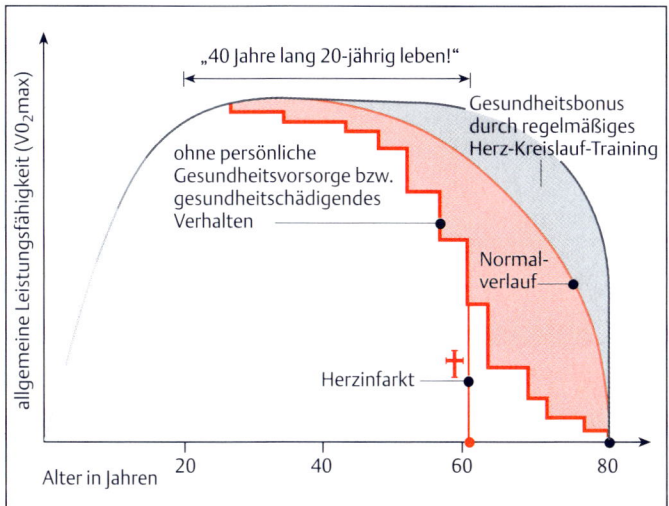

Abb. 13.4 Dosis-Wirkung-Kurve: Zwischen körperlicher Leistung und Gesundheitsbonus besteht eine Dosis-Wirkungs-Beziehung. Die Kurve flacht nach oben zunehmend ab. Mit anderen Worten: Im Leistungssportbereich lassen sich nur noch geringe gesundheitliche Vorteile erzielen. Besonders großer Nutzen hingegen ist bei sportlich inaktiven oder nur sporadisch aktiven Menschen zu erwarten. Die blaue Fläche entspricht dem „Gesundheitsbonus durch regelmäßiges Bewegungstraining", die rote Fläche dem gesundheitlichen Risiko bei Bewegungsmangel.

zelne Sequenzen fraktioniert werden. Steigerung der aeroben Fitness und blutdrucksenkende Wirkung bleiben bei einer Aufteilung der Bewegungsdosis erhalten – selbst wenn die einzelnen Sequenzen auf fünf Minuten reduziert werden (Coleman KJ 1999). 30 Minuten am Stück oder dreimal zehn Minuten sind gleichwertig – immer unter der Voraussetzung, dass Atmung und Pulsfrequenz während insgesamt 30 Minuten beschleunigt sind.

4. Prinzip Methode:
Walken oder Joggen

Epidemiologische Studien aus Zürich haben die Effekte des Joggens und des Walkens auf den Zivilisationsmenschen genau untersucht (Suter E 1994). Leistungssteigerung, Gesundheitseffekt und Trainingstreue sind absolut vergleichbar. CardioGlider, CrossWalker und Laufband wurden getestet – alle drei Geräte bieten vergleichbare Trainingsmöglichkeiten. Kein Gerät ist in punkto Ausdauer, Kraft oder Flexibilität überlegen (Taylor J 1996). Joggen, Walken, Gliden, Skaten oder Steppen? Reine Geschmackssache.

5. Prinzip Spezifität:
Gesundheitseffekte

Walking ist nicht gleich Walking. Walking zur Förderung der Knochendichte bei Osteoporose ist eine Sache, Walking zur Verminderung des kardialen Risikos eine andere. Das Ziel definiert den Stil. Die spezifischen Gesundheitseffekte können gezielt zur Motivationsförderung eingesetzt werden. Folgende Tabelle 13.**2** gibt einen Überblick.

Tabelle 13.2 Dosisspezifische Gesundheitseffekte des Walkings

Problem	Schutz Wirkung	Therapie Wirkung	Dosis-Wirkungs-Beziehung	Konsequenz für das Walking-Training
KHK	ja	ja	Koronares Risiko sinkt mit zunehmender aeroben Ausdauer	strukturiertes Gehtraining mit Pulskontrolle als Therapie Ausdauertraining zur Prävention bei 80 % der maximalen Pulsfrequenz
PAVK I-II	ja	ja	Entwicklung von Kollateralgefäßen proportional zum Gehtraining	strukturiertes Gehtraining starke Schmerzen meiden
PAVK III	ja	ja	systemische Wirkung dank Ausdauertraining der Arme (Walker RD 2000)	Ausdauertraining der Arme
Diabetes Typ 2	ja	ja	Bewegung fördert die Insulinwirkung; der Effekt hält einen Tag an	70–80 % der maximalen Pulsfrequenz negative Energiebilanz während bestimmter Tagesperioden BMI ≤ 25 kg/m^2
Blutfettwert erhöht	ja	ja	Bewegung senkt die Blutfettwerte nach dem Essen; der Effekt hält einen Tag an	80 % der maximalen Pulsfrequenz 30 min. täglich BMI ≤ 25 kg/m^2
Blutdruck erhöht	ja	ja	entscheidend ist die Dauer und nicht die Intensität der täglichen Belastung; bei hoher Intensität steigt der Sympatikotonus	Spitzenbelastung meiden 70 % der maximalen Pulsfrequenz > 30 min täglich Ausdauersport BMI ≤ 25 kg/m^2
Übergewicht	ja	ja	entscheidend für die Fettverbrennung ist die Dauer und nicht die Intensität der täglichen Belastung	70 % der maximalen Pulsfrequenz > 30 min täglich Ausdauersport BMI ≤ 25 kg/m^2
Osteoporose	ja	ja	Knochenmineralisation proportional zur repetitiven axialen Druckbelastung, mehrere Jahre Latenzzeit	Tempo- und Treppengehen Hüpfen, Springen Krafttraining 2x pro Woche
Karzinom	ja	unbekannt	Dosis-Wirkungs-Beziehung für Kolon- und Mammakarzinom nachgewiesen	≥ 80 % der maximalen Pulsfrequenz ≥ 30 min pro Tag
Schmerzen	ja	ja	strukturiertes Gehtraining reduziert den Gesamtschmerz bei chronischen Schmerzen des Bewegungssystems (Farrell BA 1997)	strukturiertes Gehtraining als fester Bestandteil des Schmerzmanagements nach Maßgabe der Beschwerden
Vitalität	ja	ja	mehrere Wochen Latenzzeit bis zum Wirkungseintritt	70–80 % der maximalen Pulsfrequenz ≥ 20 min ohne Pause

Programmierte Therapie: Parameter

Ganganalyse visuell:
Beobachtung unscharf

Der Traum eines jeden Bewegungstherapeuten ist eine einfache, zuverlässige, visuelle und quantitative Ganganalyse. Eine Art semiquantitativer klinischer Score für die Evaluation der Gangqualität. Der Traum bleibt Wunschtraum. Die Beobachtungskriterien sind unscharf, die Übereinstimmung von Therapeut zu Therapeut überzeugt wenig, die Aussagekraft insgesamt steht auf wackeligen Füßen (Coutts F 1999). Angesichts des lauter werdenden Rufs nach Objektivierbarkeit von Therapieerfolgen lohnt es sich immer weniger, endlos Zeit in visuelle Ganganalysen zu investieren. Instrumentierte und computergestützte Ganganalysen sind in der Praxis (noch) nicht üblich. Klinisch gehen Sie am besten so vor: Zuerst erheben Sie die objektiven Daten der klinischen Ganganalyse wie z. B. das Gehtempo. Zweitens beurteilen Sie den qualitativen Gesamteindruck – Symmetrie, Balance und Harmonie – des Gangbildes. Drittens analysieren Sie die Flexions-Extensionsbewegungen der großen Gelenke.

Ganganalyse instrumentiert:
messbare Bewegungsökonomie

Die Zukunft der Verlaufsbeurteilung spastischer Störungen liegt in den globalen Bewegungsabläufen. Die Bewegungsökonomie ist ein guter Gesamtparameter. Die „funktionell instrumentierte Ganganalyse" (Seichert N 2000) ist eine innovative und vielversprechende Möglichkeit zur Bestimmung von Bewegungsökonomie und Gangqualität. Damit lassen sich die funktionellen Auswirkungen nahezu aller Gangstörungen innerhalb von fünf Minuten objektivieren. Die Schlussanalyse liefert klare Zahlenwerte für Bewegungsökonomie und Belastungsfaktor. Der Quotient aus Ökonomie und Belastung ergibt die Gangqualität (→ S. 242).

Gangbild:
Qualitativer Eindruck

Qualitative Schlüsselmerkmale des Ganges sind der harmonische Gesamteindruck, die Symmetrie zwischen links und rechts sowie eine sichere Balance. Asymmetrie von Schrittlänge und Belastungszeit lassen sich im direkten Seitenvergleich abschätzen. Störungen des Gleichgewichts geben sich durch Ausgleichbewegungen, Fallneigung oder durch eine breite Gangspur zu erkennen. Schwieriger wird es bei der Beurteilung von Harmonie und qualitativem Gesamteindruck. Sie unterliegen stark der subjektiven Wertung. Wenn Sie einen Patienten nach Monaten nachkontrollieren, unterliegt die Auswertung zudem den Schwächen des raum-zeitlichen Erinnerungsvermögens. Videoaufnahmen erweisen sich als sehr hilfreich. Sie ermöglichen eine direkte und objektive Gegenüberstellung von vorher und nachher.

Videoanalyse:
Gelenkstellung in Zeitlupe

Analysiert werden die Gelenkstellungen von Spiel- und Standbein. Fehlende Flexions- und Extensionsbewegungen sind mit bloßem Auge am einfachsten zu erkennen. Bewegungseinschränkungen geringen bis mittleren Ausmaßes sind visuell schwieriger zu erkennen. Videoaufnahmen von der Seite erweisen sich wiederum als aussagekräftiges und lehrreiches Hilfsmittel. Beobachten Sie den Bewegungsauflauf in Zeitlupenfunktion und halten Sie das Bild im entscheidenden Moment an. Durch Anlegen des Plurimeters können Sie die jeweiligen Winkel zwischen Großzehe, Fuß, Unterschenkel und Oberschenkel rasch, einfach und relativ genau bestimmen. So können Sie eine funktionelle Einschränkung der OSG-Dorsalextension quantifizieren, eine Beugekontraktur im Kniegelenk beziffern oder eine Überstreckung im Kniegelenke in Zahlen abschätzen. Auch die kompensatorische Lordose mit Beckenkippung bei einem Hüftstreckdefizit ist so gut erkennbar. Rotationsfehlstellungen im belasteten Kniegelenk lassen sich am besten in der Ansicht von vorne beurteilen.

Parameter für die Praxis

Gangparameter objektiv
- *Gehtempo* in km/h: Gehstrecke in Meter geteilt durch benötigte Sekunden mal 3,6
- *Schrittfrequenz* pro Minute: Anzahl Schritte durch Anzahl Sekunden mal 60
- *Schrittlänge* in cm: Gehstrecke in Zentimetern geteilt durch Anzahl Schritte

Gesamteindruck qualitativ
- *Belastungssymmetrie*: Zeitvergleich links-rechts
- *Schrittlängensymmetrie*: Streckenvergleich links-rechts
- *Gleichgewicht*: pathologische Gleichgewichtsreaktionen, Unsicherheit
- *Gesamteindruck*: Harmonie und Ökonomie

Gelenkstellungen
- *Standbein*: Hüftextension, Knieextension, OSG-Plantarflexion, Abrollen, Patella-Ausrichtung
- *Spielbein*: Hüftflexion, Knieflexion, OSG-Extension
- *Rumpf und Arme*: kompensatorische Beckenkippung, Zirkumduktion, fehlender Armschwung

Walking Goldstandard
- *Dauer*: 30 Minuten
- *Frequenz*: 5 mal pro Woche
- *Intensität*: Puls 65–80 % der maximalen Herzfrequenz (220 minus Alter)

Trainingsparameter
- *2-km-Test*: Gehzeit mit oder ohne vorgegebene Pulsfrequenz (→ S. 249)
- *Ruhepuls*: Grobindikator des Trainingszustands
- *Gehzeit*: schmerzfreie und absolute Gehzeit (z. B. bei Durchblutungsstörungen, → S. 10)
- *Belastungstests*: Laufband-Ergometrik

Risikoprofil: als Risikofaktoren gelten
- *Blutdruck*: ≥ 140/90 mmHg
- *Body Mass Index*: ≥ 25 kg/m^2
- *Taillenumfang*: ≥ 102 cm für Männer, ≥ 88 cm bei Frauen
- *Nikotin*: ≥ 5 Zigaretten pro Tag
- *Trainingsmangel*: ≤ 30 Minuten täglich
- *Ernährung*: Mangel an Ballaststoffen, fettreiche Diät, hyperglykämische Kalorienbomben
- *Labor*: Cholesterin, Triglizeride, Lipoprotein-Profil u. a.

Programmierte Therapie: Fußplaner

Spiraldynamik-Fußplaner: Fitness-Walking

Priorität beim Fitness-Walking haben Regelmäßigkeit und Nachhaltigkeit. Zu Beginn wird ein Risikoprofil erstellt (→ S. 253). Für den strukturierten Trainingsaufbau sind die Pulskontrolle mittels Pulsmessgerät und ein Gehtagebuch unerlässlich. Die Pulszielfrequenz ergibt sich aus Alter, Trainingsziel und Gesundheitszustand des Patienten. Das Tagebuch dient der systematischen Zeit- und Leistungserfassung: Datum, Dauer, Pulsfrequenz, 12-Minuten-Test. Der Trainingsfortschritt wird mittels 12-Minuten-Test bei vordefinierter Pulsfrequenz dokumentiert. Erstmalige Durchführung vor Beginn des Trainings. Verlaufskontrollen monatlich. Um die funktionelle Qualität des Ganges zu gewährleisten, wird der Patient sukzessive in die Kunst des Gehens eingeführt: Fußachsen, Beinachsen, Fersenablösung, Vorfußimpuls u. a. Entscheidend für die Risikosenkung ist die lebenslängliche Aufrechterhaltung der körperlichen Aktivität: eine halbe Stunde täglich, 5–6 Tage pro Woche. Vor Abschluss der Therapie sind Alternativen zum strukturierten Gehtraining mit dem Patienten zu erarbeiten.

Tabelle 13.3 Spiraldynamik-Walkingplaner Einstieg: m, 48, BMI = 28 kg/m²; BD 160/95; körperlich inaktiv

Priorität	Prinzip	Methode	Parameter	Übungsplan
1. Nachhaltigkeit	Eigenverantwortung, Evolution	Gespräch, Fragebogen	Motivation VAS (→ S. 10)	
2. Verhalten	Risikoanalyse	Persönliches Risikoprofil, Beratung	Risikoprofil Belastungs-EKG	• Persönliche Auswertung
3. Trainingszustand	Ausdauer	Ausdauertest: Ausgangswert	2-km-Test (→ S. 249) Gehtempo (→ S. 245)	• Persönliche Auswertung
4. Einstieg	Trainingsbeginn	Risikoberatung, Trainingsplan, Pulsmessgerät	Gehtagebuch (→ S. 301) Pulskontrolle (→ S. 249)	• Persönlicher Trainingsplan • Pulsmessgerät
5. Walking	Trainingsaufbau	Walking gemäss Plan z. B. 30 min. pro Tag	Gehtagebuch (→ S. 301) Pulskontrolle (→ S. 249)	• Fitnesswalking (→ S. 254)
6. Qualität	Gehtechnik, Rhythmus, Ökonomie	Sukzessiver Einbau der Funktionalität	Ganganalyse (→ S. 245)	• Fitnesswalking (→ S. 254) • Zeitlupengang (→ S. 239) • SD-Walking (→ S. 258)
7. Trainingsfortschritt	Ausdauer	Ausdauertest: Verlaufsdokumentation	2-km-Test (→ S. 249) Gehtempo (→ S. 245)	• Persönliche Auswertung
8. Bewegter Alltag	Bewegung und Bewegungsqualität	Morgenturnen, Arbeitsweg, Power-Walk über Mittag; Hometrainer	Gehtagebuch (→ S. 301)	• Treppensteigen (→ S. 259)
9. Zusatzprogramm	Mobilität, Kraft	Heimprogramm Stretching, Kraft	Beweglichkeit ROM Krafttests	• Stretching (→ S. 282) • Kräftigungstherapie
10. Nachhaltigkeit	Eigenverantwortung	Walking, Jogging, Sport: 3–5 × 30 min. pro Woche, lebenslänglich	Trainingsumfang	• situativ
11. Verhalten	Eigenverantwortung	Ernährung, Stress Management	BMI, BD, Stress	• situativ

Tabelle 13.4 Trainingsplan Fitness-Walking für die ersten 3 Monate

	Woche 1–4	Woche 5–8	Woche 9–12
Junge und Könner			
Optimale Herzfrequenz	60–75 %	75–80 %	75–80 %
Minuten pro Einheit	30–45	45–60	>60
Einheiten pro Woche	2–3	3–4	4–7
Jüngere und Fortgeschrittene			
Optimale Herzfrequenz	60–75 %	60–75 %	75 %
Minuten pro Einheit	20–45	30–45	45–60
Einheiten pro Woche	2–3	3–4	3–5
Senioren, Leistungsschwächere, Anfänger			
Optimale Herzfrequenz	60 %	60 %	60–75 %
Minuten pro Einheit	15–30	30–45	30–60
Einheiten pro Woche	2	2–3	3–4

Dosierungshinweise:
- Dosierung nach Symptomen bei kardialer Erkrankung (Kardio-Walking → S. 262)
- Dosierung nach Symptomen bei arterieller Verschlusskrankheit (Angio-Walking → S. 261)

13.5 Patienteninformation: auf's Ganze gehen

Prognostische Kriterien

Positive Faktoren:
Fortschritt – Schritt für Schritt

- Risikoprofil: günstiges Risikoprofil (BMI, Blutdruck, Blutwerte, Stress, Körpergewicht u. a.)
- Lebensstil: Bereitschaft zur konsequenten Umstellung auf eine gesunde Lebensweise
- Training: aktuell schlechter Trainingszustand (Kraft, Ausdauer, Beweglichkeit)
- Peripher arterielle Verschlusskrankheit: Stadium I asymptomatisch, Stadium II Claudicatio intermittens, Lebensstilumstellung
- Koronare Herzkrankheit: asymptomatisches Stadium, stabile Angina pectoris, Lebensstilumstellung
- Diabetes: stabiler Diabetes, regelmäßige körperliche Aktivität
- Orthopädie: chronische Fehlbelastungen ohne Strukturschäden
- Neurologie: funktionelle beeinflussbare Gangstörung

Negative Faktoren:
Grenzen der Machbarkeit

- Risikoprofil: Hochrisikoprofil
- Lebensstil: fortgesetzter ungesunder Lebensstil
- Training: überdurchschnittlicher Trainingszustand
- Peripher arterielle Verschlusskrankheit: Stadium III Ruheschmerz, Stadium IV akrale Läsion
- Koronare Herzkrankheit: instabile Angina pectoris, inkonsequente Lebensstilumstellung
- Diabetes: instabiler Diabetes, trainingsinduzierte Hypoglykämien im Leistungssport
- Orthopädie: belastungsabhängige Strukturschäden (Arthrose, Spreizfuß, Meniskopathie)
- Neurologie: progredientes Grundleiden

Psychologische Erweiterung

Entsprechung:
Fortbewegung

Gangstörung: Jede Störung der Gehfähigkeit ist ein einschneidender Faktor im Leben eines Menschen. Durchblutungsstörung, Arthrose oder Lähmung – die Fähigkeit, den eigenen Standort nach Belieben zu wechseln, ist eingeschränkt. Die eigene Weiterentwicklung ist ins Stocken geraten, sie ist mit mehr Aufwand oder gar mit Schmerzen verbunden. Die Leichtfüßigkeit ist verloren gegangen, große Sprünge sind zur Zeit nicht möglich.

Bewegungsmangel: Ein Leben mit Stil, aber ohne ausreichende Bewegung ist eine gesundheitliche Zeitbombe. Rauchen, Fehlernährung, Übergewicht und Bewegungsmangel sind vier brennende Zündschnüre, die Sie selbst gelegt und angezündet haben. Psychologisch im Vordergrund steht dabei die Selbstzerstörung durch Gleichgültigkeit. Fehlende Selbstliebe und fehlende Selbstsorge wirken wie schleichendes Gift – langsam, unmerklich, unaufhaltsam. Bewegungsmangel im Speziellen weist auf eine innere Trägheit und Gleichgültigkeit hin. Oder auf die Schwierigkeit, die innere Lebendigkeit in der äußeren Welt umzusetzen.

Anregung:
Klarheit der inneren Struktur

Gangstörung: Die Gangstörung zwingt Sie zur Strategie der kleinen Schritte oder zu Umwegen. Die Relation von Aufwand und Ertrag ist aus dem Gleichgewicht. Die nächsten Schritte wollen sorgfältig überlegt und erfüllt sein. Verzichten Sie dabei auf alles Unnötige, fokussieren Sie sich auf das Wesentliche. Die durch Schmerz und Behinderung gesteckten Grenzen müssen Sie im Moment respektieren und als eine Art Leitplanke nutzen. Fortschritt ist nur in kleinen Schritten möglich. Die auferlegte Langsamkeit können Sie nur durch innere Klarheit wettmachen. Finden Sie heraus, wohin Sie wirklich wollen. Dann gehen Sie mit der erforderlichen Um- und Weitsicht los – Schritt für Schritt und ohne Umweg.

Bewegungsmangel: Nehmen Sie die Verantwortung für Ihre Gesundheit in die eigenen Hände, beziehungsweise unter die eigenen Füße. Angesichts der Konsequenzen können Sie diesen Schritt weder delegieren noch aufschieben. Regelmäßiges Bewegen ist wie das Andocken an ein archaisches Gesundheitsreservoir. Der Mensch ist von der Natur für die ewige Wanderschaft gebaut. Nutzen Sie das genetische Gesundheitspotenzial der Bewegung. Packen Sie aber nicht gleich die Peitsche aus, um damit den inneren Schweinehund zu vertreiben. Entscheiden Sie sich vielmehr bewusst, etwas für Ihre Gesundheit zu tun. Jeden Tag und mit einer positiven Motivation.

Übungsqualität

Übungskriterien:
Patient

Wissen: bestimmte Dinge sind hilfreich zu wissen
- Fortschritte sind in allen Altersklassen möglich
- Die Verantwortung für Ihre Gesundheit liegt in Ihren Händen
- Walking: Der Bonus „Gesundheit durch Bewegung" liegt zu Füßen
- Lassen Sie ein persönliches Risikoprofil erstellen
- Lassen Sie einen persönlichen Trainingsplan erstellen

Umsetzung: die praktische Anwendung entscheidet
- Aufwand: 30 Minuten täglich 5–6-mal die Woche – ein Leben lang
- Sicherheit: Einhalten der Trainingsintensität mittels Pulskontrolle
- Erfolgskontrolle: 12-Minuten-Test
- Steigerung: Der Gesundheitseffekt kann durch Ausdauertraining gesteigert werden
- 4-Säulen-Konzept: tägliches Training, Normalgewicht, nikotinfreie Luft, ballaststoffreiche fettarme Ernährung

Übungskriterien:
Therapeut

Wissen: bestimmte Dinge sind hilfreich zu wissen
- Kardiale Risiken vor Trainingsbeginn abklären
- Erstellen eines persönlichen Risikoprofils
- Erstellen eines persönlichen Trainingsplans

Umsetzung: die praktische Anwendung entscheidet
- Sicherheit: Instruktion Pulskontrolle
- Funktionalität: Instruktion Gehtechnik, Fuß- und Beinachsen
- Erfolgskontrolle: 12-Minuten-Test
- Steigerung: Ein Ausdauertraining wie Jogging (→ S. 267) steigert den Gesundheitseffekt des Walkings

13.6 Übungsprogramm: den Füßen Beine machen

Übung 13.1 – Koordinationstraining: Spiraldynamik-Walking

Ziel: kleine Spiraldynamik-Gangschule mit Schwerpunkt Beinachsen und Beckenkoordination.

Hilfsmittel: keine.

Start: Gehen im Zeitlupentempo wie Übung 12.8 (→ S. 239).

Aktion: Einzelne topographische Lerninhalte werden auf normales Gehtempo übertragen:
- Fußachsen: Aufsetzen des Fußes (Rotationsfehler Beinachsen)
- Fußlängsgewölbe: Gewölbestabilität während Belastungsphase (Senkplattfuß)
- Vorfußquergewölbe: exzentrische Dämpfung (Spreizfuß)
- OSG-Extension: verzögerte Fersenablösung (OSG-Streckdefizit)
- Beinachsentraining: gerade Beine, Übung 12.5 (X- und O-Beine)
- Patella orthograd: funktionelle Drehrichtungen, Übung 12.5 (Rotationsfehlstellungen)
- Hüftstreckung: Leistenöffner wie Übungen 7.1 und 7.9 (Hüftstreckdefizit)
- Beckenaufrichtung: proximale Hüftextension (LWS-Lordose)
- Beckentiefstand: proximale Hüftabduktion (Trendelenburg)
- Beckenrotation zum Standbein: proximale Innenrotation (Hüftrotationsdefizit).

Dosierung: zweimal 2–5 Minuten pro Tag.

Kontrolle: Kontrolle der Selbstkontrolle durch Patient.

Anker: An regelmäßig begangenen Strecken „Marker" setzen: der Briefkasten auf dem Arbeitsweg, die Zwischentüre im Geschäft, die Einkaufstüre im Supermarkt u. a.

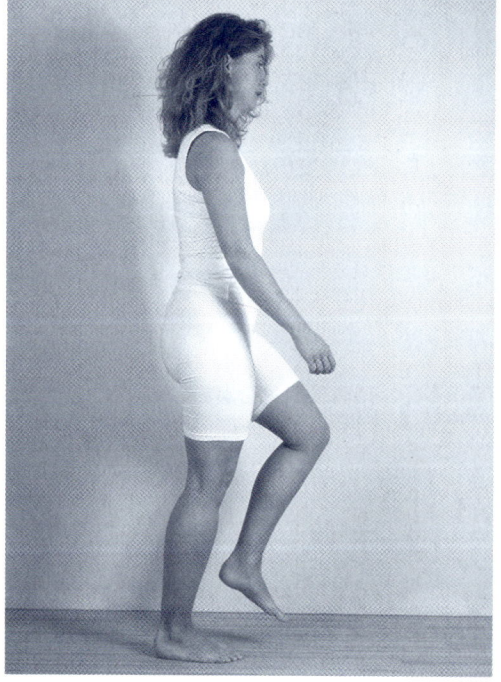

Übung 13.1 Spiraldynamik-Walking: Im Zeitlupentempo werden die Schlüsselelemente des funktionellen Gehens wahrgenommen und geübt. Individuelle Schwachstellen werden gezielt berücksichtigt. Transfer in den Alltag.

Übung 13.2 – Koordinationstraining: Treppensteigen

Ziel: Beinachsentraining und Beckenkoordination beim Treppensteigen.

Hilfsmittel: Treppenstufen.

Start: langsames Treppensteigen.

Aktion: Füße und Beinachsen analog der Übung 12.8 (Zeitlupengehen). Hinzu kommt die Betonung der 3D-Beckenbewegungen. Das Spielbein wird eine Stufe höher platziert, das Standbein stößt nach hinten-unten ab:
- Becken Spielbeinseite: Beckenanheben ohne M. quadratus lumborum, Beckenaufrichtung ohne LWS-Hyperlordose, Beckenrotation weg vom Spielbein ohne Valgisierung der Spielbeinachse
- Becken Standbeinseite: Beckentiefstand ohne Trendelenburg, Beckenaufrichtung ohne LWS-Kyphose, Beckenrotation zur Standbeinseite ohne Verlust der orthograden Patellastellung.

Dosierung: 2 – 5 Minuten.

Kontrolle: orthograde Fußbelastung, gerade Beinachsen und funktionelle Drehrichtungen.

Heimübung: 10-mal täglich kurzes spiraldynamisches Treppensteigen.

Hinweis: eine der bewährten und effizienten Übungen für das Beinachsentraining.

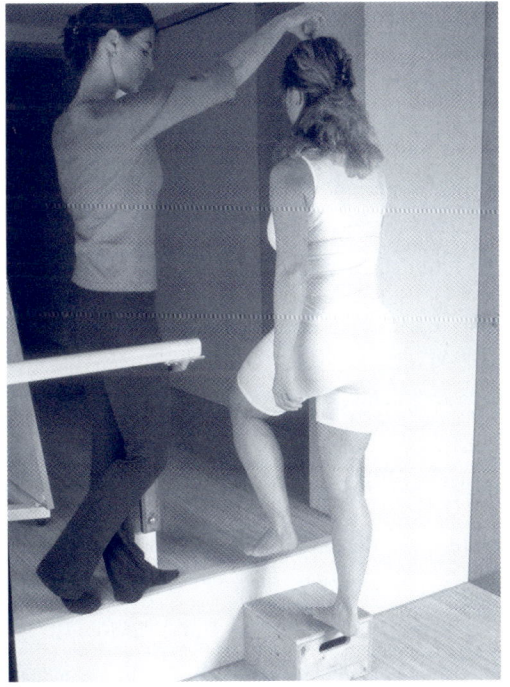

Übung 13.2 Treppensteigen: Treppensteigen ist die perfekte Übung für Beinachsenstabilität, Beckenkoordination, aktives Beckenbodentraining und axiale Ausrichtung der Lendenwirbelsäule unter Belastung.

Orthopädisches Gehtraining: Gehschule für Füße

Übung 13.3 – Gangschule für Füße: Fuß-Fit

Ziel: Wahrnehmungsübung zur Verbesserung der Gangqualität beim Erwachsenen.

Hilfsmittel: keine.

Start: Patient geht im eigenen Rhythmus, die Aufmerksamkeit ist nach innen und auf die Füße gerichtet.

Aktion: Punkt für Punkt werden nachfolgende Inhalte ins Bewusstsein gebracht. Die Lerninhalte 1 bis 5 sind an eine bestimmte Phase des Gangzyklus gekoppelt. Jeder Lerninhalt wird kognitiv wahrgenommen, geübt und als Blitzübung in den Alltag integriert:
– Bodenkontakt Ferse
  1. Ferse orthograd aufsetzen.
– Frühe Standbeinphase
  2. MTP I-V landen gleichzeitig auf dem Boden
  3. Exzentrische Stoßdämpfung der Ballenmuskulatur.
– Mittlere Standbeinphase
  4. Aktive Verschraubung mit Rückfuß-Supination und Vorfuß-Pronation ergeben eine dreidimensionale In-sich-Stabilität des Längsgewölbes.
– Späte Standbeinphase
  5. Vorzeitige Fersenablösung vom Boden verhindern
  6. Knie orthograd nach vorne gerichtet; Innenrotationsfehlstellung der Beinachse verhindern
  7. Becken bleibt aufgerichtet; kompensatorische Lordose der LWS verhindern
  8. Kniestreckung = Beinverlängerung in Längsrichtung (nicht Horizontalschub nach dorsal).
– Abrollen und Propulsion
  9. Fersenablösung je nach Krankheitsbild bewusst verzögern (z. B. Spreizfuß)
  10. Leiste bewusst öffnen, distale Hüftextension durch Psoas-Relaxation verbessern
  11. Beckenboden und pelvitrochantere Außenrotatoren aktivieren
  12. Gleichzeitig aktive Vorfuß-Pronation durch den M. peroneus longus
  13. Propulsionsimpuls der vorgedehnten Ballenmuskulatur, die hyperextendierten Zehen gehen mit der Entlastung in die Neutralstellung zurück.

Variation: Das Gehtempo kann variiert werden – vom Gehen in Zeitlupe bis zum Schnellgang.

Kontrolle: Die einzelnen Punkte werden blickdiagnostisch kontrolliert.

Heimübung: Die einzelnen Inhalte zweimal täglich 2–5 Minuten üben und als Blitzübungen in den Alltag integrieren.

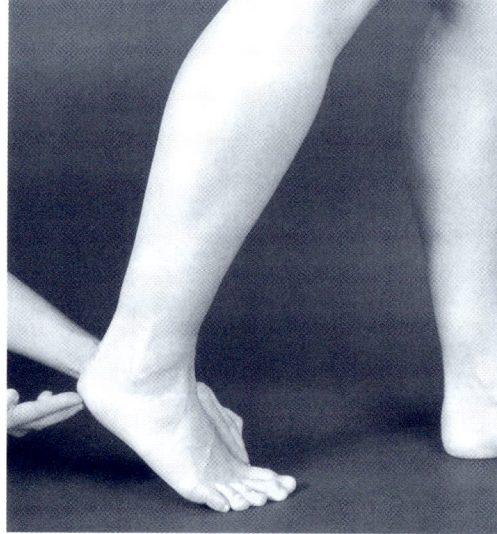

Übung 13.3   Fuß-Fit: Die Schlüsselmomente des funktionellen Abrollens werden einzeln oder kombiniert geübt. Zuerst kognitiv im Zeitlupentempo, dann situativ nach dem Zufallsprinzip. Das Ziel ist die Integration in den Alltag.

Trendsport Walking: sich fit walken!

Übung 13.4 – Voll im Trend: Fitness-Walking

Ziel: Das natürlichste und sicherste Training der Welt für alle Altersstufen: regelmäßiges zügiges Gehen zur Steigerung der aeroben Ausdauerleistung.

Hinweis: vorherige Arztkonsultation erforderlich bei Herz-Kreislauf-Problemen, Risikokonstellation, längerer Sportpause oder Alter über 45.

Hilfsmittel: keine.

Start: Vor Beginn des Trainings kann die Leistungsfähigkeit mit dem 2-km-Walkingtest gemessen werden (→ S. 249). Bei kardialen Risiken oder Erkrankungen gelten die üblichen Vorsichtsmaßnahmen.

Aktion: Walking ist zügiges Gehen mit betontem Armeinsatz. Die Technik im Detail:
- Trainingsaufbau (→ S. 255)
- Zu Beginn gemäßigtes Tempo
- Pulsfrequenz: 60–80 % des Maximalpulses (220 minus Alter)
- Fersen bei leicht gebeugtem Knie aufsetzen
- Füße orthograd aufsetzen, Fußspitzen nach vorne
- Füße über die ganze Fußsohle absetzen
- Arme leicht anwinkeln und gegengleich mitschwingen (rechter Fuß – linker Arm)
- Atem- und Bewegungsrhythmus synchronisieren
- Schultern bleiben locker
- Wirbelsäule verlängern
- Beckenboden rhythmisch aktiv.

Variation: Es gibt neben den zwei Hauptvarianten Gesundheits-Walking und Fitness-Walking Sonderformen des Gehtrainings:
- In hügeligem Gelände (Hill-Walking)
- Auf Treppen (Climb-Walking)
- Mit Gewichtsmanschetten (Weight-Walking).

Kontrolle: Kontrolle der Pulsfrequenz, am besten mittels Pulsmessgerät:
- Spaziergang: 50 % des Maximalpulses (220 minus Alter)
- Gesundheitsgehen: 60 % des Maximalpulses
- Fettverbrennung: 70 % des Maximalpulses
- Kardiotraining: 80 % des Maximalpulses
- Anaerober Bereich: 90 % des Maximalpulses.

Angiologisches Gefäßtraining: Gehtraining für Arterien

Übung 13.5 – Periphere Verschlusskrankheit: Angio-Walking

Ziel: Entwicklung von Kollateralkreisläufen zur Verbesserung der peripheren Zirkulation bei peripher arterieller Verschlusskrankheit Stadium I und II.

Hilfsmittel: keine.

Start: Vor Beginn des Gehtrainings müssen die schmerzfreie und die absolute Gehzeit gemessen werden (→ S. 10). Eine radikale Umstellung der Lebensgewohnheiten ist unerlässlich für den langfristigen Erfolg. Im Klartext sind das Rauchstop, regelmäßige Fitness, gesunde Ernährung und erfolgreiches Gewichtsmanagement.

Aktion: gleichmäßiges Gehen. Folgende Punkte sind zu beachten:
- Tempo so wählen, dass keine heftigen Schmerzen in den Beinen oder Füßen auftreten
- Leichte Schmerzen können durchlaufen werden
- Bei Geländeanstieg rechtzeitige Temporeduktion.

Dosierung:
- Strukturiertes Gehtraining: Trainingsaufbau analog Walking (→ S. 255) mit kürzeren Einheiten
- Intervall-Gehen: so oft wie möglich und so lange wie möglich – immer zwischendurch

Kontrolle: Messwiederholung der Gehzeit nach 1 Monat regelmäßigen Gehtrainings

Heimübung: Treppe mehrmals rauf und runter.

Koronares Gefäßtraining: Gehtraining für Herzkranzgefäße

Übung 13.6 – Koronare Herzkrankheit: Kardio-Walking

Ziel: Verhinderung einer progressiven Stenosierung der Herzkranzgefäße, Wiedereröffnung stenosierter Herzkrankgefäße bei radikaler Umstellung der Lebensgewohnheiten.

Hilfsmittel: Pulsmessgerät; Nitroglyzerin-Reservemedikation

Start: Vor Beginn eines Gehtrainings muss die kardiale Situation medizinisch abgeklärt und Risiken möglichst eliminiert bzw. stabilisiert werden:
- Belastungsergometrie: kardiale Belastbarkeit, belastungsinduzierte Arrhythmien und Ischämie
- Medikamente: Optimierung der aktuellen Medikation, Nitroglyzerin in Reserve
- Ernährung: ballaststoffreiche fettarme Diät
- Körpergewichtsmanagement: Body Mass Index $\leq$ 25 kg/m^2
- Kardio-Walking beim kardialen Risikopatient nur mit Pulsmessgerät!

Aktion: gleichmäßiges Gehen. Folgende Punkte sind zu beachten:
- Trainingsaufbau ($\rightarrow$ S. 255)
- Tempo so wählen, dass keine Angina pectoris ausgelöst wird
- Vorgegebene Pulsgrenzen einhalten
- Schrittrhythmus und Atmung synchronisieren
- Das Gehen stressfrei genießen
- In Reserve: Nitroglyzerin sublingual.

Dosierung: Beim Herzpatienten sind Nutzen und Risiko sorgfältig gegeneinander abzuwägen:
- Kardialer und allgemeiner Nutzen eines regelmäßigen Gehtrainings
- Belastungsinduzierte Komplikationen.

Kontrolle: Einhalten der Pulszielfrequenz mittels Pulsmessgerät.

Neurologisches Synapsentraining: Gehtraining für Kreuzgänger

Übung 13.7 – Neuro-Schaltstellen: Crosswalking

Ziel: Verbesserung des überkreuzten Links-rechts-Koordination bei neurologischen Patienten.

Hinweis: Pass- und Kreuzgang sind Urformen der Fortbewegung – dem Nervensystem bestents vertraut. Die fließenden Übergänge zwischen Kreuz- und Passgang stellen eine echte Herausforderung für das Nervensystem dar – eine Art archaisches Synapsentraining dar. Je nach Krankheitsbild und Schweregrad ist die Übung den individuellen Eigenheiten und Kompensationsmustern anzupassen.

Hilfsmittel: situativ Lagerungs- und Bewegungshilfen; bei Lähmungen Schlingentisch oder Tretliege.

Start: Patient in Rückenlage, Hüft- und Kniegelenk angewinkelt. Das Koordinationstraining findet in einem festen Dreierrhythmus statt: 1, 2, Wechsel … 1, 2, Wechsel … 1, 2, Wechsel … usw.

Aktion: 1. linkes Bein und rechter Arm zur Decke. 2. rechtes Bein und linker Arm zur Decke. 3. Wechsel: linker Arm bleibt oben, Beine wechseln. 1. rechtes Bein und rechter Arm nach oben. 2. linkes Bein und linker Arm nach oben. 3. Wechsel: linker Arm bleibt oben, die Beine wechseln. Der Zyklus wiederholt sich, beginnend wieder mit linkem Bein und rechtem Arm zur Decke. Entscheidend ist ein gleichmäßig rhythmischer Übergang zwischen Parallel- und Kreuzmuster im Rumpf!

Variationen: Die Übung kann analog im Sitzen, als ‚Gehübung an Ort und Stelle' oder als effektive Gehübung ausgeführt. Beim Gehen ergibt dies zwei Schritte im Kreuzgang, Wechsel, zwei Schritte im Passgang, Wechsel, zwei Schritte im Kreuzgang usw. Beim Wechsel gehen die Füße normal einen Schritt weiter, während die Arme einmal aussetzen.

Dosierung: täglich zweimal 3 – 5 Minuten.

Kontrolle: koordinierter gleichmäßiger Wechsel zwischen Kreuz- und Passgangmuster.

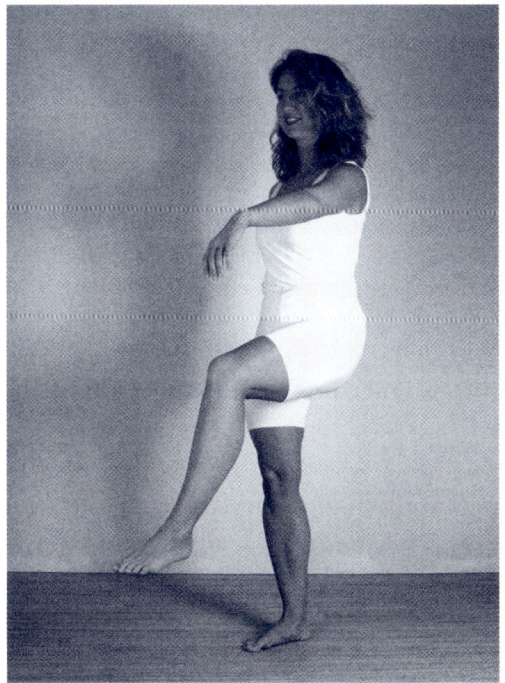 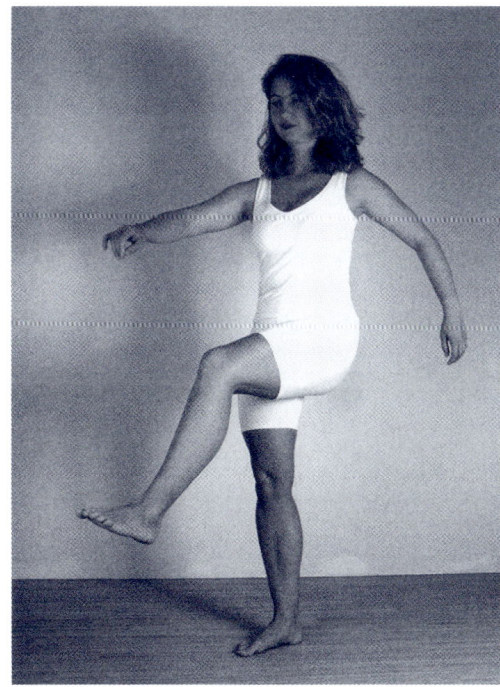

Übung 13.7 Crosswalking: Gekreuzte und ungekreuzte Extremitätenmuster gehören zu den archaisch vererbten Bewegungsprogrammen des Menschen. Der Wechsel vom **a** Pass- zum **b** Kreuzgang und umgekehrt ist besonders anspruchsvoll. Dies lässt sich als neurogenes Synapsentraining mit evolutionärem Hintergrund therapeutisch nutzen.

Übung 13.8 – Bewegungsfluss:
Spiral-Walking

Ziel: dynamische Stabilisierung des Körperschwerpunkts durch funktionelle Rotation von Rumpf und Standbein.

Hilfsmittel: keine.

Start: langsames Gehen. Das Prinzip von Rotation und Gegenrotation von Rumpf, Bein und Fuß wird dem neurologischen Patienten Schritt für Schritt beigebracht – zuerst kognitiv, dann repetitiv.

Aktion: Ablauf in zwei Phasen – Rotationsstabilität Einbeinstandphase und Rumpfstabilität während der Doppelstandbeinphase:
– Einbeinstandphase: Das neue Standbein organisiert sich funktionell mit außenrotiertem Oberschenkel und innenrotiertem Unterschenkel, supiniertem Rückfuß und proniertem Vorfuß. Das Resultat ist eine spiralige Verriegelungskette des gesamten Beines mit hoher funktioneller Stabilität.
– Doppelstandbeinphase: Der Fuß des neuen Standbeins wird bewusst auf den Boden aufgesetzt während das alte Standbein mit Abrollen beschäftigt ist. In diesem Moment ist das Becken zum alten Standbein gedreht. Der Oberkörper dreht sich wenig aber akzentuiert zum neuen Standbein. Becken und Rumpf werden so gegeneinander verschraubt, der Körperschwerpunkt organisiert sich über der neuen Standfläche, die Rumpfstabilität wird funktionell trainiert.

Hinweis: Die akzentuierte Rotation des Stammes erhöht die In-sich-Stabilität des Stammes. Zudem kommt der Körperschwerpunkt frühzeitig über die neue Standfläche, was den Gang bei Paresen und Gangschwierigkeiten sicherer macht – egal, ob ataktisch, spastisch oder durch eine periphere Muskelschwäche bedingt.

Dosierung: täglich zweimal 3–5 Minuten.

Kontrolle: gegensinnige Rotation von Fuß, Bein und Rumpf über dem neuen Standbein – im Wechselrhythmus der Links-rechts-Fortbewegung.

Pädiatrisches Gehtraining: Gehtraining für Kleinkinder

Übung 13.9 – Gehtraining:
Regenbogentierchen

Ziel: Verbesserung der Fußstatik bei Kleinkindern – insbesondere bei Knickfüßen. Die Regenbogentierchen im medialen Fußgewölbe zielen auf eine aktive und orthograde Stabilisierung des Rückfußes. Die Zehenraupen zielen auf die Aktivierung der intrinsischen Ballenmuskulatur.

Hilfsmittel: Hautmalstifte, Stoffreste.

Start: Mit den Hautmalstiften wird ein kleines Regenbogentierchen in das mediale Fußgewölbe eingezeichnet. Es lebt hier unten in der Fußgewölbehöhle. Jedem Zehennagel werden zwei Augen, eine Nase und ein Mund aufgemalt. Die zehn Zehenraupen sind Freunde der Regenbogentierchen.

Aktion: Das Kind geht barfuß – aber ohne die kuschelig-farbigen Regenbogentierchen zu erdrücken. Die Regenbogentierchen müssen immer aus ihrer Höhle heraus schauen können. Umgekehrt muss das Kind die Augen der Regenbogentierchen sehen können. Beim Einknicken des Rückfußes wird es ganz eng in der Höhle des Regenbogentierchens. „Autsch!" quietscht es verzweifelt. Beim Knicksenkfuß wird das arme Regenbogentierchen flach gedrückt. Die Zehenraupen können dem Regenbogentierchen in solch kritischen Situationen helfen. Alle zehn Zehenraupen machen sich ganz steif. Vorne saugen sie sich am Boden fest, hinten heben sie die Gewölbehöhle an. Die Geschichte der Regenbogentierchen kann beliebig fortgesetzt werden – unterwegs zu neuen Abenteuern ins Regenbogenland.

Variation: Alternativ zum gemalten Regenbogentierchen kann das kleine Kuscheltierchen aus Textil improvisiert und am medialen Gewölbe mit hautfreundlichem Klebeband befestigt werden. Dies unterstützt die taktile Wahrnehmung im medialen Fußgewölbe. Beim Gehen in Schuhen wird das Regenbogentierchen am Strumpf befestigt.

Dosierung: täglich zweimal 3–5 Minuten.

Kontrolle: Supination Rückfuß und Pronation Vorfuß, MTP-Flexion durch intrinsische Ballenmuskulatur – nicht durch lange Zehenbeuger.

Hinweis: mehr zur Spiraldynamik®Kinderfuss-Schule im Buch: gesunde Füße für Ihr Kind, Trias Verlag.

Gehmeditation: der Weg als Ziel

Übung 13.10 – Gehmeditation: Vier-Jahreszeiten

Ziel: meditative Gehübung zur Förderung von Bodengefühl, Gleichgewicht und Synchronisation von Atmung und Bewegung.

Hilfsmittel: keine.

Start: langsamen Schrittes das Zimmer durchqueren. Augen halbgeschlossen (bei Gehunsicherheit mit offenen Augen), Hände auf Nabelhöhe verschränkt (bei Gehunsicherheit mit offenen Armen), der Schwerpunkt ist leicht absenkt. Die Wahrnehmung ist ungeteilt auf die Fußsohlen und die Atmung konzentriert.

Aktion: Aufsetzen, Belastung und Abrollen der Füße bewusst wahrnehmen. Schrittwechsel und Atmung fließen in vollkommener Gleichmäßigkeit – ohne Ruck, ohne Zögern, ohne Nachkorrektur. Das Gehen entsteht in perfekter Selbstverständlichkeit aus sich selbst heraus.

Varianten: Rhythmus und Atmung werden im Gefühl der vier Jahreszeiten variiert:

- Frühling: Atmung und Bewegung entfalten sich langsam, die Vitalität des Frühlings entlädt sich in verhaltener Kraft, jede Zelle wird mit neuer Lebensenergie gefüllt
- Sommer: Die Rhythmen werden schneller. Die Phase der Entfaltung ist vorbei, jetzt beherrscht der Lauf der Dinge das Geschehen. Die Akzente sind kurz, trocken und leise
- Herbst: Die Spannkraft lässt nach. Bewegung und Atmung fließen milder und gleichmäßig. Es gibt Platz für Nuancen, die die strengen Formen des Sommers nach und nach auflösen
- Winter: Bewegung und Atmung ziehen sich zurück, kehren sich ganz nach innen. Der Rhythmus wird zerbrechlich, sterbend langsam, um schließlich ganz zum Stillstand zu kommen.

Kontrolle: Synchronisation von Atmung und Bewegung, Rhythmus und Gleichgewicht.

Anker: konzentriert-schneller Sommerrhythmus, wenn in Eile; zentriertes Gehen im Winterrhythmus, wenn auf Glatteis.

13.7 Funktionelle Prävention: Bewegung ist die beste Medizin

Schritt für Schritt:
los geht's

Das Wissen um die positiven Auswirkungen des Gehens ist gesichert und breit abgestützt. Das Problem liegt in der praktischen Umsetzung. Hierzu zehn goldene Regeln (Gutzwiller F 2001):
- Checkup: bei längerer Sportpause, Alter über 45 Jahren oder kardialen Risiken
- Zielsetzung: realistische Ziele setzen
- Sicherheit: lieber zu langsam als zu schnell, Überforderung ist gesundheitsschädigend
- Priorität: genügend und regelmäßig Zeit für das Training einplanen
- Wochenplan: lieber sechsmal 30 Minuten als einmal drei Stunden
- Zeitmangel: lieber dreimal kurz als siebenmal gar nicht
- Training: stufenweiser Trainingsaufbau, Pulskontrolle
- Team: mit gleich starken Partnern trainieren
- Ausrüstung: gute Ausrüstung von Kopf bis Fuß
- Grenzen: das Training bei Unwohlsein oder Fieber unterlassen.

14 Jogging: Laufschule für Füße – auf dem Laufenden sein und bleiben

14.1 Evidenz: wenn es schief läuft beim Laufen

Joggen:
Kehrseite der Medaille

Die Gründe für die hohe Popularität und rasche Verbreitung des Laufsports: Laufen ist natürlich, kostengünstig und fast jederzeit und überall möglich. Zudem setzt Laufen an den drei wichtigsten Risikofaktoren der modernen Zivilisationsgesellschaft an: Übergewicht, Bluthochdruck und Rauchen. Joggen verbrennt Fett, senkt den Blutdruck und reduziert die Lust auf den blauen Dunst. Verletzungen und chronische Überlastungen sind die Kehrseite des Gesundheitssports Jogging. Angesichts der ständigen Wiederholung der Laufbewegung kein Wunder. Zwischen 14 % und 50 % der Gesundheitsjogger und 40 % der Halbmarathon-Läufer (21,1 km) klagen über Beschwerden – je nachdem, wie Beschwerden und Verletzung definiert werden (Marti B 1991 1988). Die Mehrzahl der Beschwerden ist auf Fehlbelastung und falsches Training zurückzuführen. Viele Laufsportwillige hören nach kurzer Zeit mit dem Gesundheitssport wieder auf, weil sie Knie- oder Fußprobleme bekommen.

Laufsport:
typische Verletzungen

Die Überlastungsschäden des Laufsports weisen eine altersspezifische Struktur auf:
- Bei jugendlichen Läufern die Periostitis und Ermüdungsfrakturen
- Bei erwachsenen Läufern auf Leistungsniveau steht die Tendinitis an erster Stelle
- Beim Freizeitjogger sind es Muskelzerrungen und Sehnenscheidenentzündungen.

Verschiedene Laufdisziplinen haben unterschiedliche Verletzungsmuster:
- Sprinter: Zerrungen der ischiokruralen Muskulatur (Hamstrings), Sehnenentzündungen
- Mittelstrecken: Rücken- und Hüftprobleme
- Marathon: Fußprobleme.

Bei den Risikofaktoren werden konstitutionelle und trainingsspezifische Risikofaktoren unterschieden.

Hinzu kommen Ausrüstung und Gelände. Hier ein Überblick (Renström P 1997 f):

Risikofaktor:
Konstitution und Anatomie

- Lebensalter: jüngere Läufer haben tendenziell mehr Beschwerden
- Geschlecht: kein Risikofaktor für Laufschäden
- Körperlänge: große Menschen haben ein minimal erhöhtes Risiko
- Body Mass Index: minimal erhöhtes Risiko ab BMI ≥ 27 kg/m^2
- Anatomie: 40 % der Laufschäden stehen mit „anatomischen Besonderheiten" in Verbindung
- Muskuläre Dysbalancen: M. vastus medialis und lateralis, Abduktoren an der Rückseite des Oberschenkels und Quadrizeps
- Lauferfahrung: Männer mit weniger als 3 Jahren Lauferfahrung haben das doppelte Risiko
- Frühere Verletzungen: dreifaches Rezidivrisiko
- Ausgleichsport: Verletzungsreduktion durch Eislauf und Tanzen als Ausgleich ist erwiesen
- Psyche: Ein Wille aus Stahl erhöht das Risiko

Risikofaktor:
Training und Terrain

- Laufumfang: Ab ≥ 4 Tage pro Woche mit ≥ 40 Minuten pro Einheit steigt das Risiko
- Laufgeschwindigkeit: kein Risikofaktor, dafür guter Indikator für den Trainingszustand
- Trainingsplan: 60 % der Laufschäden stehen mit abrupter Änderung des Trainings in Verbindung
- Aufwärmen: Die Schutzwirkung von Aufwärmen und Stretchen ist nicht gesichert
- Laufschuhe: Marke und Preis sind weder Risiko- noch Schutzfaktor
- Terrain: Harter Untergrund belastet die Gelenke und Knochen, weicher Boden die Muskeln. Läufer auf Asphalt haben ein sechsfach erhöhtes Risiko
- Wetter und Jahreszeit: stellen kein erhöhtes Risiko dar
- Sonderfälle: Hitzeschäden, Verkehrsunfälle und plötzlicher Herztod

Wichtigste Schutzfaktoren:
A wie Anatomie – T wie Training

Durch konsequente Berücksichtigung der wahren Risikofaktoren (anatomische Fehlbelastung, abrupter Wechsel des Trainingsprogramms, Übertraining, zu hartes oder zu weiches Terrain) dürfen sich Läufer eine substanzielle Schutzwirkung erhoffen. Das unspektakuläre Fazit lautet daher: Entscheidend für ein sicheres Joggen sind die anatomisch-funktionell richtige Belastung und das Einmaleins der Trainingslehre.

14.2 3D-Anatomie: ein Leben lang für Sie im Rennen

Marathon:
vom Todeslauf zum Gesundheitssport

Von der griechischen Ortschaft Marathon startete vor zirka 2500 Jahren ein Eliteläufer, um die Nachricht vom Sieg der Griechen über die Perser nach Athen zu bringen. Dort angekommen brach er nach 42 km Dauerlauf vor Erschöpfung tot zusammen. Mit der Massenverbreitung des Laufens als Gesundheitssport hat sich dies grundlegend geändert. Nicht die Leistung steht im Vordergrund, in erster Linie zählt das Mitmachen – der Sieg über sich selbst. Das Lauftraining über lange Strecken soll die persönliche Gesundheit fördern – nicht gefährden. Laufen ist gesund – für Herz und Kreislauf, für die Psyche und das Selbstvertrauen, für das Immunsystem und den Stoffwechsel. Die positiven Auswirkungen sind beeindruckend und wissenschaftlich seit Jahrzehnten belegt.

Fünf Kilometer:
300 Tonnen pro Fuß

Beim Gehen bleibt mindestens ein Bein am Boden. Beim Laufen sind während der Flugphase beide Beine in der Luft. Nach jeder Flugphase folgt die Landung, der Aufprall des Fußes auf dem Boden. Dabei treten Kräfte vom Mehrfachen des Körpergewichtes auf – bis zum Fünffachen. Ein Läufer mit einer Schrittlänge von 1,5 Metern absolviert beim Zurücklegen eines Kilometers 670 Bodenkontakte. Bei einem Körpergewicht von 70 kg und einem angenommenen Belastungsfaktor vom 2,5-fachen des Körpergewichts ergibt sich: Jedes Bein wird pro Laufkilometer mit 60 Tonnen belastet. Für eine unscheinbare 5-km-Runde sind das 300 Tonnen pro Bein. Bei einem Marathonlauf kommen locker 2500 Tonnen pro Fuß zusammen! Kein Wunder sind Verletzungen und Überlastungen der Beine und Füße das Hauptproblem des Laufsports.

Biomechanik:
Druck- und Kraftverteilung

Der Fuß hat gelernt, sich gegen die massiven Belastungen zu schützen. Stoßdämpfung, Abrollen und Abstoßen ist sein ABC. Ein spezielles Fußsohlenpolster dämpft den Fersenaufprall. Die Kraftangriffslinie verläuft beim Abrollen von der lateralen Fersenkante diagonal zur Großzehe – immer dort, wo der Knochen am dicksten ist. Neben der vertikalen Kraft wirken Scherkräfte und Drehkräfte, die problemlos 25 % des Körpergewichts erreichen. Bei plötzlichen Richtungsänderungen gar 50 %. In diesen Momenten ist der Fuß auf die In-sich-Stabilität seiner Gewölbekonstruktion angewiesen. Die Verschraubung von Vor- und Rückfuß garantiert die funktionelle Verkeilung der Keilbeine ($\rightarrow$ S. 5) und damit die notwendige Belastungsstabilität im entscheidenden Moment. Beim Abstoßen gerät die Plantarfaszie hundertmal stärker unter Zug als im Stehen ($\rightarrow$ S. 121). Gleichzeitig wird der Vorfuß flachgedrückt. Kraft und Druck sind zwei verschiedene physikalische Größen. Beim Abrollen wirken große Kräfte auf die relativ kleine Fläche des Vorfußes. Das bedeutet hohe Druckbelastung. Eine

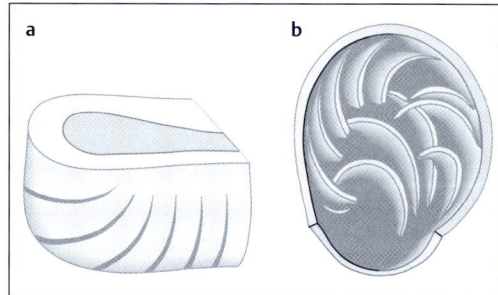

Abb. 14.1 Stoßdämpfer eingebaut: Ferse wie Vorfuß besitzen besondere Fettposter zu effizienten Stoßdämpfung. Das Fersenposter ist durch spiralig angeordnete Septen gekammert (nach Debrunner HU 1985).

gleichmäßige Druckverteilung im Vorfuß ist von Vorteil. Punktuelle Druckbelastungen sind ungünstig und schmerzhaft.

Ewige Streitfrage:
Fersengang oder Ballengang

Die Diskussionen über den richtigen Laufstil sind endlos. Die einen plädieren für das Aufsetzen mit der Ferse, die anderen propagieren unermüdlich das Laufen auf dem Vorfuß. Die Entweder-Oder-Dogmen der Fundamentalisten unter den Läufern greifen zu kurz. Der Laufstil passt sich „automatisch" dem Boden, dem Schuh und dem Tempo an. Beide Varianten haben ihre Vor- und Nachteile. Ballen- oder Fersengang erfolgen in Abhängigkeit von persönlichem Laufstil, Fußform, Schuhwerk und Terrain (vergleiche → S. 142, 284).

Natur pur:
Barfuß-Völker

Barfuß lebenden Naturvölkern wird typischerweise der Ballengang zugeschrieben. Die Erklärungen sind mannigfaltig: Der Vorfuß bietet eine größere Fläche; er hat mehr Nervenenden zum Ertasten der Bodenqualität; er kann sich besser den Unebenheiten des Bodens anpassen u. a. Die Ferse ist mit einem speziell gekammerten Druckfettpolster ausgerüstet – anatomische Evidenz *für* eine Druckbelastung der Ferse. Der Laufstil vieler Naturvölker entspricht dem Mischtyp von Ballen- und Fersengang – dem Aufsetzen mit dem ganzen Fuß. Die Wissenschaft ist dem Barfuß-Laufstil der Naturvölker übrigens dicht auf den Fersen: „Die einzige Art, die Gelenkbelastung beim Laufen wirkungsvoll zu reduzieren, ist eine weiche Gangart" (Bergmann G 1995). Die Konsequenz: Lernen Sie den Raubkatzen-Laufstil. Entscheidend ist ein weiches Aufsetzen – egal, ob Fersengang, Ballengang oder Mittelfußgang.

Archaischer Goldstandard:
Säuglinge

Der Säugling macht seine ersten Schritte mit dem Vorfuß oder dem Mittelfuß. Das Aufsetzen mit der Ferse tritt erst *einige Monate später* in Erscheinung. Die neurophysiologische Erklärung ist einleuchtend: Vorfußschritte sind einfacher zu bewältigen. Vorfußschritte sind kürzer als Fersenschritte. Das Aufsetzen mit der Ferse bedarf einer „verlängerten Einbeinstandphase" auf dem anderen Bein. Diese längere Einbeinstandphase mit dorsal extendiertem Sprunggelenk muss das Kleinkind zuerst erlernen. Dazu sind schlicht und einfach ein paar Monate täglichen Gehtrainings notwendig. Mit dem Erlernen des Fersengangs nimmt automatisch die Schrittlänge zu, die Spurbreite ab und die Gehgeschwindigkeit zu – alles Charakteristika eines reifen Gangbildes.

14.3 Programmierte Diagnostik: gut im Rennen

Laufanalyse und Risikoevaluation

Risikoanalyse: Schritt für Schritt

Kardiocheck: Bestehen Hinweise für eine kardiovaskuläre Risikosituation?
- Ja, Biografie: familiäres Risiko, Alter, arterieller Bluthochdruck, Angina pectoris
- Ja, Lebensstil: Bewegungsmangel, Übergewicht, Rauchen
- Ja, Laborwerte: erhöhte Blutfette, ungünstiges Lipoproteinprofil
- Nein: nächster Schritt >> Kontraindikationen

Kontraindikationen: Bestehen aktuelle Gegenanzeigen für den Laufsport?
- Ja, akute Kontraindikation: Krankheit, Fieber, Unfall, Verletzung, unklare Herzbeschwerden, Atemnot, Erschöpfung, psychische Ausnahmezustände u. a.
- Nein: nächster Schritt >> Populationen

Populationen: Für bestimmte Populationen und Altersgruppen gelten besondere Richtlinien!
- Ja, Schwangerschaft: ruhiges Training, weiche Böden, Schwimmen in der Spätschwangerschaft
- Ja, Senioren: mit Joggen kann in jedem Lebensalter begonnen werden, sorgfältiger Aufbau
- Ja, Kinder: spielerisches Training in jedem Alter, Leistungsdruck und Sauerstoffschuld meiden
- Ja, Kranke: Für chronisch Kranke ist angemessenes Training vorteilhaft (z. B. Diabetes, Karzinom, Depression)
- Nein: nächster Schritt >> Ausdauertest

Ausdauertest: Wie steht es um die Ausdauerleistungsfähigkeit?
- Ja, Laufanamnese: Strecke und Tempo als Indikator für aktuellen Trainingszustand
- Ja, Standardtest: 12-Minuten-Lauf nach Cooper (→ S. 271)
- Ja, Leistungsdiagnostik: Laktatmessung, Conconi-Test, O_2-Verbrauch
- Nein: nächster Schritt >> Überlastungszeichen

Überlastung: Bestehen lokale Überlastungszeichen an typischer Lokalisation?
- Ja, Insertionstendopathie: Achillessehne, Patellaspitze, Plantarfaszie
- Ja, Tenovaginitis, Sehnen(teil)ruptur: Achillessehne, M. tibialis posterior u. a.
- Ja, Bursitis: alle Schleimbeutel im Knie- und Fersenbereich
- Ja, Ermüdungsfraktur: Mittelfußknochen, Tibia und Fibula, Fußwurzel, Sesamoide
- Ja, Tibiakantensyndrom: Periostitis, Ermüdungsfissuren, Muskellogensyndrom
- Ja, beginnende Arthrose: Kniegelenk, Sprunggelenke, Großzehengrundgelenk
- Nein: nächster Schritt >> Übertraining

Übertraining: Bestehen Hinweise für ein Übertraining?
- Ja, verlängerte Erholungszeit: Müdigkeit, Erschöpfung vor Trainingsbeginn, schlechter Schlaf, verlangsamte Pulserholung, ausbleibender Trainingsfortschritt
- Ja, psychologische Risikokonstellation: „Zu viel zu schnell wollen" ist der häufigste Trainingsfehler überhaupt
- Ja, Trainingsanalyse: Ab Laufumfang von 4 Tage pro Woche mit 40 Minuten und mehr pro Einheit steigt das Überlastungsrisiko an. Das Lauftempo selbst stellt keinen Risikofaktor dar
- Nein: nächster Schritt >> Risikoverhalten

Risikoverhalten: Werden körperliche Grenzen missachtet?
- Ja, Kaltstart: kein Einlaufen, kein Aufwärmen, kein Stretching
- Ja, Lauftempo: fehlende oder missachtete Pulskontrolle
- Ja, Schrittlänge: unökonomische Schrittlänge, fehlende Adaptation an das Gelände

- Ja, Prävention: Wärmeschutz, Massage, Dehnen, Regenerationszeit, Selbstfürsorge
- Ja, Warnzeichen: Weiterlaufen trotz Schmerzen, Warnzeichen werden ignoriert
- Nein: nächster Schritt >> Lauftechnik

Lauftechnik: Werden klassische Todsünden der Lauftechnik (→ S. 272) begangen?
- Ja, Füße: Schrittlänge zu groß, Knie durchgestreckt, Hyperpronation Rückfuß
- Ja, Beinachsen: Fehlstellungen und Fehlrotationen
- Ja, Wirbelsäule: Hohlkreuz, starrer Brustkorb, Kopfhaltung protrahiert
- Ja, Arme: Schultern hoch- oder vorgezogen, Armbewegungen verkrampft
- Nein: nächster Schritt >> Laufstil

Laufstil: Wodurch ist der individuelle Laufstil (→ S. 272) charakterisiert?
- Abrolltechnik: Ballen- oder Fersenlaufstil
- Fersenaufprall: Elefanten- oder Raubkatzenstil
- Schrittlänge: Raumgreifende oder kleine Schritte
- Bewegungsökonomie: Energierückgewinnung „vertikal federnd" oder „horizontal schiebend"
- Nächster Schritt >> selber trainieren

Funktionelle Diagnostik Laufstörungen

Cooper-Test:
12-Minuten-Lauf

Hinweis: Der Zwölfminutenlauf nach Cooper ist ein leistungsdiagnostischer Standardtest (Weineck J 1997 a) und erlaubt Rückschlüsse auf die Ausdauerleistungsfähigkeit. Der Test, bei dem es zu einer maximalen Belastung kommt, sollte nur von Gesunden durchgeführt werden. Bei Anfängern und Wiedereinsteigern geht dem Test ein mehrwöchiges Einstiegstraining voraus (→ S. 275).

Aktion: Der Test wird auf einer standardisierten Strecke absolviert, am besten auf einer 400-Meter-Bahn. Versuchen Sie in 12 Minuten so weit wie möglich zu laufen. Tipp: Kräfte gut einteilen.

Dokumentation: Protokolliert wird die Strecke, die Sie in 12 Minuten zurückgelegt haben. Zudem wird die Pulsfrequenz unmittelbar nach dem Test und drei Minuten später notiert.

Ziel: einfacher Test zur Dokumentation von Ausdauer und Trainingserfolg.

Norm: siehe Tabelle 14.1

Pathologien:
- Nicht-Erreichen des OK-Werts: Ausdauerleistung unter dem Altersminimum
- Pulsfrequenz ≤ 80% des Maximalpulses: Einsatz ungenügend
- Pulsfrequenz ≥ 90–95% des Maximalpulses: Überanstrengung
- Ausbleibende Leistungssteigerung bei regelmäßigem Training: Trainingsfehler, Übertraining

Hinweis: Eine Pulsdifferenz von mehr als 60 Schlägen pro Minute zwischen Pulsfrequenz unmittelbar nach dem 12-Minuten-Lauf und drei Minuten später, weist auf einen guten Trainingszustand hin.

Tabelle 14.1 Altersabhängige Auswertung 12-Minuten-Lauftest bei Männern und Frauen

| Alter 20–40 | | Alter 40–50 | | Alter 50–60 | | Auswertung |
Männer	Frauen	Männer	Frauen	Männer	Frauen	
> 3200 m	> 2800 m	> 3000 m	> 2600 m	> 2800 m	> 2400 m	top
> 2900 m	> 2500 m	> 2700 m	> 2300 m	> 2500 m	> 2100 m	bravo
> 2600 m	> 2200 m	> 2400 m	> 2000 m	> 2200 m	> 1800 m	gut
> 2300 m	> 1900 m	> 2100 m	> 1700 m	> 1900 m	> 1500 m	ok
< 2300 m	< 1900 m	< 2100 m	< 1700 m	< 1900 m	< 1500 m	nicht so toll

Die Laufgeschwindigkeit für diese Normwerte variiert von ≤ 7.5 km/h bis ≥ 16 km/h

Lauftempo:
Minuten pro Kilometer

Aktion: Durchlaufen einer standardisierten flachen Laufstrecke, Berechnung der durchschnittlichen Trainingsgeschwindigkeit.

Dokumentation: Bestimmt wird das durchschnittliche Lauftempo in Kilometern pro Stunde beziehungsweise die Anzahl benötigter Minuten pro Laufkilometer.

Ziel: Objektivierung der durchschnittlichen Laufgeschwindigkeit im Training – ein guter Indikator für die aktuelle Leistungsfähigkeit.

Norm: Die Normwerte für die Laufgeschwindigkeit variieren in Abhängigkeit von Trainingszustand, Alter, Motivation, Wetter und Tagesform:
- Erholungslauf: 8:00 bis 4:30 Minuten pro Kilometer: 7–13 km/h
- Dauerlauf: 7:00 bis 3:30 Minuten pro Kilometer: 9–17 km/h
- Marathonlauf: 6:30 bis 3:00 Minuten pro Kilometer: 9–20 km/h
- Vergleich Sprint: 20 bis 10 Sekunden für 100 Meter: 18–36 km/h.

Lauftechnik:
visuelle Analyse

Aktion: Dauerlauf. Analyse blickdiagnostisch oder mittels Videoaufnahmen von hinten, vorne und von der Seite.

Dokumentation: Gesamteindruck und Detailanalysen.

Ziel: blickdiagnostisches Erfassen lauftechnischer und anatomischer Fehler.

Norm: symmetrisch flüssiges, ästhetisches und ökonomisches Laufbild.

Technikfehler global:
- Laufqualität: unharmonisches, verkrampftes Laufen
- Rhythmus: fehlende Synchronisation von Bewegungs- und Atemrhythmus

Technikfehler von der Seite:
- Fuß vor dem Knie aufgesetzt: das noch halb gestreckte Bein wirkt als Stemmbremse
- Schrittlänge falsch: Der Raumgewinn wird durch den Zeitverlust wieder aufgehoben
- Kopfhaltung: Der Kopf ist vorgeschoben und in den Nacken gezogen
- Laufen mit Rundrücken: Vordehnung der Muskelschrägsysteme nimmt ab, Atmung wird beengt
- Laufen im Hohlkreuz: unvollständige Hüftextension, kompensatorische LWS-Lordose, Überlastung der kleinen Wirbelgelenke der LWS; Beeinträchtigung Zwerchfellbewegung und Lungenentfaltung, Vordehnung des M. iliopsoas ist unvollständig.

Technikfehler von vorne:
- Beinachsenfehler: X-/O-Beine, Knieinnenrotation Standbein, Hüftinnenrotation Spielbein
- Beckenfehlbewegung: Absinken auf der Spielbeinseite analog Trendelenburg-Hinken
- Thorax starr: Gegenrotation zum Becken wird blockiert
- Schultern verspannt: hochgezogen, vorverlagert, Muskel-Hartspann
- Armführung falsch: Armbewegungen zu hoch, zu eng, überkreuzend, ungenügend oder fehlend.

Technikfehler von hinten:
- Knickfuß: Hyperpronation unter Belastung, selten Varus-Fehlbelastung
- Fußachsen: Füße V-förmig divergierend, Fußachsen konvergierend
- Laufspur: Laufspur breit wie ein Seebär oder überkreuzend
- Falsches Abrollen: Das diagonale Abrollen von der Fersenaußenkante zur Großzehe fehlt. Abrollen über den medialen hyperpronierten Rückfuß (tibilale Insuffizienz); Abrollen über den lateralen Vorfuß (peroneale Insuffizienz); Innenrotation der gesamten Beinachse (Insuffizienz der Hüftaußenrotatoren).

Pathologien dynamische Druckmessung:
- Vorfuß: exzentrische Stoßdämpfung fehlt, Druckverteilung punktuell, Belastungskräfte anormal
- Rückfuß: Hyperpronation, Kraftangriffslinie verschoben
- Mittelfuß: Senkplatt- oder Hohlfußproblematik in der Dynamik.

Laufstil:
visuelle Analyse

Aktion: Dauerlauf.

Dokumentation: Gesamteindruck.

Ziel: Charakterisierung des individuellen Laufstils.

Norm: Stil ist individuell und ohne Normwerte.

Varianten:
- Fußaufsetzen: Ballen- oder Fersenlaufstil
- Fußaufprall: Elefanten- oder Raubkatzenstil
- Schrittlänge: raumgreifend oder kleinschrittig
- Beinfederung: kraftvoll federnder oder nach vorne schiebender Laufstil
- Wirbelsäule: Extensions- oder Flexionstyp.

14.4 Funktionelle Therapiestrategien: Lauf los – aber richtig!

Programmierte Therapie: Priorität

1. Priorität Sicherheit:
kardiovaskuläres Risiko

Die koronare Herzkrankheit ist häufig, gejoggt wird immer häufiger. Zwischenfälle sind programmiert. Der plötzliche Herztod mitten auf dem Fitnesspfad ist die ultimative Konsequenz des versäumten Sicherheitschecks beim Arzt. Klinische Untersuchung plus Ruhe-Elektrokardiogramm sind unzureichend. Entscheidend sind das Erstellen eines Risikoprofils und die Durchführung eines Belastungs-Elektrokardiogramms. Die Einschätzung des kardiovaskulären Risikos erfolgt mit Hilfe einer Standortbestimmung. Die einzelnen Risikofaktoren werden erhoben und analysiert. Auf den Resultaten der individuellen Risikoanalyse bauen Beratung und präventiv-medizinische Maßnahmen auf.

2. Priorität Gesundheit:
Bonus ausschöpfen

Laufsport ist billig, fast überall und jederzeit möglich, bietet Natur pur, ist im Einzelgang oder in Gesellschaft möglich, fördert die Leistungsfähigkeit, schützt vor vielen Krankheiten:
– Spezifische Gesundheitswirkungen (→ S. 252)
– Minimale gesundheitswirksame Bewegungsdosis (→ S. 250)
– Dosis-Wirkung-Beziehung (→ S. 251).

3. Priorität Wohlgefühl:
Laufbeschwerden vermeiden

Überlastete Sehnen und Muskeln, Knie- oder Fußschmerzen bereiten allen guten Vorsätzen ein jähes Ende. Anatomisch richtige Lauftechnik, Trainingsgestaltung und Ausrüstung kennzeichnen den richtigen Einstieg, fördern das lustbetonte Laufen im Wohlfühltempo und gewähren dem Organismus die notwendige Angewöhnungszeit an die neue Belastung.

Programmierte Therapie: Prinzip

1. Prinzip Motivation:
Laufen beginnt im Kopf

Rund zehn Prozent der Bevölkerung sind eigenmotiviert und tun etwas für ihre Fitness. Die anderen 90 % lassen sich von Fremdmotivation berieseln - erwartungsgemäß mit bescheidenem Erfolg. Psychologisch ist die Sachlage denkbar einfach: Menschen lassen sich mittels Fremdmotivation nicht über längere Zeit bei der Stange halten. Anreize, Prämienreduktion bei der Krankenkasse oder gar die Androhung von Krankheit, Siechtum und Tod haben nicht die gewünschte Wirkung. Laufen beginnt im Kopf – im eigenen.

2. Prinzip Einstieg:
Aller Anfang ist leicht

Aller Anfang ist schwer, lautet das geflügelte Wort. Beim Einstieg ins Jogger-Universum ist es genau umgekehrt. Aller Anfang ist leicht – muss leicht sein. Der Organismus braucht Wochen bis Monate, um sich an die Belastung anzupassen. Laufen Sie zu Beginn nach dem Motto „langsam, leicht und lieber nicht so lange". Mit vielen Gehpausen zu Beginn.

3. Prinzip Ausrüstung:
aerodynamisches Outfit

„Fürs Gesundheitsjoggen genügen ein Baumwollhemd, der gute alte Trainingsanzug und ein Paar pensionierte Turnschuhe." Diese Annahme ist gleich dreimal falsch. Das Baumwollhemd saugt sich beim Schwitzen voll wie ein Schwamm, der Trainingsanzug schützt weder vor Wind, Kälte noch vor Regen. Und die morschen Gummisohlen der altgedienten Turnschuhe bieten gefährlich wenig Halt, sobald der Boden ein bisschen glatt wird. Atmungsaktive Textilfaserstoffe halten den Körper schön warm und trocken. Und in guten Laufschuhen erleben selbst strapazierte Füße ihr Laufwunder. Der Schuh ist der wichtigste Ausrüstungsgegenstand im Laufsport. Fuß, Sohle und Terrain müssen optimal aufeinander abgestimmt sein.

Tabelle 14.2 Pulskontrolle

Trainingsmethode	Energielieferung	Puls in % der max. Herzfrequenz
Gesundheits-Jogging		
Spaziergang	aerober Fettstoffwechsel	50 %
Gesundheitsgehen	aerober Fettstoffwechsel	60 %
Fettverbrennung	aerober Fettstoffwechsel	70 %
Kardiotraining	Aerober Kohlenhydrat- und Fettstoffwechsel	80 %
Laufsport		
Regenerationslauf	aerober Fettstoffwechsel	65–70 %
Dauerlauf	aerober Fettstoffwechsel	70–80 %
Tempodauerlauf	aerober Kohlenhydrat- und Fettstoffwechsel	80–85 %
Marathontempo	aerober Kohlenhydrat- und Fettstoffwechsel	85–90 %
Schwellentraining	aerober und anaerober Kohlenhydratstoffwechsel	um 90 %
Intervalltraining	anaerober Kohlenhydratstoffwechsel	> 92,5 %

4. Prinzip Pulskontrolle: Joggen mit Herz

Die meisten Gesundheitsjogger laufen zu schnell, selten einer zu langsam. Beim Leistungssportler gilt die Zeit; beim Gesundheitssportler gilt der Rhythmus. Joggen mit Herz bedeutet, auf die Stimme des eigenen Herzens – den Herzrhythmus – hören. In Ruhe schlägt das untrainierte Herz 70–80 mal pro Minute. Durch regelmäßiges Lauftraining lässt sich der Ruhepuls um 20 Schläge auf 55 pro Minute senken. Ein Puls von 130 pro Minute gilt als Gesundheitspuls für die körperliche Aktivität mittlerer Intensität.

Programmierte Therapie: Parameter

Parameter für die Praxis

Jogging Goldstandard
- *Dauer*: 30–40 Minuten Jogging
- *Frequenz*: 3–4-mal pro Woche
- *Intensität*: Pulsdurchschnitt 70–80 % der maximalen Herzfrequenz

Einfacher Test für die Ausdauerleistungsfähigkeit
- *12-Minuten-Lauftest nach Cooper*: Auswertungstabelle (→ S. 271)
- *Pulserholung* nach submaximaler Belastung: Differenz ≥ 60/min innerhalb 3 Minuten (→ S. 271)
- *Ruhepuls* als Grobindikator des Trainingszustands: Puls ≤ 60/min

Programmierte Therapie: Fußplaner

Spiraldynamik-Fußplaner: Jogging mit Herz

Zuerst kardiale Risiken ausschließen: persönliches Risikoprofil und ein Belastungs-Elektrokardiogramm sind die Schlüsselelemente. Die plötzliche Lust am Laufen wird auf Beweggründe, Nachhaltigkeit und Eigenverantwortung hin untersucht. Entsprechend Alter und Leistungsfähigkeit wird der achtwöchige Trainingsplan für Einsteiger modifiziert. Pulskontrolle mittels Pulsuhr wird empfohlen, sie schützt vor unbewusster Selbstüberforderung und Fehleinschätzung. Wird eine Viertelstunde am Stück gejoggt, kann der 12-Minuten-Ausdauertest durchgeführt werden – eine wertvolle Standortbestimmung und wichtige Grundlage für die Objektivierung des künftigen Trainingserfolgs. Sind die Anfangshürden einmal geschafft, können situativ neue Schwerpunkte gesetzt werden: Intensivierung des Trainings, Optimierung der Lauftechnik, Anpassung der Ausrüstung, neue Herausforderungen, Vermeiden auftretender Laufbeschwerden, Ernährung und Stressmanagement, Naturerlebnis, Mentaltraining u. a.

14.4 Funktionelle Therapiestrategien: Lauf los – aber richtig!

Tabelle 14.3 Spiraldynamik-Joggingplaner Einstieg: w, 41, BMI = 26 kg/m^2; Größe/Gewicht 160/95; körperlich inaktiv

Priorität	Prinzip	Methode	Parameter	Übungsplan
1. Nachhaltigkeit	Eigenverantwortung, Evolution	Gespräch, Fragebogen	Motivation VAS (→ S. 10)	• Anhang 1–2 (→ S. 288) • Gesundheitsbonus • Eigenmotivation
2. Verhalten	Risikoanalyse	Persönliches Risikoprofil, Beratung	Risikoprofil Belastungs-EKG	• Persönliche Auswertung • Persönliche Ausrüstung
3. Trainingszustand	Ausdauer	Ausdauertest: Ausgangswert	Cooper-Test (→ S. 271) Pulserholung (→ S. 271) Lauftempo (→ S. 272)	• Persönliche Auswertung
4. Einstieg	Trainingsbeginn	Risikoberatung, Trainingsplan, Pulsmessgerät	Trainingsplan (→ S. 301) Pulskontrolle (→ S. 249)	• Trainingsplan • Pulsmessgerät
5. Jogging	Trainingsaufbau	Jogging gemäss Plan z. B. 3 × 30 min./Woche	Trainingsplan (→ S. 301) Pulskontrolle (→ S. 249)	• Jogging
6. Qualität	Gehtechnik, Rhythmus, Ökonomie	Sukzessiver Einbau der Funktionalität	Ganganalyse (→ S. 258)	• Ortho-Jogging (→ S. 281) • Dynamik-Stretch (→ S. 283)
7. Trainingsfortschritt	Ausdauer	Ausdauertest: Verlaufsdokumentation	Cooper-Test (→ S. 271) Pulserholung (→ S. 271) Lauftempo (→ S. 272)	• Persönliche Auswertung
8. Bewegter Alltag	Bewegung und Bewegungsqualität	Morgenturnen, Arbeitsweg, Power-Walk über Mittag; Hometrainer	Bewegungsanalyse	• Treppensteigen (→ S. 259) • Vier-Jahreszeiten (→ S. 265)
9. Zusatzprogramm	Mobilität, Kraft	Heimprogramm Stretching, Kraft	Beweglichkeit ROM Krafttests	• Stretching (→ S. 282) • Kräftigungstherapie
10. Nachhaltigkeit	Eigenmotivation	Walking, Jogging, Sport: 3–5 × 30 min. pro Woche, lebenslänglich	Trainingsumfang	• situativ
11. Verhalten	Eigenmotivation	Ernährung, Stress Management	BMI, BD, Stress	• situativ

Tabelle 14.4 Trainingsplan: Joggen

Gesundheitsjoggen	Woche 1–4	Woche 5–8	Woche 9–12
Optimale % der max. Herzfrequenz	65 %	70 %	75 %
Minuten pro Einheit	15–30	30–45	30–60
Einheiten pro Woche	2–3	3	3
Besonderes:	Gehpausen	12-Min.-Lauf	Zielpuls 75 %

Tabelle 14.5 Trainingsplan: Tempodauerlauf

Tempodauerlauf	Woche 1–4	Woche 5–8	Woche 9–12
Optimale % der max. Herzfrequenz	75 %	80 %	85 %
Minuten pro Einheit	30–40	30–40	30–60
Einheiten pro Woche	3–4	3–4	4
Besonderes: zuerst Joggingtraining absolvieren	12-Min.-Lauf		Zielpuls 85 %

Ausdauerfitness:
3–4-mal 30–40 Minuten

Ausdauerleistung und Gesundheitsbonus stehen in einer klaren Dosis-Wirkungs-Beziehung zueinander (→ S. 250). Nach einer initialen Aufbauphase bringt flottes Joggen gesundheitlich mehr als Gehtraben im Schleichtempo. Und Tempodauerläufe bringen nochmals mehr als flottes Joggen. Je besser die Ausdauerleistung, desto fitter wird das Herz. Bei fortgeschrittenen Läufern kommen Tempoläufe im Intervall, Fahrtenspiele mit situativ variablem Tempo, Steigerungsläufe, Hügel- und Bergläufe und das Wettkampftraining hinzu – je nach Alter, Leistungsfähigkeit und individueller Zielsetzung. Der Dosis-Wirkungs-Relation ist eine natürliche Grenze gesetzt, nach oben hin flacht sie ab. Auf Hochleistungsniveau nimmt der gesundheitliche Nutzen wieder ab, dafür nehmen die Risiken jetzt zu.

Tabelle 14.6 Nutzen und Risiken beim Laufsport

	Abnahme Nutzen	Optimale Ausdauerfitness	Zunahme Risiko
% max. Herzfrequenz	≤ 65 %	70–80 %	≥ 85 %
Trainingsdauer	≤ 20 Minuten	30–40 Minuten	≥ 50 Minuten
Einheiten pro Woche	≤ 2	3–4	≥ 5

14.5 Patienteninformation: Schritt für Schritt zum Erfolg

Prognostische Kriterien

Positive Faktoren:
Doch ein Gesundheitsjogger?

- Körpertyp: Im Kern sind Sie ein Bewegungstyp
- Lebensstil: Sie leben ein üppiges Leben; zwischendurch packt Sie das schlechte Gewissen
- Motivation: Sie fassen immer wieder gute Vorsätze für den regelmäßigen Gesundheitssport
- Absicht: Sie haben mehrere Anläufe unternommen, mit dem Gesundheitssport anzufangen
- Erkenntnis: Die persönliche Gesundheitsvorsorge ist weder delegierbar noch aufschiebbar
- Herzbeschwerden: Warnschuss vor den Bug; höchste Zeit für dosiertes Gesundheitsjoggen
- Ästhetik und Charisma: Sie legen Wert auf Ihr äußeres Erscheinungsbild
- Leadership: Sie erfüllen anspruchsvolle Aufgaben und sind auf volle Leistungsfähigkeit angewiesen

Negative Faktoren:
immun gegen das Joggingfieber

- Rauchen, Bewegungsmangel, Übergewicht, Stress ... alles trifft auf Sie zu
- Schon beim Gedanken ans Joggen meldet jede Zelle Ihres Körpers Widerstand
- Das endlose Trim-Dich-Gehopse erscheint Ihnen lächerlich
- Sie sind überzeugt, auch ohne Bewegung gesund und steinalt zu werden
- Gesundheitsschindereien dieser Art würden Sie nicht mal im Geiste ausprobieren
- Sie gehen leidenschaftlich gern und in flottem Tempo spazieren. Aber joggen – nein danke!
- Sie haben sich mehr für meditative und nach innen gerichtete Bewegung (z. B. Yoga) entschieden

Psychologische Erweiterung

Drei Grundtypen:
Bewegung, Ernährung, Gefühle

Es gibt drei Grundtypen: Bewegungsmensch, Ernährungsmensch, Verstandes- und Gefühlsmensch. Jeder braucht sein Lebenselixier wie der Fisch das Wasser: den täglichen Auslauf, das gute Essen, die intellektuelle Herausforderung, die intensiven Emotionen. Alle drei Aspekte existieren im Menschen nebeneinander – mal zu gleichen Teilen, mal ein Aspekt in Reinkultur. Die Tabelle 14.7 gibt einen Überblick über die drei Typen.

Im Wandel der Zeit:
der persönliche Joggingstil

Ein Mensch bleibt nicht zeit seines Lebens der gleiche Grundtyp. Die häufigste Wandlung ist die Metamorphose des Bewegungsmenschen in jungen Jahren zum Ernährungsmenschen im mittleren Lebensabschnitt. Megasportlich in der Jugend! Dann wachsen die beruflichen und familiären Verpflich-

Tabelle 14.7 Drei Grundtypen

	Bewegungsmensch	Ernährungsmensch	Verstandes- Gefühlsmensch
Stellenwert der Bewegung	lebenswichtig	wichtig	wichtig
Typische Stärke	Bewegungstalent	Körperlichkeit	Einsicht, Sensibilität
Typische Schwäche	Selbstüberforderung	Trägheit	Vernachlässigung
Bevorzugte Frequenz	täglich	regelmäßig	situativ
Bevorzugte Intensität	bis zur Erschöpfung	spürbare Leistung	Wohlfühlbereich
Bewegungsentzug bedeutet	akute Bedrohung	wird kritisch, sobald Grenzwert unterschritten	die Reaktion ist situationsabhängig
Ideale Trainingsform	Sport, Tanz, Fitness etc.	Gesundheitssport und Fitness	Wellness
Schlüsselmotivation	sich gut fühlen	Gesundheitsbonus	Bewegung aktiviert Denken und Fühlen
Ideale Laufdisziplin	Langstreckenlauf	Gesundheitsjoggen	Joggen, Walking

tungen, Bewegungsdrang und Freizeit nehmen ab, die Essgewohnheiten bleiben dieselben. Das Jogging-Training muss auf den Typ abgestimmt werden, um nicht an der inneren Natur vorbei zu joggen. Statistische Durchschnittswerte haben nur relative Gültigkeit für das Individuum und müssen auf die individuelle Veranlagung und Neigung abgestimmt werden. Das Wissen um diese Zusammenhänge erspart Frustration, Unter- und Überforderung oder Selbstverleugnung.

Übungsqualität

Merkpunkte:
Patient

Wissen: bestimmte Dinge sind hilfreich zu wissen
– Die persönliche Gesundheitsvorsorge kann weder delegiert noch aufgeschoben werden
– Bewegung ist die beste Medizin, bei Bewegungsmangel das einzige Gegenmittel
– Der Einstieg ist in allen Altersklassen möglich
– Zu Beginn persönliches Risikoprofil und Trainingsplan erstellen lassen
– Medizinischer Checkup bei Alter ≥ 40 oder bei positiven Risikofaktoren

Umsetzung: die praktische Anwendung entscheidet
– Aufwand: 30–40 Minuten täglich, 3–4-mal pro Woche
– Sicherheit: Einhalten der Trainingsintensität mittels Pulsuhr
– Pulskontrolle: 70–80 % der maximalen Herzfrequenz
– Erfolgkontrolle: 12-Minuten-Ausdauertest
– Steigerung: Der Gesundheitseffekt des Joggens ist durch Tempodauerläufe steigerbar
– Gesund leben: Training, Normalgewicht, Rauchverzicht, ballaststoffreiche fettarme Ernährung

Merkpunkte:
Therapeut

Wissen: bestimmte Dinge sind hilfreich zu wissen
– Kardiale Risiken vor Trainingsbeginn abklären: Belastungstest mit EKG-Kontrolle
– Erstellen eines persönlichen Risikoprofils
– Erstellen eines persönlichen Trainingsplans

Umsetzung: die praktische Anwendung entscheidet
– Sicherheit: Trainingsaufbau für Einsteiger, Instruktion Pulskontrolle
– Lauftechnik: Instruktion Lauftechnik für einen ästhetisch-ökonomischen Laufstil
– Funktionalität: anatomisch richtiges Belasten zur Verhinderung von Überlastungsbeschwerden
– Erfolgkontrolle: 12-Minuten-Lauftest zu Beginn, Testwiederholung monatlich
– Steigerung: Tempodauerläufe steigern die Belastung und den Gesundheitseffekt
– Gesund leben: Training, Normalgewicht, Rauchverzicht, ballaststoffreiche fettarme Ernährung

14.6 Übungsprogramm: den Füßen Beine machen

Übung 14.1 – Lauftechnik: Laufschule für strapazierte Füße

Ziel: Wahrnehmungsübung zur Verbesserung der Lauftechnik mit Schwerpunkt Fußbelastung.

Hilfsmittel: keine.

Start: Joggen oder Tempodauerlauf im eigenen Trainingsrhythmus.

Aktion: Punkt für Punkt werden nachfolgende Inhalte ins Bewusstsein gebracht. Lerninhalte werden kognitiv wahrgenommen, visualisiert und ins Laufen integriert. Die Reihenfolge ist beliebig:

1. Bodenkontakt
– Fersengang: über die Ferse abrollen, Ferse nicht aufschlagen
– Mittelfußgang: sanft mit dem ganzen Fuß aufsetzen, nicht hart aufprallen
– Vorfußgang: mittels Ballenmuskulatur den Aufprall exzentrisch dämpfen (Übungen 9.6 – 10 → S. 161 – 5).

2. Belastungsphase
– Knickfuß: bleibt unter Belastung fersengerade, kein Einknicken nach innen
– Senkplattfuß: verschraubt-stabiler Fuß – Rückfuß supiniert, Vorfuß proniert
– Hohlfuß: gibt unter Belastung weich-elastisch nach, schmiegt sich dem Boden an
– Spreizfuß: Vorfuß gibt unter Belastung exzentrisch nach, gleichmäßige Druckverteilung
– Großzehe: orthograd nach vorne gerichtet
– Hüftgelenke: Becken aufgerichtet, Becken senkt sich zur belasteten Seite
– Beinachsen: Glutealmuskeln stabilisieren Beinachsen und Kniegelenk orthograd nach vorne.

3. Abrollen und Propulsion
– Knickfuß: bleibt beim Abstoßen gerade, kein Wegknicken nach außen
– Senkplattfuß: Der Fuß bleibt aktiv verschraubt für maximale Gewölbestabilität
– Hohlfuß: das Fußgewölbe gibt beim Abstoßen wie eine Feder elastisch nach

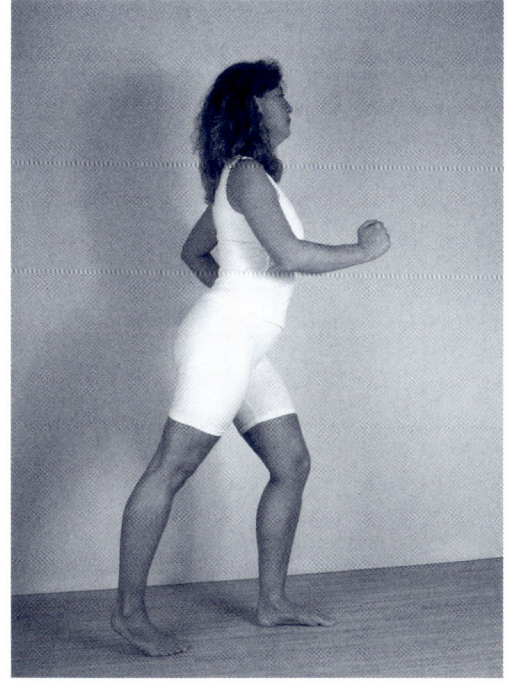 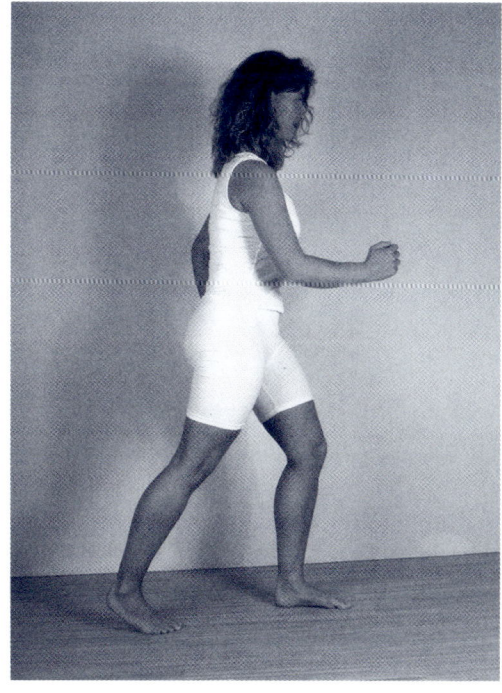

Übung 14.1a–b **a** Knie durchgedrückt, Hohlkreuz, Protraktion von Kopf und Schultern. **b** Koordinierter Bewegungsablauf.

- Spreizfuß: Vorfuß setzt die gespeicherte Energie mit einsetzender Entlastung wieder frei
- Großzehe: orthograd nach vorne gerichtet, freie Extension im Grundgelenk
- Hüftgelenke: voll gestreckt, keine kompensatorische Lendenlordose
- Becken: bleibt aufgerichtet, senkt sich zur belasteten Seite
- Beinachsen: Glutealmuskeln stabilisieren Beinachsen und Kniegelenk orthograd nach vorne.

4. Flugphase
- Zehen: entspannt und in den Grundgelenken leicht flektiert – keine Hyperextension
- Fuß: entspannt, orthograd, dorsal extendiert und leicht supiniert (M. tibialis anterior)
- Knie: entspannt, orthograd, flektiert
- Hüftgelenk: locker, flektiert, Unterschenkel lotrecht – keine Spielbein-Innenrotation!
- Becken: langer unterer Rücken, Becken auf Spielbeinseite angehoben und zur Gegenseite rotiert.

Variation: Laufen in Zeitlupentempo zur erleichterten kognitiven Wahrnehmung.

Kontrolle: Die einzelnen Punkte werden blickdiagnostisch kontrolliert.

Heimübung: Die einzelnen Inhalte als Blitzübungen in den Alltag integrieren.

Übung 14.2 – Ortho-Jogging: **Medizinische Lauftipps**

Ziel: medizinische Lauftipps bei orthopädischen Überlastungsproblemen der Füße und Beinachsen

Dosierung: Bei orthopädischen Fußbeschwerden Pause bis zum Abklingen der Symptome. Situativer Wechsel auf anderen Sport zur Erhaltung der Kondition. Wiederaufnahme des Trainings unterhalb der Belastungsgrenze.

Kontrolle: Schmerzfreiheit.

Heimübung: orthograde Belastung und funktionelles Abrollen in den Alltag integrieren.

Jogger mit Hyperpronation
- Gefahr: Achillessehnen-Fehlbelastung, Supinationstrauma OSG, Knicksenkplattfuß u. a.
- Mobilisation: Inversion im Sprunggelenk, Pronation im Mittelfuß (→ S. 92 – 3, 112)
- Stabilisation: tibiale Rückfuß-Supination, peroneale Vorfuß-Pronation (→ S. 95 – 9, 114)
- Laufschuhe: Supination Rückfuß, Abstützen des medialen Längsgewölbes
- Lauftechnik: orthogrades Aufsetzen der Ferse mit aktiver Stabilisierung während Belastung

Jogger mit Senkplattfuß
- Gefahr: Überlastung des medialen Gewölbes, Spreizfuß, Tibialis posterior-Syndrom u. a.
- Mobilisation: tonisierende 3D-Torsion des Fußes als Ganzem (→ S. 112)
- Stabilisation: aktive 3D-Torsion des Fußes als Ganzem, Außenrotation Hüftgelenk (→ S. 114)
- Laufschuhe: weiches Fußbett, guter Halt Fersenkappe
- Lauftechnik: aktive Verschraubung des Fußes während der Belastung

Jogger mit Hohlfuß
- Gefahr: Überlastung plantarer Strukturen, Fasciitis plantaris, Spreizfuß und Folgen
- Mobilisationen: verlängernde Detorsion des Fußes als Ganzem (→ S. 134)
- Stabilisation: Stehen ohne Anspannen der plantaren Muskeln und ohne Zehenkrallen (→ S. 136)
- Laufschuhe: weiches Fußbett, dynamische Einlagen, Gewölbestützung langfristig kontraproduktiv
- Lauftechnik: aktive Entspannung des Fußes während Belastung

Jogger mit Spreizfuß
- Gefahr: Überlastung, Metatarsalgien, Hallux valgus, Krallenzehen, Morton-Neuralgie
- Mobilisation: Oppositionsbogen Vorfuß (→ S. 156)
- Stabilisation: Oppositionsbogen Vorfuß assistiv, aktiv, resistiv (→ S. 160)
- Laufschuhe: retrokapitale Pellotte
- Lauftechnik: kein Ballengang! Umstellung auf Fersengang

Jogger mit Morton-Neuralgie
- Gefahr: mechanische Reizung der interdigitalen Nerven, Entstehung eines Pseudoneuroms
- Mobilisation: Opposition Vorfuß (→ S. 156), Zehenflexion Grundgelenke, Pro-Supination Mittelfuß
- Stabilisation: Lumbrikalgriff im Fuß (→ S. 160)
- Laufschuhe: schräge Schuhsohle zum Ausgleich von Bodenebene und Fußebene
- Lauftechnik: kein Ballengang, Umstellung auf Fersengang mit orthograder Fußstellung

Jogger mit Zehenproblemen
- Gefahr: invertiertes Quergewölbe, Zehenfehlstellungen, Steifzehen, Hornhautbildung, Druckstellen
- Mobilisation: Oppositionsbogen Vorfuß (→ S. 156), Zehen
- Stabilisation: Lumbrikalgriff der Zehen (→ S. 160)
- Laufschuhe: genügend Freiraum für den Vorfuß, steife Schuhsohle bei Hallux rigidus
- Lauftechnik: kein Ballengang! Umstellung auf Fersengang

Jogger mit Achillessehnenproblemen
- Gefahr: chronische Sehnenentzündung, Teilruptur, Verkürzung der Abstoßphase
- Mobilisation: Dorsalextension OSG, Waden- und rückseitige Oberschenkelmuskeln dehnen
- Stabilisation: Verlängerung des Fersenkontakts am Boden (vergleiche → S. 96, 159, 163) beim Gehen
- Laufschuhe: Fersenkeil zur vorübergehenden Entlastung, zu weiches Terrain (z. B. Sand)
- Lauftechnik: kein Ballengang! Umstellung auf Fersengang erwägen

Übung 14.3 – Stretching: **Statisches Stretching mit Puls**

Ziel: sinnvolles Dehnen der Bein- und Fußmuskulatur vor und nach dem Training.

Hinweis: Üblicherweise werden Wadenmuskulatur und Psoas gedehnt. Das ist nicht falsch, aber sehr ungezielt. Entscheidend ist: Individuelle Verkürzungsmuster zu erkennen und das Stretchingprogramm darauf abzustimmen.

Hilfsmittel: keine.

Start: klassische Stretching Ausgangsstellungen.

Aktion: Statisches Dehnen während mindestens einer Minute pro Muskelgruppe. Statisch bedeutet, in einer Endstellung verweilen und den Muskeln Zeit zum Nachgeben lassen. Idealerweise wird das statische Stretchen von einem feinen Bewegungspuls überlagert. Mit anderen Worten: Nicht in einer Position verharren, vielmehr sich pulsierend, mit kleinen achtsamen Bewegungen, in eine Endposition „hinein arbeiten". Spannungen mit dem Ausatmen lösen. Die am häufigsten verkürzten Muskelgruppen und Bänder sind in Tabelle 14.8 zusammengefasst.

Dosierung: Die einzelnen Muskeln werden vor dem Lauftraining aufgewärmt und gedehnt. Nach dem Lauftraining erneutes Stretchen, idealerweise 20–30 Minuten nach Beendigung des Laufens – beispielsweise nach dem Duschen. Unmittelbar nach dem Laufen ist die Muskulatur zu wenig nachgiebig.

Kontrolle: klassische Muskelfunktionsdiagnostik.

Erfolge: Der präventive Nutzen eines regelmäßigen Stretchings gesunder Muskeln entspricht einem breit abgestützten Erfahrungswissen. Der therapeutische Stellenwert des Stretchings von verletzten oder überlasteten Muskeln ist zur Zeit noch nicht belegt (→ S. 286).

Tabelle 14.8 Verkürzte Muskulatur, funktionelles Defizit und Test

Muskel	Funktionelles Defizit	Orientierender Test
Psoasmuskel	Hüftextension	Thomas-Handgriff (→ S. 193)
Tensor fasciae latae	Hüftadduktion	Palpation
Ischiokrurale Gruppe	Hüftflexion, Knieextension	„Lasègue-Zeichen"
Mm. adductores	Hüftabduktion	Spagat
Laterale Kniestrukturen	Kniegelenkachse	Q-Winkel (→ S. 225)
Mm. gastrocnemii	Extension Sprunggelenk	OSG-Extension belastet (→ S. 85)
Vordere Unterschenkelmuskeln	Plantarflexion Sprunggelenk	Fersensitz
Plantare Strukturen (Hohlfuß)	Bodenkontaktfläche reduziert	Fußabdruck (→ S. 103, 124)
Mm. interossei (Spreizfuß)	Flexion Zehengrundgelenke	C-Bogen Vorfußquergewölbe (→ S. 157)
Retromalleoläre Strukturen (Knickfuß)	Inversion Sprunggelenk	Supination Rückfuß (→ S. 92)

Übung 14.4 – Dynamik-Stretch: **funktionelle Vordehnung**

Ziel: Transfer des durch statisches Stretching erreichten Beweglichkeitsgewinns in die Laufdynamik.

Hilfsmittel: keine.

Start: Laufen im lockeren Trainingstempo.

Aktion: Die verkürzten Muskeln werden in der Dynamik des Laufens zyklisch und funktionell gedehnt. Für jede Muskelgruppe ist ein Bewegungsmoment ideal für das dynamische Stretching. Der Moment entspricht der maximalen funktionellen Vordehnung des Muskels vor seiner nächsten zyklischen Aktivität:
– M. psoas: Moment des Abstoßens
– M. tensor fasciae latae: Standbeinphase
– Ischiokrurale Gruppe: Belastungsphase mit gestrecktem Knie
– Mm. adductores: Belastungsphase mit Beckenanhebung der Gegenseite
– Bandstrukturen Knie lateral: Landephase Fuß, Hyperpronation führt zu Rotationsfehler im Knie
– Trizeps surae: Belastungsphase mit gestrecktem Knie
– Prätibial: Abrollen mit OSG-Plantarflexion
– Plantar: Lande- und Belastungsphase
– Retromalleolär lateral: Bodenkontakt bis Fersenablösung
– Mm. interossei: Bodenkontakt Vorfuß exzentrisch, Propulsion konzentrisch.

Dosierung: Sich im entscheidenden Moment in den Muskel hineinfühlen, Dehnung und Länge visualisieren. Immer nur eine Muskelgruppe gleichzeitig.

Kontrolle: klassische Muskelfunktionsdiagnostik.

Erfolge: Die Veränderung der funktionellen Muskellänge unter Belastung ist die effizienteste Art, einen Muskel zu dehnen. Ein verkürzter Psoas beispielsweise wird sich erst durch die Beckenaufrichtung dauerhaft auf eine funktionell normale Länge einstellen.

Übung 14.5 – Massai: Fersen- oder Ballenlaufstil

Ziel: Erleben der Vor- und Nachteile von Ballen- und Fersenlaufen. Finden des persönlichen Laufstils.

Hilfsmittel: keine.

Start: Laufen in ruhigem Trainingstempo, in gewohnten Laufschuhen, ebene Strecke, gewohntes Terrain.

Aktion: beide Laufstile testen. Ein paar Minuten im Ballenlauf und folgende vier Kriterien durchchecken. Dann ein paar Minuten im Fersenlauf, erneut die vier Kriterien überprüfen:
- Bodenaufprall: In welchem Laufstil kann der Fuß sanfter aufgesetzt werden?
- Wadenmuskulatur: In welchem Laufstil entsteht weniger Spannung im Wadenmuskel?
- Vorfuß: In welchem Laufstil entsteht mehr Spreizwirkung im Vorfuß?
- Fersenablösung: Wieviel Zeit wird ausschließlich auf dem Fußballen verbracht?

Dosierung: mehrmals wiederholen, bis die Unterschiede klar wahrgenommen werden können.

Kontrolle: Finden Sie heraus, welcher Laufstil Ihnen besser entspricht.

Tabelle 14.9   Laufstil-Empfehlungen

Situation	Laufstil-Empfehlung	Begründung
Kurzstrecken	Ballenlaufstil	bessere Vordehnung der Wade
Langstrecken	Fersenlaufstil	Ökonomie des Abrollens
Barfuß weiches Terrain	Mittelfußlaufstil	größtmögliche Belastungsfläche schützt Sohle
Barfuß hartes Terrain	Ballenlaufstil	bessere Stoßdämpfung
Spreizfuß	Fersen-/Mittelfuß	verringert Belastung und Belastungszeit im Vorfuß
Achillodynie chronisch	Fersenlaufstil	verlängert Achillessehne, verringert Spannung
Streckdefizit OSG muskulär	Fersenlaufstil	trainiert OSG-Extension
Streckdefizit OSG artikulär	Ballenlaufstil	Training OSG-Extension nur bedingt möglich

Übung 14.6 – Zéro-Pulsation: lautlos zum inneren Erfolg

Ziel: Verbesserung von Bewegungsökonomie und Laufstil-Ästhetik.

Hinweis: Ästhetik und Bewegungsökonomie sind unter funktionellem Gesichtspunkt Synonyme.

Hilfsmittel: Pulsuhr mit akustischem Signal für die Herzfrequenz.

Start: Joggen oder Tempodauerlauf im eigenen Trainingsrhythmus.

Aktion: Punkt für Punkt werden nachfolgende Inhalte ins Bewusstsein gebracht; Lerninhalt wird kognitiv wahrgenommen, visualisiert und ins Joggen integriert:

– Rhythmus: Koordination von Körperzeiten
  1. Angenehm lockeres Tempo, kräftesparende Schrittlänge wählen
  2. Synchronisation von Atem- und Bewegungsrhythmus (1:1, 1:2, 1:3 oder 1:4)
  3. Das Lauftempo wird variiert und dem Herzrhythmus angepasst. Das Ziel ist die 1:1- Synchronisation von Puls- und Schrittrhythmus. Etwa 75 % der maximalen Herzfrequenz
  4. Schwerpunkt: Die eigene Mitte bewegt sich wellenförmig auf und ab
  5. Beckenboden: anspannen während Belastung – entspannen während Flugphase
  6. Füße: rhythmische Impulsfunktion des Vorfußes, Propulsionskraft von unten.

– Gleichgewicht: Koordination von Körperräumen
  7. Wirbelsäule: lang und aufgerichtet, federnd stabil unter Belastung
  8. Brustkorb: locker, breit und plastisch mobil; die Rippen können frei gleiten und alternierend leicht nach links und rechts drehen – im Sinne einer aktiven Widerlagerung der Beckenrotation
  9. Kopf: aufgerichtet, locker, kleine Achterbewegung, Blick je nach Terrain nach vorne-unten
  10. Beine: federnd weich wie eine Raubkatze – ohne die federnde Qualität betonen zu wollen
  11. Arme: schwingen locker wie zwei Pendel, leicht diagonal, ohne Überkreuzung der Mittellinie
  12. Schultern: ruhen entspannt auf dem Brustkorb – kein Schulterpendeln, kein Hochziehen
  13. Füße: federnd stabil wie bei einer Raubkatze.

Kontrolle: Pulsfrequenz

Hinweis: Die Frequenzsynchronisation von Puls, Atmung und Bewegung macht das Joggen und Laufen zum Schwingungserlebnis der besonderen Art. Belastungsphase der Skelettmuskulatur und systolische Arbeitsphase des Herzens fallen so ins gleiche Zeitfenster. Herzpumpe und periphere Muskelpumpe (→ S. 71) schlagen im Gleichtakt. Die perfekte Überlagerung der drei Frequenzkurven ergibt den so genannten „Zéro-Puls" – das „Laufen im Einklang mit sich selbst".

14.7 Funktionelle Prävention: Erfolg durch Bewegungsqualität

Prävention Überlastung:
Risiko-Management

Es gibt eine Reihe von Eigenschaften und Maßnahmen, die Läufer und Läuferinnen vor Verletzung schützen. Mit einer Lauferfahrung von drei Jahren reduziert sich das Verletzungsrisiko auf die Hälfte. Wer um Gesundheit und Fitness willen läuft, ist besser dran als der Wettkampfläufer. Die Körpergröße spielt auch eine Rolle: kleine Menschen verletzten sich seltener als hoch Gewachsene. Immer wieder taucht die Frage nach dem Ausgleichsport auf: Tanz und Eiskunstlauf als Ausgleichssport senken das Verletzungsrisiko des Läufers um einen Drittel. Bei allen anderen untersuchten Sportarten ist der Schutzfaktor bisher nicht nachgewiesen. Nicht mal für das Stretching! Tatsache ist: Läufer, die regelmäßig stretchen, erleiden sogar häufiger Verletzungen. Das Stretching selbst ist kaum Ursache der gehäuften Verletzungen. Es ist genau umgekehrt! Viele Läufer beginnen mit dem Stretching, wenn sie Verletzungen erlitten haben. Fazit: Das Dehnen der Muskulatur gehört von Anfang an zum Laufsport – nicht erst, wenn der Muskel rebelliert.

Prävention Verletzungsrezidiv:
Pech-Formel für den Notfall

Plötzlich auftretende Schmerzen dürfen nicht durchlaufen werden. Die Gewebezerstörung würde ansonsten größer werden, die Heilung langwieriger. **PECH**-Formel anwenden: P wie sofort **Pause** einlegen; E wie **Eis**kühlung, lokale Kälteapplikation wirkt Schmerz und Schwellung entgegen; C steht für **Compression** beispielsweise durch eine elastische Binde; H wie **Hochlagern** – je nach Verletzung und Schwellung während 24 bis 48 Stunden. Bei jeder Verletzung lohnt sich die Frage nach der Ursache. Falsches Training? Anatomische Besonderheit? Ungeeignetes Schuhwerk? Psychische Faktoren? Verletzungen müssen vollständig ausheilen – sonst ist das Rezidiv programmiert. Narbengewebe sind zwei- bis dreimal schwächer. Konkret bedeutet dies: Die Rekonvaleszenzphase kann bis zu einem Jahr dauern. Während dieser Zeit das Wochenpensum auf unter 35 Kilometer reduzieren. Vollständig ausgeheilt bedeutet in der Praxis: keine Schmerzen, volle Beweglichkeit und volle Kraft.

Anhang

Vom Leitsymptom zur Diagnose

Überblick:
Sie finden nur was Sie suchen

1. Schmerzlokalisation → S. 288
2. Schmerzdauer → S. 289
3. Schwellungen → S. 290
4. Hautfarbe, Zehennägel → S. 291
5. Sensibilitätsstörungen → S. 292
6. Lähmungen → S. 293
7. Fußkrämpfe → S. 294
8. Gangstörungen → S. 295
9. Fußverletzungen → S. 297
10. Fußdeformitäten → S. 298

Dokumentation:
Griffbereit:
Sie finden was Sie suchen

A Zifferblatt – Netzgrafik → S. 300
B Gehtagebuch → S. 301
C Übungsverzeichnis → S. 302
D Fragebogen → S. 24
E Fuß-Planer Kopiervorlage → S. 303

1. Leitsymptom: Schmerzlokalisation

Die exakte Schmerzlokalisation und der Schmerzcharakter geben erste und wichtige Hinweise auf mögliche Ursachen und funktionelle Beeinträchtigung: die Bänderzerrung am Außenknöchel, der nächtliche berührungsempfindliche Gichtanfall im Großzehengrundgelenk, der bohrende Fersenspornschmerz tief drinnen im Fußgewölbe, das ungeschützte Aufprallen der Zehengrundgelenke des Spreizfußes am Boden, die elektrisierende Mortonneuralgie im Vorfuß, die nächtliche diffuse Missempfindung des Restless-leg-Syndroms u. a. Typische Schmerzlokalisationen und deren Differenzialdiagnose im Überblick:

Schmerzlokalisation	Differenzialdiagnose
Achillessehne	• Tendovaginitis • Teilruptur degenerativ, traumatisch, Steroidinjektion • Bursitis tendinis calcanei • Akzessorisches Os trigonum
Fersenschmerz	• Überlastung Achillessehne • Haglund Exostose • Fersensporn • Arthrose USG • Radikulärer Schmerz S1 • Bursitis subcutanea calcanea • Septeneinrisse Fersenfettpolster • Bechterew-Krankheit • Schuhe mit zu wenig Halt bei schmaler Ferse
Innenknöchel	• Tibialis-posterior-Syndrom • Tarsaltunnelsyndrom • Bänderzerrung, Bänderriss • Akzessorisches Os tibiale externum
Außenknöchel	• Supinationstrauma OSG • Tendovaginitis M. peroneus • Peronealsehne (Sub-) Luxation • Akzessorisches Os peroneum
Fußrücken	• Arthrose Sprunggelenk • Osteophyten Talushals (Fußballerknöchel) • Aseptische Knochennekrose (Köhler I) • Stressfraktur Metatarsalknochen
Fußsohle	• Faszitis Plantarapponeurose • Fersensporn • Knicksenkplattfuß Überlastungsschmerz (Kinder) • Fremdkörper
Großzehengrundgelenk	• Hallux valgus mit Exostose • Hallux valgus mit chronischer Bursitis • Hallux rigidus • Arthritis MTP 1 (Gicht) • Radikulärer Schmerz L5
Vorfußballen	• Metatarsalgie bei Spreizfuß • Morton-Pseudoneurom • Dornwarzen • Stressfraktur Sesambein
Zehen	• Krallen- und Hammerzehen • Hühneraugen • Pilzbefall zwischen den Zehen
Ganzer Fuß	• Periphere arterielle Verschlusskrankheit II-IV • Venenthrombose, tiefe • Spinale Fußschmerzen • Restless-leg-Syndrom
Irgendwo im Fuß	• Druckstellen durch unpassende Schuhe • Knochennekrose • Arthritis (Polyarthritis, Bechterew, Psoriasis) • Verletzungen • Tumoren

2. Leitsymptom: Schmerzdauer

Plötzlich auftretende und sehr intensive Fußschmerzen können absolute medizinische Notfälle sein und erfordern die sofortige Kinikeinweisung. Als Beispiele seien arterielle Verschlüsse, tiefe Venenthrombosen oder eine akute Paraparese erwähnt. Chronische Schmerzen sind definiert mit einer Dauer von mehr als drei Monaten. Der chronische Fußschmerz stellt nach den Rückenschmerzen eines der wichtigsten invalidisierenden Schmerzsyndrome dar. Lokale Ursachen wie Metatarsalgien bei schwer deformierten Spreizfüßen oder fußferne Ursachen wie spinal bedingte chronische Fußschmerzen können zu therapeutisch unbeherrschbaren Langzeitverläufen führen. Beim chronischen Schmerzsyndrom besteht neben der eigentlichen Schmerzursache regelmäßig eine veränderte Schmerzverarbeitung. Der chronische Schmerz existiert dann sozusagen im Fuß wie im Kopf. Die Differenzialdiagnose ist komplex:

Akuter Fußschmerz	Differenzialdiagnose
Gesamter Fuß eventuell mit Bein	• Akuter arterieller Verschluss • Akute tiefe Venenthrombose • Diskusprolaps
In beiden Füßen/Beinen	• Cauda-equina-Syndrom
Entlang eines Beines	• Radikulärer Schmerz • Pseudoradikuläre Schmerzen
Mit sensomotorischem Defizit	• Radikuläres Syndrom (z. B. Diskusprolaps) • Schmerzbedingte Pseudoparese
Lokalisierter Schmerz	• Arthritis (bakteriell, rheumatisch, Gicht) • Aktivierung einer Arthrose • Nekrose • Verletzung (Fraktur)

Chronischer Fuß- schmerz / Beinschmerz	Differenzialdiagnose
Belastungsabhängig	• Metatarsalgien bei Spreizfuß • Anatomische Besonderheit (Sesambeine) • Postoperativ (Digitus primus elevatus) • PAVK II Claudicatio intermittens • Nervenkompression, radikuläres Syndrom • Arthrose • Funktionelle Überlastung • Verletzung, Tumor, Nekrose, Entzündung
Nächtlich	• Restless-leg-Syndrom • Nächtliche Fuß- und Wadenkrämpfe • Morbus-Bechterew, Arthritis • PAVK III Ruheschmerz • Spinalkanalstenose (Rückenlage)
Langes Stehen	• Statische Fußgewölbeinsuffizienz • Chronisch venöse Insuffizienz • Spinalkanalstenose
Anfallsartig mit Hautverfärbung	• Durchblutungsstörung • Erythromelalgie
Unerklärlich	• Spinale Schmerzursachen • Neuropathische Schmerzen • Psychische Verarbeitungsschwierigkeit

3. Leitsymptom: Schwellung

Lokalisierte schmerzhafte Schwellungen mit Rötung und Überwärmung der Haut – die klassischen Entzündungszeichen – weisen auf eine lokale Entzündung oder Verletzung hin. Manchmal sind Entzündung und Verletzung nicht ohne weiteres als solche erkennbar. Okkulte Arthritiden, Tumoren oder Ermüdungsfrakturen seien als Beispiele erwähnt. Bei der tiefen Venenthrombose schwellen typischerweise Fuß und Bein diffus, einseitig und schmerzhaft an. Im Seitenvergleich ist der betroffene Fuß dunkler gefärbt und weist eine verstärkte Venenzeichnung der Haut auf. Ein völlig anderes Erscheinungsbild findet sich bei Wassereinlagerung im Rahmen von Ödemen: diffuse, teigige und schmerzlose Schwellungen beider Füße und Beine – ohne Entzündungszeichen. Charakteristisch sind die bleibenden Dellen nach einem mittelkräftigen Fingerdruck ins ödematös aufgedunsene Gewebe. Venöse und lymphatische Ödeme treten im Gegensatz zu kardialen und renalen Ödemen oft einseitig auf.

Schwellung	Differenzialdiagnose
Schmerzhafte Schwellung, lokalisiert	
mit frischem Trauma	• Verletzung (Hämatom, Ruptur) • Infizierte Läsion • Aktivierte Arthrose
ohne frisches Trauma	• Weichteilinfektion • Arthritis, aktivierte Arthrose • Ermüdungsfraktur • Tumor, Knochennekrose • Funktionelle Überlastung • Chronische Gelenkinstabilität • Anatomische Besonderheit
Schmerzhafte Schwellung, diffus	
Akut einseitig	• Beinvenenthrombose • Trauma, Entzündung • Akuter arterieller Verschluss verschleppt
Akut beidseitig	• Beckenvenenthrombose
Schmerzlose Fußschwellung, farblos, bleibende Druckdelle	
Beidseitig	• Ödeme kardial, renal, hepatischer Eiweißmangel • Nebenwirkung Medikament • Allergien • Myxödem (keine Druckdelle)
Einseitig oder beidseitig	• Chronisch venöse Insuffizienz • Lymphatisches Ödem

4. Leitsymptom: Farbveränderung

Tiefe Venenthrombosen führen zu einer akuten einseitigen zyanotischen Schwellung von Fuß und Bein. Die Venenzeichnung an der Oberfläche ist verstärkt. Die Symptome lassen sich von der Abflußstauung ableiten. In seltenen Fällen bei sehr hoch gelegenen Venenverschlüssen sind beide Beine zyanotisch verfärbt und geschwollen. Akute arterielle Gefäßverschlüsse beginnen ebenfalls urplötzlich mit rasendem Beinschmerz. Aber die Haut ist blass und eine Schwellung fehlt. Die Blutzufuhr wurde akut unterbrochen. Der akute Ischämieschmerz gehört zu den stärksten Schmerzen überhaupt. Langsam progrediente chronisch arterielle Gefäßverschlüsse manifestieren sich als belastungsabhängig intermittierende Fuß- und Beinschmerzen, als *Claudicatio intermittens*.

Hautverfärbung gesamter Fuß	Differenzialdiagnose
Blässe • Akut, schmerzhaft, einseitig • Chronisch, schmerzlos, beidseitig	 • Akuter arterieller Gefäßverschluss • Anämie; Depigmentierung
Dunkelverfärbung • Akut, schmerzhaft, einseitig • Chronisch, schmerzlos, beidseitig	 • Akute Venenthrombose • Chronisch venöse Insuffizienz, Hyperpigmentierung
Intensive Rötung	• Erysipel (scharf begrenzt, Fieber) • Akuter Sonnenbrand, Verbrennung, • Nachrötung bei Durchblutungsstörung • Erythromelalgie
Fleckenförmige Farbänderungen	• Gesamtes Spektrum der Dermatologie

Nagelverfärbung	Differenzialdiagnose
Verfärbung gesamter Nagel • Weißlich, porzellanfarbig • Bläulich-zyanotisch • gelblich • Verschiedene Farbtöne	 • Anämie, Leberzirrhose, Addison-Krankheit • Herzinsuffizienz, Unterkühlung • Lymphödem chronisch • Stoffwechselstörung, Intoxikation, Nebenwirkung Medikamente
Verfärbung fleckenförmig • Bläulich-zyanotisch • Gelblich • Dunkel	 • Hämatom subungual • Pilzbefall, Psoriasis • Naevus, Melanom, andere Tumoren, Pilzbefall
Verfärbung streifenförmig • Breiter Streifen • Schmaler Streifen	 • Chronische Niereninsuffizienz • Intoxikation (Metalle, Arsen); Mangel (Hypovitaminosen)

5. Leitsymptom: Sensibilitätsstörung

Plötzlich auftretende Gefühlsstörungen beider Füße mit und ohne Lähmungen stellen einen medizinischen Notfall dar: Cauda-equina-Syndrom bei Diskusprolaps, Rückenmarktumor oder Verletzung stehen zur Diskussion; oder eine erregerbedingte Entzündung der Vorderhornzellen. Die sofortige Klinikeinweisung ist angesagt. Plötzlich auftretende einseitige Gefühlsstörungen mit oder ohne Lähmungen lassen an eine periphere Nervenläsion, ein radikuläres Syndrom oder ein beinbetontes sensibles Hemisyndrom denken. Die genaue neurologische Analyse ermöglicht eine neurotopische Zuordnung. Strumpfartige Gefühlsstörungen beidseitig mit schleichendem Beginn sind das typische Erkennungszeichen der peripheren Polyneuropathie. Lähmungen und Schmerzen fehlen. Alkoholkrankheit und Diabetes mellitus sind die häufigsten Ursachen.

Sensibles Defizit am Fuß	Differenzialdiagnose
Einseitig mit oder ohne Parese	• Radikuläres Syndrom (Diskusprolaps, Tumor, schwere Spondylarthrose) • Periphere Nervenläsion • Hemisyndrom sensibel beinbetont • Cerebrale Affektionen (Hirnmetastasen, Encephalitis)
Beidseitig mit oder ohne Parese	• Cauda-equina-Syndrom (Tumor, Diskusprolaps, Trauma) • Polyradikulitis (Guillain-Barré-Syndrom, Poliomyelitis)
Unspezifische Missempfindung an beiden Füßen, ohne sicheres sensomotorisches Defizit	• Restless-leg-Syndrom • Kribbelparästhesien mit Hyperventilation • Periphere Polyneuropathie • Frühzeichen Polyradikulitis • Psychogene Störung

Abb. 3.1 → S. 54

Hautareal, Nerv, Segment

Hautareal mit sensiblem Defizit	Nerv	Segment	Differenzialdiagnose
Medialer Fußrand	N. tibialis	L4	• Periphere Läsion: Berührungsdefizit scharf begrenzt
Fußrücken bis Großzehe	N. peroneus	L5	• Radikuläre Läsion: Berührungsdefizite überlappend, weniger Überlappung mit Schmerztest
Lateraler Fußrand bis Kleinzehe	N. suralis* N. plantaris lat.*	S1	
Ferse bis Fußsohle	N. plantaris med.*	S1	

* Äste des N. tibialis

Abb. 3.1 → S. 54

6. Leitsymptom:
Kraftverlust

Funktionsausfälle einzelner peripherer Nerven – so genannte Mononeuropathien – sind fast immer mechanischen Ursprungs. Bedingt durch Trauma, Fraktur, externe Druckschädigung, Narbenbildung, Tumor, anatomische Engpässe u. a. Eine der häufigsten peripheren Paresen ist die Druckschädigung des N. peroneus im Bereich des Fibulaköpfchens mit Fußheberparese und charakteristischem Steppergang. Paresen ganzer Muskelgruppen oder des gesamten Beines können peripheren, spinalen oder zentralen Ursprungs sein. Am häufigsten sind motorische Ausfälle durch Bandscheibenvorfälle. Andere Ursachen wie Tumoren müssen gesucht und ausgeschlossen werden. Genaue Lokalisation und Differenzierung der neurologischen Defizite ermöglichen eine neurotopische Zuordnung – von der peripheren Läsion bis zum zentralnervösen Geschehen.

Parese mit Fußbeteiligung	*Differenzialdiagnose*
Periphere Nervenläsionen: • *N. tibialis* (z. B. Tarsaltunnelsyndrom): • Ausfall aller Flexoren im Fuß • Sensibilitätsstörung plantar • *N. peroneus* (z. B. Druckneuropathie Fibulaköpfchen, Tibialis-anterior-Syndrom): • Fußheberparese mit Steppergang • Sensibilitätsstörung Fußrücken • *N. digitalis* (z. B. Morton-Neuralgie): • keine Paresen • Sensibilitätsstörung der Zehen	Mononeuropathien sind meist lokal mechanisch bedingt: • Direktes Trauma • Fraktur • Externe Druckschädigung • Narbe • Tumor • Anatomischer Engpass • Chronische Mikrotraumatisierung
Radikuläre Ausfälle: • *L4 Defizite* • Motorisch: M. quadriceps femoris • Test: Treppensteigen • Sensibel: Patella • Reflex: Patellarsehne • *L5 Defizite* • Motorisch: M. extensor hallucis longus • Test: Fersengang • Sensibel: Großzehe • Reflex: Tibialis-posterior-Sehne • *S1 Defizite* • Motorisch: M. triceps surae • Test: Ballengang • Sensibel: Lateraler Fußrand • Reflex: Achillessehne	Radikuläre Syndrome sind meist durch eine spinale Raumforderung bedingt: • Bandscheibenprolaps • Tumor (Wurzelneurinom) • Entzündung • Spondylarthrose
Paraparese • Beidseitiger Kraftverlust • Beidseitige Gangstörung • Gürtelförmige Sensibilitätsstörung • Miktionsstörung	Paraparesen sind meist durch Rückenmarksläsionen bedingt: • Rückenmarksläsion (Diskusprolaps, Tumor, Trauma, Blutung u. a.) • Virale Entzündungen (Guillain-Barré-Syndrom, Poliomyelitis u. a.) • Zerebrale Affekte können Rückenmarksläsionen vortäuschen
Parese eines Beines • Einseitiger Kraftverlust • Einseitiges Hinken • Einseitige Sensibilitätsstörung	• Radikuläres Syndrom atypisch • Periphere Nervenläsion atypisch • Hemiparese beinbetont (vaskuläres ZNS-Geschehen, Tumor, Entzündung, Epilepsie u. a.) • Pseudolähmung (schmerzbedingt, psychogen)

Abb. 3.1 → S. 54

7. Leitsymptom:
Tonus und Klonus

Nächtliche Krämpfe in den Füßen und den Beinen kommen häufig vor. Anfallsartig, meist während des Schlafes mit einer stark schmerzhaften und palpablen Muskelverhärtung. Die Ursachen sind im Detail nicht geklärt. Bestimmte Willkürbewegungen oder mechanisches Beklopfen sind bekannte Auslöser. Mangel an Vitaminen, Spurenelementen oder Störungen des Elektrolythaushalts stehen auf der Anklagebank. Magnesium-, Kalzium- und Zinkpräparate werden großzügig verabreicht. Auch 10 % der Kinder leiden an nächtlichen Beinkrämpfen: Dauer zwei Minuten, ein- bis viermal pro Jahr, fast immer einseitig auftretend. Bezüglich muskulärer Hypo- und Hypertonie, Zittern und Zuckungen sowie zentralnervös bedingter atypischer Bewegungsphänomene gilt die gesamte neurologische Differenzialdiagnostik.

Tonus und Klonus	*Differenzialdiagnose*
Krämpfe nächtlich	• Elektrolytstörung, Hypovitaminosen, Spurenelemente • Mechanisch bei Übertraining (Marathon) • Polyneuropathie (Alkoholkrankheit, Leberzirrhose) • Spontan (auch bei Kindern)
Steifigkeit	• Spastik (Zerebralparese) • Rigor (Parkinson)
Zittern und Zuckungen	• Epilepsieanfall • Schüttelfrost bei Fieber • Einschlafmyoklonien • Muskel-Faszikulationen • Tremor
Motorische Phänomene	• Bewegungsunruhe bei Restless-leg-Syndrom • Zehenunruhe bei Restless-leg-Syndrom • Hyperkinesien, einschießend bei Chorea • Athetosen, wurmartig bei ZNS-Affektionen

8. Leitsymptom:
Gangstörungen

Die Differenzialdiagnose der Gangstörungen ist komplex und spannend. Bestimmte Gangmuster erlauben eine Blickdiagnose: Die Zirkumduktion des Hemiplegikers, der breite Seemannsgang bei ataktischen Störungen, der paraspastisch ataktische Gang bei Multipler Sklerose, der schnelle kleinschrittige Gang beim Parkinson-Patienten u. a. Andere Gangstörungen sind blickdiagnostisch schwierig zu interpretieren. Manchmal fällt es sogar schwer zu entscheiden, welches Bein vom Hinken betroffen ist. In diesen Fällen empfiehlt es sich, zunächst auf die Belastungszeit zu achten. Die betroffene Seite weist in aller Regel die verkürzte Belastungszeit auf. Belastungsschmerz verkürzt die Belastungszeit. Limitierte Beweglichkeit der großen Gelenke ebenso. Haben Sie sich entschieden, auf welcher Seite Sie das Problem vermuten, checken Sie systematisch die normalen Gelenkbewegungen ab: Abrollen des Fußes, Knieflexion in der Spielbeinphase u. a. Die Analyse kompensatorischer Mit- oder Gegenbewegungen vermittelt Zusatzinformation bei der Interpretation ungewöhnlicher Ganganomalien.

Symmetrische Ganganomalien	Differenzialdiagnose
Ataktisch: breitspurig, unpräzis, unharmonisch	• Kleinhirnläsion (Tumor, Zerebellitis) • Vestibuläre Störung • Intoxikation (Alkohol)
Paraspastisch: schleifend, holprig, hörbar	• Spastische Diplegie • Querschnittsyndrom inkomplett • Multiple Sklerose (ataktisch-spastisch)
Kleinschrittig: Gangfrequenz meist erhöht	• Parkinson • Zerebrale Arteriosklerose • Altersbedingt
Watschelgang: Trendelenburg-Zeichen beidseitig	• Hüftpathologie beidseitig • Muskeldystrophie • Gangmuster (Models auf Laufsteg)
Ballengang: Gehen auf beiden Fußballen	• Spastische Diplegie • Limitierte Dorsalextension OSG • Idiopathisch (Kinder)

Asymmetrische Ganganomalien	Differenzialdiagnose
Schmerzhinken: Hauptkriterium: verkürzte Belastungszeit	
Zusatzkriterien: • Femur in Außenrotation-Flexion-Abduktion • Kniegelenk steif • Schrittlänge asymmetrisch • Abrollen fehlt	• Psoasaffektion, Hüftgelenk • Kniegelenk blockiert • Sprunggelenk, Fuß • Fuß
Versteifungshinken: Hauptkriterium: betroffenes Gelenk unbeweglich	
Zusatzkriterien: • Zirkumduktion auf der betroffenen Seite, exzessive Plantarflexion auf der Gegenseite • Fehlende Flexion Spielbeinphase • Fersenablösung und Knieflexion verfrüht auf der betroffenen Seite	• Hemispastik (zentrales Lähmungshinken) • Unbeweglichkeit Knie-, Hüftgelenk • Sprunggelenk, Fuß
Peripheres Lähmungshinken: Hauptkriterium: fehlende Muskelkraft muss kompensiert werden: • Trendelenburg-Zeichen: Becken Spielbeinseite sinkt ab • Duchenne: Oberkörper neigt zur Standbeinseite • Steppergang: Fuß herabhängend, Knie hochgezogen • Quadrizepsparese: durchgedrückte Knie • Gluteus maximus: Zurückwerfen des Oberkörpers	• M. glutaeus medius (Parese+) • M. glutaeus medius (Parese ++) • M. tibialis anterior • M. quadriceps femoris • M. glutaeus maximus
Becken-Rumpf-Hinken: Hauptkriterium: unfunktionelle Becken-Rumpf-Bewegung • Trendelenburg-Zeichen: Becken sinkt auf der Spielbeinseite ab • Duchenne: Rumpf neigt zur Standbeinseite • Verkürzungshinken: Becken und Rumpf neigen während der Standbeinphase zur verkürzten Seite	• Hüftluxation kongenital • Parese M. glutaeus medius + • Gangmuster (Models auf Laufsteg) • Koxarthrose • Parese M. glutaeus medius ++ • Beinlängendifferenz • Adduktorenkontraktur (Spastik) • Flexionskontraktur Kniegelenk
Instabilitätshinken: Hauptkriterium: subjektives Gefühl des plötzlichen Einsackens oder Wegkippens • Nachgeben im Kniegelenk • Wegknicken im OSG bei Plantarflexion • Wegknicken im OSG bei Dorsalextension • Fehlender Halt im Schuh	• Instabilität, Meniskus, schmerzbedingt • Bandinstabilität; Sehnenluxation • Einklemmen der Gelenkkapsel, Talushals-Osteophyten • Schuh zu breit, Fersen zu schmal • Misstritt

9. Leitsymptom: Verletzung

Unfälle erfolgen durch akute Gewalteinwirkung – von der einfachen Bandverletzung bis zum komplexen Fußtrauma. Die Überlebenschancen nach schweren Verkehrsunfällen haben sich dank Airbags deutlich verbessert. Gleichzeitig haben schwere Fußverletzungen stark zugenommen: Die Füße werden durch Knautschzone und Fußpedale eingeklemmt und schwer verletzt. Heute überleben mehr Patienten als früher. Komplexfrakturen und schwere Weichteilschäden sind die Domaine der spezialisierten Traumatologie. Der richtigen Erstversorgung kommt große Bedeutung zu. Eine andere Gefahr droht den Füßen von unsorgfältiger Pflege her: Bagatellverletzungen bei Diabetes und kritischer Durchblutungsstörung bedeuten Infektions- und Amputationsgefahr. Eine dritte Verletzungskategorie stellen die chronischen sportartspezifischen Überlastungsschäden durch ständige Mirkotraumatisierung dar: Tibialis-posterior-Syndrom beim Ballett und Basketball, Tibialis-anterior-Muskellogensyndrom beim Läufer, Fußballer-Osteophyten am Talushals oder schwarze Zehennägel und Gastrocnemiusrisse beim Tennis.

Lokalisation	Differenzialdiagnose: akute Verletzungen und chronische Überlastung
Unterschenkel	• Muskellogensyndrom prätibial akut und chronisch (Laufsport) • Muskellogensyndrom posterior (Überlastungshypertrophie) • Muskellogensyndrom lateral (Überlastungshypertrophie) • Ermüdungsfraktur Tibia medial (Stressfraktur) • Schienbeinkantensyndrom: Periostitis • Tennisbein: Muskelriss M. gastrocnemius; M. soleus • Steppergang: Druckschaden N. peroneus
Achillessehne	• Achillessehnenruptur: total oder partiell (Trauma, Degeneration) • Achillessehnenentzündung • Bursitis tendinis calcanei: zwischen Achillessehne und Kalkaneus • Haglund-Exostose: aseptische Knochennekrose (Überlastung, Pubertät)
Sprunggelenk	• Bänderriss talofibular, calcaneofibular (Supinationstrauma) • Bänderriss tibiotalar, -navicular, -calcanear (Pronationstrauma) • Malleolarfrakturen, evtl. Syndesmosenbeteiligung • Fußballerknöchel: Kapselrisse tibiotalar mit Osteophytenbildung • Tibialis-posterior-Syndrom: Tendovaginitis (Basket, Volley, Ballett) • Tibialis-anterior-Syndrom: Tendovaginitis (Läufer, Tennis, Eiskunstlauf) • Tarsaltunnelsyndrom: Druckschaden N. tibialis
Ferse	• Bursitis subcutanea calcanea (Basketball, Laufsport) • Septeneinrisse Fersenfettposter (Sprungdisziplinen) • Fasziitis plantaris und Fersensporn (Laufsport) • Stressfraktur Kalkaneus, Talus • Trümmerfraktur Kalkaneus (Sturz aus großer Höhe)
Mittelfuß	• Insuffizienz Längsgewölbe (Knickplattfuß) • Überlastungsschmerzen rigides Längsgewölbe (Hohlfuß) • Ansatzabriss M. peroneus brevis MT 5 (Fußball)
Vorfuß	• Insuffizienz Quergewölbe bei Spreizfuß • Druckschmerzhafte Exostosen • Tendovaginitis M. extensor digitorum (enge Schuhe) • Stressfraktur Metatarsalknochen (Lauf- und Marschsport)
Zehen	• Turfzehensyndrom: Gelenkkapselriss MTP 1 (Kunstböden) • Morton-Neuralgie: Druckschaden N. interdigitalis MT 2–4 • Sesambeinfraktur • Zehenfrakturen • Schwarze Tenniszehen: Nagelbettblutung (Tennis, Fußball) • Läsion mit Amputationsgefahr (Diabetes, Durchblutung)
Gesamter Fuß	• Komplexverletzung (Autounfälle, Sturzverletzungen, Überrolltrauma)
Irgendwo im Fuß	• Stressfrakturen

10. Leitsymptom: Deformität

Angeboren, physiologisch und statisch – so die drei Hauptkategorien. Angeborene Fußdeformitäten sind selten und heilen meist spontan. In diese Kategorie gehören Sichel- und Hackenfüße. Nur wenige kongenitale Fußmissbildungen bedürfen chirurgischer Intervention: Klumpfuß und Plattfuß gehören in diese Kategorie. Bei den statischen Fußdeformitäten stellen mechanische Fehlbelastung des Fußskeletts, neuromuskuläre Hypo- oder Hypertonie sowie ligamentäre Insuffizienz die Schlüsselvariablen der statischen Fehlentwicklung dar. Daraus ergeben sich präventiv und therapeutisch innovative Behandlungsansätze. Iatrogene Deformitäten stellen innerhalb der Gruppe der erworbenen Fußdeformitäten eine unerfreuliche Sonderkategorie dar. In der größten medizinischen Datenbank Medline® ergibt die Abfrage „Fußchirurgie" 7595 Publikationen! Die Suche nach dem Begriffspaar „Fußchirurgie und iatrogene Fehler" lässt die Anzahl auf 11 schrumpfen (Yu GV 1996; Cicchinelli LD 1997). Das ist zu wenig angesichts 20 % unbefriedigender Resultate bei orthopädischen Wahleingriffen am Fuß.

Deformität (ohne Verletzungen)	Differenzialdiagnose
Knickfuß (→ S. 79)	• Knickfuß: Pes valgus • Knickfuß: Pes varus • Knicksenkplattfuß: Pes planovalgus • Knickhohlfuß: Pseudohohlfuß • Hyperpronierer (Laufsport) • Knickfuß physiologisch (Kleinkindesalter)
Senkplattfuß (→ S. 101)	• Senkfuß (flexibel, kontrakt) • Plattfuß: Pes planus (flexibel, kontrakt) • Knickplattfuß: Pes planovalgus • Plattfuß angeboren: Talus verticalis
Hohlfuß (→ S. 120)	• Hohlfuß: Pes cavus, cavovarus • zwei Untertypen: Ballenhohlfuß, Hackenhohlfuß • Hohlfuß neurogen: rigid (spastisch); schlaff (paralytisch) • Hohlfuß angeboren: Pes cavus congenitus • Hackenhohlfuß: Pes calcaneocavus • Spitzhohlfuß: Pes equinovarus • Hohlfuß-Plattfuß-Zwitter: Pes cavovalgus • Hohlfuß sekundär (posttraumatisch, postoperativ) • Lotusfüße: Hohlfußverkrüpplungen (China) • Hohlfuß idiopathisch
Pseudohohlfuß (→ S. 124)	• Knickhohlfuß (statisch) • Hohlfuß willkürlich mit flexiblem Mittelfuß (Ballett) • Lateraler Fußrand angehoben bei extremem Knickfuß • Hoher Rist (Normvariante ohne Krankheitswert) • Hohlfußstauchung (zu kleine Kinderschuhe)
Spreizfuß (→ S. 143)	• Spreizfuß statisch: Pes transversoplanus • Spreizhohlfuß neuromuskulär: Pes cavotransversoplanus • Spreizfuß rheumatisch • Breiter Vorfuß (Normvariante ohne Krankheitswert)
Zehen (→ S. 167)	• Hallux valgus (Spreizfußfolge) • Hallux valgus juvenilis (vererblich) • Hallux varus (kongenital, iatrogen, idiopathisch) • Hallux rigidus (idiopathisch; sekundär nach Gicht, rheumatisch, posttraumatisch, postoperativ) • Sesamkomplex (Überlastung, Degeneration, Fraktur)
Zehen (→ S. 146)	• Krallenzehe: MTP extendiert, PIP und DIP hyperflektiert • Hammerzehe: MTP hyperextendiert, PIP oder DIP hyperflektiert

Vom Leitsymptom zur Diagnose

Deformität (ohne Verletzungen)	Differenzialdiagnose
Angeborene Fußmissbildungen	• Klumpfuß: Pes equinovarus • Sichelfuß: Pes adductus (meist ohne Krankheitswert) • Metatarsus primus varus • Plattfuß: Talus verticalis • Hohlfuß: Pes cavus congenitus • Hackenfuß: Pes calcaneus (meist ohne Krankheitswert) • Spitzfuß: Pes equinus • Fußwurzelknochen Synostosen • Anzahl Zehen: Syndaktilie, Polydaktilie • Akzessorische Fußknochen
Physiologische Fußdeformitäten	• Plattfüße beim Neugeborenen • Sichelfußstellung beim Neugeborenen • Hackenfußstellung beim Neugeborenen • Knickfüße beim Kleinkind • Flexibler willkürlicher Hohlfuß im Ballett • Breiter Vorfuß als Normvariante • Pseudoplattfuß bei Schwarzen (plantares Fettpolster)
Iatrogene Fußdeformitäten	• Großzehenspreizung: Hallux varus, adductus • MT 1 ohne Bodenkontakt: Metatarsus primus elevatus • Belastungsfehlverlagerung: Transfermetatarsalgien • Mittelfußknochen zu stark gekürzt: Brachymetatarsalia

A Dokumentation – **Kopiervorlage**
Zifferblatt – Netzgraphik

Spiraldynamik

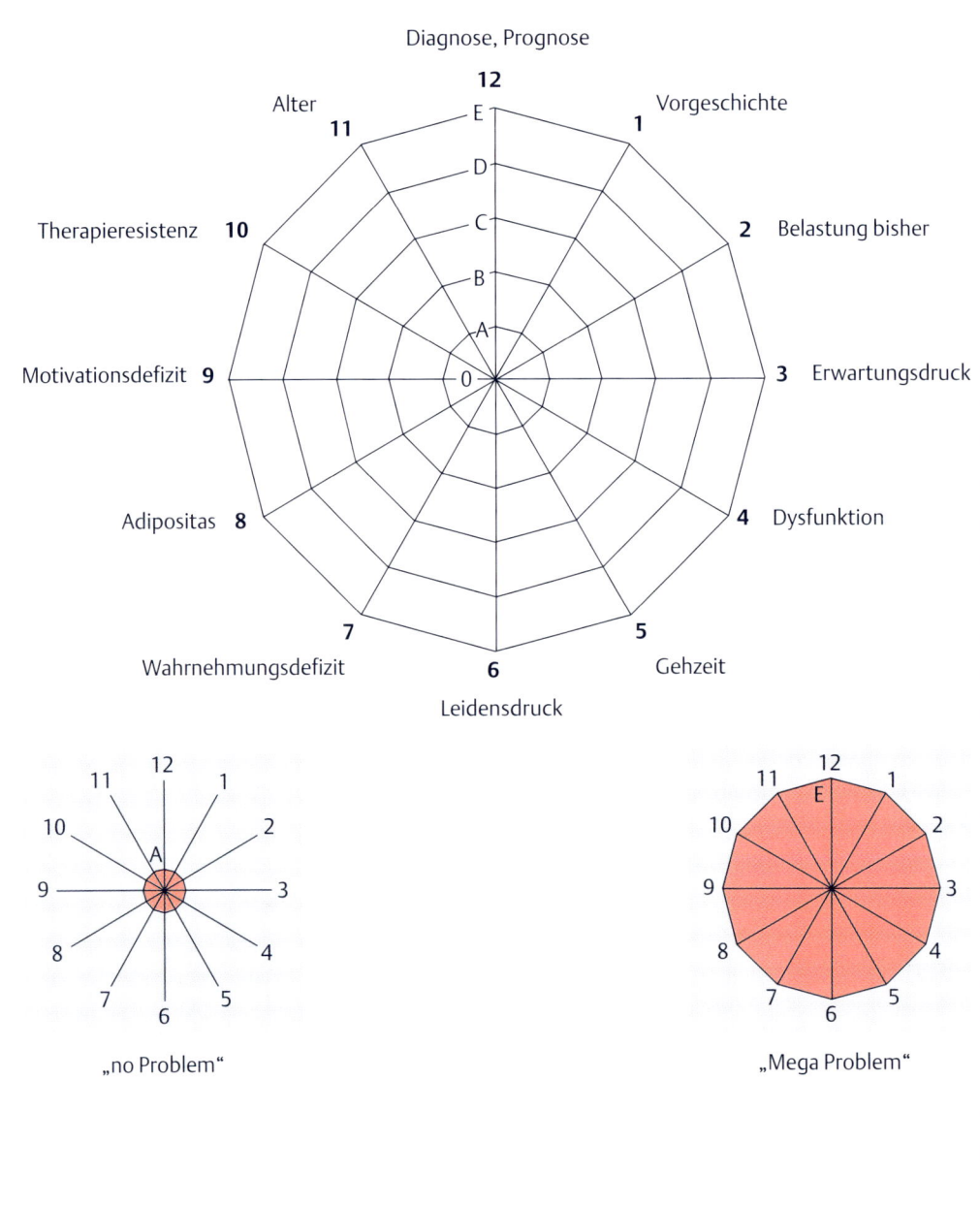

Quelle: Larsen C: Füße in guten Händen, Thieme, 2003, www.fuss-schule.com

B Dokumentation – **Kopiervorlage**
Strukturiertes Training (Gehtagebuch / Trainingsplan)

Spiraldynamik

für:	Name:			Vorname:		Jahrgang:	

Plan:	Stufe	Datum	Bewegung	wie oft	wie lange	Puls	Besonderes
Beispiel:	Stufe X	ab 1. Jan	Walking	3 × /Woche	30 min	110–130/min	Pausen
Ihr Plan:	**Stufe 1**						
	Stufe 2						
	Stufe 3						
	Stufe 4						

Tagebuch:	Datum:	Training	Zeit	Puls	Alltag	Probleme	Bemerkung
Beispiel:	1. Januar	Walking	1 × 30 min.	130/min	Treppen ++	keine	macht Spaß
Ihr Eintrag:							

www.spiraldynamik.com

C Dokumentation – **Kopiervorlage**
Übungsverzeichnis

Spiraldynamik

D Dokumentation – **Kopiervorlage**
Fragen an Ihre Füße

Nehmen Sie das Schicksal Ihrer Füße in die Hände

Dieser Fragebogen wurde für Menschen mit Fußproblemen entwickelt. Er ermöglicht Ihnen, Ihrem Arzt oder Ihrem Therapeuten eine Standortbestimmung – das Wesentliche auf einen Blick. Die Auswertung ordnet Symptome, Diagnosen, Erwartungen und bisherige Therapieversuche übersichtlich und stellt diese grafisch dar. Die On-line Auswertung ermöglicht es, Therapie und Erfolgsaussichten besser abschätzen zu können. Der Fragebogen liefert *keine* Diagnose und *keine* konkreten Therapieempfehlungen. Zeitbedarf rund 10 Minuten. Es werden keine persönlichen Daten gespeichert. Sie können sich den ausgewerteten Fragebogen zu Hause ausdrucken oder per E-Mail verschicken. Fragebogen und Auswertung können auch als Papierversion im pdf-Format heruntergeladen werden.

Fragen A – C: Ihre Angaben
Fragen D – G: mehrere Antworten möglich
Fragen 1 – 12:   jeweils nur eine Antwort möglich

A   Angaben zur Person:
Die Angaben zur Person sind obligatorisch, um Kenngrößen wie chronologisches Alter und Body Mass Index zu berechnen. Keine der Angaben wird gespeichert.

- ☐ Name oder Anfangsbuchstabe   _____
- ☐ Vorname oder Anfangsbuchstabe   _____
- ☐ M oder F   _____
- ☐ Ihr Geburtsjahr   _____
- ☐ Ihre Körperlänge in Zentimetern   _____ cm
- ☐ Ihr Körpergewicht in Kilogramm   _____ kg

B   Body Mass Index:
Der Body Mass Index – oder auch kurz BMI – lässt sich im Handumdrehen aus Körpergewicht und Länge errechnen. Körpergewicht zweimal durch die Körperlänge teilen! Zum Beispiel 80 kg : 1,8 m : 1,8 m = 24,7 kg/m^2. Der BMI gilt als wichtigster Parameter für Übergewicht und den damit verbundenen gesundheitlichen Risikofaktoren.

Ihr Body Mass Index beträgt: _____ kg/m^2
BMI 20 – 24.9   normal
BMI unter 20   Untergewicht
BMI 25 – 29.9   Übergewicht
BMI 30 und mehr   Fettsucht

C   Ihre Angaben zum Leidensdruck: Wie stark leiden Sie unter diesem Fußproblem? Zeichnen Sie im untenstehenden Feld das Ausmaß des Fußproblems intuitiv mittels eines senkrechten Strichs ein. Der linke Rand bedeutet kein Problem, der rechte Rand bedeutet megagroßes Problem:

Kein Problem   Maximales Problem

D Ihre Angaben zum Leitsymptom: Welcher Natur ist Ihr aktuelles Fußproblem: Wo drückt der Schuh? Welches ist das Leitsymptom? Zutreffendes bitte einkreisen, es sind mehrere Antworten möglich:

- ☐ Fußschmerzen
- ☐ Fußdeformität
- ☐ Fußschwellung und Überwärmung
- ☐ Fußlähmung oder Gefühlsstörung
- ☐ Rein vorsorgliches Anliegen
- ☐ Anderes Fußproblem: _____

E Ihre Angaben zur Ursache: Welcher Gruppe würden Sie Ihr aktuelles Fußproblem zuordnen. Es sind mehrere Antworten möglich:

- ☐ Fußverletzung: Unfall, Misstritt, alte Verletzung, Unfall-Spätfolgen
- ☐ Überlastung: Sport, Laufsport, Ermüdungsfrakturen
- ☐ Fußprobleme Kinder: Knickfuß, Plattfuß
- ☐ Orthopädisches Problem: Arthrose; Hohlfuß, Knickfuß, Spreizfuß
- ☐ Neurologisches Problem: Spastik, MS, Polio, Lähmung usw.
- ☐ Arterielle Durchblutungsstörung: Verschlusskrankheit
- ☐ Erkrankung der Venen: Thrombose, Varizen, Ödeme
- ☐ Rheumatische Erkrankung: Polyarthritis, Schuppenflechte
- ☐ Internistische Krankheit: Diabetes, Gicht
- ☐ Prävention: rein vorsorgliches Anliegen
- ☐ Unbekannt: keine Ahnung, was das Problem ist
- ☐ Anderes Fußproblem: _____

F Fußchirurgischer Eingriff aus schulmedizinischer Sicht: Wurde aus schuldmedizinischer Sicht die Möglichkeit oder die Notwendigkeit einer (erneuten) Operation diskutiert? Es sind mehrere Antworten möglich:

- ☐ Eine Fußoperation steht nicht zur Diskussion
- ☐ Eine Fußoperation wurde als Möglichkeit diskutiert
- ☐ Mir wurde konkret zu einer Fußoperation geraten
- ☐ Der Operationstermin steht bereits fest
- ☐ Meine Füße wurden bereits einmal oder mehrfach operiert

G Fußchirurgischer Eingriff aus Ihrer Sicht: Falls es für Ihr Problem eine geeignete Operation gäbe, wie würden Sie sich dazu stellen? Es sind mehrere Antworten möglich:

- ☐ Wenn es hilft und sein muss – ok
- ☐ Das kann ich so nicht beantworten
- ☐ Der Arzt wird es schon wissen
- ☐ Meine Antwort: ein kategorisches Nein
- ☐ Meine Antwort: ein bedingungsloses Ja

Bei den nachfolgenden zwölf Fragen ist jeweils nur eine Antwort möglich. Wählen Sie bitte das Zutreffendste aus:

1 Bisherige Erkrankungen, Verletzungen und Operationen: Haben Ihre Füße schwere Erkrankungen (z. B. Diabetes, Spastik), Verletzungen oder Operationen durchlitten? Nur eine Antwort möglich:
A   Gesunde Füße
B   Geringe Fußprobleme
C   Erhebliche Fußprobleme
D   Starke Gehbehinderung
E   Bleibende erhebliche Fußschäden

2 Bisherige Belastung durch Übergewicht, Sport und Beruf: Wie stark wurden Ihre Füße in der Vergangenheit beansprucht? Entscheidend ist die durchschnittliche Belastung durch Körpergewicht, Beruf und Sport zusammengenommen. Nur eine Antwort:
A   Geringe Belastung (z. B. Idealgewicht, Gesundheitssport)
B   Erhöhte Belastung (z. B. Übergewicht, Laufsport, hohe Schuhe)
C   Starke Belastung (z. B. Übergewicht, Laufsport, hohe Schuhe)
D   Extreme Belastung (z. B. Fettsucht, Marathon, stehender Beruf)
E   Bleibende Fußschäden, Gehbehinderung

3 Ihre Erwartung an die Therapie: Was erwarten Sie konkret von einer guten Fußtherapie? Nur eine Antwort:
A   Hilfe zur Selbsthilfe
B   Habe keine Erwartungen
C   Erleichterung
D   Sofortige und vollständige Heilung
E   Mir kann eh niemand mehr helfen

4 Funktion und Form Ihrer Füße: Wie sehen Ihre Füße aus? Wie funktionieren sie? Vorzeigetreterchen für die nächste Schuhmode oder doch ein Fall für die medizinische Bildersammlung? Nur eine Antwort:
A   Füße für jeden Schönheitswettbewerb
B   Kann ich nicht sagen. Halt einfach normale Füße
C   Belastung oder Abrollen sind eingeschränkt
D   Die Füsse sind deformiert, die Fussprobleme sind nicht zu übersehen
E   Ein Fall für die medizinische Bildersammlung

5 Gehzeit: Wie lange können Sie flotten Schrittes und ohne Unterbruch auf einer Strasse geradeaus gehen bis Schmerzen sie zum Anhalten zwingen? Flott bedeutet 2 Schritte pro Sekunde oder 5 km/h:
A   Stundenlang
B   Weiss ich nicht
C   1 Stunde
D   Weniger als 1 Stunde
E   Weniger als 15 Minuten

6 Leidensdruck: Mit manchen Problemen kommt man klar, andere zerren an den Nerven und treiben zur Verzweiflung. Was trifft am besten zu? Nur eine Antwort möglich:
A   Keine Beschwerden
B   Alles im Griff
C   Meine Füße beschäftigen und belasten mich
D   Ich leide enorm, das geht an die Substanz
E   Ich bin am Ende – mit den Füßen und manchmal gar mit dem Leben

7 Körperwahrnehmung: Körperwahrnehmung und Lernvermögen sind entscheidende Erfolgsfaktoren. Wie gut ist Ihre Körperwahrnehmung? Wie gut können Sie Erkenntnisse im Alltag umsetzten? Nur eine Antwort:
A   Top! Körperliche Veränderung – das ist mein Leben
B   Wie bitte – können Sie die Frage wiederholen?
C   Der gute Wille ist da, aber…
D   Habe, mache und gebe mir Mühe
E   Hoffnungslos! Mit Veränderung tue ich mich echt schwer

8   Body-Mass-Index: Der BMI wird aus Körpergewicht und Körperlänge berechnet (siehe Beginn des Fragebogen). Normal ist ein BMI von 20–25. Werte über 25 gelten als übergewichtig, Werte über 30 als fettsüchtig. Ordnen Sie hier Ihren BMI Wert ein, falls er bekannt ist:
A   BMI 20–24.9 Normalgewicht
B   BMI unter 20 Untergewicht
C   BMI 25–29.9 Übergewicht
D   BMI 30–34.9 Fettsucht
E   BMI über 35 extreme Fettsucht

9 Eigenmotivation: Gesunde Füße wollen gepflegt, bewegt, trainiert und richtig belastet sein. Dazu bedarf es einer positiven Grundeinstellung, einer großen Portion Geduld, eine Prise Einsicht und eines Schusses Disziplin. Welche Aussage punkto Motivation trifft für Sie am besten zu – nur eine Antwort möglich:
A   Bin top motiviert und nahezu grenzenlos geduldig
B   Muss ich mir zuerst überlegen
C   Ich bin bereit, mitzumachen
D   Meine Motivation steht knapp über dem Gefrierpunkt
E   Null Bock. Reine Zeitverschwendung

10 Therapieerfolge: Vielleicht haben Sie schon mehrere Anläufe unternommen, aktiv etwas für Ihre Füße zu tun: Einlagen, Medikamente, Reflexzonenmassage, operative Eingriffe usw. Alle bisherigen Therapieerfolge und Misserfolge zusammen genommen – was trifft am besten zu? Nur eine Antwort:
A   Bin schon so gut wie geheilt
B   Die Erfolgaussichten sind nicht abschätzbar
C   Hat Erleichterung gebracht
D   Keine nennenswerte Verbesserung
E   Alles wird eh nur schlimmer

11 Lebensalter: Wie alt sind Sie?
A   20–40
B   Kinder, Jugendliche
C   40–60 Jahre
D   60–80 Jahre
E   Über 80 Jahre

12 Diagnose und Prognose: Möglicherweise waren Sie schon beim Arzt und kennen Diagnose und Prognose Ihres Fußproblems. Wählen Sie die zutreffendste Antwort aus:
A   Nichts ernsthaftes, höchstens eine Bagatelle
B   Ich kann mein Fußproblem nirgends einordnen
C   Meine armen Füße: z. B. Ödeme, Durchblutung, Unfall, Arthrose, Lähmung, Rheuma, Diabetes
D   Bleibende Fußschäden! Ein chronischer Verlauf ist programmiert
E   Starke Gehbehinderung! Erwerbsfähigkeit oder Gehfähigkeit sind in Frage gestellt

Besten Dank für Ihre Mitarbeit   Spiraldynamik®

E Dokumentation
Spiraldynamik® Fußplaner

Name:	Vorname:	Diagnose:

Programmierte Therapie = Prinzip + Priorität + Parameter + Plan
1. **P**rinzip: wirkungsvolle Therapie baut auf grundlegende Prinzipien >> Tabelle 1.2 auf S. 34
2. **P**riorität: First things first! >> S. 35
3. **P**arameter: subjektive und objektive Verlaufsparameter >> Tabelle 1.5 auf S. 38
4. **P**lan: Wünschbares auf Machbares reduzieren >> S. 38-39; Übungsverzeichnis >> S.302

Spiraldynamik-Fußplaner:

Priorität	Prinzip	Methode	Parameter	Übungsplan
☐ Nachhaltigkeit	☐ Spiralprinzip	☐ Wahrnehmung	☐ Schmerz VAS	☐ …
☐ Ursachen	☐ Opposition	☐ Innervation	☐ Problemscore VAS	☐ …
☐ Funktion-Struktur	☐ Achsenkorrektur	☐ Weichteiltechnik	☐ Gehzeit in min.	☐ …
☐ Symptomtherapie	☐ Druckentlastung	☐ Mobilisierung	☐ Gehtempo km/h	☐ …
☐ Verhalten ändern	☐ Gefäßtraining	☐ Training	☐ Belastbarkeit in kg	☐ …
☐ Meilensteine	☐ Kraft, Ausdauer	☐ Heimprogramm	☐ Einbeinstand in sek.	☐ …
☐ …	☐ Mobilität	☐ Integration Alltag	☐ BMI in kg/m^2	☐ …
☐ Vorfuß	☐ Stabilität	☐ Rezidivprophylaxe	☐ Kraft-, Druckmessung	☐ …
☐ Rückfuß	☐ Propriozeption	☐ Empathie, Gespräch	☐ ROM in °	☐ …
☐ Fußgewölbe	☐ Globalfunktion	☐ Motivationsförderung	☐ 2 km Test; Cooper-Test	☐ …
☐ Beinachsen	☐ Gleichgewicht	☐ Einlagen, Strümpfe	☐ Medikamentenverbrauch	☐ …
☐ Hüfte	☐ Anwendung	☐ Andere Hilfsmittel	☐ Sturzfrequenz	☐ …
☐ Becken	☐ Eigenverantwortung	☐ …	☐ Gehtagebuch	☐ …
☐ …	☐ …..		☐ …	
1.				
2.				
3.				
4.				
5.				
6.				
7.				
8.				
9.				

Fußplaner: www.spiraldynamik.com

Literatur und weiterführende Literatur

1. Akrali O, Tiner M, Ozaksoy D: Effects of lower extremity on prognosis of flexible flatfoot in children. Foot Ankle Int 2000 Sep; 21(9): 772–4
2. Alexander RM: The Human Machine. Natural History Museum Publication, London, 1992. a) 74–87
3. Ali-Gombe A, Croft PR, Silman AJ: Osteoarthritis of the hip and acetabular dysplasia in Nigerian men. J Rheumatol 1996 Mar; 23(3): 512–5
4. Allison SC, Abraham LD: Sensitivity of qualitative and quantitative spasticity measures to clinical treatment with cryotherapy. Int J Rehabil Res 2001 Mar; 24(1): 15–24
5. Allgöwer M: Allgemeine und spezielle Chirurgie. Springer, 1976: a) 284
6. Anderson FA Jr, Wheeler HB, Goldberg RJ, Hosmer DW, Patwardhan NA, Jovanovic B, Forcier A, Dalen JE: A population-based perspective of the hospital incidence and case-fatality rates of deep vein thrombosis and pulmonary embolism. The Worcester DVT Study. Arch Intern Med 1991 May; 151(5): 933–8
7. Anderson ST, Charlesworth RW: Rheumatic disease among Air Force recruits: a multimillions dollar epidemic. Semin Arthritis Rheum 1993 Feb; 22(4):275–9
8. Antonicelli R, Sardina M, Scotti A, Bonizzoni E, Paciaroni E: Randomized trial of the effects of low-dose calcium-heparin in patients with peripheral arterial disease and claudication. Italian CAP Study Group. Am J Med 1999 Sep; 107(3): 234–239
9. Attia J, Ray JG, Cook DJ, Douketis J, Ginsberg JS, Geerts WH: Deep vein thrombosis and its prevention in critically ill adults. Arch Intern Med 2001 May 28; 161(10): 1268–79
10. Auerswald W: Ganong Lehrbuch der medizinischen Physiologie. Springer 1974(3); a 514–6; b 521–3
11. Bazner H, Oster M, Daffertshofer M, Hennerici M: Assessment of gait in subcortical vascular encephalopathy by computerized analysis: a cross-sectional and longitudinal study.: J Neurol 2000 Nov; 247(11): 841–9
12. Beck W, zitiert in: Die Füße sind die Dummen. Bunte 2000; 35: 78–81
13. Bellchamber TL, van den Bogert AJ: Contribution of proximal and distal moments to axial tibia rotation during walking and running. J Biomech 2000 Nov; 33(11): 1397–1403
14. Bencardino J, Rosenberg ZS, Beltran J, Liu X, Marty-Delfaut E: Morton's neuroma: is it always symptomatic? AJR Am J Roentgenol 2000 Sep; 175(3): 649–53
15. Benninghoff A, Hrsg. von Staubesand J: Anatomie – Band 1 Bewegungsapparat. Urban & Schwarzenberg, 1985, München. a) 198 Abb. 3.3–10; b) 338–9
16. Benson ER, Schutzer SF: Posttraumatic piriformis syndrome: diagnosis and results of operative treatment. J Bone Joint Surg Am 1999 Jul; 81(7): 941–9
17. Bergmann G, Kniggendorf H, Graichen F, Rohlmann A: Influence of shoes and heel strike on the loading of the hip joint. J Biomech 1995 Jul; 28(7): 817–27
18. Biasca N, Zanetti M, Zollinger H: Outcomes after partial neurectomy of Morton's neuroma related to preoperative case histories, clinical findings, and findings on magnetic resonance imaging scans. Foot Ankle Int 1999 Sep; 20(9): 568–75
19. Birbamer G: Das Gehirn denkt nicht in Muskelkontraktionen; Gespräch über koognitiv-therapeutische Übungen nach Perfetti, Teil II. Ars Medici 2001; 7: 340–2
20. Bonnel F, Canovas F, Poiree G, Dusserre F, Vergnes C: Evaluation of the Scarf osteotomy in hallux valgus related to distal metatarsal articular angle: a prospective study of 79 operated cases. Rev Chir Orthop Reparatrice Appar Mot 1999 Jul; 85(4): 381–6
21. Bradbury A, Evans C, Allan P, Lee A, Ruckley CV, Fowkes FG: What are the symptoms of varicose veins? Edinburgh vein study cross sectional population survey. BMJ 1999 Feb 6; 318(7180): 353–356
22. Brandt KD, Heilman DK, Slemenda C, Katz BP, Mazzuca S, Braunstein EM, Byrd D: A comparison of lower extremity muscle strength, obesity, and depression scores in elderly subjects with knee pain with and without radiographic evidence of knee osteoarthritis. J Rheumatol 2000 Aug; 27(8): 1937–46
23. Broderson A, Pederson B, Reimers J : Foot deformities and relation to the length of leg muscles in Danish children aged 3–17 years. Ugeskr Laeger 1993 Nov; 155(48): 3914–16
24. Bruckner L, Rosler P: Orthopaedic findings of the foot as related to age and body weight among women. ZFA 1981; 36(1): 29–35
25. Camasta CA: Hallux limitus and hallux rigidus. Clinical examination, radiographic findings, and natural history. Clin Podiatr Med Surg 1996 Jul; 13(3): 423–48
26. Capitao LM, Menezes JD, Gouveia-Oliveira A: The epidemiology of chronic venous insufficiency in Portugal. Acta Med Port 1995 Sep; 8(9): 485–91
27. Carmelli D, Kelly-Hayes M, Wolf PA, Swan GE, Jack LM, Reed T, Guralnik JM: The contribution of genetic influences to measures of lower-extremity function in older male twins. J Gerontol A Biol Sci Med Sci 2000 Jan; 55(1): B49–53
28. Chalmers N: Man's place in evolution. Natural History Museum Pbulications, Cambridge University Press. 1991: a) 44–45; b) 53; c) 96

29. Chappuis C: Ein geriatrisches Zentrum – sein Beitrag zur Bearbeitung der Problemliste des Hausarztes am Beispiel des Problemes „Sturz". Moderne Geriatrie 1994 Jun: 118 – 24
30. Cheng SW, Ting AC, Lau H, Wong J: Epidemiology of atherosclerotic peripheral arterial occlusive disease in Hong Kong. World J Surg 1999 Feb; 23(2): 202 – 6
31. Cicchinelli LD, Camasta CA, McGlamry ED: Iatrogenic metatarsus primus elevatus. Etiology, evaluation, and surgical management. J Am Podiatr Med Assoc 1997 Apr; 87(4): 165 – 77
32. Coleman KJ, Raynor HR, Mueller DM, Cerny FJ, Dorn JM, Epstein LH: Providing sedentary adults with choices for meeting their walking goals. Prev Med 1999 May; 28(5): 510 – 9
33. Connolly KJ: Mechanisms of Motor Skill Development. Academic Press, London, 1970: 161 – 88
34. Connolly KJ, Manoel EJ: Variability and stability in the development of skilled actions; in: Neurophysiology & Neuropsychology of Motor Development. Mac Keith Press, Cambridge, 1997: 286 – 318; a) 325 – 7
35. Cooper KH: Bewegungstraining („Aerobics"). Fischer Bücherei, Frankfurt, 1970
36. Coughlin MJ: Roger A. Mann Award. Juvenile hallux valgus: etiology and treatment. Foot Ankle Int 1995 Nov; 16(11): 682 – 97
37. Coupland CA, Cliffe SJ, Bassey EJ, Grainge MJ, Hosking DJ, Chilvers CE: Habitual physical activity and bone mineral density in postmenopausal women in England. Int J Epidemiol 1999 Apr; 28(2): 241 – 6
38. Coutts F: Gait analysis in the therapeutic environment. Man Ther 1999 Feb; 4(1): 2 – 10
39. Craik KJW: Theory of the human operator in control systems. I. The operator as an engineering system. British Journal of Psychology. 1947; (38): 56 – 61
40. Cummings SR, Ling X, Stone K: Consequences of foot binding among older women in Beijing, China. Am J Public Health 1997 Oct; 87(10): 1677 – 9
41. Dahlke R: Krankheit als Symbol – Handbuch der Psychosomatik. Bertelsmann; 1996 (3. Auflage). 14 – 17
42. Davis JW, Nevitt MC, Wasnich RD, Ross PD: A cross-cultural comparison of neuromuscular performance, functional status, and falls between Japanese and white women. : J Gerontol A Biol Sci Med Sci 1999 Jun; 54(6): M288 – 92
43. Debrunner HU: Biomechanik des Fußes. Bücherei des Orthopäden, Band 49, Enke, 1985: a) 7; b) 76
44. Didia BC, Omu ET, Obvuoforibor AA: The use of footprint contact index II for classification of flat feet in a Nigerian population. Foot Ankle 1987 Apr; 7(5): 285 – 9
45. Diener M: Zeigt her Eure Schuhe! Jeder Laufschuh hat seine spezifischen Eigenschaften. K-Tip 2000 Okt; 16: 35 – 7
46. Dückers M: Antiker Sport und Olympische Spiele. Pädagogischer Dienst der Staatlichen Museen Preussischer Kulturbesitz, 1981, Berlin: Umschlag (Stadionlauf der Männer, Panathenäische Preisamphore um 480 v. Chr.)
47. Dujardin F, Aucouturier T, Bocquet G, Duparc F, Weber J, Thomine JM: Kinematics of the healthy and arthritic hip joint during walking. A study of 136 subjects. Rev Chir Orthop Reparatrice Appar Mot 1998 Nov; 84(8): 6 89 – 99
48. Duncan JJ, Gordon NF, Scott: Women walking for health and fitness. How much is enough? JAMA 1991 Dec 18; 266(23): 3295 – 9
49. Durkin MT, Turton EP, Wijesinghe LD, Scott DJ, Berridge DC: Long saphenous vein stripping and quality of life-a randomised trial. Eur J Vasc Endovasc Surg 2001 Jun; 21(6): 545 – 9
50. Dwyer FC: The present status of the problem of pes cavus. Clin Orthop 1975 Jan-Feb; (106): 254 – 75
51. Eastwood DM, Menelaus MB, Dickens DR, Broughton NS, Cole WG: Idiopathic toe-walking: does treatment alter the natural history? J Pediatr Orthop B 2000 Jan; 9(1): 47 – 9
52. Einarsdottir H, Troell S, Wykman A: Hallux valgus in ballet dancers: a myth? Foot Ankle Int 1995 Feb; 16(2): 92 – 4
53. Evans CJ, Fowkes FG, Ruckley CV, Lee AJ: Prevalence of varicose veins and chronic venous insufficiency in men and women in the general population: Edinburgh Vein Study. J Epidemiol Community Health 1999 Mar; 53(3): 149 – 53
54. Feneis H: Anatomisches Bilderwörterbuch. Thieme, 1974
55. Ferrell BA, Josephson KR, Pollan AM, Loy S, Ferrell BR: A randomized trial of walking versus physical methods for chronic pain management. Aging (Milano) 1997 Feb-Apr; 9(1 – 2): 99 – 105
56. Fowkes FG, Lee AJ, Evans CJ, Allan PL, Bradbury AW, Ruckley CV: Lifestyle risk factors for lower limb venous reflux in the general population: Edinburgh Vein Study. Int J Epidemiol 2001 Aug; 30(4): 846 – 52
57. Friden T, Erlandsson T, Zatterstrom R, Lindstrand A, Moritz U: Compression or distraction of the anterior cruciate injured knee. Variations in injury pattern in contact sports and downhill skiing. Knee Surg Sports Traumatol Arthrosc 1995; 3(3): 144 – 7
58. Fritz GR, Prieskorn D: First metatarsocuneiform motion: a radiographic and statistical analysis. Foot Ankle Int 1995 Mar; 16(3): 117 – 23
59. Fuchs R, Staheli LT: Sprinting and intoeing. : J Pediatr Orthop 1996 Jul-Aug; 16(4): 489 – 91
60. Fuller B: Synergetics. Macmillan, New York, 1982. 382 – 430 (405)
61. Garcia-Rodriguez A, Martin Jimenez F: Flexible flat feet in children: a real problem? Pediatrics 1999 Jun; 103(6): e84
62. Gerhardt JJ Rippstein JR: Gelenk und Bewegung. Huber, 1992, Bern. a) 110 – 1; b) 100 – 1; c)
63. Gesell A: The Embryology of Behavior. 1946. Reprinted as: Classics in Developmental Medicine No. 3. Mac Keith, London, 1988
64. Gesell A: Maturation and infant behavior pattern. Psychological Review, 1929; (36): 307 – 19

65. Gibellini R, Fanello M, Bardile AF, Salerno M, Aloi T: Exercise training in intermittent claudication. Int Angiol 2000 Mar; 19(1): 8–13
66. Godlee F: Clinical Evidence – die besten Studien für die klinische Praxis, Ausgabe September 2000. Hand Huber, 2000: a) 271–2; b) 302–3
67. Gonzalez de Aledo Linos A, Rollan A, Bonilla Miera C, Montes Conde A, Diego Santamaria MC, Obeso Garcia M: Results of podoscope screening in 948 non-selected children, with special reference to cavus foot. An Esp Pediatr 1996 Dec; 45(6): 579–82
68. Gottschalk FA, Solomon L, Beighton PH: The prevalence of hallux valgus in South African males. S Afr Med J 1984 May 5; 65(18): 725–6
69. Gould N, Schneider W, Ashikaga T: Epidemiological survey of foot problems in the continental United States: 1978–1979. Foot Ankle 1980 Jul; 1(1): 8–1
70. Goutallier D, Garabedian JM, Allain J, Bernageau J: Effect of osseous torsions of the lower limb on the development of lateral femorotibial knee arthrosis. Rev Chir Orthop Reparatrice Appar Mot 1997; 83(7): 613–21
71. Grossner M, Neumaier A: Technik-Training. BLV Sportwissen. 1982: 9–10
72. Gunther KP, Sturmer T, Sauerland S, Zeissig I, Sun Y, Kessler S, Scharf HP, Brenner H, Puhl W: Prevalence of generalized osteoarthritis in patients with advanced hip and knee osteoarthritis: the Ulm Osteoarthritis Study. Ann Rheum Dis 1998 Dec; 57(12): 717–23
73. Gutzwiller F: Savoir vivre – Gesundheit ist beeinflussbar, by PAX, Basel, 2000
74. Guyton GP, Mann RA, Kreiger LE, Mendel T, Kahan J. Cumulative industrial trauma as an etiology of seven common disorders in the foot and ankle: what is the evidence? Foot Ankle Int 2000 Dec; 21(12): 1047–1056
75. Hafner J: Conservative therapy in varicose symptom complex. Schweiz Rundsch Med Prax 2001 Feb 8; 90(6): 197–204
76. Hamdorf PA, Penhall RK: Walking with its training effects on the fitness and activity patterns of 79–91 year old females. Aust N Z J Med 1999 Feb; 29(1): 22–8
77. Haskell WL, Alderman EL, Fair JM, Maron DJ, Mackey SF, Superko HR, Williams PT, Johnstone IM, Champagne MA, Krauss RM: Effects of intensive multiple risk factor reduction on coronary atherosclerosis and clinical cardiac events in men and women with coronary artery disease. The Stanford Coronary Risk Intervention Project (SCRIP). Circulation 1994 Mar; 89(3): 975–90
78. Hawker GA, Wright JG, Coyte PC, Williams JI, Harvey B, Glazier R, Badley EM: Differences between men and women in the rate of use of hip and knee arthroplasty. N Engl J Med 2000 Apr 6; 342(14): 1016–22
79. Hawker GA, Wright JG, Coyte PC, Williams JI, Harvey B, Glazier R, Wilkins A, Badley EM: Determining the need for hip and knee arthroplasty: the role of clinical severity and patients' preferences. Med Care 2001 Mar; 39(3): 06–16
80. Hayafune N, Hayafune H, Jacob AC: Pressure and force distribution characteristics under the normal foot during the push-off phase in gait. The Foot 1999 (9): 88–92
81. Horton GA, Park YW, Myerson MS: Role of metatarsus primus elevatus in the pathogenesis of hallux rigidus. Foot Ankle Int 1999 Dec; 20(12): 777–80
82. Helliwell TR, Tynan M, Hayward M, Klenerman L, Whitehouse G, Edwards RH: The pathology of the lower leg muscles in pure forefoot pes cavus. Acta Neuropathol (Berl) 1995; 89(6): 552–9
83. Herzog G: Der diabetische Fuß. Ars Medici 2001; 15: 448–51 und 17: 816–7
84. Holden MK, Gill KM, Magliozzi MR, Nathan J, Piehl-Baker L: Clinical gait assessment in the neurologically impaired. Reliability and meaningfulness. Phys Ther 1984 Jan; 64(1): 35–40
85. Hooi JD, Stoffers HE, Kester AD, Rinkens PE, Kaiser V, van Ree JW, Knottnerus JA: Risk factors and cardiovascular diseases associated with asymptomatic peripheral arterial occlusive disease. The Limburg PAOD Study. Peripheral Arterial Occlusive Disease. Scand J Prim Health Care 1998 Sep; 16(3): 177–82
86. Hu FB, Manson JE, Stampfer MJ, Colditz G, Liu S, Solomon CG, Willett WC: Diet, lifestyle, and the risk of type 2 diabetes mellitus in women. N Engl J Med 2001 Sep 13; 345(11): 790–7
87. Hulet C, Hurwitz DE, Andriacchi TP, Galante JO, Vielpeau C: Functional gait adaptations in patients with painful hip. Rev Chir Orthop Reparatrice Appar Mot 2000 Oct; 86(6): 581–9
88. Hullin MG, Robb JE, Loudon IR: Gait patterns in children with hemiplegic spastic cerebral palsy. J Pediatr Orthop B 1996 Fall; 5(4): 247–51
89. Hung LK, Ho YF, Leung PC: Survey of foot deformities among 166 geriatric inpatients. Foot Ankle 1985 Jan-Feb; 5(4): 156–64
90. Huwyler J: Der Tänzer und sein Körper; Aspekte des Tanzes aus ärztlicher Sicht. Perimed, Erlangen, 1992. a) 125–39; b) 60–61; c) 134
91. Ingvarsson T, Hagglund G, Lohmander LS: Prevalence of hip osteoarthritis in Iceland. Ann Rheum Dis 1999 Apr; 58(4): 201–7
92. Ito H, Shimizu A, Miyamoto T, Katsura Y, Tanaka K: Clinical significance of increased mobility in the sagittal plane in patients with hallux valgus. Foot Ankle Int 1999 Jan; 20(1): 29–32
93. Jacob HA: Zur Belastung des Fußes beim Gehen und Stehen – Hat die „Dreipunktetheorie" noch Bestand? Deutsche Assoziation für orthopädische Fußchirurgie, D.A.F News 2001 Sep; 6(2): 4–10
94. Jacobi G, Riepert T, Kieslich M, Bohl j: Todesfall während der Physiotherapie nach Vojta. Z. f. Physiotherapeuten 2001; 53(4): 573–6
95. Jerosch J, Mamsch H: Deformities and misalignment of feet in children-a field study of 345 students. Z Orthop Ihre Grenzgeb 1998 May-Jun; 136(3): 215–20

96. Joseph B, Chacko V, Abraham T, Jacob M: Pathomechanics of congenital and acquired hallux varus: a clinical and anatomical study. Foot Ankle 1987 Dec;8(3):137–43
97. Kahn SR, Solymoss S, Lamping DL, Abenhaim L: Longterm outcomes after deep vein thrombosis: postphlebitic syndrome and quality of life. J Gen Intern Med 2000 Jun; 15(6): 425–9
98. Kapandji IA,: Funktionelle Anatomie des Menschen; Band 2, Untere Extremitäten; Bücherei des Orthopäden. Enke, Stuttgart, 1985. a) 168; b)152; c) 194–5; d) 126–6; e) 182–3; f) 74, Abb 23–4;
99. Katsouyanni K, Skalkidis Y, Petridou E, Polychronopoulou-Trichopoulou A, Willett W, Trichopoulos D: Diet and peripheral arterial occlusive disease: the role of poly-, mono-, and saturated fatty acids. Am J Epidemiol 1991 Jan; 133(1): 24–31
100. Kawate K, Ohneda Y, Kakihana T, Tamai S: Assessment of limp in patients with coxarthrosis–three-dimensional measurement of the pelvic rotation. Nippon Seikeigeka Gakkai Zasshi 1992 Jul; 66(7): 643–56
101. Kelly AM: Does the clinically significant difference in visual analog scale pain scores vary with gender, age, or cause of pain? Acad Emerg Med 1998 Nov; 5(11): 1086–90
102. Kieser W: Die Seele der Muskeln – Krafttraining jenseits von Sport und Show. Walter Verlag, Zürich, 1998: 44–50
103. Kouvalchouk JF, Bonnet JM, de Mondenard JP: Pyramidal syndrome. Apropos of 4 cases treated by surgery and review of the literature. Rev Chir Orthop Reparatrice Appar Mot 1996; 82(7): 647–57
104. Krawetz P, Nance P: Gait analysis of spinal cord injured subjects: effects of injury level and spasticity. Arch Phys Med Rehabil 1996 Jul; 77(7): 635–8
105. Kusumoto A, Suzuki T, Kumakura C, Ashizawa K: A comparative study of foot morphology between Filipino and Japanese women, with reference to the significance of a deformity like hallux valgus as a normal variation. Ann Hum Biol 1996 Sep-Oct, 23(5). 373–85
106. Lambert C, Thomann B, Brunner R: Tibial torsion deformities. Orthopäde 2000 Sep; 29(9) 802–7
107. Lamont EB, Christakis NA: Prognostic disclosure to patients with cancer near the end of life. Ann Intern Med 2001 Jun 19; 134(12): 1096–105
108. Lang J, Wachsmuth W: Praktische Anatomie – Band I, Teil IV, zweite Auflage. Springer Verlag, Berlin, 1972. a) Seite 355; b) 383–6; c) 396; d) 397; e) 394; f) 384–91; g) 152–59 h) 62–3 i) 282–3; j) 419 und 440
109. Langman J: Medizinische Embryologie. Thieme 1970: 139
110. Lanyon P, Muir K, Doherty S, Doherty M: Assessment of a genetic contribution to osteoarthritis of the hip: sibling study. BMJ 2000 Nov 11; 321(7270): 1179–83
111. Lariviere JY, Miladi L, Dubousset JF, Seringe R: Failure of Dwyer's procedure in internal pes cavus in children. Physiopathological considerations and therapeutic deductions. Rev Chir Orthop Reparatrice Appar Mot 1985;71(8): 563–73
112. Larsen C: Funktionelle Frührehabilitation der Füsse gemäss Spiraldynamikkonzept. Trauma Berufskrankh 2001–3; Suppl 2: 242–247
113. Larsen C: Der koordinierte Fuß. Neuer Merkur, München, 1996
114. Larsen C: Die zwölf Grade der Freiheit. Via Nova, 1995. a) 50–2; b) 202–49; c) 141, Abb 6.4a–b;
115. Larsen C: Gut zu Fuß ein Leben lang. Trias Verlag, Stuttgart, in Vorbereitung
116. Larsen C: Prävention von Fußdeformitäten Krankengymnastik, Sep 1998, 50(9): 1534–44; Plaum, München
117. Larsen C: Gesunde Füße für Ihr Kind. Trias Verlag, Stuttgart, 2002
118. Lau EC, Cooper C, Lam D, Chan VN, Tsang KK, Sham A: Factors associated with osteoarthritis of the hip and knee in Hong Kong Chinese: obesity, joint injury, and occupational activities. Am J Epidemiol 2000 Nov 1; 152(9): 855–62
119. Laughlin TJ: Complications of distal first metatarsal osteotomies. J Foot Ankle Surg 1995 Nov-Dec; 34(6): 524–31; Discussion 593–4
120. Lee RE, Goldberg JH, Sallis JF, Hickmann SA, Castro CM, Chen AH: A prospective analysis of the relationship between walking and mood in sedentary ethnic minority women. Women Health 2001; 32(4): 1–15
121. Leng GC, Lee AJ, Fowkes FG, Whiteman M, Dunbar J, Housley E, Ruckley CV: Incidence, natural history and cardiovascular events in symptomatic and asymptomatic peripheral arterial disease in the general population. Int J Epidemiol 1996 Dec; 25(6): 1172–81
122. Leon AS, Casal D, Jacobs D Jr: Effects of 2,000 kcal per week of walking and stair climbing on physical fitness and risk factors for coronary heart disease. J Cardiopulm Rehabil 1996 May-Jun; 16(3): 183–92
123. Lillich JS, Baxter DE: Common forefoot problems in runners. Foot Ankle 1986; 7: 145–51
124. Lord SE, Halligan PW, Wade DT: Visual gait analysis: the development of a clinical assessment and scale. Clin Rehabil 1998 Apr; 12(2): 107–19
125. Lorei MP, Hershman EB: Peripheral nerve injuries in athletes. Treatment and prevention. Sports Med 1993 Aug; 16(2): 130–47
126. Magee DJ: Orthopedic physical assessement. Saunders, Philadelphia, 1992. a) 451; b) 464; c) 484; d) 420–3
127. Maier E: Der beste Schuh nützt nichts am falschen Fuß! Podologie Mae 2000: 8–10
128. Maier E: Die Abwicklung des Fußes zum Schritt! Podologie Apr 1999: 12–21
129. Mantha S, Thisted R, Foss J, Ellis JE, Roizen MF: Mantha S, Thisted R, Foss J, Ellis JE, Roizen MF. Anesth Analg 1993 Nov; 77(5): 1041–7
130. Marti B, Martin BW: Sportliches Training oder Bewegung im Alltag zur Optimierung von Gesundheit und

Lebensqualität. Theapeutische Umschau Wellness – Fitness – Doping, 2001 Apr; 58(4): 189–95
131. Marti B: Health effects of recreational running in women. Some epidemiological and preventive aspects. Sports Med 1991 Jan; 11(1): 20–51
132. Marti B: Benefits and risks of running among women: an epidemiologic study. Int J Sports Med 1988 Apr; 9(2): 92–8
133. Mathias S, Nayak US, Isaacs B: Balance in elderly patients: the „get-up and go" test. Arch Phys Med Rehabil 1986 Jun; 67(6): 387–9
134. Mattalino AJ Deese JM, Campbell ED: Office evaluation and treatment of lower extremity injuries in the runner. Clin Sports Med 1989 Mar; (8)3: 461–75
135. Maxwell AJ, Anderson BE, Cooke JP: Nutritional therapy for peripheral arterial disease: a double-blind, placebo-controlled, randomized trial of HeartBar. Vasc Med 2000; 5(1): 11–19
136. Menz HB, Lord SR: Foot problems, functional impairment, and falls in older people. : J Am Podiatr Med Assoc 1999 Sep; 89(9): 458–67
137. Merkle B: Das Achilles Projekt. Ars Medici 2000 Mae; 135–6
138. Min RJ, Navarro L: Transcatheter duplex ultrasound-guided sclerotherapy for treatment of greater saphenous vein reflux: preliminary report. Dermatol Surg 2000 May; 26(5): 410–4; discussion 413–4
139. Mondelli M, Giannini F, Reale F: Clinical and electrophysiological findings and follow-up in tarsal tunnel syndrome. Electroencephalogr Clin Neurophysiol 1998 Oct; 109(5): 418–25
140. Morlock M: Fuß- und Sprunggelenkmodelle zur Belastungsanalyse – Der Fuß im Sport. Kongressband 1. Wiesbadener Symposium 1997 Mae 13–15: 11–16
141. Morris D: Bodywatching. Grafton Books – Collins Publishing Group, 1987: a) 238; b) 241; c) 244
142. Morscher E, Ulrich J, Dick W: Morton's intermetatarsal neuroma: morphology and histological substrate. Foot Ankle Int 2000 Jul; 21(7): 558–62
143. Muller-Limmroth W, Beierlein HR, Diebschlag W: Pressure distribution under the human footsole: qualitative and quantitative results. Z Orthop Ihre Grenzgeb 1977 Dec; 115(6): 929–36
144. Myles PS, Troedel S, Boquest M, Reeves M: The pain visual analog scale: is it linear or nonlinear? Anesth Analg 1999 Dec; 89(6): 1517–20
145. Myerson MS, Badekas A: Hypermobility of the first ray. Foot Ankle Clin 2000 Sep; 5(3): 469–84
146. Napolitano C, Walsh S, Mahoney L, McCrea J: Risk factors that may adversely modify the natural history ot the pediatric pronated foot. Clin Podiatr Med Surg 2000 Jul;17(3): 397–417
147. Nadkar MY, Samant RS, Vaidya SS, Borges NE: Relationship between osteoarthritis of knee and menopause. J Assoc Physicians India 1999 Dec; 47(12): 1161–3
148. Navarro L, Min RJ, Bone C: Endovenous laser: a new minimally invasive method of treatment for varicose veins–preliminary observations using an 810 nm diode laser. Dermatol Surg 2001 Feb; 27(2): 117–22
149. Nielsen JF, Sinkjaer T: A comparison of clinical and laboratory measures of spasticity. Mult Scler 1996 Apr; 1(5): 296–301
150. Niethard FU, Pfeil J: Orthopädie – Duale Reihe. Hippokrates, Stuttgart, 1992. a) 492; b) 500
151. Noszvai-Nagy M: Zunehmend krankhafte Befunde an Kinderfüßen – Studie der Technischen Universität Karlsruhe. Podologie 1999 Dez; L(12): 4
152. Nurse MA, Nigg BM: Quantifying a relationship between tactile and vibration sensitivity of the human foot with plantar pressure distributions during gait. Clin Biomech (Bristol, Avon) 1999 Nov; 14(9): 667–72
153. Nygaard IE: Relationship between foot flexibility and urinary incontinence in nulliparous varsity athletes. Obstet Gynecol 1996 June; 87(6): 1049–51
154. O'Byrne JM, Jenkinson A, O'Brien TM: Quantitative analysis and classification of gait patterns in cerebral palsy using a three-dimensional motion analyzer. J Child Neurol 1998 Mar; 13(3): 101–8
155. Ogilvie-Harris DJ, Carr MM, Fleming PJ: The foot in ballet dancers: the importance of second toe length. Foot Ankle Int 1995 Mar;16(3):144–7
156. Olerud Cm Rosendahl Y: Torsion-transmitting Porperties of the hind foot. Clin Orthop 1987 Jan; (214): 285–94
157. Omey ML, Micheli LJ: Foot and ankle problems in the young athlete. Med Sci Sports Exerc 1999 Jul; 31(7 Suppl): S470–86
158. Ornish D, Scherwitz LW, Billings JH, Brown SE, Gould KL, Merritt TA, Sparler S, Armstrong WT, Ports TA, Kirkeeide RL, Hogeboom C, Brand RJ: Intensive lifestyle changes for reversal of coronary heart disease. JAMA 1998 Dec 16; 280(23): 2001–7
159. Ornish D, Brown SE, Scherwitz LW, Billings JH, Armstrong WT, Ports TA, McLanahan SM, Kirkeeide RL, Brand RJ, Gould KL: Can lifestyle changes reverse coronary heart disease? The Lifestyle Heart Trial. Lancet 1990 Jul 21; 336(8708): 129–33
160. Orzechowski W, Wall A: Selected anatomical features of the foot with hallux valgus. Chir Narzadow Ruchu Ortop Pol 1999; 64(3): 311–7
161. Parkkari J, Natri A, Kannus P, Manttari A, Laukkanen R, Haapasalo H, Nenonen A, Pasanen M, Oja P, Vuori I: A controlled trial of the health benefits of regular walking on a golf course. Am J Med 2000 Aug 1;109(2): 102–8
162. Pascarella EM Estrada RJ: Pes cavo-valgus foot. J Foot Surg. 1991 Nov-Dec; 30(6): 553–7
163. Patla AE, Adkin A, Ballard T: Online steering: coordination and control of body center of mass, head and body reorientation. : Exp Brain Res 1999 Dec; 129(4): 629–34
164. Peat G, McCarney R, Croft P: Knee pain and osteoarthritis in older adults: a review of community burden and current use of primary health care. Ann Rheum Dis 2001 Feb; 60(2): 91–7

165. Pereira MA, Kriska AM, Day RD, Cauley JA, LaPorte RE, Kuller LH: A randomized walking trial in postmenopausal women: effects on physical activity and health 10 years later. Arch Intern Med 1998 Aug 10–24; 158(15): 1695–701
166. Perfetti C: Der hemiplegische Patient – Kognitiv-therapeutische Übungen. Pflaum, München. 1997 a) 80–90; b) 34–35
167. Piccioli A, Prandoni P, Goldhaber SZ: Epidemiologic characteristics, management, and outcome of deep venous thrombosis in a tertiary-care hospital: the Brigham and Women's Hospital DVT registry. Am Heart J 1996 Nov; 132(5): 1010–4
168. Pisano F, Miscio G, Del Conte C, Pianca D, Candeloro E, Colombo R: Quantitative measures of spasticity in post-stroke patients. Clin Neurophysiol 2000 Jun; 111(6): 1015–1022
169. Powell JT: Vascular damage from smoking: disease mechanisms at the arterial wall. Vasc Med 1998; 3(1): 21–8
170. Price AE, Maisel R, Drennan JC: Computed tomographic analysis of pes cavus. J Pediatr Orthop 1993 Sep-Oct; 13(5): 646–53
171. Priebe MM, Sherwood AM, Thornby JI, Kharas NF, Markowski J: Clinical assessment of spasticity in spinal cord injury: a multidimensional problem. Arch Phys Med Rehabil 1996 Jul; 77(7): 713–716
172. Rao UB, Joseph B: The influence of footwear on the prevalence of flat foot. J Bone Joint Surg Br. 1992 Jul; 74(4): 525–7
173. Reimers J, Pedersen B, Brodersen A: Foot deformity and the length of the triceps surae in Danish children between 3 and 17 years old. J Pediatr Orthop B 1995; 4(1): 71–3
174. Renström PA: Sportverletzungen und Überlastungsschäden – Prävention, Therapie, Rehabilitation. Enzyklopädie der Sportmedizin, medizinische Kommission des IOC. Deutscher Ärzte-Verlag, Köln, 1997. a) 213; b) 234; c) 232; d) 144; e) 350; f) 351–9; g) 352
175. Robbins S: Foot position awareness in younger and older men: the influence of footwear sole properties. J Am Geriatr Soc 1997 January; 45(1): 61–6
176. Roche Lexikon: Medizin. Urban Schwarzenberg, 1999: a) 367
177. Ronconi P, Monachino P, Baleanu PM, Favilli G: Distal oblique osteotomy of the first metatarsal for the correction of hallux limitus and rigidus deformity. J Foot Ankle Surg 2000 May-Jun; 39(3): 154–60
178. Rutherford OM: Is there a role for exercise in the prevention of osteoporotic fractures? Br J Sports Med 1999 Dec; 33(6): 378–86
179. Sachithanandem V; Joseph B: The influence of footwaer on the prevalence of flat foot. A study of 1846 sekeletally mature persons. J bone Joint Surg Br 1995 Mar; 77(2): 254–7
180. Samama MM: An epidemiologic study of risk factors for deep vein thrombosis in medical outpatients: the Sirius study. Arch Intern Med 2000 Dec 11–25; 160(22): 3415–20
181. Savvidis E, von der Decken CB: Forces acting on foot soles during stair climbing in healthy probands and in patients with coxarthrosis. Biomed Tech (Berl) 1999 Apr; 44(4): 98–103
182. Schad W: Der Fuß des Menschen - ein lange verkanntes Detail seiner Evolution. Deutsche Assoziation für orthopädische Fußchirurgie, D.A.F News 2000 Sep; 5(2): 10–3
183. Schalow G, Zäch GA: Reorganisation of the Human CNS; theoretical basis for modern Neurorehabilitation. Gen Physiol Biophys 2000 Oct; 19 (Suppl1): 1–244
184. Schneider J: Dank Exploit mitten in die Weltspitze. Zürcher Unterländer 19.1.1998: 11
185. Schwarz T, Schmidt B, Hohlein U, Beyer J, Schroder HE, Schellong SM: Eligibility for home treatment of deep vein thrombosis: prospective study. BMJ. 2001 May 19; 322 (7296): 1192–3
186. Scurr JH, Machin SJ, Bailey-King S, Mackie IJ, McDonald S, Smith PD: Frequency and prevention of symptomless deep-vein thrombosis in long-haul flights: a randomised trial. Lancet 2001 May 12; 357(9267): 1485–9
187. Segesser B, Morscher E, Goesele A: Lesions of the growth plate caused by sports stress. Orthopade 1995 Sep; 24(5): 446–56
188. Seichert N: Funktionelle instrumentierte Ganganalyse (FIGA) – neuartiges Verfahren und klinische Relevanz. Symposium *SUVA Klinik* Bellikon, Schweiz vom 4.12.1997; Persönliche Mitteilung, 2000
189. Shanahan MD, Douglas DL, Sharrard WJ, Duckworth T, Betts R: The long-term results of the surgical management of paralytic pes cavus by soft tissue release and tendon transfer. Z Kinderchir 1985 Dec; 40 Suppl 1: 37–41
190. Sherwood AM, Graves DE, Priebe MM: Altered motor control and spasticity after spinal cord injury: subjective and objective assessment. J Rehabil Res Dev 2000 Jan; 37(1): 41–52
191. Snow RE (1994): High heeled shoes: their effect on centre of mass position, posture, three-dimensional kinematics, rearfoot motion and ground reaction forces. *Arch Phys Med Rehabil* 1994 May; 75(5): 568–76
192. Sobel E, Levitz SJ, Caselli MA, Tran M, Lepore F, Lilja E, Sinaie M, Wain E : Reevaluation of the relaxed calcaneal stance position. Reliability and normal values in children and adults. J Am Podiatr Med Assoc 1999 May; 89(5): 258–64
193. Sobel E, Levitz S, Caselli M, Brentnall Z, Tran MQ: Natural history of the rearfoot angle: preliminary values in 150 children. Foot Ankle Int 1999 Feb; 20(2): 119–25
194. Sobel E, Caselli MA, Velez Z: Effect of persistent toe walking on ankle equinus. Analysis of 60 idiopathic toe walkers. J Am Podiatr Med Assoc 1997 Jan; 87(1): 17–22

195. Sohier R, Sohier J: Das analytische Konzept. Edition Kiné-Sciences, 1991(1): 149–50
196. Staheli LT: Torsion – treatment indications. Clin Orthop 1989 Oct; (247): 61–6
197. Staheli LT: In-toeing and out-toeing in children. J Fam Pract 1983 May; 16(5): 1005–11
198. Strecker W, Keppler P, Gebhard F, Kinzl L: Length and torsion fo the lower limb. J Bone Joint Surg Br 1997 Nov; 79(6): 1019–23
199. Sun Tsu: Wahrhaft siegt, wer nicht kämpft. Der Chinesische Klassiker bearbeitet von Thomas Cleary. Bauer, 1992: 11–15
200. Suter E, Marti B, Gutzwiller F: Jogging or walking-comparison of health effects. Ann Epidemiol 1994 Sep; 4(5): 375–81
201. Tanaka T, Takeda H, Izumi T, Ino S, Ifukube T: Effects on the location of the centre of gravity and the foot pressure contribution to standing balance associated with ageing. Ergonomics 1999 Jul; 42(7): 997–1010
202. Taylor J, Tucker LA: Comparison of the CardioGlide, CrossWalk, and treadmill walking in development of cardiovascular endurance, dynamic strength, and flexibility in middle-aged men and women. Percept Mot Skills 1996 Jun; 82(3 Pt 1): 875–82
203. Thelen E, Ulrich BD, Niles D: Bilateral coordination in human infants: stepping on a split-belt treadmill. Journal of Experimental Psychology 1987; 13: 405–10
204. Thune I, Furberg AS: Physical activity and cancer risk: dose-response and cancer, all sites and site-specific. Med Sci Sports Exerc 2001 Jun; 33(6 Suppl): S530–50; discussion S609–10
205. Treiman GS, Copland S, McNamara RM, Yellin AE, Schneider PA, Treiman RL: Factors influencing ulcer healing in patients with combined arterial and venous insufficiency. J Vasc Surg 2001 Jun; 33(6): 1158–1164
206. Trnka HJ, Zettl R, Hungerford M, Muhlbauer M, Ritschl P: Acquired hallux varus and clinical tolerability. Foot Ankle Int 1997 Sep;18(9): 593–7
207. Turnbull LA, Wood N, Kester G: Controlled trial of the subjective patient benefits of accompanied walking to the operating theatre. Int J Clin Pract 1998 Mar; 52(2): 81–3
208. Turner AP, Barlow JH, Heathcote-Elliott C: Long term health impact of playing professional football in the United Kingdom. Br J Sports Med 2000 Oct; 34(5): 332–6
209. US Department of Health and Human Services: Physical Activity and Health – a Report of the Surgeon General. Atlanta 1996, www.cdc.gov
210. Van den Oever R, Hepp B, Debbaut B, Simon I: Socio-economic impact of chronic venous insufficiency. An underestimated public health problem. Int Angiol 1998 Sep; 17(3): 161–7
211. Van Gils CC, Steed RH, Page JC: Torsion of the human Achilles tendon. J Foot Ankle Surg 1996 Jan-Feb; 35(1): 41–8
212. Van Lith R: Pathogenese und Pathomechanik des Vorfusses. Podologie 1998 Jul; XLIX (7): 18–24
213. Verhaegen MJ: Aquatic ape theory and fossil homonids. Med Hypotheses 1991 Jun; 35(2): 108–14
214. Verhaegen MJ: The Aquatic Ape Theory: evidence and a possible scenario. Med Hypotheses 1985 Jan; 16(1): 17–32
215. Vingard E, Alfredsson L, Malchau H: Lifestyle factors and hip arthrosis. A case referent study of body mass index, smoking and hormone therapy in 503 Swedish women. Acta Orthop Scand 1997 Jun; 68(3): 216–20
216. Vingard E, Alfredsson L, Goldie I, Hogstedt C: Sports and osteoarthrosis of the hip. An epidemiologic study. Am J Sports Med 1993 Mar-Apr; 21(2): 195–200
217. Waibel P: Differences in the prognosis of arterial reconstruction in stage II and IV peripheral arterial disease. Results of a minimum of 15 to 25 years follow-up. Vasa 1992; 21(1): 46–51
218. Waidelich HA, Strecker W, Schneider E: Computed torsion-angle and length measurement of the lower extremity. The methods, normal values and radiation load. Rofo Fortschr Geb Röntgenstr Neuen Bildgeb Verfahr 1992 Sep; 157 (3): 245–51
219. Waldecker U: Plantar fat pad atrophy: a cause of metatarsalgia? J Foot Ankle Surg 2001 Jan-Feb; 40(1): 21–7
220. Walker RD, Nawaz S, Wilkinson CH, Saxton JM, Pockley AG, Wood RF: Influence of upper- and lower-limb exercise training on cardiovascular function and walking distances in patients with intermittent claudication. J Vasc Surg 2000 Apr; 31(4): 662–9
221. Weineck J: Optimales Training – leistungsphysiologische Trainingslehre. Demeter Spitta, Balingen, 1997. a) 187–91
222. Weineck J: Sportanatomie – Beiträge zur Sportmedizin Band 9. Perimed, Erlangen, 1988. a) 168; b)
223. WHO World Health Organisation: The World Health Report 1997, Genf
224. Widhe T: Foot deformities at birth: a longitudinal prospective study over a 16–year period. J Pediatr Orthop 1997 Jan-Feb; 17(1): 20–4
225. Widmer LK, Waibel P: Arterielle Durchblutungsstörungen in der Praxis. Roche – wissenschaftlicher Dienst, Hand Huber, 1972: a) 47; b) 40
226. Wiedmer L, Langer T, Knusel O: Gait pattern of patients with hip arthritis. Orthopade 1992 Feb; 21(1): 35–40
227. Wigger P: Surgical therapy of primary varicose veins. Schweiz Med Wochenschr 1998 Nov 7; 128(45): 1781–8
228. Williams KR, Cavanagh PR: Biomechanical correlates with running economy in elite distance runners. Proceedings of the North Amerikcan Congress on Biomechanics; American Society of Biomechanics, Montreal; 1986, Vol 2: 287–88
229. Windhager R, Lack W, Kutschera H, Wimberger W, Mayr M: Clinical and radiologic comparison of „idio-

pathic" and „neurogenic" pes cavus. Z Orthop Ihre Grenzgeb 1989 Mar-Apr; 127(2): 169–73
230. Wolfson L, Whipple R, Derby C, Judge J, King M, Amerman P, Schmidt J, Smyers D: Balance and strength training in older adults: intervention gains and Tai Chi maintenance. J Am Geriatr Soc 1996 May; 44(5): 498–506
231. Woolf-May K, Bird S, Owen A: Effects of an 18 week walking programme on cardiac function in previously sedentary or relatively inactive adults. Br J Sports Med 1997 Mar; 31(1): 48–53
232. Wu KK: Morton neuroma and metatarsalgia. Curr Opin Rheumatol 2000 Mar; 12(2): 131–42
233. Wyss JM, Carlson SH: The role of the central nervous system in hypertension. Curr Hypertens Rep 1999 Jun; 1(3): 246–53
234. Yoshimura N, Sasaki S, Iwasaki K, Danjoh S, Kinoshita H, Yasuda T, Tamaki T, Hashimoto T, Kellingray S, Croft P, Coggon D, Cooper C: Occupational lifting is associated with hip osteoarthritis: a Japanese case-control study. J Rheumatol 2000 Feb; 27(2): 434–40
235. Yu GV, Sellers CS, Shook JE, Karlock LG: Iatrogenic deformities of the first ray. Clin Podiatr Med Surg 1996 Jul; 13(3): 367–422
236. Zanetti M, Strehle JK, Zollinger H, Hodler J: Morton neuroma and fluid in the intermetatarsal bursae on MR images of 70 asymptomatic volunteers. Radiology 1997 May; 203(2): 516–20
237. Zatsiorsky VM: Biomechanics in Sport, Volume IX of the Encyclopaedia of Sports Medicine. IOC Medical Commission Publication, Blackwell Science, Oxford, 2000. a) 164–74; b) 224; c) 578–9; d) 580, Fig 27.3;
238. Zollinger H, Fellmann J: Natural course of juvenile foot deformities. Orthopade 1994 Jun; 23(3): 206–10

Nützliche Adressen und Links

239. BIMS® Messschieber zur Ermittlung von Kinderfußlänge und Schuhinnenlänge www.bims.ch
240. EMED®: EMED-System by Novel, Munich. Das Gerät wurde freundlicherweise zur Verfügung gestellt von Orthopädie Bähler, Zürich.
241. FiGA® Funktionell instrumentierte Gangananalyse www.rehabellikon.ch
242. ISD Medizinisch-therapeutisches Spiraldynamik® Institut, Zürich isd@hin.ch
243. MBT® Masai Barfuss Technologie www.masai.ch
244. SDI Spiraldynamik® International, Zürich, www.spiraldynamik.com

Sachregister

A

Abduktor 144
Abrollen 31, 45, 118
– funktionelles 260
– Kugelgelenkfunktion 168
– orthogrades 180, 187
– Stoßdämpfung 144
– Technik 279
Abrollschlinge 121
Absatz, hoher 188
Abstand
– interkondylärer 217, 219
– intermalleolärer 217, 219
Abstoßimpuls 164 f
Achillessehne 288, 297
Achillessehnenproblem, Lauftipp 281
Achillodynie 244
Achsenfehlbelastung 6
Achsenkorrektur 30
Adduktor 144
Adipositas 22
Alarmzeichen 8, 11 f
Alltagsaktivität (ADL Scores) 58
Alter 23, 27
Amputation 12, 67
Anamnese 9 ff, 37 f
Angio-Walking 261
Antiknickfuß-Effekt 201
Antirigidus-Mobilisation 182
Anti-Trendelenburg 208
Antivalgus-Mobilisation 181
Arcus venosus
– – dorsalis pedis 72
– – plantaris 72
Arteria
– dorsalis pedis 61 f
– fibularis 61 f
– plantaris lateralis et medialis 61
– poplitea 61
– tibialis anterior et posterior 61 f
Arterie 69 f
Arteriole 69
Arthritis 288
Arthroplastik 175
Arthrose 23, 28, 270, 289
Arthrosebehandlung 49
Ashworth-Skala 126
Aufprall 33
Aufrichtung 203

Aufsetzen-Abrollen-Abstoßen-Störung 6
Aufstehübung 241
Ausdauerleistung 244 f, 249
– aerobe 261
Ausdauertest 270 f
Ausdauertraining 238, 252, 276
Außenknöchelschmerz 288
Außenrotator, pelvitrochanterer 191
– – Aktivierung 227
– – Insuffizienz 223
Außenrotatoren-Training 211

B

Babinski-Zeichen 13
Balkengänger 187
Ballengang 12, 269, 284
– Differenzialdiagnose 295
– beim Kind 166
– Vorfußbelastung 142
Ballenhohlfuß 122 f
Ballenlaufstil 284
Ballenmuskulatur 144, 156
– Training 162 f
Ballenstand 102, 104, 121
Band
– iliofemorales 190 f
– ischiofemorales 190
– laterales, Vorspannung 100
– pubofemorales 190 f
– Überlastung 229
Bandinstabilität 296
Bandlaxizität 17
Bandscheibenvorfall 28, 56, 292 f
Bandschraube Hüftgelenk 190
Barfuß-Volk 269
Bechterew-Krankheit 288 f
Beckenaufrichtung 210, 258
Beckenbewegung 46, 199
3 D-Beckendynamik 213
Beckendyskoordination 197
Beckenhochstand 200
Beckenkoordination 259
Beckenrotation 195, 199
Beckenschrägstand, funktioneller 197
Beckenstabilisierung 208, 210
Beckentiefstand 191, 199 ff, 258
Bein, Rotationsformel 86

Beinachse 45, 51, 214 ff
– Abstand
– – interkondylärer 217, 219
– – intermalleolärer 219
– Außenrotation 217 f, 220, 222
– Fehlstellung 230
– Fußplaner 229
– Innenrotation 87, 202, 217 f, 220, 222
– Integration, funktionelle 240 f
– psychologische Erweiterung 230
– Rotationsstabilität 223
– Stabilisation 98 f, 236 f
– Therapiestrategie 227 ff
– Übungskriterien 230
– Wahrnehmungsschulung 232 f
Beinachsenabweichung 102, 192
Beinachsendiagnostik 217 ff
Beinachsenmobilität 217
Beinachsenrotation 86, 220
Beinachsenstabilität 217
Beinachsentraining 228
– aktives 94, 117
– funktionelles 209, 227, 238 f
– Treppensteigen 259
Beinextension 238
Beinflexion 215 f, 238
Beinparese 12
Beinschmerz 289
Beinskelett 143
Beinspirale, invertierte 227
Belastbarkeit 17
Belastung 11, 22, 26
– axiale 87
Belastungsgewohnheit 48 f
Belastungskorrektur, aktive 48
Belastungsstabilität 5, 32, 120
Belastungszeit 244
Berührungssensibilität 12
Beugesehne 145
Bewegung 32
– Dosis-Wirkungs-Kurve 250 f
– Raum-Zeit-Koordination 127
Bewegungsdosis
– gesundheitswirksame 250
– minimale 67
Bewegungsfluss 264
Bewegungsmangel 11, 31, 242, 256
Bewegungsmensch 277
Bewegungsökonomie 44, 242, 252 f, 271

– Verbesserung 285
Bewegungsplanung, kognitive 127
Bewegungsqualität 42
Bewegungstherapie, funktionelle 36
Bewegungsübung 63
Biomechanik, präventive 100, 142, 166, 188
Bleifuß 119
Blutfettwert 252
Bluthochdruck 61, 66, 252
Blutversorgung 61
Bodengefühl 90
Bodenkontakt 133, 279
Bodenkontaktfläche 45
Body Mass Index 11, 22, 24, 27, 267
Bursitis 169, 288

C

Cauda-equina-Syndrom 289, 292
C-Bogen 4, 146 f, 189
– anatomischer 144
– Mobilisation 157
– stabiler 160
Charcot-Marie-Tooth-Fuß 53
Chopart-Gelenk, Hyperflexion 129
Claudicatio intermittens 63, 65
– Gehprobe 14
– Lagerungsprobe 15
– Leitsymptom 289, 291
Cooper-Test 271
COX-AR-Test 198
Crosswalking 263
CVI s. Venöse Insuffizienz, chronische

D

Daumenzehe 167
Defizit
– grobmotorisches 12
– neurologisches 55, 292
– propriozeptives 6
– sensorisches 12 f
Dermatom 53
Detorsion 30
2 D-Detorsion 132
3 D-Detorsion 128 f, 134 f
Diabetes mellitus 23, 61, 252, 292
Diagnose 19, 23, 27, 37, 288 ff
Diagnostik 8 f
Differenzialdiagnose 7, 288 ff
Doppelbeinstandphase 264
Dorsalextension, eingeschränkte 166
Drehscharniergelenk 214
Dreiminuten-Marsch 14

Drei-D-Torsion 4 f, 30, 43
– konzentrische 106
Druck
– hydrostatischer 70
– venöser 71
Druckentlastung 56, 150
Druckparese 59
Drucküberlastung (s. auch Hyperpression, plantare) 146
Druckverteilung 31
Duchenne-Hinken 192, 296
Durchblutung 65
Durchblutungsstörung 62 f, 289
– Gehprobe 14
– Lagerungsprobe 15
– Läsion 59
Dynamik 60
Dynamik-Stretch 283
Dysbalance, muskuläre 267
Dysfunktion 6

E

Eigenmotivation 19, 27
Eigenständigkeit 58
Einbeinhocke 12
Einbeinstand 94, 208, 223
Einbeinstandphase 264
Einlage 31, 47
– Hohlfuß 129
– Spreizfuß 150
Einwärtsgang 86
Embolie 28, 77
En-dehors 209
Entlastungshinken 244
Entrapment 59
Entschraubung 131 f
– aktive 141
– dreidimensionale, verlängernde 128
Entspannung 128 f
Entspannungstraining 133
Entstauung 75
Entwicklungsstörung, psychomotorische 59
Entzündungszeichen 11
Ermüdungsfraktur 270
Ernährungsmensch 277
Erwartungshaltung 19, 22
Erwerbsunfähigkeit 38
Evolution 1 f, 33

F

Fahrradfahren 119
Fallfuß 244

Farbveränderung 11 f, 291
Fasciitis plantaris 122
Federgang 140
Fehlbelastung 2, 214, 227
Feinmechanik 157 ff
Feiss-Linie 103, 108, 123
Feiss-Referenzlinie 123
Femurantetorsion 189 f, 192, 218
– verminderte 196, 222
– verstärkte 195 f, 221 f, 225
Femuraußenrotation 215 f
Femur-Retrotorsion 195 f, 222
Femurtorsion 196
Ferse, Bodenkontakt 142, 260
Fersen 3 D-stabil 94 f
Fersenablösung, verfrühte 143
Fersenachse, Stabilisierung 98 f
Fersenaufrichtung, orthograde 43, 86, 91
Fersenbein
– Entwicklung, postnatale 79
– steilgestelltes 123
Fersenfettpolster 268 f
– Septeneinriss 288, 297
Fersengang 12, 279, 269
– Vorteil 284
Fersenläufer 142
Fersenlaufstil 284
Fersen-Lot 91
Fersen-Proprio 97
Fersenschmerz 7, 122, 288
Fersensupination 30, 86
Fersentraktion 93
Fersenwinkel 82
Fettpolster, plantares 102, 268
Fettsucht 27
Fettverbrennung 249, 252, 274
FiGA (funktionell instrumentierte Ganganalyse) 242
Fitness-Walking 254 f, 261
Flamingo 94
Fragebogen 21 ff
Fraktur 28, 297
Friedreich-Fuß 53
Fundament
– ausrichten 92 f
– wahrnehmen 90 f
Funktionstraining, Intensität 41
Fuß
– ägyptischer 168, 173
– Belastungsstabilität 44
– Druckbelastung 120
– Elastizität, intrinsische 120
– griechischer 168, 173
– Helixgeometrie 4
– indischer 168, 173
– Konstruktionsprinzip 2 ff, 30
Fußabdruck 90, 101 f

– Hohlfuß 122, 124
– Senkplattfuß 101 ff
Fußabdruckfläche, Abnahme 107
Fußachse 51
– divergierende 45, 217 f, 221, 231
– konvergierende 217 f, 221, 231
– Überkorrektur 231
– Wahrnehmungsschulung 233
Fußarterie 61 f
Fußaufprall 272
Fußbettung 129
Fußdäumling 185
Fußdeformität 1, 22
– Differenzialdiagnose 298 f
– Faktor, prognostisch ungünstiger 48
– komplexe 169
– neurogene 59
– physiologische 298
– statische 48, 143
Fußdiagnostik 8 f
Fußdruckmessung, dynamische 170
Fuß-Elongation 138
Fußentwinder 138
Fuß-Fit 260
Fußformel 173
Fußgewölbe (s. auch Gewölbe) 44, 101
– Bodenkontakt 129
– mediales, Schmerzen 102
– normales 102
Fußheberschwäche 53, 293
Fußknöchelchen, akzessorisches 1
Fußkrankheit, diabetische 59
Fußlähmung 56
Fußlängsgewölbe s. Längsgewölbe
Fußleiden 18
– Symbolwert 28 f
– Ursache 25, 35 f
Fußmuskulatur, Entspannung 129, 133
Fußoperation 25
Fußpendel 111
Fuß-Picasso 116
Fußplaner s. Spiraldynamik-Fußplaner
Fußproblem 25
– arterielles 61 ff
– neurogenes 53, 120
– orthopädisches 43 ff
– – Diagnostik 47
– – Patienteninformation 50 f
– – Therapiestrategie 48 ff
– Risikofaktor 1 ff
– Ursache 25
– venöses 69 ff
Fußrücken, schmerzhafter 122, 288
Fußschmerz
– Anamnese 9

– Differenzialdiagnose 288 f
Fußschraube 114 f
Fußsohle
– Hornhautschwiele 44, 149
– schmerzhafte 122, 288
Fußsohlenmuskulatur, Entspannung 140
Fußsohlenpolster 102, 268
2 D-Fußspirale 110, 132
– exzentrisch 134
Fußtherapie 29 f
Fußtrampolin 162
Fußverletzung 2
Fußverschraubung
– aktive 118 f
– Reflextraining 117
Fußwelle
– exzentrisch 135
– konzentrisch 113
Fußwurzelknochen 101

G

Gang
– ataktischer 244, 295
– kleinschrittiger 244, 295
– Merkmal, qualitatives 253
– Videoanalyse 253
Ganganalyse 192, 244 f
– funktionell instrumentierte 242
– Spielbein 247
– Standbein 246
– Treppensteigen 247
– visuelle 252
Gangbild 12, 38
Gangparameter 253
Gangschule 33, 242 ff, 260
Gangstörung 256
– Blickdiagnose 244
– Diagnostik 245
– Differenzialdiagnose 295 f
– Verschlechterung 57 f
Gangunsicherheit 244 f
Ganzkörperstatik 240
Gefäßanatomie 61 f, 69 ff
Gefäßtraining 63, 67
– angiologisches 261
– arterielles 31
– koronares 262
Gefäßverschluss 12
– arterieller 66, 289, 291
Gefühlsmensch 277
Gehen 74, 174, 203
– Beckenbewegung 199
– Funktionalität 250
– Hüftflexion 194
– ökonomisches 30

– Qualität 242 f
– Spurtreue 180
– im Zeitlupentempo 239, 258
Gehmeditation 265
Gehprobe 14 f, 38
Gehstrecke 38
Gehtempo 17, 244 f, 253
Gehtraining 261
– Dosierung 63 f
– orthopädisches 260
– pädiatrisches 264
– Venenkrankheit 75
Gehunfähigkeit 6
Gehzeit 10
– absolute 10, 22, 38, 64
– Fragebogen 26
– schmerzfreie 38, 64
Gelenk, hypermobiles 17
Gelenkmobilität 17, 38, 247
Gelenkstabilität 17, 38
Gelenkstellung 253
Gelenktoilette 175
Genetik 1
Genua
– valga 217, 219, 229
– vara 217, 219
Gesundheitsjogging 274 f, 277
Get-up 241
Get-up-and-go-Test 248
Gewölbeaufbau 107, 153, 160
Gewölbedefizit 155
Gewölbehochbau 122 f
Gewölbeinsuffizienz, ligamentäre 17
Gewölbekollaps 101 f
Gewölberekonstruktion 106 ff
Gewölbestabilität 121
Gewölbetorsion 101
Gewölbewiederaufbau 150
Gleichgewicht 32, 139, 285
Gleichgewichtstraining 55, 187
Glutealmuskel, Kräftigung 200
Gonarthrose 214, 244
– laterale 219, 222
– mediale 219, 222
Grifftechnik 151, 175
Grobmotorik 12
Großzehe 45
– Achsenabweichung 169
– Anatomie 167 f
– Koordinationstraining 187
– Stabilität, funktionelle 176, 183
– Training, konzentrisches 185
– Wahrnehmungsschulung 179 f
Großzehe-Hüftgelenk 179
Großzehenbodenkontakt 170
Großzehengrundgelenk (MTP-1) 168 f, 224

– Abrollschmerz 169
– Antirigidus-Mobilisation 182
– Antivalgus-Mobilisation 181
– Arthrose 167, 169
– Bodenanpressdruck 170
– Extension 170 f, 224
– Flexion 224
– Instabilität 170
– Insuffizienz 170
– Reponierbarkeit 172

H

Hackenfuß 1, 122
Hackenhohlfuß 122 f
Hallux
– rigidus 6, 28, 45
– – Mobilität, funktionelle 175
– – Patienteninformation 177 f
– – Risikofaktor 167
– – Winkelmaß 171
– valgus 6, 28, 188
– – Achsenabweichung 169
– – Antivalgus-Mobilisation 181
– – Entstehung 86
– – Fehlrotation 172
– – Fußplaner 176
– – Instabilität 32
– – juvenilis 167
– – Korriegierbarkeit, passive 172
– – Mobilisation 175, 181 f
– – Normvariante, asiatische 170
– – Pathomechanik 45
– – Patienteninformation 177 f
– – Risikofaktor 167, 169
– – Therapiestrategie 174 ff
– – Winkelmaß 171
– varus 169, 299
Hallux-Chirurgie, Komplikation 174
Halluxdiagnostik 169 ff
Hallux-Pathologie 167 ff
– Übungskriterien 178
Hallux-Print 183
Hallux-rigidus-Chirurgie 175
Hallux-valgus-Chirurgie 174 f
Hammerzehe 145, 298
Hamstrings 226, 267
Hautdurchblutung 15, 64
– kritische 64
Heben 189
Helix 2 ff
Hemisyndrom 59, 292
Herz, Pumpleistung 61, 71
Herzfrequenz 249, 255
Herzkranzgefäß 262
Herztod, plötzlicher 273
Hinken 12, 244 f

– Differenzialdiagnose 296
Hohlfuß 6, 28, 120 ff
– Bodenkontakt 129
– Detorsion 128 f
– Differenzialdiagnose 298
– Entschraubung 131 f
– Entspannung 128 f
– Fußplaner 129 f
– Integration, funktionelle 140 f
– kontrakter 126, 135
– Lauftechnik 279
– Lauftipp 281
– neurogener 53
– Patienteninformation 131
– Prävention 142
– progredienter 59
– rigider 122
– schmerzhafter 122
– Therapieprinzip 30
– Therapiestrategie 127 ff
– Training, funktionelles 138 f
– Überkorrektur 131
– Wahrnehmungsschulung 132 f
Hohlspreizfuß 161
Hornhautschwiele 144, 149
Hüftabduktor
– Insuffizienz 223
– Kraftausdauer 197
Hüftadduktor 217
Hüftarthrose 189, 195, 244
Hüftaußenrotation 198, 216
– Antiknickfuß-Effekt 201
– insuffiziente 231
– übertriebene 231
Hüftaußenrotationsstellung 217
Hüftaußenrotator 198, 211
– Aktivierung 99
– Insuffizienz 217, 223
– Kräftigung 87
Hüftextension 190 ff, 201, 207, 210
– Erleben, kinästhetisches 204
– funktionelle 212
Hüftflexion 200, 206, 224
Hüftflexionsdefizit 192, 194, 247
Hüftgelenk 179, 189 ff
– Abduktionsdefizit 192, 199
– Bandschraube 190
– Diagnostik 192 ff
– Extensionsdefizit 45, 192 f, 199
– Fußplaner 201 f
– Hypomobilität 195
– Koordinationstraining 212 f
– künstliches 189
– Mobilisation 206 f
– Rotationsdefizit 45, 192, 195, 199
– Stabilisation 190, 208 f
– Therapiestrategie 200 f
– Training

– – exzentrisches 210
– – koordinatives 211
– – Übungsqualität 203
– – Wahrnehmungsschulung 204 f
Hüftinnenrotationsstellung 217
Hüftleiden 192
Hüftmobilität 192, 200
Hüftmuskulatur, rotatorische 198
Hüftrotation 191, 209
Hüftschmerz, belastungsabhängiger 192
Hüftstabilität 192, 200
Hüpfen 98
Hyperkeratose 149
Hyperlaxizität, ligamentäre 17
Hypermobilität 6
Hyperpression, plantare 6, 120, 146, 149
Hyperpronation 30, 81
– Lauftipp 281
Hypersupination 81
Hypertonus, muskulärer 6, 57
3 D-Hypertorsion 6, 30, 44 f, 128
Hypomobilität 6
Hypotonus, muskulärer 6
3 D-Hypotorsion 6, 30, 44 f

I

Imagination, funktionelle 127
Immobilisation 73
IMT 1-2-Winkel 148, 173
Infektprävention 68
Inhibition 128
Innenknöchelschmerz 288
Innenrotationsfehlstellung 201
Innervation, segmentale 54
Insertionstendopathie 270
Instabilität 6, 28
Instabilitätshinken 244, 296
Insuffizienz
– anteromediale 102, 170
– gluteale 192
– muskuläre 197
– peroneale 102, 104
Integration 41
Intensität 41
Intermetatarsalwinkel 1 – 2 148, 173
Ischämieschmerz 64
Isthmus 101 f, 124

J

Jogging 251, 267 ff
– Ausrüstung 273
– Auswirkung, positive 268

– Belastungsfaktor 268
– Bewegungsökonomie 285
– Biomechanik 268
– Einstieg 273
– Fußplaner 274 f
– Kontraindikation 270
– Laufstil-Ästhetik 285
– Laufstil-Empfehlung 284
– Lauftempo 272
– Lauftipp, medizinischer 281
– Motivation 273
– Parameter 274
– Patienteninformation 277 f
– Pulskontrolle 274
– Risiko, kardiovaskuläres 273
– Risikoanalyse 270 f
– Risiko-Management 286
– Risikoverhalten 270 f
– Stretching 282 f
– Technikfehler 272
– Trainingsplan 275
– Übungsprogramm 279 ff
– Übungsqualität 278
– Wohlfühltempo 273
Joggingstil 277 f

K

Kalkaneus s. Fersenbein
Kapazitätsgefäß 69
Kapillarbett 69 f
Kardiocheck 270
Kardiotraining 249, 274
Kardio-Walking 262
Keilbein 5, 101
Keilprinzip 5, 44, 101
Kennmuskel 53 f
Kleinkind, Gehtraining 264
Klonus 294
Klumpfuß 1
Knickfuß 6, 28, 79 ff
– Differenzialdiagnose 298
– funktioneller 223
– Fußplaner 87 f
– Gehtraining 264
– Integration, funktionelle 98 f
– kontrakter 81, 84, 87
– Lauftechnik 279
– Mobilisation 92 f
– Patienteninformation 89
– Prävention 100
– Spontankorrektur 188
– Stabilisation 94 f
– Therapiestrategie 86 ff
– Training
– – funktionelles 96 f
– – propriozeptives 97

– Überkorrektur 89
– Wahrnehmungsschulung 90 f
– X-Beine 229
Knickhohlfuß 86, 125
Knickhohlspreizfuß 122
Knickplattfuß, kontrakter 104
Knickplattspreizfuß 81, 102
Knicksenkfuß 86
Knicksenkplattfuß 30, 101 f
Knieflexion 214 f
Kniegelenk 45
– Außen-Innenrotation 224
– Außenrotationsdefizit 224
– Bandstruktur, laterale 282 f
– Bewegungskoordination 228
– Drehrichtung 214 ff, 237
– Extension 216, 224
– Extensionsdefizit 224
– Fehlstellung 225
– Flexion 224, 234
– Flexionsdefizit 224, 247
– Innenrotation 216, 227, 231, 234
– Innenrotationsdefizit 224
– Rotationsstabilität 215
– Schlussrotation, passive 216
– Stabilisierung 79 f
– Wahrnehmungskontrolle 232
Kniegelenkarthrose 214
Kniescheibe
– divergente 217
– konvergente 217
Knieschmerz 214, 217
Knietrauma 214
Knochenfächer 148, 173
Kognition 56, 59 f
Kollateralgefäß 252
Kompressionsschmerz, interdigitaler 149
Kompressionsstrumpf 74
Kondylus
– lateraler 214 f
– medialer 214 f
Konzept 33 f
Koordinationstraining 96
– Außenrotatoren-Training 211
– Balkengänger 187
– Bleifuß 119
– Crosswalking 263
– Federgang 140
– Hüpfen 98
– konzentrisches 116
– Nurejew 99
– Raumkatzengang 141
– Sockenspeed 165
– Spiraldynamik-Walking 258
– Spurenleger 118
– Sternensammler 164
– Strandläufer 187

– Treppensteigen 259
– Zeitlupengang 239
Koronare Herzkrankheit 252, 256, 273
– Kardio-Walking 262
Körperschwerpunkt 264
Körperwahrnehmung 27
Koxarthrose 189, 244
– Rotationsverlust 195
Kraftmessung 38
Krafttraining 31, 96
– konzentrisches 116
Kraftverlust 293
Krallenzehe 86, 145, 150, 298
Krämpfe, nächtliche 294
Krankheit 28 f
Kreisstand 137
Kreuzband 79, 215
Kriegerstand 210
Kugelgelenk 168, 189, 191

L

L4 12 f, 54, 292 f
L5 12 f, 54, 292 f
Lagerungsprobe nach Ratschow 15
Lähmung, spastische 58
Längsgewölbe 258
– abgeflachtes 102
– Insuffizienz 297
– Überdehnung 102
– Verspannung 120
Langzeitverlauf 18
Lasègue-Zeichen 13 f
Laserchirurgie, endovenöse 75
Laufanalyse 270 f
Laufschuh 273
Laufschule 279 f
Laufsport 274
– Überlastungsschaden 267
Laufstil 269, 271 f, 284
Laufstörung 271 f
Lauftechnik 271 f, 279 f
Lauftempo 272
Lauftipp, medizinischer 281
Laxizität, ligamentäre 17
Lebensstil 1, 63
Leidensdruck 18 ff, 22, 24
– Fragebogen 26
Leistenöffner 204
Leistungsfähigkeit 38
Leistungsprofil 11
Leitsymptom 25, 288 ff
Lendenlordose 200
Ligamentum plantae longum 121
Links-rechts-Koordination 263
2 D-Loslassen 132

Lumbrikalgriff 150 f, 163
Lungenembolie 76
Lymphdrainage 31, 74

M

Malleolengabel 80, 83
Marathon 267 f
Marionette 160
Massai 284
Maxi-Standfläche 136
Meniskus 215
Menschen-Mitte 240
Metatarsale-1
– Extendierbarkeit 148, 173
– Hypermobilität 148, 173
– Instabilität 146, 148, 173
– steilgestelltes 123
Metatarsalgelenk, Druckdolenz 149
Metatarsalgie 122, 146, 288 f
– Druckdolenz 149
– Einlage 150
Metatarsalknochen 144
Metatarsalköpfchen 168
Methode 35
Mittelfuß 168
Mittelfußgang 279
Mittelfußindex 169, 173
Mittelfußköpfchen 173
Mobilisation 35
– Intensität 41
Mobilität 31 f
Mononeuropathie 293
Morton-Neuralgie 150, 281
– Differenzialdiagnose 297
Morton-Pseudoneurom 122, 149
Motivation 22
MT 1-Winkel 123
MTP 1 s. Großzehengrundgelenk
Musculus
– abductor hallucis 183
– adductor 282 f
    hallucis 144, 182 f
– biceps femoris 226, 234
– extensor
– – digitorum brevis 54
– – hallucis longus 54, 293
– flector hallucis 183
– gastrocnemius, Verkürzung 85
– glutaeus 191
– – maximus 216
– – medius 296
– iliopsoas 191, 216
– interosseus 31, 144, 161
– – Stretching 282 f
– lumbricalis 31, 144, 161
– peroneus

– – brevis 54
– – Insuffizienz 100
– – longus 54, 121, 182 f, 216 f
– – – Insuffizienz 170
– – Training 96, 116, 138
– popliteus 216
– psoas 205, 282 f
– quadriceps femoris 293, 296
– sartorius 215 f
– tensor fasciae latae 282 f
– tibialis
– – anterior 54, 86, 216, 296
– – posterior 86, 121, 217
– – – Insuffizienz 223
– – Training 96, 116, 138
– triceps surae 96, 283, 293
– vastus
– – lateralis 54
– – medialis 54, 228
Muskel
– Dehnung 120
– tonischer 243
– verkürzter 31, 282
Muskelbeurteilung, semiquantitative 57
Muskeldehnungsreaktion, passive 126
Muskellogensyndrom 297
Muskelpumpe 31, 71
Muskelschwäche 6
Muskelspindel 128, 134
Muskeltonus 31
– erhöhter 6, 57
Muskulatur
– ischiokrurale 282 f
– peroneale 87
– tibiale 87
Myopathie 23

N

Nagelverfärbung 291
Nervenläsion 12, 292 f
Nervus
– digitalis 293
– femoralis 12 f
– ischiadicus 13
– peroneus 12, 292 f
– plantaris
– – lateralis 12, 292
– – medialis 12, 292
– suralis 12, 292
– tibialis 12, 292 f
Netzwerk, neuronales 128
Neuroanatomie 53 ff
Neurogenese 56
Neuropathie 23

Neurotherapie 56, 128
Niederdrucksystem, kapillar-venöses 70
Nikotin 253
Nitroglyzerin 262
Nurejew 99

O

O-Beine 45, 219
– Fehlrotation 220
– Insuffizienz, muskuläre 217
Oberflächensensibilität 12 f
Oberschenkel, Außenrotation 86
Ödem 74
Opposition 30
– konzentrisch 151
Oppositionsbogen 44
Ortho-Jogging 281
Os
– peroneum 1
– tibiale externum 1
– trigonum 1
Osteophyt 175, 288
Osteoporose 252
Oszillator, prämotorischer, spinaler 128

P

Pädagogik, medizinische 51 f
Paraparese 12, 293
Parese 29, 58, 292 f
Passgang 46
Patella
– orthograd gerichtete 220
– Subluxation 218, 225
Patellaluxation 228
Pathomechanik 43 ff
Patienteninformation 40
PAVK s. Verschlusskrankheit, arterielle, periphere
PECH-Formel 286
Periostitis 267
Perzeption 32, 129
Pes
– valgus 6, 82, 86
– – Rückfußwinkel 125
– varus 6, 82, 86
Pfeffer und Salz 158
Pferdekopf 234
Physiotherapie 127
Plantaraponeurose 104, 120 f
– Überdehnung 102
Plattfuß 1, 6, 29, 101
– Ballenstand 104

– Diagnostik 102 f
– Drei-D-Torsion 106
– dynamisch 103
– Fußplaner 107 f
– kontrakter 113
– psychologische Erweiterung 109
– Risikofaktor 101
– statisch 103
– Therapiestrategie 106 ff
– Übungsprogramm 110 ff
Plattknickfuß 101
Poliomyelitis 57 f
Poliomyelitis-Fuß 53
Polyarthritis 23
Polyneuropathie 12 f, 59, 292
– Vibrationssinn 16
Prävention 42, 51 f
Presssitz 216
Problemfuß, neurologischer 53 ff
– – Patienteninformation 58 f
– – Prävention 59 f
– – Übungsprogramm 59
Problemstern 18 ff
Prognose 18, 23, 27
Prognosekriterium 22
Pronationsdefizit 84, 105, 112, 126
Pronation-Supination ROM 81, 84, 102
– – Hohlfuß 126
– – Normalwert 134
– – Senkplattfuß 105
Propriomed 97
Propriozeption 32, 54 f
Propulsion 44, 144 f, 279
Pseudoexostose 169
Pseudogewölbe 104
Pseudohohlfuß 122, 124, 138
– Differenzialdiagnose 298
Pseudo-Knickhohlfuß 129
Pseudoplattfuß 102
Psoasaffektion 244
Psoas-Relax 205
Pulsfrequenz 249, 252 f, 261
– Jogging 274
Pulsmessgerät 249, 254

Q

Quadrizepsschwäche 12, 214, 296
Quadrizeps-Zugrichtung 225
Quergewölbe 51, 143 f, 258
– Abflachung 143, 147
– Abstoßimpuls 164
– Abstützung 150
– Insuffizienz 297
– Inversion 6, 147
– Mobilisation 157 f

– Schwäche 147
Q-Winkel 218, 225

R

Radikuläres Syndrom 12
Raubkatzengang 141
Rauchen 61, 214, 256
– psychologische Erweiterung 66
Reflexausfall 53
Reflexstatus 13, 38
Reflextraining 55
Regenbogentierchen 264
Reifungshypothese 127
Relevé 184
Rheuma 29
Rhythmus 32 f, 60, 285
Risikofaktor 1 ff, 28
Rist, hoher 122
ROM (Range of Motion) 17
Rotationsstabilität 264
Rötung 291
Rückfluss, venöser 69, 74 f
Rückfuß
– Drei-D-Einstellung 30
– Einstellung, orthograde 86
– Hyperpronation 201
Rückfußsupination 43, 86 f, 110 f
Rückfußvalgus 129
Rückfußwinkel 125
– Messung 82
– pathologischer 81 f
Rumpfstabilität 264

S

S1 12 f, 54, 292 f
Saugnapf 156
S-Bogen 4, 189
Scheibenwischer 233
Schmerz 6
– radikulärer 288
Schmerzanamnese 9
Schmerzbefindlichkeit, Erfassung 10
Schmerzdauer 289
Schmerzintensität 22, 38
Schmerzlokalisation 288
Schraubenspirale 189
Schrittfrequenz 245, 253
Schrittlänge 180, 245, 253, 269
Schrittlängensymmetrie 253
Schuh 2
– ungesunder 188
– unzweckmäßiger 46
Schuhgröße 46 133

Schuhsohle, Steifigkeit 174 f
Schuh-Stress 11
Schwellung 11 f, 290
Schwere 74 f
Schwerpunktkontrolle 240
Secura-Flex 237
Sehne 120
– Energiespeicherung 243
Seilwindenprinzip 120
Seitenband 216
– mediales, Überlastung 229
Selbstorganisation, dynamische 128
Senkfuß 6, 101 f
– dynamisch 103
– Patienteninformation 109
– statisch 103
– Therapiestrategie 106 ff
– Übungsprogramm 110 ff
Senkplattfuß
– Diagnostik 102 ff
– Differenzialdiagnose 298
– Fußplaner 107 f
– Integration, funktionelle 118 f
– kontrakter 102, 105, 112
– Lauftechnik 279
– Lauftipp 281
– Mobilisation 112 f
– muskulärer 102
– Stabilisation 114 f
– Therapieprinzip 30
– Training 116 f
Senkspreizfuß 161
Sensibilitätsstörung 292
Sesambein 170
– Luxation 174
Sichelfuß 1
Skifahren 119
Sockenspeed 165
Spannungsgefühl 74 f
Spastik 29, 56 f, 294
– Ashworth-Skala 126
– psychologische Erweiterung 58
Spaziergang 261
Spieglein-Spieglein 232
Spielbein 197, 200, 203
– Beckenkoordination 259
– Flexionsdefizit 244
– Ganganalyse 247
– Gelenkstellung 253
Spina iliaca
– – anterior superior 207, 212
– – posterior superior 207
Spinalanästhesie 57 f
Spindelorgan 53
Spiraldynamik 4, 18 ff
– Dokumentation 300 ff
– Indikation 41
– Kontraindikation 41

Spiraldynamik-Beckendynamik 213
Spiraldynamik-Beinachsentraining 236 f
Spiraldynamik-Fußplaner 38 f, 50, 303 f
- Beinachse 229
- Durchblutungsstörung, arterielle 65
- Fitness-Walking 254
- Hallux valgus 176
- Hohlfuß 129 f
- Hüftgelenk 201 f
- Jogging 274 f
- Knickfuß 87 f
- Poliomyelitis 57 fr
- Senkplattfuß 107 f
- Spreizfuß 152
- Venenkrankheit 75 f
Spiraldynamik-Hüftöffner 212
Spiraldynamik-Walking 258
Spiralgriff 114 f
Spiralprinzip 44
Spiralscharnier 214
Spiral-Walking 264
Spitzfuß 53, 122
Sport 189
Spreizfuß 6, 29, 143 ff
- Diagnostik 146 ff
- Differenzialdiagnose 298
- Fußplaner 39, 152
- In-Shoe-Training 186
- Integration, funktionelle 164 f
- Intermetatarsalwinkel 1 – 2 148, 173
- kontrakter 147, 150, 152
- Lauftechnik 279 f
- Lauftipp 281
- Mobilisation 157 ff
- Pathomechanik 44 f
- Patienteninformation 153 f
- Prävention 166
- rigider 174
- Spiraldynamik-Fußplaner 50
- Stabilisation 160 f
- Therapieprinzip 30
- Therapiestrategie 150 ff
- Training, funktionelles 162 f
- Wahrnehmungsschulung 155
Springbrunnen 155
Sprinter 267
Sprunggelenk 224
- oberes
- - Band, laterales 100
- - Dorsalextensionsdefizit 85
- - Extension 159
- - Extensionsdefizit 81, 143, 244
- - Supinationstrauma 100
- - Verletzung 100

- Zentrierung, funktionelle 93
Sprungkraft 98 f
Sprunglandung 98 f
Spurenleger 118
Spurtreue 180
Stabilisation 35
- Intensität 41
- Kreisstand 137
- Maxi-Standfläche 136
Stabilität
- funktionelle 32
- transversale 173
Stammvarikosis 74 f
Standbein 199, 201, 203, 208
- Beckenkoordination 259
- Extensionsdefizit 244
- Gelenkstellung 253
- Pathologie 246
Standbeinphase 199
- frühe 260
- mittlere 30, 260
- späte 260
Standfestigkeit 50
- elastische 136 f
Standsicherheit 17
Stase 6
Statik 8
Stehen 51, 71
Stehzeit 75
Steifigkeit 57, 294
Steigbügel 121
Steppergang 296
Sternensammler 164
Stimulation 128
Storch 163
Stoßdämpfer 268
Stoßdämpfung 44, 144
Strandläufer 187
Strategie 35
Streckschne 145
Stressmanagement 67
Stretching 282, 286
Sturzrisiko 244, 248
Sumo 95
Supinationsdefizit 84, 105, 126
Supinationstrauma 184
Symptom, Zentralisierung 37
Symptombehandlung 36
Synapsentraining, neurologisches 263 f
Synchronisation 32 f

T

Taillenumfang 253
Talus 79 f
Talusrolle 79 f

Tänzerin 167
Tarsaltunnelsyndrom 288, 297
Tarso-Metatarsal-Gelenk 1 167 f
Teleskop 236
Tempodauerlauf 275
Tendinitis 267
Tendovaginitis 270, 288
Tensor-Stretch 235
Tensor-Traktus-Komplex 235
Theraband 114 ff, 136
- Fußdäumling 185
- als Wahrnehmungshilfe 140
Therapie
- Grenzen 19 ff
- kognitive 127
- Planung 30
- Priorität 35 f, 48, 56
- programmierte 29 f, 48 ff
Therapieansatz 35
- funktioneller 42
Therapieerfolg 27, 37, 42
Therapieplan 38 f
Therapieprinzip 30 ff, 34, 48
Therapieresistenz 23
Therapiestrategie 36 f, 42
- funktionelle 48 ff, 56 ff
Therapieziel 36 f
Thomas-Handgriff 193
Thromboembolie 69
Thrombose 29, 77
Thrombosezeichen 12
Tibia vara 217, 219
Tibiaaußenrotation 86
- verminderte 225
- verstärkte 225 f
Tibiaaußentorsion 83, 220, 222
Tibiainnenrotation 215 f
Tibiakantensyndrom 270, 297
Tibialis-anterior-Syndrom 297
Tibialis-posterior-Syndrom 297
Tibiaplateau 214
Tibiatorsion 86
Tiefensensibilität 16
TMT-1-Gelenk 167 f
Tonusregulation 31, 129
Torsion 30
- Femur 189
Torsionsschlinge 121
Training
- detonisierendes 138
- exzentrisches 96, 162, 210
- konzentrisches 116, 185
- propriozeptives 32, 97
- - In-Shoe-Training 186
- - Storch 163
- - Wackelsandale 117, 139
Trainingsaufbau 250
Trainingsfehler 2

Trainingszeit
- absolute 10, 22
- schmerzfreie 10
Transfermetatarsalgie 174
Trauma 23
Trendelenburg-Hinken 46, 192
Trendelenburg-Muskeltest 197
Trendelenburg-Test 15 f
Treppensteigen 200, 213, 247, 259
Triple-Extension 246
Triple-Flexion 247
Trittsicherheit 100
Trizeps-Dehnung 159
Tuberositas
- ossis navicularis 103
- tibiae 225
Turmspringer 96

U

Übergewicht 11, 27, 61
- Gonarthrose 214
- psychologische Erweiterung 66
- venöse Insuffizienz 73
- Walking-Training 252
Überlastung 2
- Prävention 286
Überlastungsschaden 214, 267
Überlastungszeichen 270
Übertraining 270
Übung 40 ff
Übungsdosierung 40 f
Übungssicherheit 41
Ulkus cruris 29
- - Sekundärprävention 78
Unterschenkelaußentorsion 218, 221 f
Unterschenkelinnenrotation 86, 222
Unterschenkel-O-Beine 217
Unterschenkeltorsion 81, 83, 218
Untersuchung 11 ff

V

Valgushohlfuß 122
Varikosis 69, 74
- psychologische Erweiterung 29, 77
Varizenstripping 72, 74 f
Varushohlfuß 122, 125
VAS (visuell analoge Skala) 10
Velofahren 238
Vena
- perforans 72
- poplitea 72

- saphena
- - magna 72
- - - Klappenfunktionsprüfung 15 f
- - - Müdungsklappe, insuffiziente 75
- - parva 72
Vene 69 f
Venenfüllung 15 f
Venenklappeninsuffizienz 16
Venenkrankheit, Prävention 73, 78
Venensystem 72 f
Venenthrombose, tiefe 23, 69, 288 ff
- - Patienteninformation 76
- - Therapie 73
Venentraining 74 f, 78
Venöse Insuffizienz, chronische 23, 290
- - - Fußplaner 75 f
- - - Häufigkeit 69
- - - Prävention 73, 73
- - - psychologische Erweiterung 29, 77
- - - Therapie 74
- - - Trendelenburg-Test 15 f
Verbal rating scale 10
Verfärbung 11 f, 291
Verhaltensänderung 36
Verkürzungshinken 244
Verlaufsdokumentation 17, 37
Verlaufsparameter 29, 37 f
Verletzung
- Differenzialdiagnose 297
- PECH-Formel 286
- Risikofaktor 2
Verletzungsprävention 67 f, 250
Verletzungsrezidiv 286
Verletzungszeichen 12
Verödungstherapie 75
Verordnung 37
Verschluss, akuter 66, 291
Verschlusskrankheit
- arterielle, periphere 23, 61
- - - Fußplaner 65
- - - Patienteninformation 66 f
- - - Prävention 67 f
- - - Schmerz 289
- - - Walking 252, 256, 261
- chronische 63, 66
Verschraubung
- fehlende 112
- spiralige 5, 44, 101
2 D-Verschraubung 110
Vibrationssinn 12 f, 16
Vier-Jahreszeiten 265
Vierpunkte-Stand 115
Vier-Säulen-Konzept 64
Visuell analoge Skala 10
Vorfuß 44, 143

- Abduktion 129
- Hyperpronation 122, 129
- kontrakter 152
- Vitalisierung 165
Vorfußbelastung 143
Vorfußdiagnostik, funktionelle 146
Vorfußgang 279
Vorfußpronation 43, 86 f, 99
- insuffiziente 102
- Wahrnehmungsschulung 110 f
Vorfußpronationsdefizit 129
Vorfußquergewölbe s. Quergewölbe
Vorfußschmerz 122, 149
Vorfußschritt 269
Vorfußtraining 185 f
Vorgeschichte 22
VRS (Verbal rating scale) 10

W

Wackelsandale 117, 139
Wadenabstand 217
Wadenschmerz 15
Wadenstretch 159
Wahrnehmung 41
Wahrnehmungsdefizit 19 f, 22
Wahrnehmungshilfe 140
Wahrnehmungsschulung 32
- Bodengefühl 90
- Fersen-Lot 91
- Gewölbekollaps 110 f
- Hüftgelenk 204 f
- Loslassen 132
- Saugnapf 156
- Scheibenwischer 233
- Spieglein-Spieglein 232
- Springbrunnen 155
Walking 242 ff, 277
- Dauer 253
- Frequenz 253
- Fußplaner 254
- Gesundheitseffekt 251 f
- Herzfrequenz 255
- Intensität 253
- Langzeitwirkung 250
- Patienteninformation 256 f
- Regeln 266
- Risikofaktor 253
- Technik 261
- Therapiestrategie 250 ff
- Übungsprogramm 258 ff
- Variation 261
- Verletzungsprävention 250
Walking-Test 245, 249
Wassereinlagerung 290
Watschelgang 295
Wellenbewegung 113, 135

X

X-Beine 45, 219
– Fehlrotation 220
– Insuffizienz, muskuläre 217
– Valgusstress 229
X-Beinstellung, Zunahme 98

Z

Zehenbeuger 145
Zehendeformität 29, 169
– Differenzialdiagnose 298
– Lauftipp 281
Zehenformel 168, 173
– ägyptische 168, 173
– griechische 168, 173
– indischer 168, 173
Zehengänger, idiopathischer 166
Zehengrundgelenk, Hyperextension 150
Zehenmuskel 59
– langer 145
Zehenraupen 161, 264
Zehenstrecker 145

Zeitlupengang 239
Zentralnervensystem, Selbstorganisation 56
Zéro-Pulsation 285
Zifferblatt-Netzgrafik 18, 20 f, 300
Zirkulation, arteriovenöse 31
Zirkumduktion 244, 295 f
Zwei-Km-Test 249
Zweiminuten-Test 15
Zwölfminutenlauf 271